▶ 国家卫生和计划生育委员会"十二五"规划教材
▶ 全国高等医药教材建设研究会规划教材
▶ 全国高等学校医药学成人学历教育(专科起点升本科)规划教材
▶ 供临床、预防、口腔、护理、检验、影像等专业用

医学影像学

第3版

主　编　郑可国　朱向明

副主编　杨瑞民　黄建强

编　者　（以姓氏笔画为序）

孔祥泉（华中科技大学）	张雪君（天津医科大学）
龙莉玲（广西医科大学）	陈建宇（中山大学）
冯仕庭（中山大学）	尚乃舰（哈尔滨医科大学）
朱向明（皖南医学院）	郑可国（中山大学）
刘兆玉（中国医科大学）	姚振威（复旦大学）
刘佩芳（天津医科大学）	黄建强（昆明医科大学）
杨瑞民（新乡医学院）	燕　飞（首都医科大学）

U0321479

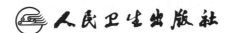
人民卫生出版社

图书在版编目（CIP）数据

医学影像学 / 郑可国，朱向明主编. —3 版. —北京：人民卫生出版社，2013.7

ISBN 978-7-117-17448-0

Ⅰ. ①医… Ⅱ. ①郑…②朱… Ⅲ. ①医学摄影－成人高等教育－教材 Ⅳ. ①R445

中国版本图书馆 CIP 数据核字（2013）第 136532 号

人卫社官网	www.pmph.com	出版物查询，在线购书
人卫医学网	www.ipmph.com	医学考试辅导，医学数据库服务，医学教育资源，大众健康资讯

医学影像学
第 3 版

主　　编：郑可国　朱向明
出版发行：人民卫生出版社（中继线 010-59780011）
地　　址：北京市朝阳区潘家园南里 19 号
邮　　编：100021
E - mail：pmph @ pmph.com
购书热线：010-59787592　010-59787584　010-65264830
印　　刷：三河市宏达印刷有限公司（胜利）
经　　销：新华书店
开　　本：787×1092　1/16　　印张：27
字　　数：674 千字
版　　次：2001 年 8 月第 1 版　　2013 年 7 月第 3 版
　　　　　2018 年 5 月第 3 版第 8 次印刷（总第 16 次印刷）
标准书号：ISBN 978-7-117-17448-0/R·17449
定　　价：55.00 元

打击盗版举报电话：010-59787491　E-mail：WQ @ pmph.com
（凡属印装质量问题请与本社市场营销中心联系退换）

全国高等学校医药学成人学历教育规划教材第三轮
修订说明

　　随着我国医疗卫生体制改革和医学教育改革的深入推进，我国高等学校医药学成人学历教育迎来了前所未有的发展和机遇，为了顺应新形势、应对新挑战和满足人才培养新要求，医药学成人学历教育的教学管理、教学内容、教学方法和考核方式等方面都展开了全方位的改革，形成了具有中国特色的教学模式。为了适应高等学校医药学成人学历教育的发展，推进高等学校医药学成人学历教育的专业课程体系及教材体系的改革和创新，探索医药学成人学历教育教材建设新模式，全国高等医药教材建设研究会、人民卫生出版社决定启动全国高等学校医药学成人学历教育规划教材第三轮的修订工作，在长达2年多的全国调研、全面总结前两轮教材建设的经验和不足的基础上，于2012年5月25～26日在北京召开了全国高等学校医药学成人学历教育教学研讨会暨第三届全国高等学校医药学成人学历教育规划教材评审委员会成立大会，就我国医药学成人学历教育的现状、特点、发展趋势以及教材修订的原则要求等重要问题进行了探讨并达成共识。2012年8月22～23日全国高等医药教材建设研究会在北京召开了第三轮全国高等学校医药学成人学历教育规划教材主编人会议，正式启动教材的修订工作。

　　本次修订和编写的特点如下：

　　1. 坚持国家级规划教材顶层设计、全程规划、全程质控和"三基、五性、三特定"的编写原则。

　　2. 教材体现了成人学历教育的专业培养目标和专业特点。坚持了医药学成人学历教育的非零起点性、学历需求性、职业需求性、模式多样性的特点，教材的编写贴近了成人学历教育的教学实际，适应了成人学历教育的社会需要，满足了成人学历教育的岗位胜任力需求，达到了教师好教、学生好学、实践好用的"三好"教材目标。

　　3. 本轮教材的修订从内容和形式上创新了教材的编写，加入"学习目标"、"学习小结"、"复习题"三个模块，提倡各教材根据其内容特点加入"问题与思考"、"理论与实践"、"相关链接"三类文本框，精心编排，突出基础知识、新知识、实用性知识的有效组合，加入案例突出临床技能的培养等。

　　本次修订医药学成人学历教育规划教材临床医学专业专科起点升本科教材30种，将于2013年9月陆续出版。

全国高等学校医药学成人学历教育规划教材临床医学专业
（专科起点升本科）教材目录

教材名称	主编	教材名称	主编
1. 人体解剖学	黄文华　徐　飞	16. 传染病学	李　刚
2. 生理学	管茶香　武宇明	17. 医学心理学与精神病学	马存根
3. 病理学	唐建武	18. 医用化学	陈莲惠
4. 生物化学	林德馨	19. 医学遗传学	傅松滨
5. 病原生物学	景　涛　吴移谋	20. 预防医学	肖　荣
6. 医学免疫学	沈关心　赵富玺	21. 医学文献检索	赵玉虹
7. 药理学	刘克辛	22. 全科医学概论	王家骥
8. 病理生理学	王学江　姜志胜	23. 卫生法学概论	樊立华
9. 诊断学	郑长青	24. 医学计算机应用	胡志敏
10. 医学影像学	郑可国　朱向明	25. 皮肤性病学	邓丹琪
11. 内科学	周宪梁　杨　涛	26. 急诊医学	黄子通
12. 外科学	白　波　吴德全	27. 循证医学	杨克虎
13. 妇产科学	王建六　漆洪波	28. 组织学与胚胎学	郝立宏
14. 儿科学	薛辛东　赵晓东	29. 临床医学概要	闻德亮
15. 神经病学	肖　波	30. 医学伦理学	戴万津

　　注：1~17为临床医学专业专科起点升本科主干课程教材，18~30为临床医学、护理学、药学、预防医学、口腔医学和检验医学专业专科、专科起点升本科共用教材或选用教材。

第三届全国高等学校医药学成人学历教育规划教材
评审委员会名单

顾　　　　问　　何　维　陈贤义　石鹏建　金生国

主　任　委　员　　唐建武　闻德亮　胡　炜

副主任委员兼秘书长　　宫福清　杜　贤

副　秘　书　长　　赵永昌

副　主　任　委　员（按姓氏笔画排序）
史文海　申玉杰　龙大宏　朱海兵　毕晓明　佟　赤
汪全海　黄建强

委　　　　员（按姓氏笔画排序）
孔祥梅　尹检龙　田晓峰　刘成玉　许礼发　何　冰
张　妍　张雨生　李　宁　李　刚　李小寒　杜友爱
杨克虎　肖　荣　陈　廷　周　敏　姜小鹰　胡日进
赵才福　赵怀清　钱士匀　曹德英　矫东风　黄　艳
谢培豪　韩学田　漆洪波　管茶香

秘　　　　书　　白　桦

前　言

　　全国高等医药院校医学类成人学历教育（专升本）国家卫生和计划生育委员会规划教材《医学影像学》第3版，是在冯敢生教授主编的第1版和白人驹教授、郑可国教授主编的第2版基础上修订的。本轮教材的修订工作由全国高等医药教材建设研究会、人民卫生出版社暨第三届全国高等学校医药学成人学历教育教材评审委员会组织进行。

　　修订原则是以《国家中长期教育改革和发展规划纲要》和《教育部、卫生部联合召开的全国医学教育改革工作会议精神》为指导，特别注意到当前成人医学教育改革，医疗体制改革的背景，结合当前医学影像学发展及现代数字化教学手段的应用，遵循医学成人学历教育教学规律，体现医学成人学历教育的特点，并遵循教材编写的"三基"（基础理论、基本知识、基本技能）和"五性"（思想性、科学性、先进性、启发性、适应性）原则，我们对《医学影像学》（专升本）第3版教材进行修订编写。

　　《医学影像学》（专升本）第3版教材对框架进行了调整，分为影像诊断学和介入放射学两篇，共十三章，突出介入放射学与影像诊断学等同重要。第一篇影像诊断学包括第一章至第十一章，第二篇介入放射学包括第十二章至第十三章。影像诊断学各章的排列顺序亦进行调整，把中枢神经系统和头颈部的内容前移，使其与临床各科教材和全日制本科临床医学影像学教材相对应。各章增加学习目标、学习小结和复习题模块，有利于学生学习。对第2版内容进行了必要的增删和调整，增加和更新了一些图片。

　　在专升本《医学影像学》第3版修订工作中，为了适应编写的要求，根据有关规定，对主编和编者进行了调整，为了收集更多院校的教学经验，增加了参编的院校和专家。这门教材的成长和发展是通过第1版和第2版的主编、副主编和编委的共同努力来实现的，他们为本教材建设倾注了大量的心血，对他们为本教材建设所做出的贡献表示崇高的敬意和衷心的感谢。

　　在本版教材的编写修订中，各位编委秉承严谨求实的精神和对教学高度负责的态度，不辞辛劳，精心修改，高质量地完成编撰任务，力争符合专升本教材的编写要求和特点。然而，由于编写经验有限和领会要求不足，能力有限，缺点和错误仍在所难免，恳请广大师生和读者提出宝贵的意见和建议，以期再版时补充完善。

编　者

2013年5月

目 录

第二篇　介入放射学

绪　论

1895年，德国物理学家伦琴（W.C.Röntgen）发现了"X"射线，不久就被用于人体疾病的检查，由此形成了放射诊断学（diagnostic radiology），并奠定了医学影像学（medical imaging）的基础。

20世纪50年代开始，出现了超声成像（ultrasonography，USG）和γ-闪烁显像（γ-scintigraphy）。特别是自20世纪70年代开始，新的成像技术和检查方法不断涌现，X线计算机体层成像（X-ray computed tomography，CT）、磁共振成像（magnetic resonance imaging，MRI）和发射型体层显像（emission computed tomography，ECT），包括单光子发射体层显像（single photon emission computed tomography，SPECT）和正电子发射体层显像（positron emission computed tomography，PET）相继应用于临床，从而使放射诊断学迅速发展成为医学影像诊断学，诊断方法也由过去的单纯形态学诊断发展成为集形态、功能和代谢多方面诊断因素为一体的综合诊断体系。特别值得提及的是20世纪70年代兴起的介入放射学（interventional radiology），是在影像设备的导引下对某些疾病进行治疗的新技术，使一些内科药物治疗和外科手术治疗难以进行或难以奏效的疾病获得了良好疗效，从而形成了与内科、外科并列的三大治疗体系。所以，当今医学影像学涵盖有医学影像诊断学（diagnostic medical imaging）和介入放射学两大领域。

随着科学技术的飞速发展，各种成像设备在不断改进和完善，检查技术和方法也在不断创新，一些新型影像诊断设备亦已用于临床，例如数字X线成像（digital radiography，DR）、双梯度和3.0T磁共振机、双源CT和640层CT、PET-CT等，以及一些新型特异性对比剂、示踪剂和介入材料的相继开发和临床应用，从而极大地提高了医学影像学的诊疗水平。与此同时，一些新的成像技术如心脏和脑的磁源成像（magnetic source imaging，MSI）和新的学科分支如分子影像学（molecular imaging）亦在不断涌现，医学影像学的范畴仍在持续发展和扩大之中。

目前，数字化成像技术已由CT和MRI扩展到X线成像，改变了传统X线的成像模式和图像的显示方式。数字化成像有利于图像的保存、传输和利用，图像存储和传输系统（picture archiving and communicating system，PACS）与信息放射学（informatics in radiology，info-RAD）加快了图像传输速度、实现资源共享、无胶片化管理和远程会诊等。

纵观医学影像学的发展，其应用领域在不断地扩展，诊疗水平亦不断地提高，是医院中作用特殊、任务重大、不可或缺的重要学科之一。特别值得指出的是，医学影像学在自身迅速发展的同时，也极大促进了其他临床学科的发展，使医疗事业整体水平不断提高。

学习医学影像学时应注意以下几点：

1. 掌握各种成像技术的基本原理　医学影像诊断的主要依据或信息来源是图像，而各种成像技术所获得的图像绝大多数是灰阶图像，即用黑白不同的灰度来反映人体的不同组织和器官结构及其病变。由于各种成像技术的基本原理不同,图像上黑白灰度所代表的组织类型也就有所不同,例如同样为骨皮质,在 X 线和 CT 上为白影,而在 MRI 上则呈黑影。因此,在了解各种成像技术的基本原理基础上,就不难理解和明确图像上黑白各种灰度所代表的组织类型。

2. 掌握医学影像诊断的基本原则并熟练运用这一原则　医学影像诊断的基本原则是:在熟悉正常影像表现的基础上,辨认出疾病所产生的各种异常影像表现,然后对这些异常表现进行分析、归纳,最后结合临床资料进行综合诊断。掌握并熟练运用这一基本原则是作出正确医学影像诊断的关键所在。

3. 熟悉医学影像诊断的价值和限度及各种成像技术和检查方法的优势和不足　医学影像检查在临床上是许多疾病的重要诊断方法,甚至是主要或唯一的诊断方法,但仍有一些限度,某些疾病影像检查不能发现异常,或虽发现异常但难以作出正确的定性诊断。在医学影像诊断中,不同成像技术和检查方法各有优势和不足,合理应用这些成像技术和检查方法,不仅能降低医疗费用,而且能及时作出正确诊断。

4. 了解介入放射学的理论依据和基本技术　介入放射学与影像诊断学不同,有其自身的特点,诸如治疗机制、操作技术、介入器材和临床应用原则等。因此,需要在了解介入放射学的理论依据和基本技术的基础上,熟悉不同治疗技术的适应证、禁忌证及其价值和限度,以便针对不同疾病合理选择相应的介入治疗方法。

（郑可国　朱向明　杨瑞民　黄建强）

第一篇 影像诊断学

第 一 章

影像诊断学总论

第一节 X 线 成 像

一、X 线成像的基本原理和设备

（一）X 线的产生和特性

1. **X 线的产生** X 线发生装置主要包括 X 线管、变压器和控制台。X 线管为热阴极真空管，由发射电子的阴极和产生 X 线的阳极组成；变压器提供阴极灯丝加热电压和阴、阳两极间高压电；控制台则用于控制和调节 X 线的发生（图 1-1-1）。

X 线产生的过程是：接通电源后，由降压变压器提供低压电，为 X 线管阴极灯丝加热，产生自由电子云；当升压变压器向 X 线管阴、阳两极间提供高电压时，自由电子高速飞向阳极并撞击靶面，从而发生能量转换，其中 1% 以下的能量形成 X 线，99% 以上则转换为热能。

2. **X 线的特性** X 线是一种电磁波。波长范围为 0.0006～50nm，用于 X 线成像的波长为 0.031～0.008nm（相当于 40～150kV 时产生的 X 线）。X 线的电磁波谱在 γ 射线与紫外线之间，并具有如下几方面与 X 线成像和 X 线检查相关的重要特性：

（1）穿透性：X 线波长短，能穿透可见光不能穿透的物体，并在穿透过程中被物质不同程度地吸收即衰减。X 线的穿透性与其波长有关，即 X 线管电压愈高，产生的波长愈短，穿透力

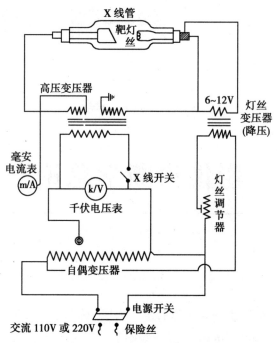

图 1-1-1　X线机主要部件示意图

就愈强。另一方面，X线的穿透性受所穿透物质的密度和厚度影响，一般物质的原子序数愈高，密度和厚度愈大，X线对其穿透力就愈弱；反之亦然。X线穿透性是X线成像的基础。

（2）荧光效应：X线能激发荧光物质如铂氰化钡和钨酸钙，使不可见的X线转换为波长较长的可见荧光，这种转换称为荧光效应，是X线透视检查的基础。

（3）感光效应：X线照射涂有溴化银的胶片时，可使胶片感光而形成潜影，经显影、定影药液处理后，即可获得具有不同灰度的X线照片。所以，感光效应是X线摄影的基础。

（4）电离效应：X线照射任何物质时，均可产生电离作用。空气的电离程度与其吸收X线量成正比，因此通过测量空气的电离程度，可计算X线的照射量，此为放射计量学的基础。

（5）生物效应：X线射入生物体，基于电离效应而引起生物学改变，即生物效应。X线的生物效应是放射治疗学的基础，也是进行X线检查时应注意防护的原因。

（二）X线成像的基本原理与设备

1. X线成像的基本原理　X线检查能使人体组织结构成像的基本原理和过程是：当具有一定穿透力的X线通过人体时，由于各部组织结构的密度和厚度不同，而发生不等量的X线吸收，以致透过人体的X线量存在差异，这种有差异的X线即可在荧光屏上成像，或在胶片上形成潜影，再经显影、定影处理后成像。由此可见，X线成像有两个基本要素，一是基于X线的特性即穿透性、荧光效应和感光效应；二是人体组织结构之间存在着密度和厚度的差别。

2. X线成像设备　目前，临床上应用的X线成像设备除了通用型X线机外，还有适用于心血管、胃肠道、乳腺、牙科和床旁检查以及手术室专用的X线机。

尽管X线机因使用目的不同而有多种类型，但其基本结构大致相同，即由主机和不同的外围设备组成。主机为X线发生装置，由X线管、变压器和控制台组成，其功能是产生X线并控制 X 线的"质"和"量"。外围设备包括检查床、X 线管支持装置、影像装置(影像增强电视系统、X 线电影机、X 线录像机、点片照相机、荧光屏等)和一些配套装置(激光照相机、X 线胶片自动洗片机)等,作用是与主机相结合,共同完成 X 线成像检查。

(三) 数字化 X 线成像

普通 X 线摄影有诸多缺陷:①摄片技术条件要求严格,曝光宽容度有限;②胶片上图像灰度固定,不能调节;③密度分辨力较低,常难以同时清晰显示各种密度的组织结构;④在胶片的利用和管理上也有许多不便。数字化 X 线成像则能克服上述缺陷,它是将穿透人体的 X 线信息数字化并进行处理,再转换为模拟图像的检查技术。

数字化 X 线成像技术根据成像原理和应用不同,可分为计算机 X 线成像(computer radiography, CR)、数字 X 线成像(DR)和数字减影血管造影(digital substraction angiography, DSA),其中 DR 又可分成间接数字 X 线成像(indirect digital radiography, IDR)和直接数字 X 线成像(direct digital radiography, DDR)。

1. 计算机 X 线成像　是将 X 线的影像信息记录在影像板(image plate, IP)上,经读取装置读取,数字化后由计算机处理,再经数 / 模转换后获得模拟图像并显示在显示屏上。成像过程分三步:第一步是信息采集,透过人体的 X 线被 IP 接受,形成潜影(第一次激发);第二步为信息转换,即用激光束扫描 IP,使之转换为相应强弱的电信号(第二次激发),继而电信号经模 / 数转换为数字信号;第三步是信息处理和记录,对数字化图像根据需要可进行灰阶变换、空间频率和动态范围压缩等处理,再经数 / 模转换成模拟图像,显示在显示屏上或经激光照相机打印成胶片,数字化图像信息亦可用磁带、硬盘和光盘保存。

CR 成像设备,除 X 线机外,主要由 IP、图像读取、图像处理、图像显示、记录和存储装置及控制用的计算机等组成(图 1-1-2)。

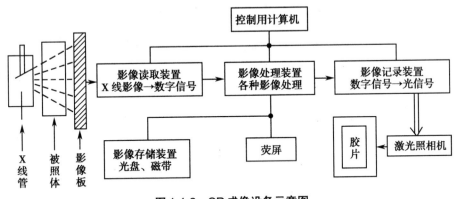

图 1-1-2　CR 成像设备示意图

2. 数字 X 线成像　数字 X 线成像(DR)包括间接数字 X 线成像(IDR)和直接数字 X 线成像(DDR)。

(1) 间接数字 X 线成像:IDR 的基本原理和过程是:首先由 X 线影像增强电视系统将透过人体的 X 线转变为可见光;然后用高分辨力摄像管或经电荷耦合器(charge coupled device, CCD)转变为模拟信号;再经模 / 数转换形成数字化图像信号,并根据需要可对其进行各种处理;处理后的数字化图像经数 / 模转换后,即可在显示器上显示为灰阶图像。

IDR 设备主要包括 X 线图像接收器(影像增强电视系统、高分辨力摄像管和 CCD)、数据采集器(模／数转换器)、图像处理器、图像显示器(数／模转换器、显示器)、存储器和系统控制器(图 1-1-3)。

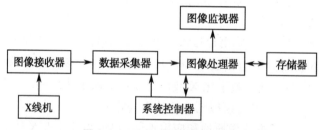

图 1-1-3 IDR 成像设备示意图

(2) 直接数字 X 线成像：DDR 是采用平板探测器(flat panel detector, FPD)，直接把透过人体的 X 线信息转换为电信号而进行数字化的成像方法。其成像的基本原理和过程是：非晶硒 FPD 接受透过人体的 X 线,产生电子 - 空穴对；在外加高压电场的作用下，电子和空穴向相反方向移动，使阵列方式排列的薄膜晶体管器件的电容器存储电荷，电荷量与入射的 X 线量成正比；随后，阵列方式存储的电荷逐一释放，形成电信号；进而经模／数转换为数字信号(图 1-1-4)。另一种为非晶硅 FPD，其在阵列排列的无定形硅表面覆有碘化铯晶体；透过人体的 X 线首先转换为可见光，再经硅阵列转换为电信号；进而经模／数转换为数字信号。对上述两种 FPD 所获得的数字信号，可进行各种处理，再经数／模转换后，即获得模拟灰阶图像。

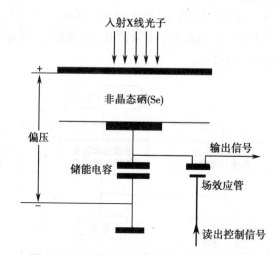

图 1-1-4 非晶硒平板探测器工作原理示意图

DDR 的主要设备包括平板探测器、图像处理器、图像显示器、存储器和系统控制器等。

3. 数字减影血管造影 数字减影血管造影(DSA)是 20 世纪 80 年代兴起的一种将计算机与常规 X 线心血管造影相结合的检查技术。

DSA 的数字减影有几种方法,常用的是时间减影法(temporal subtraction method, TSM)。其基本原理是：在血管内注入对比剂前和注入对比剂后的不同时间点，进行靶血管部位连续成像，其中注入对比剂前的图像称为蒙片(mask)；对得到的一系列图像进行像素化和数字化转换；将注入对比剂后任意时间点图像的数字矩阵与蒙片的数字矩阵相减，即可抵消骨骼和软组织的数字，而仅保留血管内对比剂的数字；其后，经数／模转换，就可得到不同期相仅显示含对比剂血管的 DSA 图像（图 1-1-5）。由于此种减影法的蒙片和一系列图像系在不同时间点获得，故称之为时间减影法。常用的方式有脉冲方式、超脉冲方式、心电触发脉冲方式、路标方式和时间间隔差方式等。

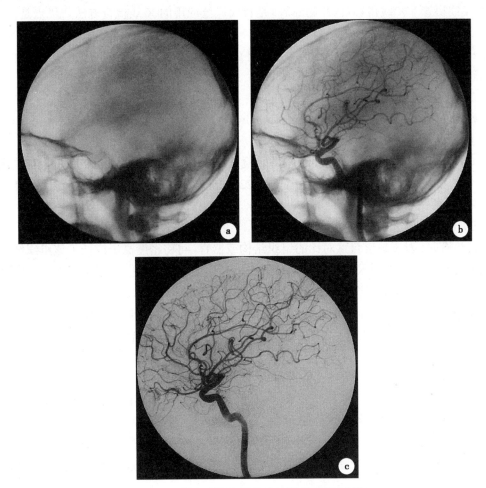

图 1-1-5　数字减影血管造影的基本原理和过程

a. 蒙片；b. 血管造影片；c. 蒙片和血管造影片像素化和数字化转换后，行数字矩阵相减，抵消骨和软组织数字，仅保留血管内对比剂数字，经数/模转换后，即可获得仅有血管显示的 DSA 图像

除时间减影法外，还有能量减影、混合减影、光学减影和电子减影法等，均较少应用。

DSA 成像设备主要为数字成像系统，采用高分辨力摄像管或 CCD，先进设备则应用平板探测器。其他还包括图像显示器、存储系统和系统控制器等。

二、X 线检查技术

（一）普通检查

1. 透视　透视（fluoroscopy）检查目前多采用影像增强电视系统，影像亮度强，效果好。透视检查的优点是：①可转动患者体位，从不同方位进行观察；②能了解器官的动态变化，例如心脏和大血管搏动、膈肌运动和胃肠蠕动等；③操作简单、方便；④检查费用较低；⑤可迅速获得结果。缺点是：①影像的清晰度较 X 线摄影差，难以分辨密度差别小的病变，亦不宜观察密度高和厚度大的部位；②辐射剂量大；③缺乏客观记录。目前，透视主要用于胃肠道钡剂造影检查。

2. X 线摄影 X 线摄影（radiography）是目前广泛应用的 X 线检查方法。优点是：①图像的分辨力高，清晰且对比度好；②可留下客观记录，便于复查对照和会诊；③辐射剂量较少。缺点是：①组织结构影像前后重叠，常需多体位投照；②不能观察器官的运动功能；③检查费用相对较高。

（二）特殊检查

特殊检查有软 X 线摄影（soft ray radiography）、体层摄影（tomography）和放大摄影（magnification radiography）等。

自 CT 检查广泛应用于临床后，这些特殊检查中，只有软 X 线摄影还在应用。其采用能产生软 X 线的小焦点钼靶 X 线管，常用电压为 22～35kV。软 X 线摄影可获得对比度良好的软组织图像，主要用于乳腺检查。

（三）造影检查

X 线检查时，对于缺乏自然对比的组织结构或器官，可将密度高于或低于该组织结构或器官的物质通过不同路径引入该组织结构、器官内或周围间隙内，使之产生对比图像，此即造影检查。引入的物质称为对比剂（contrast medium）。对比剂有高密度和低密度两类。高密度对比剂有钡剂和碘剂，钡剂用于消化道检查，水溶性有机碘剂多用于血管造影。低密度对比剂有二氧化碳和空气等，主要用于胃肠道双重对比造影检查。造影检查的应用扩大了 X 线检查范围。

1. 造影方法 分为以下两类：①直接引入法：包括：口服法，如食管和胃肠道钡餐检查；灌注法，如钡剂灌肠、逆行性尿路造影和子宫输卵管造影等；穿刺注入法，直接穿刺或经导管注入对比剂，如心血管造影、脊髓造影和关节腔造影等。②间接引入法：经静脉注入对比剂后，经生理排泄进入某一器官，间接使之显像，如静脉尿路造影和静脉胆系造影。

2. 造影前准备 不同的造影检查均有相应的检查前准备和注意事项，必须认真执行，以确保患者的安全及获得满意的造影效果。

（四）DSA 检查技术

DSA 检查依对比剂注入动脉或静脉不同而分为动脉 DSA（intra-arterial DSA，IADSA）和静脉 DSA（intravenous DSA，IVDSA）。IADSA 的血管成像清楚，且对比剂用量少，因此目前大都使用 IADSA。

IADSA 的操作是先将导管插入动脉，使导管尖部进入靶血管开口处，然后团注对比剂。在造影前和造影整个过程中，通过监视系统的显示屏选取靶血管部位并连续摄片，速度为每秒 1 帧或更多，投照后经系统处理即可得到 IADSA 图像。

（五）DR 体层融合技术和图像拼接技术

1. DR 体层融合技术 是利用 DR 动态平板与图像后处理软件相结合的一种体层摄影技术，一次曝光即可获得检查区域内任意深度层面的多层面高清晰度的体层图像。其临床意义是缩短检查时间，降低检查辐射剂量，减少影像前后重叠，清晰显示病变。

2. DR 图像拼接技术 是在 DR 自动控制程序模式下，一次采集相邻部位的多幅图像，然后由计算机进行全景拼接，合成大范围的 X 线图像。拼接的图像无重叠、无拼缝、几何变形小、密度均匀。其临床意义是一次检查能获得大范围的数字化图像，全景显示四肢、脊柱等，克服了传统 X 线摄影胶片和 X 线数字探测器的局限。常用于骨科和矫形外科，可精确测量全脊柱、全肢体的解剖结构改变。

三、X 线图像特点和临床应用

（一）X 线图像特点

X 线图像是由黑到白不同灰度的影像组成，是 X 线束穿透人体某一部位不同密度和厚度组织结构后的投影总和，反映人体组织结构的解剖和病理状态的密度变化。

人体组织结构依其组成元素和物理状态不同而有不同的密度。应当指出人体组织结构的密度与 X 线图像上的密度是两个不同的概念，前者是指人体组织单位体积的质量，而后者则指 X 线图像上所示影像的黑白程度。但两者之间具有相关性，即物质的密度高、比重大，吸收的 X 线量多，在 X 线片上呈白影，称之为高密度影；反之亦然。X 线片上影像的黑白程度除受其物质密度影响外，还与其厚度有关，即厚度大者，吸收的 X 线量多，X 线片上呈现为白影，而厚度薄者与之相反，呈现为黑影。

通常以低密度、中等密度和高密度来描述 X 线片上组织结构的黑白灰度。据此，可将人体组织和内部结构大致分为三类：①低密度结构，包括脂肪组织以及存在于呼吸道、胃肠道、鼻窦和乳突内的气体；②中等密度结构，包括软骨、肌肉、神经、实质器官、结缔组织和体内液体；③高密度结构，包括骨组织和钙化灶。当组织结构发生病变时，密度可发生改变，依其黑白灰度变化，称之为密度减低或密度增高。

X 线束是一锥形束，获得的影像有一定程度的放大和失真，还产生伴影，使影像的清晰度减低。

（二）临床应用

1. 普通 X 线摄影临床应用　可用于骨关节、胸部、腹部和头颅五官等部位的疾病诊断，特点是操作简便、检查速度快。

2. CR 临床应用　应用领域与普通 X 线摄影相同，但其所具有的优势是普通 X 线摄影所无法媲美的。CR 成像技术的优势是：①能够利用原有的 X 线机；②投照条件的宽容度大；③可最大限度降低 X 线辐射量；④通过图像处理系统，能使欲观察的组织结构达到最佳的显示效果，并具有面积、径线测量、局部放大、边缘增强、多幅显示和图像减影等多种功能；⑤图像数字化信息既可转换打印成胶片，也可存储在硬盘和光盘中，还能通过网络进行传输。

CR 成像的不足是：①成像速度仍较慢；②无透视功能；③图像质量还不十分满意，因此进一步发展受到限制。

3. DR 临床应用　包括 IDR 和 DDR。IDR 的成像时间短，除摄片外，还具有透视功能，因此可用于心血管造影和胃肠道造影检查。与 CR 技术相比，IDR 的优势是：①成像速度快，提高了工作效率；②可进行透视检查。不足之处是：①在成像过程中，要进行光电转换，原影像信息有一定程度的丢失；②不能与普通 X 线机兼容。

DDR 除用于 X 线摄影外，还能用于透视，可进行胃肠造影检查和心血管造影检查。由于 DDR 成像过程中，X 线的接受至数字信号的输出均在平板探测器内完成，从而减少了信息的丢失和噪声的干扰，提高了图像的信噪比。与 CR 和 IDR 相比，DDR 的优点是：①兼有摄片和透视功能；②图像的分辨力更高；③曝光的宽容度更大，从而减少了辐射量。DDR 的缺陷是：①不能与普通 X 线机兼容；②设备较昂贵。然而，基于 DDR 的诸多优势，其必将成为今后发展的主流方向。

4. DSA 临床应用　DSA 检查由于消除了骨骼和软组织影像重叠的干扰，使心血管及其病变显示更为清楚，且所用对比剂浓度低、剂量少，辐射量亦可减低，故已替代了一般心血管造影检查。目前，DSA 已广泛用于心脏和全身各部位血管性病变的检查、诊断和介入治疗，还为肿瘤经血管进行化疗和栓塞提供了帮助。

四、X 线 防 护

X 线具有生物效应，可引起辐射性损伤，而 X 线检查应用又很广泛，故应重视 X 线检查中患者和工作人员的防护问题。

在 X 线检查中，要遵循时间防护、距离防护和屏蔽防护三项基本原则。所谓时间防护就是患者和工作人员，尤其是介入医师，应在保证诊疗效果的同时，尽量减少接触 X 线的时间，以降低辐射量。距离防护是利用 X 线量与距离平方呈反比这一原理，增加 X 线源与人体间的距离，可减少辐射量，而适当扩大 X 线检查室空间，能增加散射线与人体间的距离，同样可减少辐射量，距离防护是最简单而有效的防护措施。屏蔽防护是使用原子序数较高的物质，通常为铅或含铅材料，作为屏蔽以吸收不必要的 X 线，如通常在 X 线管外壳、遮光筒和光圈、滤过板等部位采用铅板屏蔽，其他屏蔽和防护用品有铅玻璃、铅屏风、铅衣和铅橡皮手套等。

应当指出，要特别重视孕妇、小儿和长期接触射线的工作人员，尤其是介入医师的防护工作。对于放射工作人员，要定期监测接受辐射的剂量并行外周血白细胞检查。

第二节　X 线计算机体层成像

X 线计算机体层成像（CT）是由 Hounsfield G.N.1969 年设计成功，1972 年应用于临床的一种现代医学影像成像技术。CT 图像是数字化成像，是经计算机处理所获得的重组模拟图像。CT 的最大优点是密度分辨力（density resolution）高，远优于 X 线图像，而且图像清晰、解剖关系明确，数字化成像可进行丰富的后处理，明显提高了病变的检出率和诊断准确率。由于这一贡献，Hounsfield G.N. 获得了 1979 年度诺贝尔生理医学奖。

要特别指出的是近十余年来 CT 设备发展迅速，尤其是近几年来多层螺旋 CT 包括双源 CT 和 640 层 CT 的开发和临床应用，极大地提高了扫描速度和图像的空间分辨力（spatial resolution）；一些新的后处理功能软件亦相继用于临床。所有这些软、硬件的发展都使得 CT 图像的质量和显示能力在不断提高，应用领域亦在不断拓展，已成为临床上许多疾病不可或缺的诊断方法。

一、CT 成像的基本原理和设备

（一）CT 成像的基本原理

为了便于理解和掌握 CT 成像的基本原理，可将其分为如下三个连续过程：①获得扫描层面的数字化信息：用高度准直的 X 线束环绕人体某部位一定厚度的横断层面进行连续扫描，由探测器（detector）接受通过该层面的 X 线，并经光电转换为电信号，再经模 / 数转换为数字化信息；②经计算机处理得到扫描层面各体素的 X 线衰减（attenuation）系数即吸收系数：计算机处理数字化信息时，将该层面分为若干体积相同的小立方体，称之为体素（voxel）（图 1-2-1），但由于前述"①"由模 / 数转换所得数字化信息代表扫描层面各方向上若干体素的重叠信息，计算机处理就是运用不同的算法将其分离，从而获得扫描层面各体素的 X 线衰减系数，并将它们依原有顺序排列为数字矩阵（digital matrix）（图 1-2-2）；③由数字矩阵重组为 CT 灰阶图像：经数 / 模转换，依扫描层面数字矩阵各体素衰减系数值的高低，赋予由白至黑不同的灰阶，即可重组为扫描层面的 CT 灰阶图像。其中，由每一体素转换而来的黑白灰度不同的小方块称之为像素（pixel），其是组成 CT 图像的基本单位。数字矩阵数目愈多，像素面积就愈小，所组成的 CT 图像就愈细腻，空间分辨力亦就愈高。

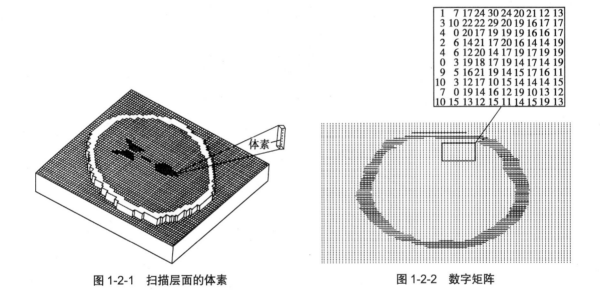

图 1-2-1　扫描层面的体素　　　　　　　　　图 1-2-2　数字矩阵

（二）CT 成像设备

近三十年来，CT 成像设备发展迅速，由最初的单层 CT 发展至单层螺旋 CT（spiral CT，SCT）和多层螺旋 CT（multislice spiral CT，MSCT），目前多层螺旋 CT 已发展至 256 层和 640 层等；此外，按 X 线管数目又可分为单源 CT 和双源 CT。

无论是层面扫描 CT，还是 SCT 或 MSCT 设备均主要由以下三部分组成：①扫描系统：包括 X 线发生装置、准直器、探测器、扫描机架和检查床等，用于不同部位和层厚的扫描；②计算机系统：负责整个 CT 装置的运行，进行 CT 图像重组和后处理，以及 CT 设备故障的检测；③图像显示和存储系统：包括显示器、激光打印机和光盘刻录机等，可进行图像显示、照片摄制和图像资料存储（图 1-2-3）。

螺旋 CT 的扫描方式与单层面 CT 的扫描方式不同，在扫描期间，X 线管球围绕人体行快速连续多圆周旋转，同时检查床沿其长轴方向匀速平移，如此 X 线对人体扫描的轨迹呈螺旋状，故称螺旋扫描（图 1-2-4）。这种螺旋扫描采集的数据是连续螺旋形空间的容积数据，获得的是容积的三维信息，因此亦称为容积 CT 扫描（volume CT scanning）。MSCT 与单层 SCT 的

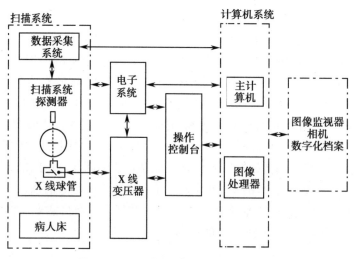

图 1-2-3 CT 成像设备主要部分示意图

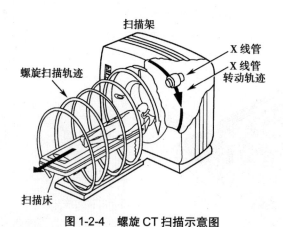

图 1-2-4 螺旋 CT 扫描示意图

X 线管沿一个方向不停旋转,扫描床连续移动,扫描轨迹
呈螺旋状

不同点主要是前者的 X 线束呈锥形并具有多排探测器和多组采集信息的输出通道,因此每周旋转能够同时采集多层图像信息,相应能重组多层 CT 图像。

双源 CT 不同于单个 X 线管和单套探测器的 CT 系统,是在扫描架内安装两套 X 线管和两套探测器系统。两套系统可分别调节 kV 和 mAs,可同时采集图像或单套系统采集图像,优势是:①时间分辨力明显提高;②可获得双能量 CT 数据。

二、CT 检查技术

(一)CT 检查方法

CT 检查方法可分为 CT 平扫(plain CT scan)、CT 增强扫描(contrast enhancement CT)和 CT 造影检查。

1. **CT 平扫** 是指不用对比剂增强或造影的扫描,反映的是组织、器官和病变密度的自然对比。

2. CT 增强扫描　是指静脉注射水溶性有机碘对比剂后的扫描。通过人为地增加组织间的密度差，以提高 CT 图像对比度。根据不同疾病的诊断目的要求，还可在注入对比剂的不同时期进行重复扫描，此即多期 CT 增强扫描；亦可对固定层面在对比剂到达前直至到达后的一段时间进行连续快速扫描，即为 CT 灌注（CT perfusion）扫描。

CT 血管造影（CT angiography，CTA）是一种特殊的 CT 增强方法，即在靶血管内对比剂浓度达到峰值期间进行扫描，获得的容积数据经计算机处理，重组成三维的血管影像。

多期 CT 增强扫描、CT 灌注扫描和 CT 血管造影均需使用 SCT 或 MSCT 设备进行检查。

3. CT 造影扫描　是先行某一器官或结构的造影，然后再行 CT 扫描的方法。按方法可分为血管造影 CT（angiography assisted CT）和非血管造影 CT。临床上很少应用。

CT 检查除了上述三种方法外，临床上在平扫和增强时还常应用高分辨力 CT（high resolution CT，HRCT）扫描，即扫描和重组时层面要薄，为 1.5mm 以下，图像重组则用高分辨力算法，且矩阵数不低于 512×512。高分辨力扫描具有极好的空间分辨力。

（二）CT 图像后处理技术

CT 图像后处理技术就是利用计算机附带的各种后处理功能软件，对 CT 图像数据进行不同的后处理，能以更加直观的方式显示病变及其与周围结构的空间关系，弥补轴位图像的不足，并可提供更多的有诊断价值的信息。以下介绍的是一些临床上常用的后处理技术。

1. 二维重组技术　除常规应用的轴位图像外，包括电影浏览（cine viewing）、多平面重组（multiplanar reformation，MPR）和曲面重组（curved planar reformation，CPR）。

（1）电影浏览：是通过鼠标快速滚动轴位或其他方位的二维图像，如此可节约观察大量图像的时间，并易于评价复杂解剖结构所发生的病变，提高了病变的检出率。

（2）多平面重组：是由容积数据重组为冠状面、矢状面乃至任何角度倾斜位的断面图像（图 1-2-5a、b）。用于任意角度观察病变及其与周围解剖结构的关系。

（3）曲面重组：需要在轴位、多平面重组图像或三维图像上勾画出欲观察曲面结构的中心线，应用相应的软件，即可生成曲面重组图像。曲面重组把走向弯曲的器官或结构拉直、展开，显示在一个平面上，从而能够观察某个器官或结构的全貌，如血管、支气管和牙列等（图 1-2-5c、d）。

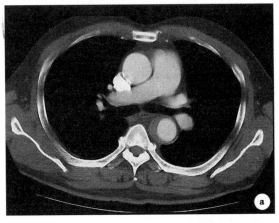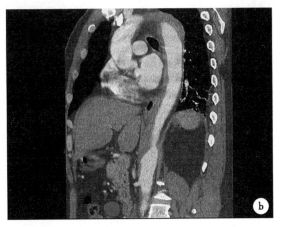

图 1-2-5　CT 图像的后处理技术

a 和 b 同一例：a. 常规 CT 增强检查横轴位图像；b. 斜矢状面重组图像；

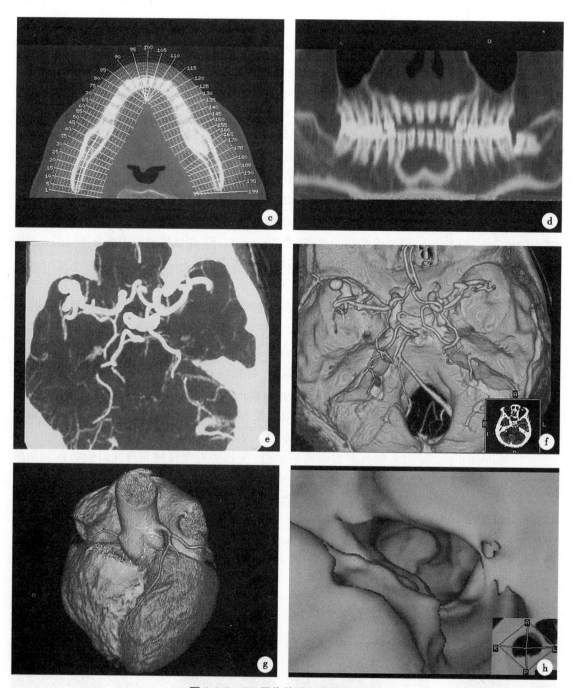

图 1-2-5　CT 图像的后处理技术（续）

c 和 d 同一例：c. 颌骨曲面重组的横轴位参考图像；d. 颌骨曲面重组图像；e 和 f 同一例：e. 颅底血管 CTA 检查最大密度投影图像；f. 颅底血管 CTA 检查表面遮盖显示图像；g. 心脏冠状动脉 CTA 检查表面遮盖显示图像；h. 结肠 CT 仿真内镜图像

2. 三维重组技术　三维重组技术包括最大密度投影（maximum intensity projection，MIP）、最小密度投影（minimum intensity projection，mIP）、表面遮盖显示（shaded surface display，SSD）和容积再现技术（volume rendering technique，VRT）等。

（1）最大密度投影：是将感兴趣容积内具有超过所规定阈值的最大 CT 值的体素，投影在一个方向上，所得图像即为最大密度投影（图 1-2-5e）。投影的方向称为观察角。一个方向的 MIP 为二维图像，但应用多个观察角，即多方向的投影图像，通过旋转功能，即可连续从不同方位进行观察，从而产生三维立体效果。MIP 广泛用于高密度组织结构的观察，如 CT 血管造影和肺部肿块等。其不足之处是不能同时显示周围结构，因而观察空间解剖结构的关系欠佳。

（2）最小密度投影：与最大密度投影相反，是将感兴趣容积内具有低于规定阈值的最小 CT 值的体素，投影在一个平面上，所得图像即为最小密度投影。临床上用于气管、支气管的观察。

（3）表面遮盖显示：首先用 CT 阈值的方法提取出欲观察的器官结构，然后应用软件以一虚拟光源投照在器官结构的表面，并依与光源的距离，计算出表面上各点的明亮度，则图像上器官结构的表面就出现明暗变化，达到三维立体显示的效果，犹如人物肖像（图 1-2-5f、g）。SSD 主要用于明确复杂解剖结构及其病变的空间结构关系，不足之处是不能同时显示其内部结构，且重组过程中有一定信息量的丢失。

（4）容积再现技术：是向感兴趣容积内投照光线，然后以亮度曲线进行图像重组。其综合了 SSD 和 MIP 的优点，并且利用了全部体素的 CT 值，因此能重组显示器官结构的表面和内部情况。VRT 还可通过调整亮度曲线和窗宽、窗位，达到不同的透明效果，通过设定伪彩编码则使图像更为逼真。例如，在胸部能以不同的色彩和亮度同时显示胸壁的肌肉、骨质、肺、支气管、肺血管及纵隔内的心脏和大血管等，因而图像清晰、立体感明显。

3. 其他常用的后处理技术　其他常用的 CT 后处理技术还有 CT 仿真内镜（CT virtual endoscopy，CTVE）、分割功能（cutting function）和灌注参数图等。

（1）CT 仿真内镜（CTVE）：是应用计算机软件，将容积扫描所获得的数据进行后处理，重组出空腔器官的内表面，并在观察中利用软件功能调整视屏距、视角及方向，从而达到观察结构的不断靠近和远离，产生类似纤维内镜的动态观察效果（图 1-2-5h）。如行伪彩编码，则使内腔显示更为逼真。CTVE 要求空腔器官与其内、外结构有较大的衰减系数差。目前，CTVE 多用于观察气管、支气管、大肠、胃、鼻窦、喉、膀胱和主动脉及其主要分支。其中，应用最广泛的是仿真支气管镜和仿真结肠镜。

CTVE 是非侵入性检查，安全而无痛苦，尤其适宜不能承受纤维内镜检查的患者。然而，CTVE 并不能显示管腔内表面和腔内病变的真实颜色，亦不能进行组织活检。

（2）分割技术：在三维重组时，常常用分割方法确定感兴趣容积。分割可采用切割线方法，亦可运用计算机软件方法。前者耗时，后者则能快速自动或半自动完成分割工作。在 CT 图像后处理中，分割功能应用广泛。如 CTA 检查时，去除骨结构；观察肺组织时，去除胸壁和纵隔结构；观察髋臼结构时，去除股骨头；在结肠成像时，去除结肠之外的组织结构等。

（3）灌注参数图：是利用 CT 灌注软件，获得灌注检查层面内每一体素的时间 - 密度曲线，并依此曲线运用不同的算法（通常为去卷积算法）计算出多种灌注参数值，从而重新组成检查层面的各种灌注参数图，并以伪彩显示，如血流量图、血容量图、达峰时间图和平均通过时间图等。灌注参数图属于功能成像，可清楚、直观地反映组织器官及其病变的血流灌注情况和异常改变，有利于病变的检出、诊断和鉴别诊断。

三、CT图像特点和临床应用

(一)CT图像特点

CT图像是由一定数目由黑到白不同灰度的像素按矩阵排列所构成。这些像素反映的是人体相应单位容积(即体素)的X线吸收系数,像素越小、数目越多,构成的图像越细致,空间分辨力越高。

CT图像上像素的影像灰度是人体组织器官对X线吸收程度的反映。密度高的组织器官对X线的吸收较多,在CT图像上呈白的影像,例如骨骼和钙化;相反,密度低的组织器官对X线吸收较少,在CT图像上呈黑的影像,例如肺和脂肪。人体内大部分软组织的密度差别相对较小,例如脑、纵隔、肝、胆、胰、肾等,普通X线平片不能清晰显示,但CT具有较高的密度分辨力,能清晰地显示这些器官的解剖结构及其内部密度发生变化的病变组织。

CT图像除了用不同的黑白灰度来表示组织器官的密度高低外,还用X线的吸收系数来表示密度的高低,这样就有了一个量化的标准。在实际工作中把吸收系数换算成CT值,单位为亨氏单位(Hounsfield unit,Hu)。把水的CT值定为0Hu,人体内密度最高的骨皮质CT值为+1000Hu,空气的CT值为−1000Hu,人体内密度不同的各种组织CT值则位于−1000~+1000Hu的2000个分度之间。

如果CT图像用2000个灰度来表示2000个分度,则图像层次非常丰富,但是人眼不能分辨这些细微的灰度差别。一般人眼只能区分16个灰阶,为了使CT值差别小的两种组织能被分辨,必须采用不同的窗宽(window width)和窗位(window level)。窗宽是指图像上16个灰阶内所包括的CT值范围。窗位是窗宽的中心点位置,同样的窗宽,窗位不同,其所包括的CT值范围不同。窗位一般应与所观察组织的CT值大致相等。正常组织与病变组织间的密度差别较大时,用宽窗宽显示病变;当两者的密度差别较小时,则用窄窗宽显示病变。

CT图像是层面图像,为了显示器官和组织结构的全貌,需要多个连续的层面图像。使用CT设备的图像重组功能,可重组冠状层面、矢状层面和任意斜层面的图像,多角度观察器官和病变的关系。

(二)CT临床应用

1. CT检查的临床应用　CT检查由于具有高的密度分辨力和较高的空间分辨力及时间分辨力,而广泛用于身体各系统疾病的检查和诊断,其中包括头部、颈部、肺、纵隔、大血管、肝、胆、胰、脾、肾、肾上腺、子宫、卵巢、膀胱和骨关节系统的先天性病变、肿瘤和肿瘤样病变、炎性和创伤性病变的诊断和鉴别诊断。多层螺旋CT的应用,进一步拓宽了CT的应用领域,例如,心脏和冠状动脉的检查、胃肠道和前列腺病变的检查及器官的灌注检查等。此外,还可在CT导向下进行穿刺活检和介入治疗。

CT检查的不足和限度:①X线对组织有电离辐射作用,对人体有一定的损伤,射线量较X线摄影大;②CT增强扫描使用含碘对比剂,用量较大,有发生不良反应的危险,碘过敏试验阳性者不能做增强扫描;③空间分辨力不及普通X线照片;④对一些部位和器官病变的检查效果不及其他影像学检查技术,例如,对胃肠道黏膜和功能性病变的显示不及胃肠道钡餐造影检查,对胆囊一些病变的显示亦不及超声那样方便和准确,对软组织的分辨力不如MRI;⑤CT是依据密度的差异区分正常和病变,当病变与正常组织密度相近或相等时,CT难以发现。

因此,临床选择 CT 检查时,应避免这些缺陷和不足,发挥其优势,进行合理的运用。

2. CT 检查的注意事项

(1)合理选择 CT 扫描参数:螺旋 CT 检查的主要扫描参数有层厚、螺距(pitch)、观察野(field of view,FOV)、扫描电压和电流。这些参数的选用关系到其后重组 CT 图像的质量。应根据不同的检查目的,合理地选用这些扫描参数。例如,螺距的含意为 X 线管球旋转一周期间检查床移动距离与探测器宽度之比。因此,螺距增大,同样时间扫描,所覆盖的范围增大,但重组图像的质量有所下降,适合于短时间内观察大范围区域,如胸腹联合外伤的 CT 检查。检查较小器官如垂体和肾上腺时,则选用较小的 FOV,即行所谓"靶扫描(target scan)",有利于小病灶的检出。在肺癌普查和行仿真结肠镜检查时,运用低剂量的 CT 扫描,可在不影响诊断效果的前提下,降低患者的辐射剂量。总之,合理选用 CT 扫描参数是 CT 检查的关键之一。

(2)合理运用 CT 图像显示技术:CT 图像是计算机重组的灰阶图像。因此,在显示屏上观察 CT 图像要运用窗技术(window technique)。包括窗宽和窗位的选择。增大窗宽,图像上组织结构的层次增多,而组织结构间的对比度下降,不利于与周围组织密度差别小的病变显示,反之亦然。提高窗位图像变黑,降低窗位则图像变白。因此,根据检查部位和显示要求等具体情况在显示屏上合理地调节窗宽和窗位,是检出病灶和显示其特征的关键。当 CT 图像摄为照片时,窗宽和窗位即被固定,而不能调节。

(3)合理运用 CT 图像后处理技术:CT 图像后处理技术的种类繁多,但并非每一例 CT 检查均需应用这些技术。通常,根据临床要求、检查目的和轴位图像上病灶显示的情况,适当合理的选用一种或综合几种后处理技术。例如,CTA 检查时可选择 MIP 和分割去骨技术,行颌骨检查时选择 CPR 技术,而观察腹腔肿块和周围血管关系时,则可选择 SSD 或 VRT 技术,冠状动脉 CTA 检查则需应用 MIP、分割功能和 CPR 等技术。

(4)合理应用 CT 增强检查的对比剂:CT 增强检查时,除了选择对比剂的类型和浓度外,所用对比剂的剂量、注入速度和扫描延迟时间均与增强检查的效果密切相关。通常是依据检查的器官和检查目的,对上述条件进行选择。例如,主动脉及其主要分支的 CTA 检查,要求注入对比剂的剂量和注入速度能使主动脉内对比剂达到一定的浓度,并在适当的延迟时间开始扫描,在主动脉内对比剂浓度达峰期间完成检查,否则将影响 CTA 的检查效果。肝脏和肾脏的 CT 增强检查,同样要求应用合理的对比剂剂量、注入速度,并需在不同的延迟时间行多期增强扫描,如此可提供更多的诊断信息。

第三节 磁共振成像

磁共振成像(MRI)是利用原子核的磁共振现象,重建人体断层图像的一种成像技术。早在 1946 年,Block 和 Purcell 就发现了原子核的磁共振现象。1973 年,Lauterbur 将磁共振现象应用于医学影像学领域,发明了磁共振成像技术。MRI 的应用促进了医学影像学的发展,为此,Lauterbur 获得了 2003 年度诺贝尔生理医学奖。

近十余年来,MRI 是医学影像学中发展最快的领域,新的成像设备不断推出,新的检查序列和检查技术不断涌现,新的对比剂亦在不断开发和用于临床,从而拓宽了 MRI 应用领域,明显提高了医学影像学的诊断水平。

一、MRI 的基本原理和设备

（一）MRI 的基本原理

MRI 的基本原理较为复杂，可分为以下几个过程：

1. 人体置于强外磁场内出现纵向磁化量　具有奇数质子的原子核，例如 ^1H、^{19}F 和 ^{31}P 等具有自旋特性和磁矩。其中氢质子（^1H）在人体内含量最多，故目前医用 MRI 设备均采用 ^1H 成像。具有磁矩的 ^1H 犹如一个小磁体。通常，体内这些无数的小磁体排列无规律，磁力相互抵消，但进入强外磁场内，则依外磁场磁力线方向有序排列，而出现纵向磁化量（图 1-3-1）。同时，强外磁场内 ^1H 呈快速锥形旋转运动，称为进动（procession），其频率与外磁场场强成正比。

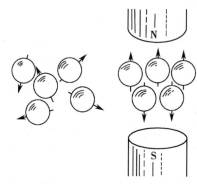

图 1-3-1　质子进入强外磁场前后的排列情况
质子进入强外磁场前，排列无规律，磁力相互抵消；进入强外磁场后，质子依外磁场磁力线方向有序排列，其中向上排列的质子数目多于向下排列的质子，而出现向上的纵向磁化量

2. 向人体发射与质子进动相同频率的射频（radiofrequency, RF）脉冲后发生磁共振现象　当向强外磁场内人体发射与质子进动频率一致的射频脉冲（radiofrequency pulse）时，质子受到激励，发生磁共振现象。它包括同时出现的两种变化：一种是某些质子吸收能量呈反外磁场磁力线方向排列，致纵向磁化量减少；另一种是这些进动的质子做同步、同速运动即同相位运动，而出现横向磁化量（图 1-3-2）。

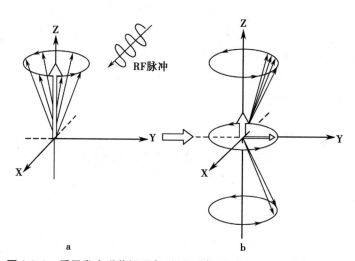

图 1-3-2　质子发生磁共振现象（纵向磁化量减少和出现横向磁化量）
a. 发射 RF 脉冲前，仅有纵向磁化量；b. 发射与质子进动频率一致 RF 脉冲后，同时出现两种变化：一种是某些质子吸收能量向下呈反磁力线方向排列，致纵向磁化量减少；另一种是进动的质子做同步、同速运动即同相位运动，而出现横向磁化量

3. 停止 RF 脉冲后激励质子恢复到原有平衡状态并产生磁共振（magnetic resonance，MR）信号　当停止发射 RF 脉冲后，激励的质子迅速恢复至原有的平衡状态，这一过程称弛豫过程（relaxation process），所需要的时间称为弛豫时间（relaxation time）。有两种弛豫时间：一种是代表纵向磁化量恢复的时间，为纵向弛豫时间（longitudinal relaxation time），亦称 T_1 弛豫时间，简称为 T_1；另一种是代表横向磁化量衰减和消失的时间，为横向弛豫时间（transverse relaxation time），亦称 T_2 弛豫时间，简称为 T_2。激励质子在纵向弛豫和横向弛豫过程中产生代表 T_1 和 T_2 值的 MR 信号。

4. 对 MR 信号进行采集、处理并重建成 MRI 图像　含有组织 T_1 和 T_2 值信息的 MR 信号由接收线圈采集后，经一系列复杂处理，即可重建为 MRI 图像。

MRI 过程中，发射 RF 脉冲类型、间隔时间和信号采集时间不同，所获得的图像代表 T_1 值或 T_2 值的权重亦就不同。其中相同 RF 脉冲的间隔时间称为重复时间（repetition time，TR），自发射 RF 脉冲至信号采集的时间称为回波时间（echo time，TE）。在 MRI 的经典序列（SE 序列）中，若使用短 TR、短 TE，则所获得的图像主要反映 T_1 值，代表组织间 T_1 值的差异，称为 T_1 加权像（T_1 weighted imaging，T_1WI）；如使用长 TR、长 TE，则图像主要反映 T_2 值，代表组织间 T_2 值的差异，称为 T_2 加权像（T_2 weighted imaging，T_2WI）；若使用长 TR、短 TE，则图像主要反映的既不是 T_1 值，亦不是 T_2 值，而是质子密度，代表组织间质子密度的差异，称为质子密度加权像（proton density weighted imaging，PdWI）。

（二）MRI 检查设备

磁共振成像设备主要包括五个部分：主磁体、梯度系统、射频系统、计算机和数据处理系统以及辅助设施部分。

1. 主磁体　作用是产生强的外磁场。目前常用有超导型磁体和永磁型磁体，它们的构造、性能和造价均不相同。永磁型磁体的制造和运行成本较低，但产生的磁场强度偏低，最高为 0.3Tesla（T），且磁场的均匀性和稳定性欠佳。超导型磁体是当前主流类型，场强可高达 7.0T，常用者为 1.5T 和 3.0T，磁场均匀性和稳定性较佳，但制造、运行和维护费用均较高。由于超导型和永磁型磁体的场强和性能参数不同，致两型 MR 设备的成像质量和应用范围有很大差异，如与超导型设备相比，永磁型设备不能进行或难以获得良好的功能性磁共振成像（functional magnetic resonance imaging，fMRI）图像。

2. 梯度系统　作用是产生梯度磁场，为体内 MR 信号空间定位提供三维编码信息。其主要由 X、Y、Z 三组线圈组成。梯度系统中最重要的参数是梯度磁场强度和梯度切换率，它们与成像速度和质量相关。

3. 射频系统　用以发射 RF 脉冲和接收 MR 信号。主要由发射线圈和接收线圈组成。同一线圈亦可兼有发射和接收功能。MRI 设备中，射频线圈有多种类型，包括全容积线圈（头线圈、体线圈）、表面线圈、腔内线圈和相控阵线圈等，适于检查不同部位、范围和组织器官的需要。

4. 计算机和处理系统　用于控制 MR 设备运行，并负责 MR 信号采集、处理、图像重建、显示和存储等工作。

5. 辅助设施　包括图像显示、照相和各种存储设施。工作站为 MR 设备的重要辅助设施，具有多种图像后处理功能。

二、MRI 检查技术

MRI 检查技术种类繁多，各具特点和应用目的。包括各种 MRI 检查序列、MRI 对比增强检查、MR 血管造影检查、MR 电影成像技术、MR 水成像技术、MR 波谱技术和功能性 MR 成像技术等，分述如下。

（一）MRI 检查序列

MRI 检查序列是指应用特定的 RF 脉冲组合、采集时间和编码方式等所进行的 MRI 检查技术。当这些参数不同时，就组成了不同的 MRI 检查序列，获得了不同性质的 MRI 图像，用于不同的检查目的。

1. 自旋回波（spin echo，SE）序列　是 MRI 经典成像序列。采用 90° 和 180° 脉冲组合，通过选用不同的 TR 和 TE，就可获得 T_1WI、T_2WI 和 PdWI 像。T_1WI 像显示解剖结构较好，而 T_2WI 像易于发现病变。快速自旋回波（turbo SE，TSE；fast SE，FSE）序列则能明显缩短成像时间。

2. 反转恢复（inversion recovery，IR）序列　亦是临床上常用的序列。采用 180°、90° 和 180° 脉冲组合，并在第一个 180° 反转脉冲之后，经一定时间即反转时间（inversion time，TI）再施加 90° 脉冲。依 TI 长短，分为短 TI 反转恢复（short TI inversion recovery，STIR）序列、长 TI 反转恢复序列即液体衰减反转恢复（fluid attenuated inversion recovery，FLAIR）序列。STIR 序列可抑制具有短 T_1 值组织的信号，例如脂肪；FLAIR 则抑制 T_2WI 上自由水的信号强度，使邻近的长 T_2 高信号病变，例如脑室周围和脑沟旁的小病灶，显示更为清楚。

3. 梯度回波（gradient echo，GRE）序列　可提高磁共振成像速度，临床上常用。在 GRE 序列中，激励脉冲小于 90° 并施加梯度磁场代替 180° 脉冲，从而明显缩短了成像时间。快速梯度回波序列则能进一步提高成像速度。主要用于 MRI 动态增强检查及心脏、血管成像。

4. 平面回波成像（echo planar imaging，EPI）　为目前 MRI 速度最快的成像技术，是在一个 TR 期间内利用一次射频脉冲激发，采集多个梯度回波。EPI 几乎能与所有常规成像序列进行组合，如与 SE 序列组合，即在 90° 和 180° 脉冲之后进行平面回波数据采集。因此，明显缩短了成像时间，并可获得较高质量的图像。EPI 适用于心脏快速成像、腹部快速成像、脑功能成像和介入 MRI 的实时监控。

除上述常用检查序列外，预饱和脂肪抑制技术和 GRE 序列 T_1WI 的同、反相位检查在临床工作中亦常用。脂肪中质子和水中质子具有不同的进动频率，称为化学位移（chemical shift）。预饱和脂肪抑制技术亦称频率选择性脂肪抑制（frequency selective fat suppression）技术，是先施加与脂肪中质子进动频率相同的 RF 脉冲及扰相位梯度脉冲，使其磁化量为零，其后再行 SE 等序列检查，此时脂肪质子不再产生 MR 信号，即受到抑制（图 1-3-3a、b）。与前述 STIR 序列不同，该脂肪抑制技术对于确定脂肪组织是特异性的，而 STIR 序列则是非特异性的。GRE 序列 T_1WI 的同相位（in phase，IP）和反相位（opposed phase，OP）检查技术则是利用脂质中质子和水中质子的进动分别处于同相位和反相位时成像，同相位成像时采集的 MR 信号为两者信号之和，反相位时则为两者信号之差。因此，同一体素内若含丰富的脂质和水，则与同相位相比，反相位上的信号强度有明显下降。同、反相位成像在临床上主要用于检查脂肪肝和鉴别肾上腺腺瘤与非腺瘤。

（二）MRI 对比增强检查

MRI 图像具有良好的组织对比，易于检出病变。但为了更清楚地显示病灶，明确其形态学表现、血供情况和血流动力学改变，以利于准确诊断，临床上常使用 MR 对比剂，人为地改

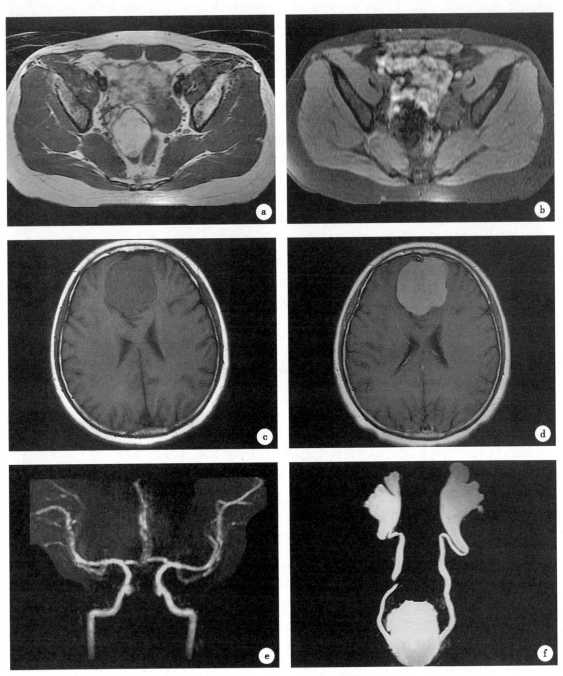

图 1-3-3　MR 的多种成像技术

a 和 b 同一例：a. T_1WI 检查，盆腔右后部直肠旁高信号肿块；b. 预饱和脂肪抑制技术 T_1WI 检查，上述盆腔肿块高信号发生抑制，转变为低信号，证实肿块内含脂肪组织；c 和 d 同一例：c. T_1WI 检查，额区中线部略低信号肿块；d. 增强 T_1WI 检查，上述肿块明显强化；e. 颈内动脉系统 MRA 检查；f. MR 水成像检查（MR 尿路成像）；

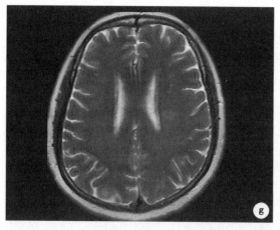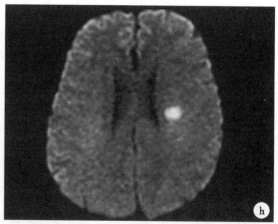

图 1-3-3 MR 的多种成像技术（续）

g 和 h 同一例：g. 常规 T_2WI 检查，左基底节区病灶不明显；h. DWI 检查，左基底节区明显高信号病灶

变组织器官和病灶的 T_1 和 T_2 弛豫时间，增加其信号对比和反映病灶的信号变化特征，此即 MRI 对比增强检查（图 1-3-3c、d）。

MRI 对比增强检查通常是在 MRI 平扫检查发现病变后应用。普遍应用的是静脉注入顺磁性对比剂二乙三胺五乙酸钆（gadolinium diethyl triamine-pentoacetic acid, Gd-DTPA）。与 CT 增强方法类似，MRI 对比增强亦分为普通增强检查、多期增强检查及灌注成像等方法。MRI 对比增强检查一般采用 T_1WI 成像序列，在 MR 灌注检查或以超顺磁性氧化铁为对比剂的对比增强检查，则采用 T_2WI 成像序列。

（三）MR 血管成像

磁共振血管成像（magnetic resonance angiography, MRA）是一种无创性血管检查技术，可不用对比剂就能清楚显示血管影像。此外，还可提供血管周围的解剖信息。MRA 在临床上有较高的实用价值。

普通 MRA 有两种基本成像技术，即时间飞跃（time of flight, TOF）法和相位对比（phase contrast, PC）法。它们的成像均与血液流动相关，但原理不同，TOF 法依赖于流入相关增强现象，而 PC 法依赖于速度诱导的流动质子相位改变进行成像。这两种成像技术不需注射对比剂，并均可用二维或三维方式进行采集。首先获得一大组薄层图像即源图像，其后经 MIP 重建，产生完整的血管影像（图 1-3-3e）。TOF、PC 方法的二维和三维血管成像各有其优势、不足及适应证。需注意，MRA 诊断时常需参考源图像。

对比增强 MRA（contrast enhanced MRA, CEMRA）是向静脉内快速团注顺磁性对比剂 Gd-DTPA，利用其明显缩短血流 T_1 弛豫时间的作用，同时应用快速梯度回波序列采集数据，再经计算机处理后所获得靶血管影像的成像技术。因此，CEMRA 的成像原理不同于 TOF 和 PC 法。其优点是成像速度快，空间分辨力和对比分辨力均很高，且伪影少。然而，CEMRA 检查有一定技术难度，必须严格掌握采集时机，否则可导致检查失败。

（四）MR 电影成像技术

磁共振电影（magnetic resonance cine, MRC）成像技术是利用 MRI 快速成像序列，产生一系列不同时相的图像，并以电影方式进行连续显示的检查技术，能够动态观察器官的运动，评估运动功能的异常。

MRC 成像技术主要用于评估心脏的运动功能和关节的运动功能等。

（五）MR 水成像技术

磁共振水成像（magnetic resonance hydrography，MRH）技术的主要原理是利用静止或缓慢流动液体中的水质子具有长 T_2 弛豫时间的特点进行成像。对人体内一些静止或缓慢流动的液体，如脑脊液、胆汁和胰液、尿液及内耳淋巴液等，采用重 T_2WI 成像即用很长的 TR 和很长的 TE 成像时，这些液体表现为高信号，而其他组织结构由于 T_2 弛豫时间较短而呈极低信号，如此不用对比剂即能使这些液体结构清楚显示（图 1-3-3f）。

MR 水成像技术具有如下优点：①为安全无创性检查；②不需注入对比剂；③不干扰液体结构的生理及病理状态；④可行多方位检查，处理后还可行三维显像；⑤适应证广，尤其对不适宜常规方法进行检查的患者更具有实用价值。

MR 水成像检查技术包括磁共振胆胰管成像（magnetic resonance cholangiopancreatography，MRCP）、磁共振尿路成像（magnetic resonance urography，MRU）、磁共振脊髓成像（magnetic resonance myelography，MRM）和磁共振内耳迷路成像（magnetic resonance labyrinthography）等。

（六）MR 波谱技术

磁共振波谱（magnetic resonance spectroscopy，MRS）技术是利用质子在不同化合物中具有不同的进动频率即化学位移现象，来检测化合物组成成分及其含量的检查技术。在 MRI 时，体内的 MR 信号主要来自水和脂肪中的质子，而化合物（代谢物）中的质子产生的 MR 信号很弱。因此，MRS 检查时需抑制水和脂肪中质子的信号，方可使代谢物中的质子产生的微弱信号在 MRS 上能以共振峰的形式显示出来。

MRS 检查获得的是由不同代谢物共振峰所组成的谱线，并非解剖图像，因此不同于其他 MRI 方法。然而，若将 MRS 所获得层面内各体素的某种代谢物共振峰，依其浓度转换为该检查层面可视的伪彩图像，并与常规 MRI 图像进行叠加，则能直观显示层面内该代谢物及其浓度的分布，此即磁共振波谱成像（magnetic resonance spectroscopic imaging，MRSI）。

人体内各组织器官具有不同的代谢物及其浓度，病变发生的代谢异常将使它们发生改变，而不同性质病变所引起的改变又各不相同，因此通过 MRS 检测这些代谢物及其浓度，将有利于疾病的诊断和鉴别诊断。

MRS 是目前唯一的无创性在体检测代谢物的检查技术，常用的是质子波谱技术，对脑肿瘤和前列腺癌的诊断和鉴别诊断很有帮助。

（七）功能性 MR 成像

功能性磁共振成像（fMRI）是近十余年来发展起来的一类全新成像技术，与一般 MRI 不同，它们是以组织结构的生理功能及其异常改变为成像信息，并以图像形式反映出来的成像技术。目前，fMRI 包括扩散加权成像（diffusion weighted imaging，DWI）、灌注加权成像（perfusion weighted imaging，PWI）和脑活动功能成像。

1. 扩散加权成像（DWI）　组织中水分子在温度驱使下随机运动，即为扩散运动。常规 MRI 水分子扩散运动对信号强度影响很微小。DWI 是用特定的脉冲序列，反映组织内水分子扩散运动的状况，并能进一步获得量化指标，即表观扩散系数（apparent diffusion coefficient，ADC）值和所组成的 ADC 图。不同类型病变对水分子扩散运动产生不同的影响，反映在 DWI 图和 ADC 图上有不同的表现，并且这种功能性改变可先于病变的形态学改变，因此 DWI 检查有利于疾病的早期发现、诊断和鉴别诊断。例如，对脑梗死的早期诊断和对中央腺体前列腺癌的诊断，DWI 均有较高的价值（图 1-3-3g、h）。

扩散张量成像（diffusion tensor imaging, DTI）是在 DWI 基础上发展而来的一种功能性成像技术，能反映组织中水分子扩散的各向异性，并可获得相应的量化指标各向异性分数（fractional anisotropy, FA）值等。在纤维组织内，水分子易沿纤维走行方向扩散，应用 DTI 技术和相应的后处理软件可进行扩散张量纤维束成像（diffusion tensor tractography, DTT），获得纤维束走行的图像。目前最常用于显示脑白质纤维束，能反映病变所致的脑白质纤维束的受压、移位和破坏、中断情况。

2. 灌注加权成像（PWI）　磁共振 PWI 检查能够获得组织器官及病变的血流灌注信息。常用的方法是动态磁敏感增强检查技术，于静脉内快速注入顺磁性对比剂 Gd-DTPA，对兴趣部位进行 EPI 等快速连续成像，通常为 T_2WI 检查，利用对比剂首过的 T_2 或 T_2^* 磁敏感效应，获得时间 - 信号强度曲线，据此可计算出相对血容量、相对血流量、平均通过时间和达峰时间等参数，并由此组成相应的伪彩参数图。PWI 为了解组织器官和病变的血流灌注提供了相应参数以及半定量的指标，有利于病变的诊断和鉴别诊断。

3. 脑活动功能成像　当大脑受到一定刺激（如视、听、运动和认知等）时，局部脑组织处于功能活动（激活）状态。脑活动功能成像就是以图像的形式展现人类大脑活动的功能解剖区及其异常改变。常用的方法是血氧水平依赖性（BOLD）MRI 技术，基本原理为局部脑组织激活时伴随血流量增加，其中血流量增加超过了耗氧量增加，使得激活区所含的脱氧血红蛋白减少，导致 T_2WI 或 T_2^*WI 上脑活动区呈高信号表现。脑活动功能成像对于人类进一步认识自身以及一些脑疾病的早期检出、诊断和治疗等均有非常重要的意义。

（八）MR 磁敏感成像技术

磁共振磁敏感加权成像（susceptibility weighted imaging, SWI）是利用不同组织间的磁敏感性不同而成像的技术，它不同于以往的质子密度、T_1 或 T_2 加权成像，是以 T_2^* 加权梯度回波序列作为序列基础，可同时获得磁矩图像（magnitude image）和相位图像（phase image）。SWI 成像的关键在于磁敏感物质，这些与周围组织磁敏感度不同的物质，例如：静脉血、出血、钙化等，一方面可以缩短 T_2^*，另一方面可导致血管与周围组织的相位不同产生对比。

SWI 比常规梯度回波序列能更敏感地显示脑内小静脉及出血，甚至是微小出血以及铁质沉积，目前主要用于中枢神经系统，例如脑肿瘤、脑外伤、脑血管畸形以及某些神经变性类疾病的影像诊断。

三、MRI 图像特点和临床应用

（一）MRI 图像特点

1. 为数字化模拟灰度图像　MRI 图像和 CT 图像都是数字化模拟灰度图像，因此都具有窗技术显示和进行各种图像后处理的特点。与 CT 不同的是，MRI 图像上的灰度并非表示组织和病变的密度，而是代表它们的 MRI 信号强度，反映的是弛豫时间的长短。

2. 具有多个成像参数　与 CT 检查的单一密度参数成像不同，MRI 检查具有多个成像参数的特点，即有反映 T_1 弛豫时间的 T_1 值、反映 T_2 弛豫时间的 T_2 值和反映质子密度的弛豫时间值等。人体不同组织及病变具有不同的 T_1、T_2 值和质子密度弛豫时间，因此在 T_1WI、T_2WI、PdWI 像上产生不同的信号强度，具体表现为不同的灰度。因此，组织间以及组织与病变之间弛豫时间的差别，是 MRI 诊断的基础。一般而言，组织信号越强，图像上相应部分就越亮；组织信号越弱，图像上相应部分就越暗。在 T_1WI 上，短 T_1 值的呈高信号，例如脂肪组织；长 T_1 值的呈低信号，例如脑脊液。在 T_2WI 上，短 T_2 值的呈低信号，例如骨皮质；长 T_2 值的呈高信号，例如脑脊液。表 1-3-1 列举了几种组织在 T_1WI 和 T_2WI 像上的灰度。

表 1-3-1　人体不同组织在 T_1WI 和 T_2WI 上的灰度

	脑白质	脑灰质	脑脊液	脂肪	骨皮质	骨髓质	脑膜
T_1WI	灰白	灰黑	黑	白	黑	白	黑
T_2WI	灰黑	灰白	白	灰白	黑	灰	黑

此外，MRI 可通过注射对比剂，人为改变组织与病变之间 T_1 值或 T_2 值的差异，增强 T_1WI 或 T_2WI 上的信号强度的差异，以利于病变的检出和诊断。

3. 具有多种成像序列　MRI 能进行多种序列成像，最常用的是自旋回波（SE）序列和快速自旋回波（TSE；FSE）序列，其他成像序列包括梯度回波（GRE）序列、反转恢复（IR）序列和平面回波成像（EPI）等。这些成像序列和成像方法具有不同的成像速度，并且具有不同的组织对比，因而有不同的临床应用价值。

4. 直接获取多方位断层图像　MRI 检查常规获得轴位断层图像，根据临床需要，还可以直接进行冠状位、矢状位及任意方位倾斜面的断层成像，能清楚地显示组织结构间的解剖关系，有利于明确病变的起源及范围。

5. 具有高的组织分辨力　MRI 图像基于成像原理和多参数、多序列成像的特点，因而具有高的组织分辨力。在不同的扫描序列上，不同的组织表现出不同的信号特点，在一些特定的成像序列和成像方法还有利于进一步确定病变的组织学特征。例如亚急性出血和脂肪组织在 T_1WI、T_2WI 均表现为相似的高信号，但采用频率选择性脂肪抑制技术，脂肪组织特征性被抑制为低信号，而亚急性出血仍呈高信号。因此，MR 应用不同的成像序列及成像方法，能准确识别正常结构和病变的不同组织学类型，有助于病变的检出和诊断。

6. 受流动效应影响　在 MRI 上，流动的液体信号比较复杂，取决于液体的流速、流动的类型和成像序列等多种因素。例如，在 SE 序列上，高速的血流由于流空（flow void）效应，表现为信号丢失；而在 GRE 序列图像上，血流因流入增强（flow-related enhancement）效应而呈高信号。此外，流体的流速还可诱发流动的质子发生相位改变。流入相关增强效应和流速诱导的流动质子的相位改变，分别为磁共振血管成像（MRA）时间飞跃（TOF）和相位对比（PC）法成像的物理基础。MRA 检查不仅能显示血管的形态，且能提供血流方向和流速等方面的信息。

（二）MRI 检查的临床应用和注意事项

1. MRI 检查的临床应用　MRI 检查具有高的组织分辨力和多方位、多参数、多序列成像的优势，且无辐射损伤和碘对比剂所致的不良反应，广泛用于人体多系统疾病的检查、诊断和鉴别诊断，包括中枢神经系统、颈部、纵隔、心脏和大血管、肝脏、胆系、胰腺、脾、泌尿系统、男女生殖系统及骨髓和骨关节系统的先天性异常、肿瘤和肿瘤样病变、炎性病变和外伤性病变等的诊断和鉴别诊断。应当指出，和 CT 相比，MRI 检查在许多方面具有优势，例如对垂体微腺瘤的显示、对较早期前列腺癌的检出、对子宫先天性畸形和肿瘤的诊断和分期、对脊髓病变的显示以及对骨髓病变和关节软骨损伤的检出等，均有其独特价值。尤其是各种特殊成像序列和成像技术以及功能性磁共振成像的检查进一步提高了疾病的检出、诊断和鉴别诊断能力,扩大了应用领域,并且加深了对疾病的了解和认识。

MRI 检查的不足和限度:①由于强磁场的作用,体内有电子器件或铁磁性物质的患者,不能进行 MRI 检查,例如,带有心脏起搏器者和置有金属性(铁磁性)手术夹、假体和人工关节者;②妊娠早期和幽闭恐怖症者也为 MRI 检查的禁忌证;③对一些部位疾病,MRI 检查的效果不佳,例如,肺部大多数疾病不适宜 MRI 检查;对钙化性病灶的显示和确定,MRI 检查亦有很大的限度;④ MR 设备比较昂贵,尤其是高场强 MR 设备,而且维持日常运转和维修的费用较高。

2. MRI 检查的注意事项

(1)合理选用 MR 检查序列:MRI 检查的多方位、多参数和多序列成像的特点为其优势,但并非每例患者均要进行这些序列检查,而应在了解各序列成像原理和特点的基础上,针对检查的要求和目的进行合理的选用,因此 MRI 检查在一定程度上具有个体化设计的特点。临床上,通常首先行经典的 SE 和 FSE T_1WI 和 T_2WI 检查,其后根据病变显示情况并参考临床资料,考虑进一步选用相应的检查序列。例如,在 T_1WI 和 T_2WI 均为高信号的病灶,进一步应用预饱和脂肪抑制技术的 T_1WI 和 T_2WI 检查,就能确定病变是否含有脂肪组织;又如,在常规 T_1WI 和 T_2WI 上,侧脑室旁有可疑病灶,进一步应用 FLAIR 序列,则能确定有无病灶及其数目。总之,选择 MRI 检查序列时,应以能检出病灶并反映其特征为目的,如此方能有助于疾病的诊断和鉴别诊断。

(2)合理选用 MR 各种成像技术:MR 检查除了序列选用外,还有一些成像技术,包括 MR 血管成像技术、MR 水成像技术、MR 波谱技术和功能性 MRI 等,这些 MR 成像技术各有其成像原理、特点和应用范围,选用时须特别注意。合理的选用将有助于病灶的检出、诊断和鉴别诊断,否则将无谓地延长患者的检查时间。此外,在观察 TOF 和 PC 法 MR 血管成像及 MR 水成像时,由于图像有一定的失真,常需参考源图像或常规薄层 MRI 图像方可作出正确的解释和诊断。

MRI 检查时,常有一些伪影干扰了图像质量,例如运动伪影、包裹伪影、化学位移伪影和磁敏感性伪影等。对于这些伪影,一是要认识它们的表现,防止误认为病变;二是采用一些方法和技术减轻或消除这些伪影,例如,用呼吸补偿或呼吸门控技术克服呼吸运动伪影,用心电门控或外周门控技术消除心脏和大血管的搏动性伪影。

(3)注意 MRI 检查的安全性:MR 设备具有强磁场,行 MRI 检查时应严格掌握适应证,凡有检查禁忌证的患者,例如置有心脏起搏器和金属性(铁磁性)手术夹、假体和假关节者、妊娠三个月以内者和幽闭恐怖症者均不得进行 MRI 检查,以确保患者的安全。此外,患者、家属和工作人员进入 MR 检查室时,严禁携带任何铁磁性物体,否则可能导致患者发生意外或设备发生故障。

第四节 超声成像

超声(ultrasound)是超声波的简称,指每秒振动频率超过 2 万赫兹(Hz)即超过人耳听觉范围的声波。医学超声成像(ultrasonography,USG)就是利用超声波的物理特性与人体组织器官的声学特性相互作用后所产生的信息,经计算机处理形成图像,并借此进行疾病诊断的检查技术。

1941年，超声第一次应用于医学诊断，随后的半个多世纪超声医学发展非常迅速，从早期A型一维超声成像，发展到实时二维和三维超声成像；由黑白灰阶超声成像发展到彩色血流显像。随着声学理论研究的深入、计算机储存量的增大与数字成像技术的提高，谐波成像、组织多普勒成像等新型成像技术和腔内超声、器官声学造影等新型检查技术的开展以及介入超声的应用，进一步扩大了超声成像的应用领域，使得超声成像在疾病的诊断和治疗中发挥愈来愈重要的作用，已成为医学影像学的重要支柱。

一、超声成像的基本原理和设备

（一）超声成像的基本原理

1. 超声成像的物理基础　超声波本质是一种波长短、频率高的机械波。医学上所用超声波频率一般为1.0～30.0MHz，而以2.5～12.0MHz最常用。超声成像与超声波的一些物理性质及人体组织结构的声学特性有关，分述如下。

（1）压电效应：某些天然晶体例如石英或人工合成的晶体具有特殊性质，即其两端在外在拉力或压力作用下，两端表面产生相反电荷；反之，若在两端施加交变电场，晶体出现快速的变形和振动，就出现与交变电场频率相同的机械振动。这种压力（机械能）与电荷（电能）相互转换的现象称为压电效应。超声成像所用的探头就是利用这种压电效应，由电能转换为机械能产生超声波进入体内，并接收人体返回的声波进而转变为电脉冲信号。

（2）束射性或指向性：超声波与一般声波不同，其频率很高、波长很短，在介质内呈直线传播，具有良好的束射性或指向性，这是超声检查对人体特定器官结构进行探测的基础。声束在远场区有一定的扩散，为此超声成像多采用聚焦式声束，以提高成像质量。

（3）反射、折射和散射：当超声波由一种介质向另一种介质传播时，由于两种介质的声阻抗不同，在其分界面上，部分声束返回第一种介质称为反射，而部分声束进入第二种介质称为折射或透射。反射波的强弱与两种介质的声阻抗差成正比，如声波遇到组织与空气或骨质的界面，由于它们的声阻抗差很大而发生全反射。

超声波在介质内传播时，若遇到远小于声波波长且声阻抗不同的微小粒子（如红细胞），则微小粒子将形成新的波源，并向各方向发射声波，称为散射。超声检查，根据散射情况可评估人体组织器官的声学特性和功能状态。

（4）衰减与吸收：超声波在介质传播时，声波随传播距离增加而减小，这种现象称为衰减。超声波的衰减原因除反射和散射外，还与介质的吸收有关。吸收是指由于介质的黏滞性、导热性和弛豫性所造成的声能损失。不同组织对超声波吸收的程度不同，主要与组织中蛋白质和水含量有关，并且受到超声波频率的影响。通过介质传播时能量的损耗称之为衰减。超声波的衰减由超声吸收、散射和反射三个因素构成，随着超声波探查的深度增加而增加，并受到超声波通过组织的类型及超声波频率的影响。

（5）多普勒效应：当超声波声源与介质界面接受体发生相对运动时，介质接受的反射波频率与声源发射的频率产生差异（频移），这种现象称为多普勒效应（Doppler effect）。如界面接受体朝向探头运动，频率增高；若背离探头运动，频率减低；界面接受体运动越快，则频移的数值越大，反之亦然。超声波的多普勒效应已广泛用于心血管血流动力学检测。

（6）人体组织的声学特性：人体内组织包括病理组织的结构复杂，声学特性有很大差异。如在二维灰阶超声图上，不同组织呈不同的回声，而表现为不同的灰度：①强回声，如骨骼、结石和钙化组织的回声，图像明亮，后方伴有声影（图 1-4-1a）；②高回声，如肾窦等组织的回声，图像较明亮；③中等回声，如正常肝、脾等组织的回声，图像呈细颗粒状中等灰度（图 1-4-1b）；④低回声，如肾皮质等组织的回声，图像为较低灰度；⑤弱回声，如正常肾锥体和淋巴结的回声，图像的灰度要更低；⑥无回声，如肝肾囊肿、胆囊和膀胱内为均匀液体，不产生回声，图像为无回声暗区，并有后方回声增强（图 1-4-1a）。

2. 超声成像的基本原理

（1）A 型超声：属一维超声，成像基本原理为单声束在传播途径中遇到不同声阻抗的各个界面时产生一系列回声，这些回声以波的形式显示出来，并以波幅的变化来反映回声的强弱，为幅度调制型显示。A 型超声用于测量界面的距离、脏器的径线以及反映病变的物理特征等，但由于定位、定性均欠准确，故目前临床上已很少应用。

（2）B 型超声：为二维超声，采用多声束对检查平面快速顺序扫查（扇形扫查或线阵扫查等），并将每条声束的回声依其深度和强弱重新组成检查平面的二维图像。B 型超声是用亮度

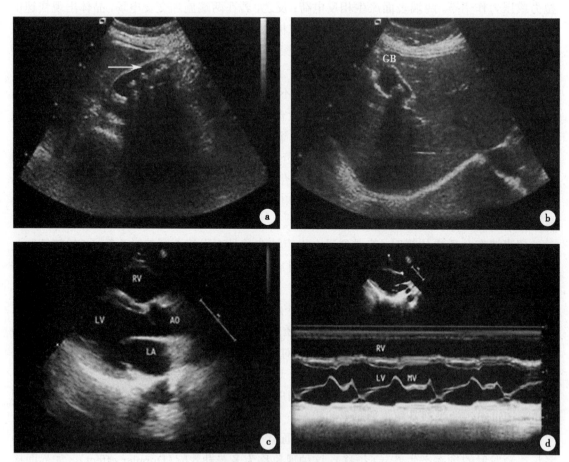

图 1-4-1 超声图像显示类型

a. 二维灰阶超声图，胆囊腔为无回声区，胆囊结石为团状强回声伴后方声影（↑）；b. 二维灰阶超声图，肝实质为均匀的点状等回声；c. 心脏二维灰阶超声图；d. 为 c 图中取样线部位的 M 型超声图；

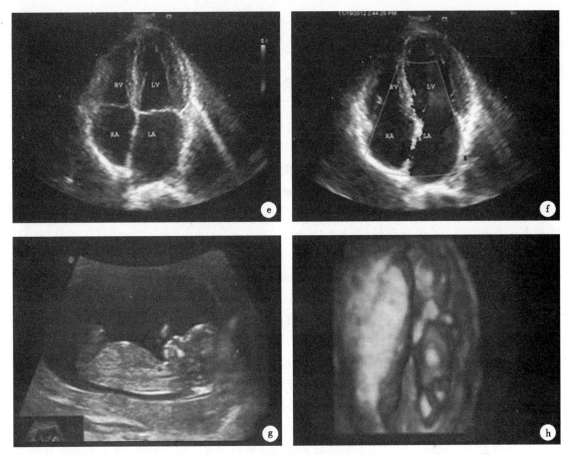

图 1-4-1 超声图像显示类型（续）

e. 心脏四腔心切面的二维灰阶超声图；f. 为 e 图切面的彩色多普勒血流显像；g. 胎儿矢状切面二维灰阶超声图；h. 胎儿的三维超声图

反映回声的强弱，属于灰度调制型显示（图 1-4-1a、b）。由于成像速度快，故重复扫描可在极短时间内获得多幅图像，当超过 24 帧 / 秒时，便能显示脏器的活动状态，即为实时成像。B 型超声由于能够清晰显示脏器形态、解剖层次、动态变化和毗邻关系以及血管和其他管形结构的分布，因此是目前临床上应用最为广泛的超声检查方法，而在心脏检查时，M 型和 D 型超声亦需与 B 型超声结合应用才能更好地发挥作用。

（3）M 型（motion mode）超声：为单声束 B 型扫描中取样获得活动界面回声，再以慢扫描方法将活动界面展示，则反射光点在显示屏上自左向右移动显示，而获得"距离 - 时间"曲线（图 1-4-1c、d）。M 型超声亦属于灰度调制型显示，主要用于检查心脏和动脉等搏动器官。

（4）D 型超声：是利用超声波的多普勒效应原理，来探测心脏血管内血流方向、速度和状态的方法。根据显示方式，分为频谱型多普勒和彩色多普勒血流显像（color Doppler flow imaging，CDFI），其中频谱型多普勒又分为脉冲波多普勒（pulsed wave Doppler，PWD）和连续波多普勒（continuous wave Doppler，CWD）。

在频谱型多普勒，流动血流的频移信号是以频谱的方式进行显示，即朝向探头和背向探头流动血流的频移信号分别显示在频谱图基线的上方和下方。频谱图的横轴和纵轴分别代表时间和频移的大小。频谱型多普勒检查时，频移值的范围通常为 1～10kHz，该频率的声波在人耳听觉阈之内，故当其转换为音频信号并由扬声器播放时，亦可大致提供血流方面的信息。

彩色多普勒血流显像（CDFI）是利用多普勒效应原理，获得二维超声切面内多点的频移信号，以彩色方式进行显示，并叠加在相匹配的二维灰阶图像上（图 1-4-1e、f）。CDFI 上，应用红、蓝、绿三色显示血流的频移信号，其中朝向探头的正向血流通常以红色表示，背离探头的负向血流则以蓝色表示，而湍流的方向复杂多变，为五彩镶嵌样色彩。血流速度越快则色彩越明亮，速度越慢则色彩越暗淡。因此，CDFI 能够直观血流的分布、速度和方向。

（5）三维超声（three-dimensional ultrasonography）：是计算机接收各个平面回声，并处理成立体图像。具有直观、立体、易于识别等特点，还可图像切割、旋转及高平面图像分析。现三维超声成像主要用于心脏及产科（图 1-4-1g、h）。

（二）超声成像设备

不同类型超声诊断仪的配置有所差异，但基本配置包括换能器（亦称探头）、主机和相应的处理软件及图像显示和记录系统。

1. 超声探头　是在主机控制下完成超声波的发射和接收的部件。探头有多种类型：依声束驱动方式探头的结构与工作方式分为机械扫描探头和电子扫描探头；依使用类别用途和使用方式分为检查心脏的扇形探头和环阵探头，检查腹部用的线阵探头、凸阵探头和梯形探头，检查小器官的高频（7～15MHz）线阵探头，以及各种腔内探头、穿刺探头和术中探头等。

2. 主机和相应处理软件　负责控制超声诊断仪的运转，包括超声波的发射、接收、信息采集和处理以及图像显示和记录等。回波信号并放大，检测处理并显示。

3. 图像显示和记录系统　用于实时显示图像和资料保存。由显示屏、黑白和彩色视频打印机、照相机和各种录像装置构成。

二、超声检查技术

（一）超声检查常规技术

常规超声检查技术通常包括二维超声和多普勒超声。检查前要做好准备工作，如腹部检查应在空腹时进行，盆腔检查则需适度充盈膀胱。检查一般采取仰卧位，并根据需要加行侧卧、俯卧、半卧和站立位检查。检查时，需在皮肤表面涂匀偶合剂，探头紧贴皮肤进行扫查。

1. 二维超声　能清晰、直观、实时地显示各脏器形态结构、空间位置和回声情况及其异常改变，为超声检查的基础。

2. 多普勒超声　脉冲波多普勒（PWD）能对心血管腔内某一点处血流方向、速度及性质进行定量分析，但测量速度有一定限度。连续波多普勒（CWD）则可对心血管腔内的高速血流的速度及性质进行定量分析，并能克服 PWD 测量血流速度的限制，但不能了解异常血流产生的准确部位。CDFI 能实时显示血流状况，一目了然，检查快速，不足之处是对血流速度只能粗略估计。因此，通常的方法是先用 CDFI 进行全面观察，发现异常后，再用 PWD 和 CWD 对重点部位进行取样，以便更准确测量血流方向、速度及其他各种参数。

（二）超声检查新技术

1. 组织多普勒成像　是应用多普勒效应原理定量检测心肌局部运动的技术，检测结果以频谱形式显示。

2. 彩色多普勒能量图 该技术是利用血管内红细胞等运动散射体的频移信号强度或能量为成像参数,进行二维彩色成像的方法。与 CDFI 不同,色彩的亮度不再代表血流速度,而是与产生频移信号的红细胞数有关。该技术常与声学造影技术合用,以观察脏器的血流灌注情况。

3. 腔内超声检查 包括经食管超声心动图、血管内超声、经直肠超声和经阴道超声等,用以检查相应和毗邻脏器的病变。

4. 声学造影检查 是将内含有微小气泡的对比剂经血管注入,以使心血管和靶器官显示的技术。其能为疾病诊断和鉴别诊断提供重要依据(图1-4-2)。

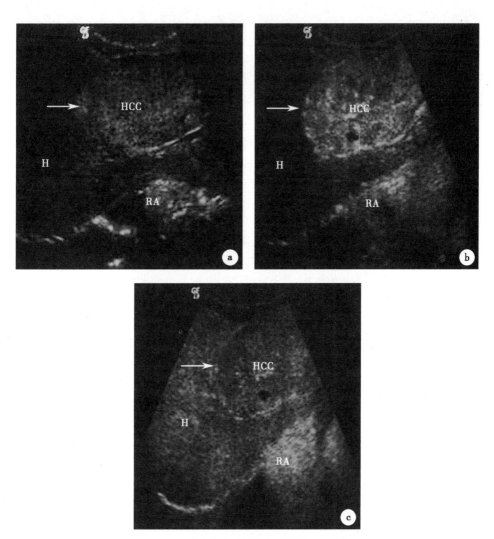

图1-4-2 声学造影检查

肝细胞癌:a. 注入声学对比剂前,肝实质内较高回声肿块;b. 注入声学对比剂 22 秒后,肝脏肿块回声明显增强;c. 注入声学对比剂后 55 秒,肝脏肿块回声减低,低于周围肝实质回声,但肿块内仍可见点状高回声,表明声学造影呈"快进快出"类型

5.实时三维超声成像 能够实时三维显示脏器的空间位置、心脏瓣膜的开放及心内缺损口的大小等,有利于疾病的检出和诊断(图1-4-1g、h)。

6.超声斑点追踪 是在高帧频二维超声图像中,采用最佳模式匹配技术,逐帧追踪感兴趣区心肌组织的斑点运动,运用空间和时间处理算法计算其空间位移大小,由此获得心肌组织在心动周期内的运动速度、应变和应变率等多种运动参数信息,可以更准确地反映心肌空间运动。

7.超声弹性成像 利用肿瘤或其他病变区域与周围正常组织间弹性系数的不同,产生的应变大小不同,以彩色编码显示来判别病变组织的弹性大小,从而推断某些病变的可能性(图1-4-3)。目前其主要应用于乳腺、前列腺和甲状腺等小器官方面的研究。

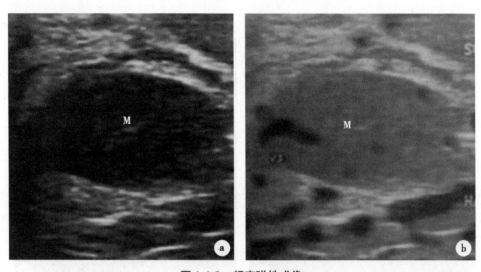

图1-4-3 超声弹性成像
乳腺纤维瘤:a.乳腺肿块的普通二维灰阶超声表现;b.乳腺肿块的超声弹性成像表现

三、超声图像特点和临床应用

超声检查由于操作简便易行、重复性强、无创伤、无痛苦、无电离辐射等优点,且通常不需对比剂就能获得身体多部位组织结构的高清晰度断面图像,并能实时反映活动脏器的运动情况以及心血管的血流动力学状况和脏器的血流灌注等,因此已广泛用于内、外、妇产和儿科及一些小器官,例如眼、甲状腺等疾病的检查和诊断,成为许多组织器官的首选或主要影像学检查方法。多种腔内超声检查还有助于疾病的早期发现,而术中超声则对明确病变部位和范围很有帮助,有利于手术的实施。介入超声的发展,更进一步扩大了超声的应用领域,提高了临床的诊断和治疗水平。

然而,由于超声波的物理特性,使其应用也存在一定的限度,例如难以进行骨骼、肺和肠道的检查。超声图像上,一些病灶的回声缺乏特异性,仅据图像表现难以作出准确诊断。此外,超声图像显示的范围较小,整体性观察不如 CT 和 MRI 图像。因此,在临床上,有选择地应用各种超声检查方法及联合应用其他成像技术检查,对于疾病的检出、诊断和鉴别诊断是十分重要的。

第五节　图像存储和传输系统与信息放射学

一、图像存储和传输系统

图像存储和传输系统(PACS)是以计算机为中心,对数字化医学影像信息进行保存和传输的专业化网络系统。

(一)PACS 的基本原理和结构

图像存储和传输系统(PACS)是面向医院的数字化影像的管理和传输,极大地提高了医院影像服务质量和效率。

PACS 是以计算机为中心,由图像信息的采集、图像信息的传输、图像信息的压缩和存储、图像信息的处理、PACS 服务的调度与管理、图像数据库的管理等部分组成。

1. 图像信息的采集　DR、DSA、CT 和 MRI 等数字化图像信息可直接进入 PACS 系统,传统的 X 线图像需经过转换装置(如激光读取系统等)转换为数字化图像信息后,方可进入 PACS 系统。为了兼容和互联不同厂家设备所获得的数字化图像信息,制定了统一的医学数字化图像传输(digital imaging communication in medicine,DICOM)标准,即 DICOM 3.0 标准,所有进入 PACS 系统的图像信息均必须符合这一标准。

2. 图像信息的传输　网络传输系统对数字化图像信息的输入、检索和处理起着桥梁作用,由于传输的信息量相当大,多选用光纤传输方式。

3. 图像信息的压缩和存储　数字化图像信息的存储量相当大,为了减少存储的空间,要对图像进行压缩。DICOM 3.0 格式的无损性压缩可达 1/4～1/2。

数字化图像信息的存储可选用磁盘、磁带、光盘等。依临床需要,存储形式可分为:①在线存储,为随时可立即调出的存储形式,介质为硬盘阵列和光盘塔,能存储最近 1～2 年的图像资料;②近线存储,为有可能调用的存储形式,介质为磁带库或光盘库;③离线存储,为很少调用但需保留的存储形式,介质为磁带或光盘。

4. 图像信息的处理　图像信息的处理包括检索和编辑等工作,由计算机中心完成;而图像的编组、放大、测量及窗技术等处理则在终端上进行。计算机的容量、处理速度和可接终端数目决定了 PACS 的大小和传输功能,而软件则关系到检索能力、编辑和图像后处理功能。

5. PACS 服务的调度与管理　医疗设备通过调用 C-Find 的 worklist 服务,从放射学信息系统(radiology information system,RIS)数据库中抽取患者检查登记信息,待患者检查完成时,调用 C-store 服务,进行图像的存储。临床医师工作站调用 C-query 服务,查询调阅患者检查就诊图像。

6. 图像数据库的管理　图像信息数据索引与图像物理存储位置进行一致性匹配,针对后台影像数据库数据进行收缩、索引与重建,以加快影像数据的提取调阅速度。

(二)PACS 的临床应用

根据联网范围,PACS 有大小的差别,小型者仅限影像学科内使用,大型者则与医院信息系统(hospital information system,HIS)相连而供各临床科室使用。

PACS 临床应用及其价值在于:①医师可在远离影像设备或影像科的地方及时获取图像,

缩短了流程时间,提高了工作效率;②在终端上可对图像进行各种处理,获得更多的信息,提高了诊断水平;③可同时获取和显示不同时期及不同检查技术的图像,便于对照比较;④方便了科室间会诊,满足了治疗的需要;⑤可对图像信息进行长期保存,有利于科研工作的开展和教学水平的提高;⑥避免了照片借调手续和由此引发的差错,减少了胶片管理和存储空间,节约了胶片费用。

PACS 目前存在的问题和缺陷是:① PACS 价格昂贵,建成后需维护和不断完善,投入的资金较多,并且在短期内难以体现出经济效益;② PACS 与 HIS 连接后,有病毒侵入的可能,需对存储资料进行备份和加强防病毒措施;③ PACS 与 HIS 的接口标准不统一,接口实现起来的技术难度不一致,导致接口执行效率不高。

二、信息放射学

信息放射学是医学影像学同计算机相结合而派生出的新领域,它包括放射科工作的管理、质量控制(quality control,QC)和质量保证(quality assurance,QA)、图像存储和传输系统以及远程放射学等。

信息放射学是在放射学信息系统(RIS)、PACS 和互联网的基础上,完成对医学影像学科日常工作流程的管理、控制和统计等工作,并使图像存储和传输以及远程放射学得以实现。

信息放射学对医疗、教学和科研水平的提高有着十分重要的意义。

第六节 不同成像技术的选择和综合应用

随着医学影像技术的迅速发展,已形成了包括 X 线、超声、CT、MRI 和核素显像等多种成像技术的检查体系。因此,对某一系统疾病、某一类疾病或某一种疾病,我们可以选用不同的成像技术进行检查,即使是同一成像技术,亦可选用不同的检查方法。然而,各种检查技术均有优势和不足,这些成像技术和检查方法对于不同系统的不同性质疾病的检出、诊断和鉴别诊断的能力各不相同,也就是说它们具有不同的应用价值。临床医师应熟悉不同成像技术和检查方法的各自优势和不足,明确它们的适应证、诊断能力和价值。只有这样,才能针对所怀疑的疾病,有目的地合理而有序地选用一种或综合几种成像技术和检查方法,使患者在最低花费和最短时间内获得准确的影像学诊断。

一、不同成像技术的选择

对于不同系统和解剖部位,各种成像技术的诊断效果可有很大差异。例如,在中枢神经系统,X 线检查的应用价值有限而基本不再使用,超声检查的能力也有很大的限度,目前广泛应用的是 CT 和 MRI 检查。在胃肠道疾病,尽管超声、CT 和 MRI 对于检出某些胃肠道疾病及显示壁外侵犯有较高的价值,但 X 线钡剂造影检查仍是首选和主要检查技术。在呼吸系统,X 线平片检查由于有良好的自然对比,仍是常用的首选检查技术,也是最基本的检查方法;CT 检查基于密度分辨力高和无重叠影像干扰等优点,对疾病的检出和诊断明显优于 X 线平片,已成为呼吸系统的主要检查技术；而超声检查由于肺组织和胸壁骨组织对入射超声波的全反射，MRI 也由于肺组织含气、质子密度低、信号强度弱的影响，它们均很少用于呼吸系统疾病的检查。这些应用不难说明，基于各种成像技术的原理不同，而不同系统和解剖部位的组织结构也不同，导致这些成像技术对病变的检出和诊断存在很大差异。因此，影像学检查时，首先要有针对性地选用易于检出病变且诊断价值高的成像技术。

同一成像技术还包括多种检查方法。这些检查方法的应用指征和诊断效果也有很大差异。因此，对某一系统和解剖部位的检查，当选定成像技术后，还要根据常规初查的具体情况，进一步选用其他检查方法。例如，考虑急性脑血管疾病时，需选用 CT 或 MRI 检查，但常规 CT 和 MRI 检查不能发现超急性期脑梗死灶，需进一步选用 CT 灌注检查或磁共振的 DWI 检查，方能显示病灶（图 1-3-3g、h）。又如，常规胸部 CT 检查发现肺内孤立性结节，常需进一步选用 HRCT，以显示结节内部、边缘和周围肺组织的细节，有利于明确诊断。因此，对某一疾病的检查，当确定成像技术并在常规检查之后，可进一步选用其他检查方法，这对于病变的检出和诊断同样具有重要意义。

二、不同成像技术的综合应用

影像学检查时，不同成像技术的综合应用也十分重要，目的是为了更好地检出病变、明确病变范围和显示病变特征，提高病变的诊断准确率和正确评估病变分期，以利于临床制订合理有效的治疗方案。例如，胃肠道 X 线钡剂造影检查时，考虑为胃肠道恶性肿瘤，则需进一步行超声、CT 或 MRI 检查，明确局部病灶的侵犯范围及确定是否有淋巴结和肝转移等，以利于肿瘤分期和治疗。又如，当超声检查意外发现肾上腺肿块时，应进一步行 CT 或 MRI 检查，确定其是否为富含脂质的腺瘤或乏脂性的非腺瘤。所以，影像学检查时，常根据初查结果，进一步选用其他成像技术，发挥它们各自的优势，则能显著提高诊断的准确率。

第七节　影像图像观察分析和诊断思维方法

影像诊断是运用医学知识，通过对影像图像的观察、分析和综合判断，结合患者的临床症状、体征和实验室检查，对患者的影像图像进行诊断。影像诊断是临床疾病诊断的重要环节，是临床制订治疗方案的重要依据。影像图像的解读是影像诊断的基础，影像诊断需遵循一定的步骤和原则，阅读影像图像前需注意的事项有：①仔细查对并核实患者的姓名、性别、年龄、影像检查号、检查日期和检查部位，以验证影像图像资料的准确性，及时发现和纠正错误，防止差错发生；②判断所用的影像成像技术和方法是否适合于该疾病的影像检查目的和要求；③评价影像图像质量是否能满足临床诊断。

一、影像图像观察分析方法

影像图像观察分析方法是全面观察、综合分析，全面有序观察可避免遗漏征象。影像图像分析首先应区分正常和异常表现，熟悉正常解剖变异、性别、年龄和个体差异。异常表现可

以是局灶性病变或弥漫性病变,病变的观察分析应包括以下内容:

1. 病变部位　病变的定位与病变的定性有密切相关,一些疾病具有特定的好发部位,例如纵隔病变,胸内甲状腺肿常位于前上纵隔,胸腺瘤和畸胎瘤常位于前纵隔中部,淋巴瘤常位于中纵隔,神经源性肿瘤位于后纵隔。

2. 病变形态　病变形态能反映病变的大体表现,不同疾病其外形有所差异,例如肺部炎症性病变多表现斑片状或片状,肺部肿瘤表现结节状或肿块状。

3. 病变大小　病变的大小对疾病的诊断有一定的参考价值,例如胰腺有功能的胰岛细胞瘤因有临床症状,发现较早,肿瘤较小,而无功能的胰岛细胞瘤无临床症状,发现较晚,肿瘤较大。

4. 病变数目和分布　病变的数目和分布与病变的定性有一定的联系,原发肿瘤常单发,转移瘤常多发;吸入性肺脓肿常单发,血源性肺脓肿为多发;亚急性和慢性血行播散型肺结核分布于上、中肺野为主,肺转移瘤分布于中、下肺野为主。

5. 病变边缘　边缘的清楚、模糊和分叶与病变的定性相关,例如肺部炎症性病变边缘多数模糊,良性肿瘤边缘清楚、光滑,恶性肿瘤边缘分叶、毛糙。

6. 病变密度、信号和回声　病变的密度、信号和回声变化与病变的组织结构有密切相关,例如含钙高的结石X线和CT显示高密度,MRI显示低信号,超声显示强回声并后方声影;脂肪组织CT显示低密度,MRI检查T_1WI和T_2WI显示高信号。

7. 病变邻近器官和结构变化　良性和恶性肿瘤均可推压邻近器官和结构,但恶性肿瘤尚可侵犯、包绕邻近器官和结构,例如胰腺囊腺瘤压迫肠系膜上动脉,胰腺癌则侵犯、包绕肠系膜上动脉。

8. 器官功能改变　器官功能改变与疾病密切相关,例如胃窦炎的胃壁张力增高、胃壁柔软;胃窦癌的胃壁僵硬、蠕动消失;结肠炎性痉挛表现肠管缩小、肠袋增多、肠壁边缘呈波浪状。

9. 病变强化特点　某些病变的强化特点具有特征性,例如肝细胞癌动脉期病灶强化密度高于肝实质,门脉期病灶强化密度低于肝实质,呈"快进快出"的强化特点;肝海绵状血管瘤动脉期病灶强化密度高于肝实质、近似主动脉密度,门脉期和延时期病灶强化密度仍高于肝实质、近似主动脉密度,呈"快进慢出"的强化特点。

10. 病变动态变化　无特征性征象的病灶,随访对比观察病变的变化有助诊断。例如肺炎性病变,恰当治疗后随访病变缩小、消失,肺肿瘤性病变随访病变无变化或增大。

二、影像诊断思维方法

影像诊断思维过程是运用科学的思维方法,使诊断结论基本能反映疾病的本质,因此,诊断过程需遵循一些基本原则。

1. 实事求是的原则　在影像图像的观察、分析过程中,要认真全面观察影像征象,由影像征象客观推断引起病变的可能原因,避免主观臆断、先入为主,主观认为是某一疾病,再寻找符合此疾病的影像征象。

2. 一元论原则　患者的影像检查方法和影像征象多种多样,尽可能用一个疾病去解释全部的影像征象。例如肺部肿块和肺门、纵隔淋巴结肿大,应首先考虑为肺癌并肺门、纵隔淋巴结转移,而不应把肺部肿块和肺门、纵隔淋巴结肿大分别诊断为肺癌和肺门、纵隔淋巴瘤。当用一个疾病不能完全解释全部影像征象，同时经证实确实存在多种疾病时，亦应实事求是，首先诊断主要的、急重的疾病，再诊断次要的、缓慢的疾病。

3. 多诊断常见病和多发病的原则　疾病的影像征象有"同病异影"和"异病同影"，当一种征象多种疾病均可表现时，根据概率分布的基本原理，首先考虑常见病和多发病，其次再考虑少见病和罕见病，可以提高诊断的准确率。

4. 先考虑可治疾病原则　例如肺部的肿块性病变不能确定性质，既像炎性肿块又像肿瘤时，先考虑炎性肿块，当然也不能忽略肿瘤的诊断，通过临床恰当治疗、进一步检查和严密地追踪复查观察病变的演变，最后明确诊断。

5. 思维程序由繁到简的原则　全面客观观察影像征象、结合患者的年龄、性别、生活环境、临床症状、体征和实验室检查等，在头脑中形成各种疾病与影像征象间的各种联系，通过逐一比对和排除，把握关键和特征影像征象，在各种各样可能的诊断中，最后把范围缩小到一个最可能的诊断。由繁到简的诊断思维，需要丰富的学识和临床经验。

三、影像诊断结果分类

影像检查经过图像的观察分析和推理判断，得出符合逻辑和科学的结论，影像诊断结果可以分为肯定性诊断、可能性诊断和否定性诊断。

1. 肯定性诊断　影像征象具有特征性，能准确反映疾病的本质，影像检查可作出定性诊断。例如肾阳性结石、外伤骨折等。

2. 可能性诊断　影像征象不具特征性，难以明确是某一疾病所致，只能提出几种疾病鉴别可能，临床需通过进一步检查或随诊复查协助诊断。例如肝脏小结节病灶，当 CT 检查影像征象不具特征性时，可以提出几种疾病的可能性，建议临床行 MRI 检查、超声检查、实验室检查或影像引导穿刺活检。

3. 否定性诊断　影像检查排除了临床怀疑的疾病。例如患者有发热症状，临床怀疑肺炎，胸部平片和 CT 检查肺部未见异常表现，此时可排除肺炎诊断。但需注意疾病的影像表现与疾病的临床表现有时存在不一致性，影像表现迟于临床表现，因此，需正确评价否定性诊断。

（郑可国　朱向明）

📖 学习小结

本章介绍了 X 线、CT、MRI 和超声成像的基本原理和设备，检查技术，图像特点和临床应用，图像存储和传输系统与信息放射学，不同成像技术的选择和综合应用，影像图像观察分析和诊断思维方法。

X 线成像包括：①X 线成像的基本原理和设备，包括 X 线的产生和特性，X 线成像的基本原理和设备，数字化 X 线成像；②X 线检查技术，包括普通检查、特殊检查、造影检查、DSA 检查技术、DR 体层融合技术和图像拼接技术；③X 线图像特点和临床应用；④X 线防护。

X 线计算机体层成像包括：①CT 成像的基本原理和设备；②CT 检查技术，包括 CT

检查方法和 CT 图像后处理技术；CT 检查方法有 CT 平扫、CT 增强扫描、CT 造影检查；CT 平扫是指不用对比剂增强或造影的扫描；CT 增强扫描是指静脉注射水溶性有机碘对比剂后的扫描；CT 造影扫描是先行某一器官或结构的造影，然后再行 CT 扫描的方法。CT 图像后处理技术有二维重组技术、三维重组技术和其他常用的后处理技术；二维重组技术有电影浏览、多平面重组和曲面重组，三维重组技术有最大密度投影、最小密度投影、表面遮盖显示和容积再现技术，其他常用的后处理技术有 CT 仿真内镜、分割技术和灌注参数图；③CT 图像特点和临床应用。

磁共振成像包括：①MRI 的基本原理和设备；②MRI 检查技术，包括 MRI 检查序列（包括自旋回波序列、反转恢复序列、梯度回波序列和平面回波成像）、MRI 对比增强检查、MR 血管成像、MR 电影成像技术、MR 水成像技术、MR 波谱技术、功能性 MR 成像（包括扩散加权成像、灌注加权成像和脑活动功能成像）和 MR 磁敏感成像技术；③MRI 图像特点和临床应用。

超声成像包括：①超声成像的基本原理和设备；②超声检查技术，超声检查常规技术有二维超声和多普勒超声；超声检查新技术有组织多普勒成像、彩色多普勒能量图、腔内超声检查、声学造影检查、实时三维超声成像、超声斑点追踪和超声弹性成像；③超声临床应用的优点及应用范围。

图像存储和传输系统与信息放射学包括：图像存储和传输系统的定义，图像存储和传输系统与信息放射学的临床应用及其价值，图像存储和传输系统与信息放射学的基本原理和结构，包括了图像信息的采集、图像信息的传输、图像信息的压缩和存储、图像信息的处理。

不同成像技术的选择和综合应用包括：①基于各种成像技术的原理不同，首先要有针对性地选用易于检出病变且诊断价值高的成像技术，当确定成像技术并在常规检查之后，可进一步选用其他检查方法，这对于病变的检出和诊断同样具有重要意义；②不同成像技术的综合应用也十分重要，常根据初查结果，进一步选用其他成像技术，发挥它们的各自优势，则能显著提高诊断的准确率。

影像图像观察分析与诊断思维方法包括：①影像图像观察分析方法是全面观察、综合分析，病变的观察分析应包括以下内容：病变部位、形态、大小、数目和分布、边缘、密度与信号和回声、邻近器官和结构变化、器官功能改变、强化特点和动态变化；②影像诊断思维是运用科学的思维方法，使诊断结论基本能反映疾病的本质，诊断过程需遵循的基本原则有：实事求是的原则、一元论原则、多诊断常见病和多发病的原则、先考虑可治疾病原则、思维程序由繁到简的原则；③影像诊断结果可以分为肯定性诊断、可能性诊断和否定性诊断。

复习题

1. 简述 X 线的特性和图像特点。
2. 简述人体组织结构的密度与 X 线图像密度的关系。
3. 简述人体组织和内部结构的密度分类。

4. 简述 CT 图像窗宽和窗位的定义和临床应用。

5. 简述 CT 检查的不足和限度。

6. 简述 MR 水成像技术的优势。

7. 简述 MRI 图像特点。

8. 简述 MRI 检查的不足和限度。

9. 简述 B 型超声成像的原理。

10. 简述人体组织的声学特性。

11. 简述超声成像的临床应用。

12. 简述 PACS 的基本概念及临床应用。

13. 简述如何选择影像学检查。

14. 简述影像图像观察分析方法。

第 二 章

中枢神经系统

中枢神经系统包括脑和脊髓，它们位于骨质包绕的颅腔和椎管内，普通体检难以奏效，因而影像学检查具有重要的价值。主要的成像技术为 CT、MRI 和 DSA 等，其中 MRI 是应用最广的成像方法。它不但具有更高的软组织分辨力和对比度，而且无创伤，图像直观、清晰，能够明确病变的位置、大小、数目乃至性质，极大提高了中枢神经系统疾病的诊断水平。超声在中枢神经系统的应用有限，但目前术中超声的应用逐渐增多。

第一节 脑

一、检 查 技 术

（一）X线检查

1. 头颅平片 是基本的检查方法，简单、经济、无创，常用后前位和侧位。

2. 脑血管造影 脑血管造影（cerebral angiography）是通过注入有机碘对比剂显示脑血管的检查方法。常用颈动脉造影和椎动脉造影，分别摄取动脉期、静脉期和静脉窦期的图像。DSA 更加安全可靠，已取代常规的脑血管造影。

（二）CT检查

1. 普通扫描 以横断面扫描为主，取听眦线（外耳孔与眼外眦的连线）为基线，依次向上扫描 10～12 层，层厚 5～10mm。有时采用冠状面。多层螺旋 CT 可以进行冠状面和矢状面重组。扫描时头部固定，对不合作的患者和儿童可给予镇静剂或麻醉。

2. 增强扫描　为经静脉注入含碘对比剂后的扫描。普通扫描发现异常或临床高度怀疑颅内病变时，常需行增强扫描。病变组织在增强后显示更加清晰，且增强程度和形式有利于确定病变的性质。

3. CTA　CT 血管造影是在静脉团注对比剂后，当对比剂通过脑血管时进行扫描，原始数据在工作站重组得到三维的脑血管图像。

4. CT 灌注成像　经静脉团注对比剂，在同一区域行重复快速扫描，建立动脉、组织、静脉的时间密度曲线（TDC），并通过不同的数学模型计算出灌注参数及伪彩参数图，从而对组织的灌注量及毛细血管通透性作出评价。

（三）MRI 检查

1. 普通 MRI　常规采用横断面、矢状面或（和）冠状面扫描，常用 SE 序列 T_1WI、T_2WI 和 FLAIR 序列，常规加扫 DWI。一般层厚 6～8mm。

2. 增强 MRI　对比剂采用含钆对比剂（Gd-DTPA）行 T_1WI 检查，可以明确病灶的范围，协助定性和鉴别诊断。目前，怀疑软脑膜病变时也做注射 Gd-DTPA 后 FLAIR 序列扫描。

3. MRA　利用 MR 的流动效应，无需对比剂可以显示颅内大血管，是唯一无创的脑血管成像技术。增强 MRA（CE-MRA）可以显示更细小的脑血管分支。

4. 功能性 MRI　功能性 MRI 即 fMRI 是一类新的检查技术，不再是单纯的形态学检查方法，而是能反映脑功能状态的 MRI 技术。fMRI 包括弥散加权成像（DWI）、灌注加权成像（PWI）、脑血氧依赖（BOLD）功能成像和磁共振波谱分析（MRS），也有仅指脑血氧依赖（BOLD）功能成像的。

5. SWI　磁敏感加权成像（SWI）是利用不同组织间磁化率的差异产生图像对比。静脉中的去氧血红蛋白是顺磁性物质，而含有氧和血红蛋白的动脉以及绝大部分脑实质均属于抗磁性物质，在特定的磁共振序列（如重 T_2^* 梯度回波序列）下，它们之间磁化率的差异将导致明显的信号差异，使得静脉成为区别于其他组织的明显低信号。除了静脉，磁敏感成像还对含铁血黄素、铁等顺磁性物质有高度的敏感性，能显示肿瘤内的小出血灶、外伤和脑卒中后常规 MRI 不易发现的脑改变等。

二、正常影像学表现

（一）颅脑正常 X 线表现

1. 正常头颅平片表现　正常头颅平片表现（图 2-1-1）因个体、性别和年龄而异。

（1）颅板：儿童较薄，成人较厚。分为内板、外板和板障三层，内、外板为密质骨，板障居中为松质骨。额部和顶部较厚，枕骨粗隆处最厚，颞骨鳞部和枕骨下部最薄。

（2）颅缝：侧位片可见冠状缝及人字缝，正位片可见矢状缝及人字缝，呈锯齿状透亮影，儿童比较清晰。有时在后囟附近和人字缝间可见缝间骨，数目不一，多系解剖变异，不要误为骨折。

（3）颅板压迹：①脑膜中动脉压迹：由于脑膜中动脉的搏动在颞顶骨内板形成压迹，侧位片呈线条状密度减低影，分前后两支，前支大而清晰，居冠状缝稍后；②板障静脉压迹：呈网状或树枝状密度减低影，多见于顶骨，其次为额骨和枕骨；③蛛网膜颗粒压迹：常位于额顶骨中线两旁，呈边缘清楚而不规则的低密度区；④脑回压迹：为大脑脑回压迫内板形成的圆形或卵

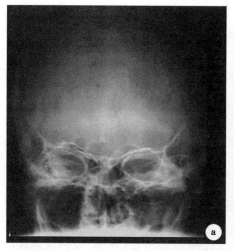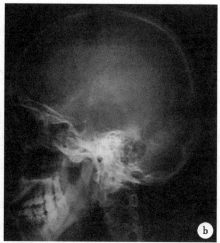

图 2-1-1 正常头颅平片表现

a. 后前位片,可见矢状缝、冠状缝、人字缝和蛛网膜颗粒压迹;b. 侧位片,可见冠状缝、脑膜中动脉压迹、脑回压迹、人字缝、蝶鞍等

圆形密度减低区。

(4)颅底:自前向后分为前颅窝、中颅窝和后颅窝。前颅窝从额窦后壁到蝶骨小翼的后缘;中颅窝自蝶骨嵴向后向下至岩锥前方,中间为蝶鞍和蝶窦,两侧有破裂孔、卵圆孔和棘孔;后颅窝自鞍背及岩嵴至枕内粗隆。

(5)蝶鞍:正常形态分为卵圆形、圆形及扁平形三种,侧位片可测量其前后径和深径,平均值分别为 11.5mm 和 9.5mm。蝶鞍包括前床突、鞍结节、鞍底、鞍背和后床突。

(6)生理性钙化:①松果体钙化:为最常见的生理性钙化,呈圆形或散在点状致密影,后前位居中线,侧位位于鞍背后上方;②大脑镰钙化:一般居中线,后前位呈三角形或线状致密影;③床突间韧带钙化:位于前后床突之间,呈带状致密影;④脉络丛钙化:位于侧脑室三角区,常对称出现。

2. 正常脑血管 DSA 表现　正常脑动脉有一定的迂曲,走行自然,由近向远逐渐变细,管腔轮廓光滑清晰,分布匀称(图 2-1-2),而各分支的位置较为恒定并与脑叶有一定的对应关系。

(1)颈动脉系统:颈内动脉进颅后先分出眼动脉,继而分出后交通动脉和脉络膜前动脉,最后分为大脑前、中两动脉。

(2)椎基底动脉系统:椎动脉起于锁骨下动脉,颅内主要分支为小脑后下动脉;双侧椎动脉汇合成基底动脉,主要分出小脑前下动脉、小脑上动脉和大脑后动脉。

(3)Willis 环:位于鞍上池内,变异较多,由颈内动脉、大脑前动脉、前交通动脉、后交通动脉和大脑后动脉组成。

(4)脑的静脉系统:包括深静脉和浅静脉,均引流入大的硬脑膜静脉窦。上矢状窦和直窦汇合成窦汇,向两侧沿横窦、乙状窦出颅延续为颈内静脉。海绵窦位于蝶鞍两侧,通过岩上窦和岩下窦与后方的乙状窦交通。

(二)颅脑正常 CT 表现

1. 正常脑平扫 CT 表现　在正常横断面图像上,通过不同的断面可显示不同的解剖结

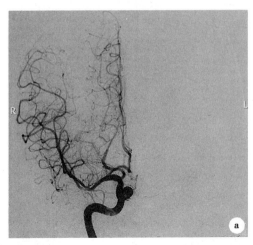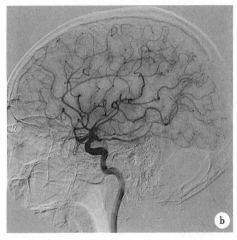

图 2-1-2 正常脑 DSA 表现

颈动脉造影动脉期：a 为前后位，b 为侧位，可见颈内动脉及大脑前动脉、大脑中动脉和分支

构（图 2-1-3）：①通过第四脑室平面可见后颅窝及桥小脑角区结构；②通过蝶鞍平面可见鞍上池、脑干、小脑、额叶底面及颞叶；③通过第三脑室平面可见中脑、额叶、颞叶、枕叶及侧裂池；④通过松果体平面可见侧脑室前角、后角、额叶、颞叶、枕叶及侧裂池；⑤通过胼胝体压部平面可见侧脑室前角、后角、下矢状窦、额叶、颞叶及枕叶；⑥通过侧脑室体部平面可见额叶、顶叶和枕叶；⑦通过颅顶平面可见额叶、顶叶及大脑镰。

2. 正常脑增强 CT 表现　增强后，正常颅内组织如血管、脉络丛和硬膜发生强化，密度增高，因此脑底动脉环、下矢状窦、直窦和脉络丛得到清晰显示。大脑镰和小脑幕显著强化。正常脑实质密度略有增高，灰质较白质略明显。

3. 正常脑 CTA 表现　正常脑 CTA 表现（图 2-1-4a）类似正常脑 DSA 表现，与 DSA 相比，CTA 在了解血管情况的同时，还可了解血管和周围组织或病灶的关系，这是 DSA 无法实现的。

4. 正常脑 CT 灌注表现　对选定层面进行连续扫描，通过工作站处理得到伪彩的灌注图像（图 2-1-4b），可以测量所选脑内感兴趣区的血流量（CBF）、血容量（CBV）及平均通过时间（MTT）等参数，并可进行定量分析。

（三）颅脑正常 MRI 表现

1. 正常脑平扫 MRI 表现　横断面图像与 CT 相仿（图 2-1-5），但对延髓、小脑等后颅凹结构的显示更佳；矢状面图像显示中线结构较佳，例如垂体、视束、中脑导水管、松果体、胼胝体等；冠状面图像可清晰显示视交叉、垂体、垂体柄、海绵窦和海马等结构。

正常脑 MRI 表现是：①脑白质信号在 T_1WI 稍高于脑灰质，在 T_2WI 则稍低于脑灰质；②脑脊液为 T_1WI 低信号、T_2WI 高信号；③皮下脂肪组织在 T_1WI 和 T_2WI 均为高信号；④骨皮质、钙化和硬脑膜在 T_1WI 和 T_2WI 均为低信号；⑤流动的血液因其"流空效应"在 T_1WI 和 T_2WI 均为低信号，血流缓慢或异常时则信号增高且不均匀。

2. 正常脑增强 MRI 表现　增强后正常脑实质信号略有增高，灰质较白质略明显。脉络丛明显强化，硬脑膜、大脑镰和小脑幕亦发生强化。

3. 正常脑 MRA 表现　类似正常脑 DSA 的表现（图 2-1-6a, b），小血管的显示仍不清楚。

43

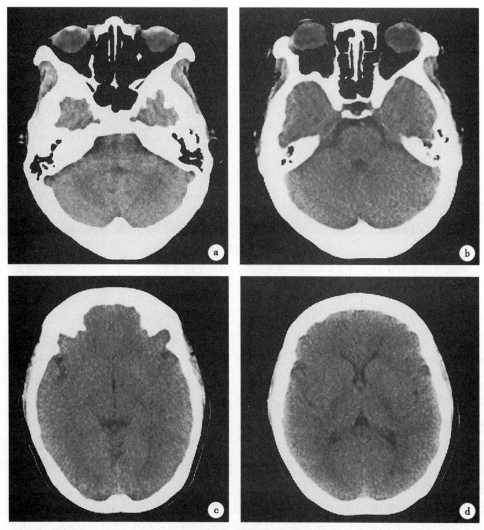

图 2-1-3　正常脑 CT 表现
a. 第四脑室平面；b. 蝶鞍平面；c. 第三脑室平面；d. 松果体平面

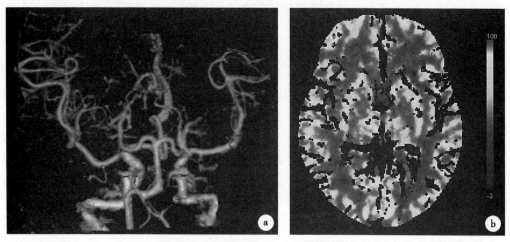

图 2-1-4　正常脑 CTA 和 CT 灌注表现
a. CTA；b. CT 灌注 CBF 图

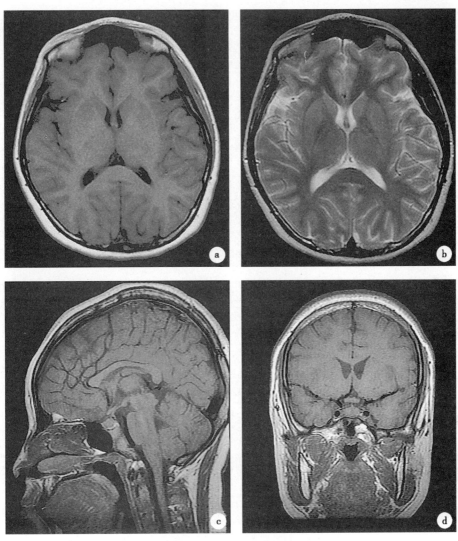

图 2-1-5　正常脑 MRI 表现

a. 横断面 T_1WI；b. 横断面 T_2WI；c. 矢状面 T_1WI；d. 冠状面 T_1WI

4. 正常脑 MR 功能成像表现

（1）DWI：观察的是微观水分子扩散现象，水分子中的质子因扩散运动而造成 MR 信号的下降（图 2-1-6c）。

（2）PWI：与 CT 灌注类似，通过快速成像序列获得不同时间 MR 信号改变，通过工作站处理得到伪彩灌注图像，检测正常脑组织内的血容量（CBV）、平均通过时间（MTT）等参数值。

（3）脑活动功能成像：是建立在局部脱氧血红蛋白水平下降的基础上。脱氧血红蛋白是一种强有力的顺磁性物质，而氧合血红蛋白是抗磁性物质，与周围的脑组织相似。在刺激活动后，相应的脑皮层局部血流量增加，脱氧血红蛋白水平降低，出现局部信号升高。此功能成像技术主要用于探测脑内各功能区的位置和对各种刺激反应程度。

（4）MRS：是以化合物共振峰谱线表达检查的结果（图 2-1-6d），而不是以图像对比显示病变的方法。目前能应用于临床的 MRS 主要是 ^1H 和 ^{31}P 的波谱，而 ^1HMRS 应用更为广泛。

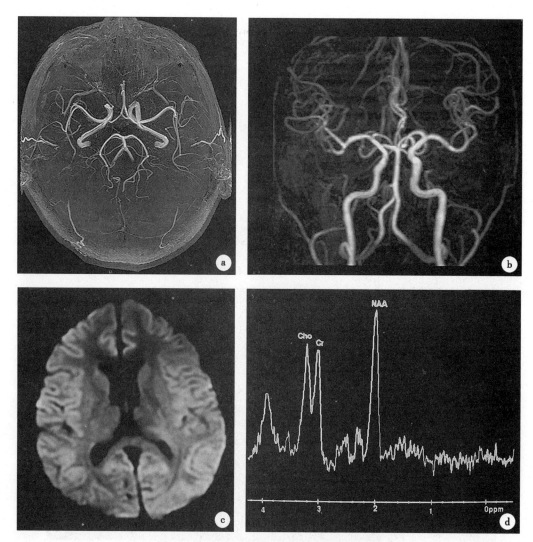

图2-1-6 正常脑MRA和MR功能成像表现
a. 正常脑MRA图像；b. 正常脑MRA重组图像；c. 正常脑DWI图像；d. 正常脑MRS

三、基本病变影像学表现

(一) 脑实质改变

1. CT ①密度的改变：高密度病灶：血肿、钙化和骨化等；等密度病灶：某些肿瘤、血肿吸收期、血管性病变等；低密度病灶：炎症、梗死、水肿、囊腔、脓腔等；混合密度病灶：上述各种密度混合存在的病灶。②增强特征：均匀性强化：脑膜瘤、淋巴瘤、动脉瘤、肉芽肿等；不均匀性强化：某些胶质瘤、神经鞘瘤、血管畸形等；环形强化：某些胶质瘤、转移瘤及脑脓肿、结核等；无强化：囊肿、水肿及某些脑炎、低度恶性胶质瘤等。

2. MRI ①信号的改变：T_1WI 低信号和 T_2WI 高信号：水肿、含水囊肿、梗死、含水量高的肿瘤等；T_1WI 和 T_2WI 高信号：血肿、脂肪瘤、富蛋白囊肿；T_1WI 和 T_2WI 等信号：肿瘤、急性出血等；T_1WI 和 T_2WI 低信号：钙化、骨化、纤维化的病灶等；②强化特征：与CT类似，但血管性病变例如动脉瘤因流空效应可无强化。

（二）脑室和蛛网膜下腔改变

1. 脑室系统　包括侧脑室、三脑室、中脑导水管和四脑室，其内为脑脊液。①扩大：发育异常、脑积水、脑萎缩、脑室内囊肿或肿瘤等；②缩小：脑肿胀、肿瘤等压迫。

2. 蛛网膜下腔　包括脑沟和脑池，脑神经和主要的血管结构都位于蛛网膜下腔内，周围围绕着脑脊液。①扩大：发育异常、脑萎缩、脑外肿瘤例如脑膜瘤等；②缩小：脑肿胀、脑内肿瘤压迫等。

（三）中线结构改变

中线结构移位往往由于脑内病灶的占位效应引起，例如血肿、囊肿和肿瘤等。

（四）脑血管改变

包括：①血管性病变，例如动脉瘤、血管畸形等产生的血管改变；②累及血管的病变，例如肿瘤等引起的血管压迫和移位等。

（五）颅骨和空腔结构改变

外伤导致的骨折，颅骨起源的肿瘤、累及颅骨的病变例如炎症和肿瘤等均可引起颅骨改变。

四、疾 病 诊 断

（一）颅内肿瘤

1. 神经上皮性肿瘤　神经上皮性肿瘤是各种神经上皮细胞起源肿瘤的总称。依 WHO 分类标准包括：星形细胞肿瘤、少枝胶质细胞肿瘤，室管膜肿瘤，混合型胶质瘤，脉络丛肿瘤，松果体实质肿瘤，神经元和混合性神经元 - 神经胶质肿瘤、神经母细胞肿瘤、胚胎性肿瘤及来源未明的神经上皮肿瘤等共 10 类。神经胶质瘤（glioma）是特指神经上皮肿瘤中由神经胶质细胞来源的肿瘤，为所有颅内肿瘤中最常见者。神经胶质瘤包括星形细胞肿瘤、少枝胶质细胞肿瘤等，又以星形细胞肿瘤最常见。以下主要介绍这三种肿瘤。临床主要表现为抽搐和癫痫，亦可出现神经功能障碍。

【影像学表现】

（1）星形细胞瘤（astrocytoma）：为 WHO Ⅱ级。

CT：①平扫呈境界不清的均匀低或等密度肿块，10%～20% 有钙化，囊变罕见；②多数周围无水肿；③增强扫描，肿瘤一般不强化或轻度强化，若有强化则提示局部恶性变。

MRI：①表现为 T_1WI 低信号，T_2WI 及 FLAIR 高信号；②囊变少见；③出血、瘤周水肿罕见；④通常无强化，出现强化则提示向恶性发展；⑤ DWI 通常无扩散受限；⑥ MRS 呈高 Cho 和低 NAA 表现。

（2）间变型星形细胞瘤（anaplastic astrocytoma）：为 WHO Ⅲ级。

CT：①表现为平扫低密度肿块；②钙化罕见；③增强扫描大多数病灶不均匀强化。

MRI：①表现为 T_1WI 混杂等、低信号，T_2WI、FLAIR 为混杂的高信号；②出血、囊变少见；③增强扫描通常有强化，可发生局灶性、结节状、均一、斑片状强化（图 2-1-7）；④ MRS 显示 Cho/Cr 升高，NAA 降低。

（3）多形性胶质母细胞瘤（glioblastoma multiforme）：为 WHO Ⅳ级。

CT：病变多侵及大脑深部，常沿胼胝体向两侧呈蝴蝶状扩散。少数可为多发性，可随脑脊

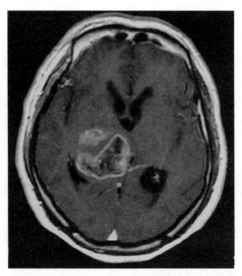

图 2-1-7　间变型星形细胞瘤
MRI 增强横断面 T_1WI，显示右侧丘脑花边状显著强化病
灶，中央为无强化坏死区，瘤壁厚薄不均匀，内见瘤结节

液种植转移。①平扫呈边界不清的混合密度病灶，周围等密度，中心低密度，可有出血，钙化罕见，周围有中到重度水肿；②增强扫描，呈显著边界清楚的不均匀强化以及环状或花边状不规则形强化。

　　MRI：①病灶信号强度通常为混杂性，T_1WI 呈等、低信号，T_2WI 或 FLAIR 呈高信号伴瘤周中到重度水肿；②增强扫描，呈显著边界清楚的不均匀强化以及环状或花边状不规则形强化；③ MRS 显示 NAA、MI 降低，Cho/NAA 比值升高。

　　【诊断和鉴别诊断】
　　临床中年以上患者以癫痫为首发症状或伴有神经功能障碍，CT 或 MRI 检查有如上所述表现，应考虑星形细胞肿瘤的诊断。鉴别诊断包括：星形细胞瘤与近期脑梗死、脑水肿和多发性硬化等鉴别；间变型和胶质母细胞瘤与单发转移瘤、恶性淋巴瘤及脑脓肿等鉴别。

　　2. 脑膜瘤　脑膜瘤（meningioma）以中老年人好发，女性发病率约为男性 2 倍，肿瘤起病缓慢，病程长。初期症状和体征不明显，1/3 可无症状，以后逐渐出现颅内高压综合征以及局部定位症状和体征，症状与肿瘤发生部位有关。肿瘤起源于蛛网膜的帽状细胞。大体病理为边界清晰，圆形或分叶状肿块，以广基底与硬脑膜相连。骨质增生硬化常见，多有瘤灶邻近的硬膜增厚，明显的脑组织侵犯罕见。镜下病理，亚型：上皮型，纤维型，过渡型，其他类型还有血管瘤型、微囊型、分泌型、脊索样型、不典型、间变型等。

　　【影像学表现】
　　CT：①肿瘤常见于大脑半球凸面、矢状窦和大脑镰旁、蝶骨嵴、颅底、桥小脑角和侧脑室；②呈均匀的等密度或稍高密度圆或椭圆形灶（图 2-1-8a），2%～3% 伴瘤内或瘤旁囊变、坏死低密度区，20%～25% 伴钙化，部分呈砂粒样；③周围可有低密度水肿或积液；④邻近骨质增生或破坏；⑤增强扫描，90% 以上肿瘤显示显著均匀强化。

　　MRI：① T_1WI 和 T_2WI 信号常与脑组织相等，邻近脑组织受压移位，可有脑水肿，白质塌

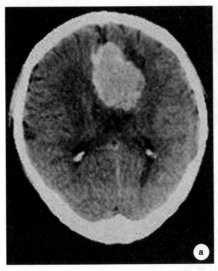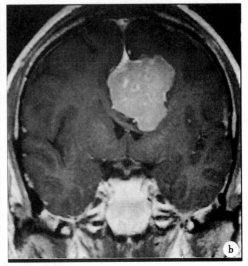

图 2-1-8　脑膜瘤

a. CT 平扫，额部镰旁脑膜瘤呈高密度；b. 冠状面 MRI 增强 T_1WI，显示肿瘤明显均匀强化，附着处脑膜强化（硬膜尾征）

陷征；②邻近蛛网膜下腔增宽，可见蛛网膜下腔 - 血管间隙；③邻近骨质增生致颅板无信号带增宽；④增强扫描，90% 以上肿瘤显著强化，常较均匀；⑤ 35%～80% 出现硬膜尾征，即增厚的硬脑膜随着远离肿瘤而逐渐变细（图 2-1-8b）。

【诊断和鉴别诊断】

CT 和 MRI 检查，脑膜瘤常具如上所述的表现特征，结合患者的年龄、性别和临床表现，一般不难诊断。鉴别诊断包括相应部位的常见肿瘤，例如鞍区脑膜瘤需与垂体瘤鉴别，中颅窝脑膜瘤需与三叉神经鞘瘤鉴别，后颅窝脑膜瘤需与听神经瘤鉴别。

3. 垂体腺瘤　垂体腺瘤常称为垂体瘤，是鞍区最常见的肿瘤。根据肿瘤的大小分为微腺瘤（≤1cm）和大腺瘤（>1cm）；根据肿瘤是否分泌激素分为功能性垂体腺瘤和无功能性垂体腺瘤，前者又根据所分泌的激素不同分为泌乳素瘤、生长激素腺瘤、促肾上腺皮质激素腺瘤等。常见临床症状为视野缺损和垂体内分泌功能异常。

【影像学表现】

（1）垂体微腺瘤：肿瘤较小，最大径线≤1cm，呈圆形或椭圆形。

CT：①平扫，微腺瘤本身常不明确，可仅有一些间接征象，例如鞍底局限性下陷或局限性骨质吸收；②增强扫描，微腺瘤强化程度低于邻近正常垂体组织，而呈局限性低密度区，形态规则或不规则。

MRI：①微腺瘤 T_1WI 呈现为低信号区，T_2WI 为高或等信号，除直接显示微腺瘤外，对垂体上缘上突和垂体柄移位等间接征象的显示也十分清晰；②增强扫描病灶强化与 CT 相仿，呈现为垂体内相对低信号区（图 2-1-9a）；③动态增强扫描显示正常垂体组织的强化和微腺瘤不同：垂体微腺瘤增强早期呈相对低信号，而晚期信号强度高于垂体组织；因此增强扫描时必须强调对比剂的快速注射和早期快速扫描。

（2）垂体大腺瘤：肿瘤通常较大，破坏正常垂体组织，填充蝶鞍且向鞍上、鞍旁，甚至鞍底

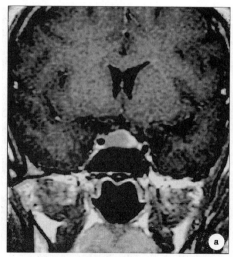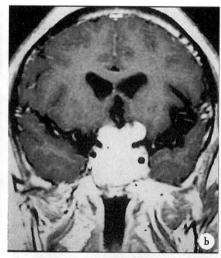

图 2-1-9　垂体腺瘤

a. 垂体微腺瘤，MRI 冠状面 T_1WI 增强扫描，示垂体右部相对低信号区，强化低于正常垂
体组织；b. 垂体大腺瘤，MRI 冠状面 T_1WI 增强扫描，示肿瘤填充蝶鞍且向鞍上、鞍旁及
鞍底侵犯，可见"腰身征"，且包绕双侧颈内动脉

侵犯，发生囊变、坏死和出血的机会更多。肿瘤多数呈圆形或椭圆形，少数呈分叶状，边缘光
滑、锐利。肿瘤通常引起蝶鞍扩大和鞍底下陷；通过鞍膈向上生长时，由于受到鞍膈的限制而
形成对称的切迹称为"腰身征"或"8"字征（图 2-1-9b）；向鞍上生长使鞍上池闭塞，视交叉受压
上移；向鞍旁生长使颈内动脉海绵窦段推移向外，甚至闭塞海绵窦，包裹颈内动脉；向下可以
侵犯蝶窦和斜坡的骨质。垂体卒中常继发于垂体腺瘤出血或缺血性坏死，临床上症状突然加
重，鞍区肿块突然增大等。

CT：①肿瘤实质部分一般呈等密度，囊变、坏死区呈低密度，可显示钙化、出血以及骨质
破坏；②增强扫描，除囊变、坏死、出血和钙化区外的肿瘤组织明显强化。

MRI：①显示肿瘤及对周围结构的侵犯、破坏情况时较 CT 有更大的优越性，肿瘤实质部
分一般呈等信号，囊变、坏死区 T_1WI 呈低信号、T_2WI 呈高信号，出血呈高信号，钙化少见；
②增强扫描，除囊变、坏死、出血和钙化区外的肿瘤组织明显强化。

【诊断和鉴别诊断】

CT 和 MRI 诊断垂体腺瘤可靠，95% 以上肿瘤可明确诊断，垂体微腺瘤的直接征象是垂
体内局限性病灶，以 MRI 检查效果为佳，通常结合临床表现不难作出诊断。垂体大腺瘤表现
为鞍内、鞍外肿块并有蝶鞍增大，增强检查更为明确，诊断也不困难。垂体微腺瘤需与垂体囊
肿、脓肿和转移瘤等鉴别，垂体大腺瘤则应与颅咽管瘤、脑膜瘤等鉴别。

4. 听神经瘤　听神经瘤是桥小脑角区最常见的肿瘤，通常以内听道为中心向桥小脑角生
长，微小听神经瘤常小于 1cm，较大的肿瘤突向桥小脑角区，形态多不规则，边界清晰，囊变多
见，亦可见坏死，但钙化和出血少见。临床为患侧听神经、面神经和三叉神经受损表现。

【影像学表现】

CT：①多数呈等、低密度肿块；②增强扫描，肿瘤实质部分明显强化；③CT 骨窗可以显示
内听道扩大呈漏斗状，并见骨质吸收。

MRI：① T_1WI 呈等、低信号多见，T_2WI 多数呈高信号或等高混杂信号；②增强扫描肿瘤实质部分明显强化（图 2-1-10）；③通常可见同侧听神经增粗并强化；④肿瘤巨大时引起脑干受压移位，四脑室受压变形、甚至闭塞，有时肿瘤向上生长压迫侧脑室颞角，并使三脑室变形移位，也可压迫中脑导水管引起梗阻性脑积水。

【诊断和鉴别诊断】

CT 和 MRI 检查对于发现和诊断突入桥小脑角区的较大听神经瘤并无困难；但对局限在内耳道的较小肿瘤，MRI 检查要明显优于 CT。桥小脑角区听神经瘤应与脑膜瘤鉴别。此外，MRI 检查还可清楚显示桥小脑角区肿瘤与邻近血管及脑神经的关系，有利于手术计划的制订。

5. 脑转移瘤 脑转移瘤的临床表现与其占位效应有关，常见症状有头痛，恶心，呕吐，共济失调和视乳头水肿等。部分患者无明显神经系统症状。肺癌脑转移多见，其中 80% 以上发生在幕上，以大脑中动脉供血区的灰白质交界处多见，且常表现为多发，但仍有 30%～50% 的肺癌脑转移为单发。年龄以 40～70 岁多见，男性多于女性。

大体病理呈圆形，相对分散分布，褐色或灰白色肿块；转移瘤通常推移而非浸润邻近组织。镜下病理多与原发肿瘤相似，坏死、血管生成多见。

【影像学表现】

CT：①常为皮髓质交界区的多发低或等密度肿块，可伴有出血，瘤周水肿多明显；②增强扫描，肿瘤呈块状、结节状或环形强化；③硬膜病变呈等密度局灶性肿块，骨窗可显示邻近颅骨受累。

MRI：① T_1WI 呈低、等信号，T_2WI 及 FLAIR 呈高信号（黑色素瘤、出血表现为低信号），伴中央坏死者表现为中央高信号伴周边等低信号环，瘤周水肿可轻可重，而脑内广泛转移者水肿常轻；②增强扫描肿瘤呈明显块状、结节状或环形强化，转移瘤的环形强化通常表现为圆或类圆形，环壁厚薄不均匀，强化不均匀，内壁不光整而外壁光滑（图 2-1-11）。

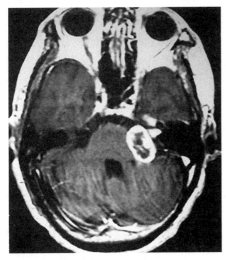

图 2-1-10 听神经瘤

MRI 横断面 T_1WI 增强扫描，示左侧桥小脑角肿瘤，不均匀强化，中央囊样区无强化，同侧听神经增粗、强化

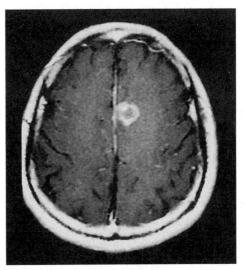

图 2-1-11 肺癌脑转移

MRI 增强扫描横断面 T_1WI，显示病灶环形强化，环壁厚薄不均匀，内壁不光整

【诊断和鉴别诊断】

CT 和 MRI 检查发现多发结节病灶,位于皮髓质交界区,呈结节状或(和)环状强化,应考虑多发脑转移瘤的可能,若患者有恶性肿瘤史,尤其肺癌,可确诊。若无原发瘤病史,应与其他多发病变,例如多发结核灶、多中心性脑胶质瘤等鉴别。单发转移瘤的诊断较为困难,需与胶质瘤、脑脓肿等鉴别。

(二)颅脑外伤

1. 颅骨骨折 确定颅骨骨折最有效的方法是头颅 X 线平片和 CT,MRI 一般不用于检查骨折。颅骨骨折往往伴有头皮软组织的损伤、颅内血肿或脑神经的损伤,因而 CT 检查的价值更大。

【影像学表现】

(1)颅骨线性骨折:最常见于颞顶部、额部和枕部。X 线表现为比血管压迹(沟)和闭合的颅缝密度更低,中间宽、两端窄的线状透亮影,典型者宽度小于 3mm。CT 更加敏感,但需与血管沟和颅缝区别,骨折线边缘更加锐利且往往连续多个层面显示。

(2)颅缝分离:正常冠状缝和人字缝宽度不超过 2mm,如果超过 3mm,则认为有颅缝分离。颅缝分离常见于未闭合的颅缝。成人以人字缝分离最常见。

(3)凹陷性骨折:骨折片内陷,嵌入邻近颅骨或进入颅骨内板下方时形成凹陷性骨折,此时多并有局部脑实质损伤和硬膜多发撕裂,最常见于额、顶部。X 线可观察凹陷的部位、骨折陷入的深度。CT 不但显示凹陷性骨折,对邻近脑实质的损伤也可清晰显示。MRI 有时亦用于显示凹陷性骨折所造成的脑皮层损伤。

2. 硬膜外血肿 硬膜外血肿(epidural hematoma, EDH)以急性者多见,约占 85%;亚急性血肿约占 12%;慢性血肿很少见,约占 3%。临床主要表现为意识障碍,典型病例于头部外伤后有中间意识清醒期,严重者可出现脑疝。

【影像学表现】

CT:①平扫硬膜外血肿表现为颅骨内板下梭形或弓形高密度区,边缘锐利、清楚,其 CT 值为 40~80Hu(图 2-1-12a);②约 2/3 的急性硬膜外血肿密度均匀,1/3 的病例密度可不均匀,呈低、高混合密度,提示有活动性出血(图 2-1-12b);③慢性血肿往往呈等密度,若出现密度不均匀,则有再出血的可能;④骨窗常可显示骨折;⑤增强扫描,硬膜外血肿一般不做增强扫描,在慢性硬膜外血肿时,偶行 CT 增强扫描,可见血肿内缘的包膜强化,则有助于等密度硬膜外血肿的诊断。

MRI:可多方位成像,对了解血肿的范围优于 CT。①硬膜外血肿的形态与 CT 相仿,呈梭形或弓形、边界锐利、清楚;②血肿的信号强度与血肿的时间长短和所用 MRI 机的磁场强度有关,急性期,T_1WI 血肿信号强度与脑实质相仿,T_2WI 血肿则呈低信号(图 2-1-12c、d);亚急性期,T_1WI 和 T_2WI 均呈高信号;慢性期,T_1WI 呈低信号,T_2WI 呈高信号;血肿内缘可见低信号的硬膜。

3. 硬膜下血肿 急性硬膜下血肿(subdural hematoma, SDH)占颅脑外伤的 10%~20%。1/3 的病例可伴有骨折,但骨折部位与血肿部位关系不如硬膜外血肿密切。患者多有昏迷、单侧瞳孔散大和其他脑压迫症状,其中昏迷可逐渐加深或清醒后再昏迷。严重者可并发脑疝。腰穿可见血性脑脊液。慢性硬脑膜下血肿的外伤史常较轻微,易被忽略,颅内压增高及脑压迫症状出现较晚。硬膜下血肿多为对冲伤,85% 血肿呈单侧性,15% 血肿呈双侧性。损伤后,

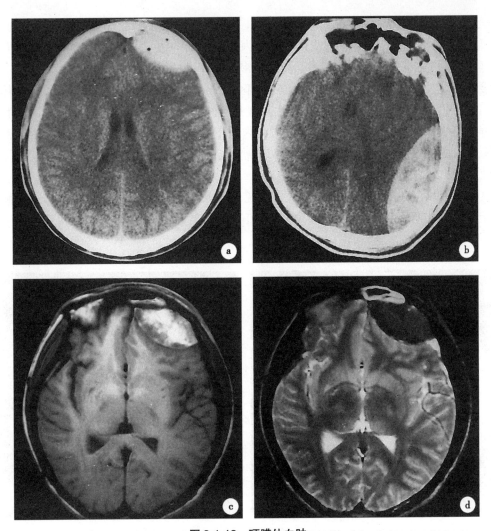

图 2-1-12 硬膜外血肿

a. CT 显示左额颅骨内板下梭形高密度区，边缘锐利、清楚；b. CT 显示左顶颅骨内板下梭形
低、高混合密度区，密度不均匀，提示有活动性出血；c. 在 MRI 图像表现为左额颅骨内板下
梭形异常信号，边界锐利、清楚，T_1WI 血肿信号强度与脑实质相仿；d. T_2WI 血肿则呈低信号

着力点对侧在暴力冲击下出现皮层桥静脉撕裂、出血、形成硬膜下血肿。由于蛛网膜无张力，
血肿范围较广，形状多呈新月形。慢性硬膜下血肿由于蛋白质的分解，血肿内渗透压逐渐升
高，使液体不断渗入，故血肿体积不断增大，可牵拉皮层静脉及软膜血管，再次引起血管破裂，
出现再出血。

【影像学表现】

CT：急性期硬膜下血肿：①表现为颅骨内板下方新月形高密度区，血肿范围较广，可超越
颅缝，甚至覆盖整个大脑半球；②大部分血肿密度较均匀；约 40% 急性硬膜下血肿呈低、高混
合密度，这主要由于有活动性出血，血凝块析出或蛛网膜撕裂脑脊液与血液混合所致。

亚急性期硬膜下血肿：①表现为新月形或过渡形（血肿内缘部分凹陷，部分平直或凸出）；
②血肿随时间延长密度逐渐减低（图 2-1-13a），一般而言，伤后 1～2 周血肿变为等密度，有时

呈分层状,表现为上部呈等密度或略低密度区,下部呈高密度区的混合密度;③等密度血肿在CT上仅见占位效应,表现为患侧灰白质界面内移、脑沟消失、侧脑室变形和中线结构向健侧移位;④增强扫描脑表面的小血管增强而使等密度血肿衬托得以显示。

慢性期硬膜下血肿:①表现过渡形低密度区;②由于血肿内渗透压逐渐升高,使液体不断渗入,故血肿体积不断增大,此时,血肿由过渡形逐渐变为双凸形或梭形;③增大的血肿牵拉皮层静脉,约5%的血肿可再出血,表现颅骨内板下双凸形的高、低混合密度,其中高密度部分是新鲜出血,呈点状或片状,部分病例可出现分层,上部为低密度区、下部为高密度区,其间可见液面(图2-1-13b)。

MRI:硬膜下血肿各期形态表现同CT所见,其MRI信号随血肿时间长短而异,与硬膜外血肿相仿。急性期硬膜下血肿:在T_2WI呈低信号,在T_1WI血肿的信号与脑实质的信号强度

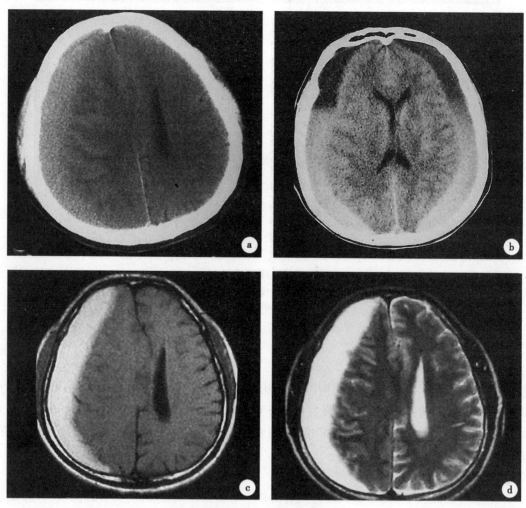

图2-1-13 硬膜下血肿

a. 亚急性期,CT表现为右额、顶颅骨内板下方新月形略高密度区,血肿范围较广,超越颅缝;b. 慢性期,CT表现为双侧额、颞、枕颅骨内板下方新月形异常密度,呈分层状,上部呈低密度区,下部呈高密度区,代表有新鲜出血;c 和 d. 与图a同例,MRI表现为右额、顶颅骨内板下方新月形异常信号,边界锐利、清楚,T_1WI(c)和T_2WI(d)均呈高信号

相仿。亚急性期硬膜下血肿：在 T_1WI 和 T_2WI 均为高信号（图 2-1-13c、d），而这种血肿，在 CT 上常为等密度。慢性硬膜下血肿：①早期慢性硬膜下血肿的信号强度与亚急性期相仿，随着时间的推移，其信号强度在 T_1WI 低于亚急性者，但其信号仍高于脑脊液的信号强度，在 T_2WI 血肿为高信号；②慢性硬膜下血肿合并再出血，在 T_2WI 表现为高、低混杂信号，其中低信号区是再出血，呈点状或斑片状，有时可出现分层，上部为高信号区，下部为低信号区。

4. 脑挫裂伤 脑挫裂伤（contusion and laceration of brain）很少出现原发性意识丧失，除非病变较广泛，或伴发剪切伤、继发性脑干损伤时，可出现昏迷。主要表现为颅内压增高症状及损伤部位的神经系统定位体征，常合并小脑幕裂孔疝和枕大孔疝的症状。脑挫裂伤可伴有硬膜下血肿、硬膜外血肿和蛛网膜下腔出血，出现相应的症状。脑脊液化验呈血性。

【影像学表现】

CT：脑挫裂伤的 CT 表现因时间不同而呈多样性：①早期可无或仅有轻微异常发现，表现为额叶、颞叶斑片状、不规则形低密度区，其内常混有点状高密度出血灶；②伤后 24～48 小时可见斑点、斑片状高密度区，较早期病灶增多、增大，约 20% 的患者原先低密度无血肿区可出现迟发血肿；③损伤几天后，病灶周围出现水肿，并可见占位效应，其后水肿及占位效应随时间推移而逐渐减少，直至消失；④脑挫裂伤往往较广泛，部分病灶可融合形成脑内血肿，另外亦常伴硬膜下血肿。

MRI：脑皮质挫裂伤的 MRI 表现变化较大，常随脑水肿、出血和液化的程度而异。①早期阶段病灶中含水量增加，可造成 T_1 和 T_2 弛豫时间延长，分别在 T_1WI 和 T_2WI 呈低信号和高信号；②常常在最初几天可以显示水肿区不断扩大，水肿和肿胀明显时，还可显示占位效应，达到高峰以后水肿随时间推移逐渐减退；③脑挫裂伤有明显出血时，则其信号强度随出血时间长短而异。

5. 脑内血肿 脑实质内出血形成血肿，外伤性脑内血肿多由对冲性脑挫裂伤出血所致。常见于额叶和颞叶，多发生于受力或对冲部位。脑内血肿可为单发或多发，一侧或两侧，常伴脑挫裂伤或蛛网膜下腔出血。临床表现为不同程度的意识障碍和神经系统体征，病情呈进行性加重。

【影像学表现】

CT：①脑内血肿呈圆形、椭圆形或不规则形的均匀高密度肿块，周围可有低密度水肿带，并伴有占位效应；②深部脑血肿或靠近脑室时，可破入脑室形成脑室积血，此时脑室内出现高密度灶甚至液平面，充满脑室时形成脑室铸形；③血肿的吸收速度与其大小有关，通常伤后 2～4 周血肿变为等密度，超过 4 周则变为低密度。

MRI：外伤性脑内血肿的信号强度改变规律与脑出血基本一致（详见脑出血）。①急性早期血肿只能显示占位效应所致邻近结构和中线结构的受压和移位，以及周围水肿的信号改变，血肿在 T_1WI 和 T_2WI 呈等信号，而周围水肿在 T_1WI 呈低信号、T_2WI 呈高信号；②急性晚期血肿与急性早期相仿，只是 T_2WI 血肿信号有所降低；③亚急性期早期血肿表现为 T_1WI 高信号而 T_2WI 低信号，亚急性晚期和慢性期血肿 T_1WI 和 T_2WI 均为高信号；④慢性期血肿病灶周围见 T_2WI 低信号环。

【诊断和鉴别诊断】

对于急性颅脑外伤，CT 检查能够敏感地发现有无损伤、准确判断损伤的类型、范围和严重程度，有利于临床治疗计划的制订，此外 CT 检查迅速，为及时有效治疗争取了时间，因而应作为首选和主要影像检查方法。MRI 检查可准确检出 CT 上等密度硬膜下血肿，SWI 可早期发现 CT 检查难以发现的白质轴索损伤，故可作为 CT 检查后的重要补充手段。

（三）脑血管疾病

1. 脑梗死　脑梗死（cerebral infarction）好发于中年以后，男女发病率相似。通常患者有某些未加注意的前驱症状，例如头昏、头痛等；约 25% 有短暂性脑缺血发作病史。有高血压动脉硬化病史。起病常在休息状态中，不少患者在睡眠中发病，突发失语、一侧肢体瘫痪，但生命体征改变一般较轻。

【影像学表现】

CT：①超急性脑梗死（<6 小时），常规 CT 常阴性，CT 灌注成像呈低灌注状态；②急性期脑梗死（6～72 小时），CT 可出现动脉高密度征、局部脑肿胀征和脑实质密度减低征；③亚急性期脑梗死（>3～10 天），常规 CT 表现同急性期；④慢性期脑梗死（>10 天），CT 呈低密度（图 2-1-14）。

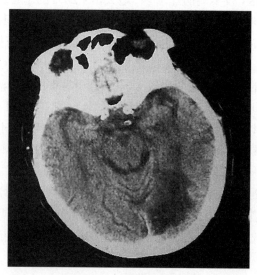

图 2-1-14　慢性期脑梗死
CT 显示左枕叶低密度灶，边界清晰

MRI：①超急性脑梗死（<6 小时），常规 MRI 常阴性，MR 弥散加权成像（DWI）呈高信号，MR 灌注成像呈低灌注状态；②急性期脑梗死（6～72 小时），MRI T_1WI 表现为低信号，T_2WI 表现为高信号，FLAIR 呈高信号，DWI 呈高信号（图 2-1-15）；③亚急性期脑梗死（>3～10 天），常规 MRI 表现同急性期，此期 DWI 梗死区可呈低信号，PWI 可呈低灌注；④慢性期脑梗死（>10 天），MRI T_1WI 呈低信号，T_2WI 呈高信号，FLAIR 呈低信号，周边胶质增生带呈高信号，DWI 呈低信号。占位效应，脑梗死开始时不明显，4～7 天达高峰，以后逐渐消退。增强扫描，直到亚急性期才出现强化，典型者为梗死区脑回状强化（图 2-1-16）。

另外，缺血性脑梗死可能继发出血，转变为出血性脑梗死，一般为脑实质内出血，少数在脑实质出血的基础上再发生脑室内出血和蛛网膜下腔出血。在出血的当时和以后的数天至十余天之内，CT 显示为原低密度区出现高密度区。出血位于脑皮质区域都表现为低密度区内、沿脑回分布的、散在点状或大片状高密度影。

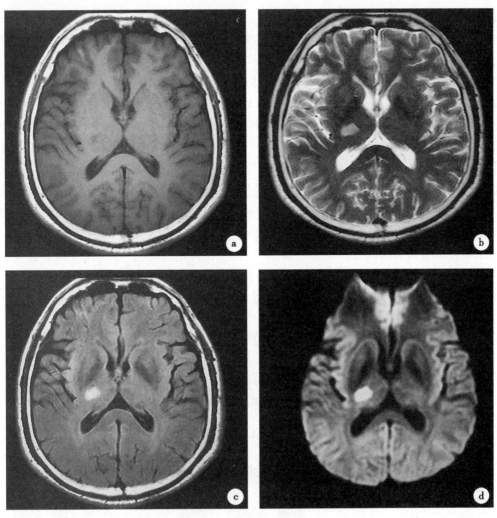

图 2-1-15 急性期脑梗死

MRI 显示右侧基底节区急性梗死灶：a. T_1WI 呈略低信号；b. T_2WI 和 c. FLAIR 和 d. DWI 均呈高信号

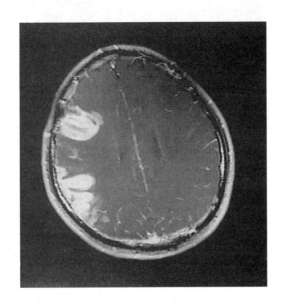

图 2-1-16 脑梗死

MRI 增强扫描，显示右侧额颞顶叶脑梗死呈现典型脑回样强化

【诊断和鉴别诊断】

CT 和 MRI 检查，脑梗死多有如上典型表现，结合临床突发病史，诊断并不困难。脑梗死急性期需与低级别星形细胞瘤、某些炎性病变等鉴别，根据病变分布，结合临床表现，一般不难鉴别。病情发展，脑血管病以小时计算，炎症以周计算，肿瘤以月计算。

2. 脑出血　脑出血（cerebral hemorrhage）好发年龄 55～65 岁，男女发病相似。大多数患者有头痛、高血压病史。出血多发生在白天精神紧张或体力劳动时，起病突然，有剧烈头痛、头昏，继之恶心、呕吐，并逐渐出现一侧肢体无力，意识障碍。血压明显升高，脑膜刺激征阳性。

【影像学表现】

CT：①急性期出血（包括出血即刻，超急性期）：平扫，典型表现为脑内高密度灶（图 2-1-17a），CT 值在 50～80Hu 之间；病灶呈圆形、类圆形、线形或不规则形；灶周水肿轻，血肿大者可有占位效应；邻近脑室的出血可破入脑室内，表现脑室密度增高、甚至脑室高密度铸型。②亚急性期出血：血肿一般随着时间推移而密度降低，这一变化开始出现在外周，慢慢向中心发展；由于血肿周边吸收，中心仍为高密度区（图 2-1-17b）；占位效应随时间由明显而逐步减轻。③慢性期出血：病灶呈圆形、类圆形或裂隙状低密度。

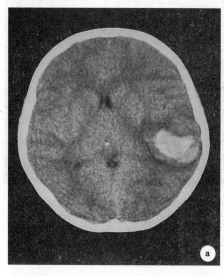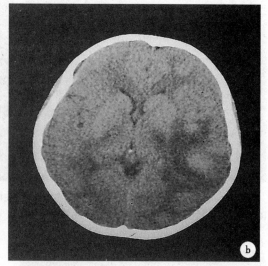

图 2-1-17　脑出血
a. CT 显示左侧颞叶急性脑出血；b. 2 周后随访高密度灶范围减小、密度减低

MRI：①超急性脑出血（4～6 小时）：血肿在 T_1WI 和 T_2WI 主要呈等信号；②急性期出血（1～2 天）：此期氧合血红蛋白转变为脱氧血红蛋白，脱氧血红蛋白不能引起质子、电子偶极 - 偶极增强，因此不能缩短 T_1 时间，所以脱氧血红蛋白不管是在细胞内还是在细胞外都呈等信号；但脱氧血红蛋白对 T_2 的作用非常明显，能显著缩短 T_2 时间，因此急性期血肿 T_2WI 呈低信号。③亚急性血肿（3～14 天）：早期 T_1WI 为高信号，此高信号首先出现在外周，然后向内发展，而中心部仍为等信号；在质子加权和 T_2WI 呈低信号（图 2-1-18a、b）；晚期血肿溶血出现，正铁血红蛋白沉积在细胞外，呈短 T_1 和长 T_2，因此 T_1WI 和 T_2WI 均呈高信号。④慢性期血肿（>15 天）：慢性期血肿早期 T_1WI 和 T_2WI 均呈高信号（图 2-1-18c、d），病灶周围见 T_1WI 等信号，T_2WI 低信号环；水肿和占位效应消失；慢性期血肿晚期，典型者形成类似囊肿的 T_1WI 低

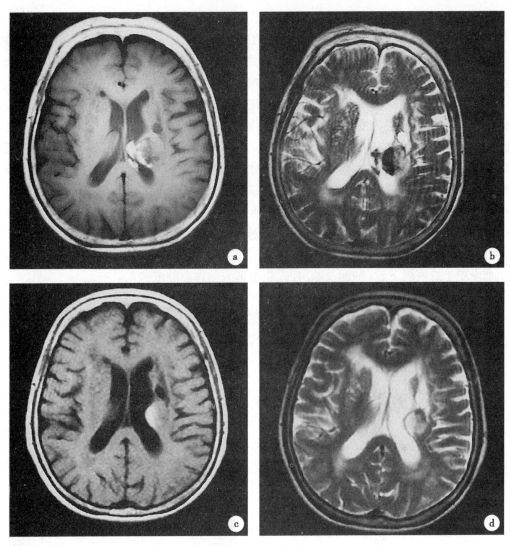

图 2-1-18　脑出血

a. 亚急性期脑出血早期，MRI 呈现 T_1WI 中央等信号、周围高信号；b. T_2WI 低信号；c. 3 周后随访，呈慢性期表现，即 T_1WI 高信号；d. T_2WI 高信号

信号，T_2WI 高信号灶，但周围仍可见低信号环。

【诊断和鉴别诊断】

患者有高血压、动脉硬化病史，突发意识障碍伴有一侧肢体无力或偏瘫，CT 检查脑实质内高密度灶，则可明确诊断。需注意，高血压动脉硬化性脑出血应与脑动脉瘤、脑静脉畸形发生的脑出血及肿瘤性脑出血鉴别。

3. 脑动脉瘤　动脉瘤（aneurysm）以中年人发病多见，动脉瘤破裂约 90% 发生在 30～70 岁，临床可无症状或仅有头痛发作。动脉瘤破裂一般有 3 种临床表现：①在用力、激动等情况下血压升高而发病，呈剧烈头痛后马上昏迷；②剧烈头痛、恶心和呕吐，过一段时间后好转或昏迷；③极少患者无头痛等先兆，仅有意识障碍。动脉瘤还可引起神经压迫症状，这与其所在部位有关，例如后交通动脉瘤可压迫动眼神经而引起动眼神经麻痹。

【影像学表现】

X 线：血管造影（DSA）可明确显示动脉瘤的部位、大小、形态和数目，以及与载瘤动脉的关系。动脉瘤表现为梭形或囊状，可有蒂与动脉干相连（图 2-1-19）。出血或血肿形成时，动脉瘤轮廓模糊，邻近血管可发生痉挛和移位。但入口过窄或腔内有血栓可不显影。这时表现为假阴性。

CT：动脉瘤的 CT 表现与瘤腔内有无血栓有关：①无血栓的动脉瘤：较小时平扫可以无阳性发现；较大时，呈圆形高密度区，注射对比剂后明显均匀增强，并与载瘤动脉相连（图 2-1-20）。②动脉瘤伴部分血栓形成：呈圆球形阴影，中心或偏心为高密度，中间为等密度，周围为高密度，分别代表动脉瘤内腔、动脉瘤血栓及动脉瘤外层纤维囊壁；增强时中心和囊壁明显强化，称为靶征。③动脉瘤内完全为血栓组织充满：平扫呈等密度影，增强时仅出现囊壁强化。④巨大的动脉瘤可出现占位效应，表现脑室受压、移位等，但动脉瘤周围均无水肿。⑤除薄壁动脉瘤外，有时瘤壁可见弧线状钙化影。⑥动脉瘤破裂后，CT 多不能显示瘤体，但可出现出血、梗死、水肿及脑积水，甚至还可引起脑疝等，其中以出血最为多见，常造成蛛网膜下腔出血，出血淤积于蛛网膜下腔、脑池及脑沟内，也可形成脑内血肿或破入脑室。

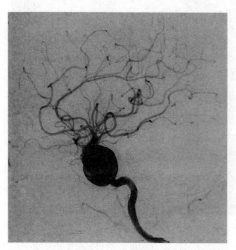

图 2-1-19 动脉瘤
DSA 显示右侧鞍旁巨大动脉瘤，起源于颈内动脉

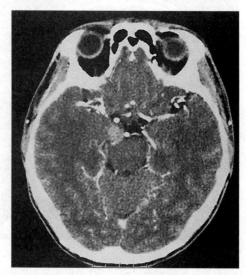

图 2-1-20 动脉瘤
CT 增强扫描，右侧鞍旁动脉瘤增强后呈均匀强化

MRI：显示动脉瘤优于 CT。无血栓者，T_1WI 和 T_2WI 均为圆形或椭圆形、梭形无信号区，边界清楚、锐利，有时可见载瘤动脉；有血栓者，T_1WI 和 T_2WI 均为混杂信号（图 2-1-21）。

【诊断和鉴别诊断】

DSA 仍然是诊断动脉瘤的"金标准"。MRA 可显示 3～5mm 大小的动脉瘤，显示 5mm 以上的动脉瘤可达 85%。且 MRA 3D TOF 法用于筛选 Willis 环动脉瘤很有效。CTA 可发现动脉瘤小到 2mm（敏感性 88%，特异性 89%），CTA 可较好地显示动脉瘤瘤颈，可显示约 96% 的 5mm 以上的动脉瘤。

4. **脑血管畸形** 常见者为脑动静脉畸形（arteriovenous malformation，AVM）。多在 20～40 岁间发病，80% 患者在 50 岁前出现症状。主要临床表现为出血、抽搐、进行性神经功能障碍和头痛。

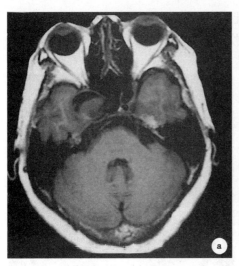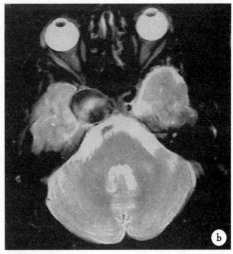

图 2-1-21　右侧鞍旁动脉瘤血栓形成
a. MRI T_1WI 和 b. T_2WI 病灶均呈混杂信号

病理学上，AVM 为动、静脉之间存在直接沟通而无毛细血管网，由粗大供血动脉、异常血管团和粗大迂曲的引流静脉组成，周围脑组织萎缩伴胶质增生。

【影像学表现】

X线：血管造影（DSA）可见一簇畸形血管团，与扩大、迂曲的动脉及静脉相连，静脉过早显影，邻近血管显影不良或变细（图 2-1-22a）。

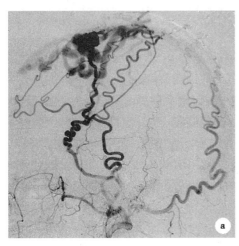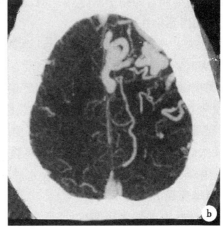

图 2-1-22　脑动静脉畸形
a. DSA 和 b. 增强 CT 显示供血动脉、畸形血管团和粗大引流静脉

CT：脑动静脉血管畸形根据其伴发的出血、梗死、软化和萎缩等而呈现不同的 CT 表现。无并发症时，平扫呈等密度病灶，注射对比剂后呈虫曲状、点状、条索状或小片状增强（图 2-1-22b）；伴发血肿时，平扫可呈高密度、低密度及低、等、高混合密度病灶，前者提示为急性血肿，后两者常提示为慢性血肿。

MRI：显示 AVM 优于 CT，可精确显示病灶大小和部位，可显示粗大的供血动脉和引流静脉，可显示畸形血管团及并发的出血、囊变、血栓形成等（图 2-1-23）。

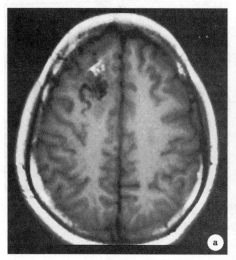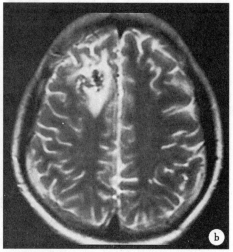

图 2-1-23　脑动静脉畸形
a. MRI T_1WI 和 b. T_2WI 显示伴有出血的畸形血管团和引流静脉

【诊断和鉴别诊断】

95% 的 AVM 可在增强 CT 检查中发现。CT 平扫还可显示 AVM 的钙化、局部脑组织萎缩等表现。但 MRI 显示 AVM 精确的位置和范围优于 CT，尽管 MRA 可分辨 AVM 的不同组成（供血动脉、畸形血管团和引流静脉），但目前 DSA 仍然是 AVM 诊断的"金标准"。

（四）颅内感染性疾病

1. 脑脓肿　脑脓肿（brain abscess）患者多数有感染病史，但也可感染史不明确。发生脑炎或脑膜炎时，有畏寒、发热、头痛、呕吐、抽搐、意识障碍和脑膜刺激征。血中性粒细胞增高、血沉加快、脑脊液白细胞增多。一般感染症状数日至数周后渐消退。

病理学上，脑脓肿可分三个时期：①急性脑炎或脑膜炎期，急性局限性炎症，中心可出现软化、坏死，附近脑组织水肿；脓肿近脑表面时有脑膜炎症反应。②化脓期，软化、坏死区扩大融合形成脓液，周围为水肿和炎症。③包膜形成期，化脓灶被周围肉芽结缔组织和增生的胶质细胞包围，形成脓肿壁；炎症局限化，水肿减轻。脓肿可单发或多发（或）多房。

【影像学表现】

CT：脑脓肿表现与其病期有关：①急性脑炎期，呈大片低密度灶，有占位效应，增强无强化；②化脓期，于低密度灶内出现边界不清的更低密度区，有轻度不均匀强化；③包膜形成期，平扫可见等密度环，代表脓肿壁，其内脓液为低密度并可见气影，增强脓肿壁呈环状强化（图 2-1-24a）。病灶可以多发或呈分房状。

MRI：脑脓肿各期形态学表现与 CT 所见相仿。炎性组织、水肿和腔内脓液呈 T_1WI 低信号和 T_2WI 高信号；而脓肿壁在 T_1WI 和 T_2WI 分别高于和低于相邻的水肿和腔内脓液，增强检查呈环状强化（图 2-1-24b～d）。DWI 检查，黏稠的脓液限制了水分子扩散，呈显著高信号，具有一定特征。

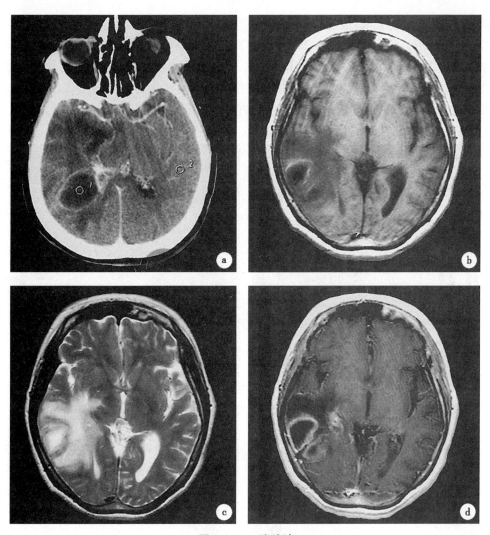

图 2-1-24　脑脓肿

a. CT 增强扫描，脓肿壁强化；b. MRI T$_1$WI 脓腔呈低信号，包膜呈等信号，周围水肿呈低信号；

c. MRI T$_2$WI 脓腔和周围水肿呈高信号，包膜低信号；d. MRI 增强扫描，脓肿壁明显环形强化

【诊断和鉴别诊断】

CT 和 MRI 检查，表现典型的包膜形成期脑脓肿，结合临床资料，诊断并不困难。鉴别诊断包括呈环状强化的脑转移瘤、胶质瘤和结核瘤等。

2. 脑囊虫病　脑囊虫病（cerebral cysticercosis）一般起病缓慢，癫痫发作最常见，可为全身性抽搐或局限性发作。其他症状有头痛、局灶性神经功能障碍以及精神障碍等。

脑囊虫病依部位分为脑实质型、脑室型、脑膜型和混合型。以下重点叙述脑实质型脑囊虫病。脑实质内囊尾蚴的成长和演变一般认为经历了四个阶段：泡状期，胶状期，结节肉芽肿期，钙化期。囊尾蚴常位于灰白质交界处。

【影像学表现】

CT：① CT 早期改变为边界不清的结节样病灶，增强后有轻度强化，提示炎症反应；②泡状期，囊液清澈透明，内含界限清楚的囊尾蚴结节，CT 表现为低密度，病灶周围没有水肿；

③胶状期，头节逐渐消失，囊液混浊呈胶状，囊壁增厚、皱缩，囊壁破裂，周围血 - 脑屏障破坏，增强 CT 显示环形强化病灶（图 2-1-25a）；④结节肉芽肿期，囊虫呈结节样萎缩，囊壁明显增厚伴胶原生成及肉芽形成，增强 CT 呈结节样强化，病灶周围存在不同程度的水肿；⑤钙化期，虫体死亡后肉芽肿病灶为神经胶质增生代替，最终成为完全钙化的结节，CT 表现为高密度影，自然死亡的囊虫多存留钙化灶，而药物治疗后的囊虫多无钙化灶存留。

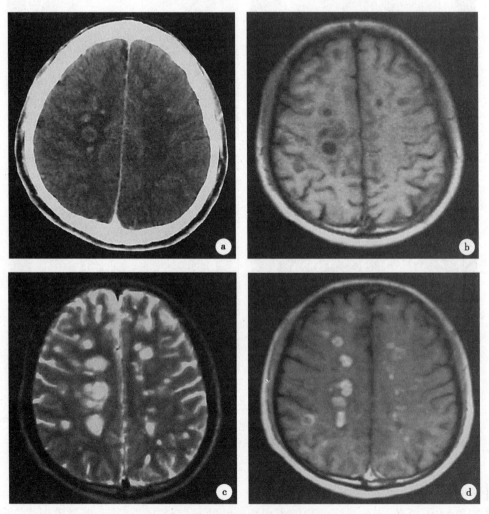

图 2-1-25 脑囊虫病

a. CT 增强，显示双侧额顶叶多发环形强化灶；b. MRI T_1WI 呈多发小囊样低信号病灶；c. T_2WI 病灶呈高信号；d. MRI 增强扫描，病灶呈环形强化

MRI：①早期改变同 CT；②泡状期，典型的 MRI 表现为多发小圆形 T_1WI 低信号和 T_2WI 高信号病灶，常可见到壁结节，这个结节代表头节，直径 2～3mm；③胶状期，增强 MRI 显示环形强化病灶（图 2-1-25b～d）；④结节肉芽肿期，增强 MRI 呈结节样强化；⑤钙化期，MRI 对于小的钙化灶不敏感。

【诊断和鉴别诊断】

多发含壁结节小的囊性病灶以及钙化是囊虫病的典型影像学特征。尽管 CT 或 MRI 可提示脑囊虫病的诊断,但与其他感染性或肿瘤性病变的鉴别还是很困难的。此时,结合流行病学资料、临床和免疫学诊断,甚至治疗性诊断方法协助鉴别诊断是必要的。

(五)脱髓鞘病变

脱髓鞘病变包含一组以髓鞘崩解、变性为特征的病变,临床最常见为多发性硬化。

多发性硬化(multiple sclerosis,MS)从首例报告至今已有近 160 年历史。然而其病因、病理学机制依然不明。目前公认,多发性硬化是中枢神经系统的一种炎性脱髓鞘和神经变性疾病,可以同时或先后累及视神经、脊髓和脑组织,病变具有空间多发性。同时多发性硬化具有时间多发性特点,临床表现为症状缓解和发作交替,缓慢进展。多发性硬化常中青年发病,女性多见,是西方国家年轻成人神经功能障碍中除外伤外最为常见的原因。多发性硬化临床表现复杂多样,夏科三征(Charcot's triad)即眼球震颤、意向震颤、断音言语对多发性硬化的诊断有一定特异性。

【影像学表现】

CT:平扫可见幕上、下脑实质内多发低密度影,增强后部分病灶可见结节状强化或边缘环状强化。

MRI:典型表现为多发病灶,大小 1～3cm,边界清晰,典型部位为脑室旁病灶、近皮质病灶(图 2-1-26)。许多研究认为,胼胝体受累为多发性硬化的特异表现,另外大脑凸面、颞叶累及也有诊断特异性。特异性征象包括:① Dawson's finger 征(病灶垂直侧脑室壁);②黑洞(black hole),增强后 MRI 图像上无强化低信号,提示为伴轴索破坏的慢性、不可复性病灶;③ dirty white matter 征,多发性硬化病灶反复发作后,脑白质内会出现较大范围、边界不清的 T_2WI 信号中等程度升高病灶等;④增强扫描病灶可见结节状强化及环状、弓状强化,开口朝向灰质的不完整环状强化有诊断特异性(图 2-1-26)。

2005 年版的 McDonald 修订标准是目前国际公认的多发性硬化诊断标准。该项标准提出,当临床上满足 2 次发作、2 个部位损害(俗称 2+2)时,无需辅助诊断。当患者不满足"2+2"特征时,MRI 即成为最重要的显示空间、时间播散性的检测手段。

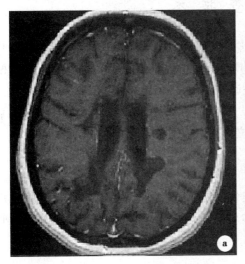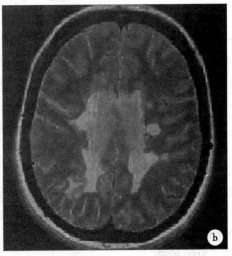

图 2-1-26　多发性硬化非活动病灶

a. MRI 增强后 T_1WI 显示两侧脑室旁多发低信号灶,部分融合,无强化;b. 质子加权图,可见病灶紧贴侧脑室壁,部分病灶呈 Dawson's finger 征(垂直侧脑室)

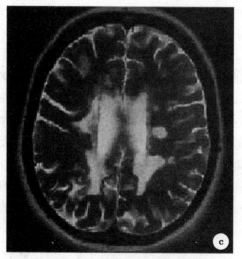

图2-1-26 多发性硬化非活动病灶(续)
c. T₂WI病灶表现与FLAIR相似

【诊断和鉴别诊断】

根据典型的临床表现和特异性影像征象即可诊断多发性硬化。鉴别诊断主要有脑缺血梗死灶和多发性囊虫感染。脑缺血梗死灶一般有基础疾病，病灶形态不规则，常见软化灶；多发性囊虫感染表浅分布，病灶大小一致，圆形，囊状，囊内有头节。

第二节 脊 髓

一、检查技术

脊髓的影像学检查包括脊椎平片、椎管造影、CT和MRI。脊椎平片对脊髓的诊断作用有限；椎管造影具有创伤性，目前较少使用；CT具有一定价值，但受椎体骨质影响，经常配合椎管造影使用；MRI不但无创，而且显示清晰，是诊断脊髓病变最主要的方法。

（一）X线检查

1. 脊柱平片 常规摄取正位、侧位片，斜位片观察椎间孔。

2. 椎管造影 基本被淘汰。

（二）CT检查

定位扫描后确定扫描层面和角度，可对椎骨或椎管、椎间盘进行检查。对椎管内病变常需要椎管造影后扫描，采用5～10mm层厚，多层CT采用薄层容积扫描。疑有脊髓血管畸形或某些肿瘤需要静脉注射对比剂行增强扫描。

（三）MRI检查

以矢状面为主，辅以横断面和冠状面，可全面观察脊髓的解剖和病变，并确定病变与周围组织的关系。需要时行增强扫描。

二、正常影像学表现

（一）正常脊髓 CT 表现

CT 平扫位于椎管内的硬膜囊呈类圆形软组织样密度影，神经根鞘位于侧隐窝内呈直径 1～3mm 的类圆形软组织样密度影。

（二）正常脊髓 MRI 表现

在矢状面 T_1WI 脊髓位于椎管中央，为中等信号的带样影，周围环绕低信号的蛛网膜下腔。在 T_2WI 脊髓仍为中等信号，而周围蛛网膜下腔呈高信号。MR 脊髓成像（MRM）利用磁共振水成像原理，可以无创显示蛛网膜下腔形态，应用越来越广泛（图 2-2-1）。

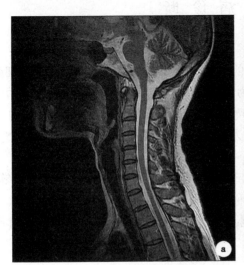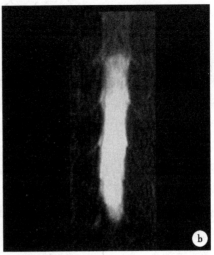

图 2-2-1　正常脊髓 MRI
a. 正常颈髓 T_2WI；b. 正常腰椎 MRM

三、基本病变影像学表现

（一）脊髓改变

1. 脊髓外形改变　①脊髓增粗：常见于脊髓内肿瘤、脊髓损伤急性期、脊髓炎症等；②脊髓萎缩：常见于髓外硬膜下肿瘤、脊髓损伤后期、脊髓炎症后遗改变等。

2. 脊髓密度/信号改变　①局限性：髓内密度/信号不均匀常见于髓内肿瘤、多发性硬化、脊髓炎症等，髓内异常迂曲的血管或流空信号常见于脊髓血管畸形；②弥漫性：常见于脊髓炎症、脊髓脱髓鞘病变等。

（二）脊髓蛛网膜下腔改变

1. 不全性梗阻　①髓内肿瘤常引起蛛网膜下腔双侧变窄；②髓外硬膜下肿瘤常引起一侧蛛网膜下腔增宽，其内可见充盈缺损。

2. 完全性梗阻　①髓内肿瘤引起双侧蛛网膜下腔闭塞时，梗阻端呈大杯口状；②髓外硬膜下肿瘤常引起同侧上下方的蛛网膜下腔增宽，梗阻端呈浅杯口状。

（三）脊髓血管改变

脊髓血管改变包括脊髓梗死、脊髓出血及脊髓动静脉畸形。脊髓梗死和出血的表现类似于脑梗死和脑出血。脊髓动静脉畸形在 CT 和 MRI 可见异常的血管密度或流空信号，确诊需要 DSA，可以显示扩大、迂曲的畸形血管。

（四）脊椎骨质改变

椎管内肿瘤常伴有椎体骨质的改变。平片可显示肿瘤所在处的椎弓根内缘变平、凹陷、变窄或消失，椎弓根间距增大，椎体后缘凹陷。严重者亦可侵犯椎板和棘突根部。神经源性肿瘤常引起同侧椎间孔扩大，边缘光整、致密，还可见相邻横突和肋骨的压迹，以及椎旁软组织影。CT 对这些改变显示清晰，而 MRI 对肿瘤的显示更佳。

四、疾 病 诊 断

（一）椎管内肿瘤

1. 脊髓内肿瘤　髓内肿瘤仅占椎管肿瘤的 10%～15%。主要是室管膜瘤、星形细胞瘤等。室管膜瘤占髓内肿瘤的 60%，平均发病年龄为 43 岁，女性略多。临床症状为局限性背颈痛占 65%，可逐渐出现肿瘤节段以下的运动障碍和感觉异常。星形细胞瘤约占髓内肿瘤的 30%，平均发病年龄为 21 岁，无性别倾向。临床表现为疼痛，多为局限性。晚期可引起神经脊髓功能不全症状和体征。

（1）室管膜瘤：室管膜瘤（ependymoma）起源于脊髓中央管的室管膜细胞或终丝等部位的室管膜残留物。多数肿瘤沿中央管呈纵向对称性膨胀性生长，部分可呈外生性生长。肿瘤上下两侧见囊变或空洞形成，多合并含铁血黄素沉积（帽征）。室管膜瘤可发生于脊髓各段，以马尾、终丝最常见，其次为颈髓。

【影像学表现】

X 线：平片仅 20% 可见椎管扩大或骨质破坏。

CT：较难发现病变，基本不用于定性诊断。当肿瘤较大时，可压迫椎体后缘呈扇形压迹，椎管扩大伴椎间孔扩大。

MRI：① T_1WI 显示肿瘤区呈均匀性低信号或等信号（图 2-2-2），T_2WI 呈高信号，其内可有囊变、坏死、出血，而显示相应的信号改变；② Gd-DTPA 增强后 T_1WI 可见肿瘤不均匀强化，囊变坏死区无强化。

（2）星形细胞瘤：星形细胞瘤（astrocytoma）沿纵轴伸展，往往累及多个脊髓节段，甚至脊髓全长，脊髓明显增粗，肿瘤与正常脊髓分界不清，常见偏心、小而不规则囊变。肿瘤的头端或尾端常发生囊变。肿瘤好发于颈、胸段脊髓，占 75%，而腰段脊髓占 20%，常见多节段（大于 4 节段）累及。

【影像学表现】

X 线：平片大多数无阳性发现。

CT：较难发现病变，基本不用于定性诊断。

MRI：① T_1WI 肿瘤呈低信号（图 2-2-3），T_2WI 呈高信号，肿瘤内合并囊变或出血时，信号不均匀，典型者肿瘤范围相当广泛，多个脊髓节段受累；②肿瘤边界不清，肿瘤常位于脊髓后部，呈偏心非对称性，部分呈外生性；③肿瘤的两端常见囊变区；④注射 Gd-DTPA 增强扫描，

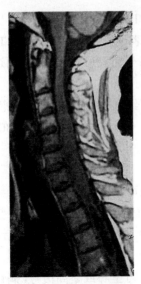

图2-2-2 脊髓室管膜瘤

MRI矢状面T_1WI，显示颈髓增粗，其内略低信号病灶，下方见囊变

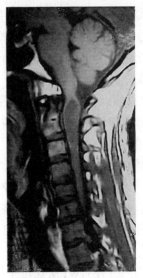

图2-2-3 脊髓星形细胞瘤

MRI矢状面T_1WI显示颈髓增粗，其内略低信号病灶

肿瘤区略强化，瘤周水肿、囊变、软化灶不强化。

2. 髓外硬膜下肿瘤 神经鞘瘤为最常见髓外硬膜下肿瘤，占25%～30%，较神经纤维瘤多见。前者好发于20～60岁，男性略多于女性，后者好发于20～40岁，无性别差异。临床主要症状为神经根性疼痛，以后出现肢体麻木，酸胀感或感觉减退。可出现运动障碍，随着病情进展可出现瘫痪及膀胱、直肠功能障碍等脊髓压迫症状。脊膜瘤位于椎管内肿瘤的第二位，占25%，易发年龄为50～60岁，女性占80%。临床主要表现为运动障碍、感觉障碍、括约肌功能不全等。

（1）神经鞘瘤和神经纤维瘤：神经鞘瘤（neurinoma）起源神经鞘膜的神经膜细胞，又有施万细胞瘤（Schwannoma）之称。神经纤维瘤与神经鞘瘤不一样，还含有纤维组织成分。神经鞘瘤往往是单发的，有蒂，常累及神经根，90%以上肿瘤位于椎管后外侧。神经鞘瘤可发生于椎管内各个节段，以上、中颈段及上胸段多见，肿瘤常呈圆形、卵圆形或分叶状。有时肿瘤从硬脊膜囊向神经孔方向生长，使相应神经孔扩大，常呈典型的哑铃状。大的肿瘤可发生囊变，甚至出血。神经纤维瘤也可位于椎管内任何节段，肿瘤常呈圆形，在脊髓的侧方顺沿神经根生长，易进入椎间孔，并造成邻近椎弓根与椎体的侵蚀。

【影像学表现】

X线：平片，可见椎弓根侵蚀破坏、椎间孔扩大和椎体后缘扇形压迹。有时可见椎管内病理钙化和椎旁哑铃状软组织肿块。

CT：①平扫，可见肿瘤密度略高于脊髓密度，呈圆形或卵圆形，肿瘤易向椎间孔方向生长，可引起椎间孔扩大，椎弓根骨质吸收破坏，当肿瘤沿神经根鞘向硬脊膜外生长时，可形成哑铃状的硬脊膜内、外部分；②增强扫描，肿瘤呈中等均匀强化。

MRI：神经鞘瘤：①T_1WI病灶呈与脊髓相等或略高信号，少数低于脊髓信号，T_2WI呈高信号；②Gd-DTPA增强扫描，所有神经鞘瘤均见强化，实质性肿瘤强化均匀，而合并囊变、坏死时呈不均匀强化（图2-2-4）。神经纤维瘤：①典型者T_1WI病灶呈低信号或等信号，T_2WI呈等或高信号；②增强后T_1WI显示病灶呈明显强化；③特征表现为在T_2WI和增强T_1WI呈"靶征"，即病灶中心为低信号，周边为环形高信号，其中心低信号为胶原纤维组织，周边高信号为黏液基质成分。

（2）脊膜瘤：绝大多数长于椎管内髓外硬膜下，少数可经椎间孔长入硬脊膜外或椎管外。通常呈圆形或卵圆形，以单发为多。肿瘤多位于脊髓背侧，中上胸段最常见，占80%，颈段占15%，腰段少见。

【影像学表现】

X线：平片，多数正常，较大肿瘤可显示椎管膨大，少数可见结节状钙化。

CT：①平扫，显示病灶密度略高于脊髓，肿瘤多为实质性，椭圆形或圆形，多数局限于上中胸段蛛网膜下腔，有时瘤体内可见不规则形钙化，邻近骨质可有增生；②增强后扫描，病灶呈中度强化。

MRI：①平扫，T_1WI病灶可呈等信号或略低信号，T_2WI可呈等或略高信号，病灶多呈卵圆形，以宽基底或无蒂附着在脊髓背侧的硬脊膜上，也可在脊髓的前方和侧后方，很少超过两个节段，脊髓常向健侧移位，但很少引起脊髓内水肿；②静脉注射Gd-DTPA后，T_1WI肿瘤呈持久性均匀强化（图2-2-5），邻近硬脊膜可见"尾状"线性强化，称之为脊膜尾征，颇具特征。

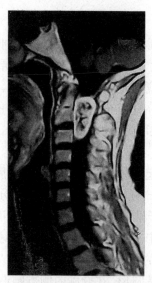 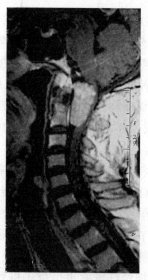

图2-2-4 神经鞘瘤
MRI矢状面T_1WI增强，示颈2～3髓外硬膜下肿块，明显不均匀强化，中央囊变坏死区无强化

图2-2-5 脊膜瘤
MRI矢状面T_1WI增强，示颈1～2硬膜下髓外肿块，明显均匀强化，脊髓受压推移

（二）脊髓损伤

脊髓损伤（spinal cord injury）最常见的原因是外伤，包括交通事故、高处坠落、跌倒、撞伤和压伤等。颈髓损伤最多见，胸腰髓损伤相对少见。

脊髓损伤急性期往往是水肿、出血和肿胀混合存在，与受伤程度相关。一般轻度损伤只有水肿，而重度损伤可伴有出血。脊髓横断损伤可分为部分性和完全性，常伴出血。损伤进入慢性期出现脊髓软化、空洞形成、脊髓萎缩等，周围出现蛛网膜增厚和粘连。

【影像学表现】

X线：平片主要显示椎体及附件的骨折、移位等改变（图2-2-6）。

CT：平扫，可见脊髓内出血或硬膜外血肿等。

MRI：可以直观显示脊髓损伤的类型、部位、范围和程度。脊髓出血类似脑出血，根据期龄不同而有不同的信号，一般呈现 T_1WI 和 T_2WI 高信号；水肿呈现 T_1WI 低或略低信号、T_2WI 高信号（图2-2-7）。脊髓软化、囊性变、脊髓空洞等均表现为 T_1WI 低信号、T_2WI 高信号；脊髓萎缩表现为局限性或弥漫的脊髓缩小。蛛网膜粘连在 MRM 上显示较好。

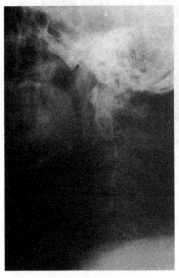

图2-2-6 颈椎骨折
侧位片示颈2椎弓骨折伴椎体脱位

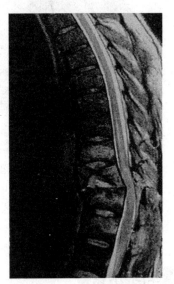

图2-2-7 脊髓损伤
胸椎 MRI T_2WI 示多发胸椎骨折伴脊髓高信号灶

【诊断和鉴别诊断】

疑有脊髓损伤者均应行 MRI 检查，不但可判断脊髓损伤的程度，还可评估预后。X线平片常作为脊柱外伤的首选检查方法，对平片难以确诊以及怀疑椎体骨折导致椎管狭窄时，则选择 CT，尤其是平片不能很好显示的颅底颈椎移行部、颈胸椎移行部，CT 具有优势，且 CT 的三维成像和多平面成像可以直观显示异常状态。

（三）椎管内血管畸形

椎管内血管畸形主要是动静脉畸形，大致上可分为硬膜内和硬膜外两种，包括硬膜外动静脉畸形、硬膜动静脉瘘、髓外硬膜内动静脉畸形、髓内动静脉畸形等。

【影像学表现】

X线：平片对椎管内血管畸形的诊断无价值。DSA 对脊髓血管畸形具有诊断价值，目前仍是"金标准"。不但可以发现供血动脉、畸形血管团及引流静脉、异常的动静脉交通等，而且能够分类，且可以进行介入治疗。

CT：平扫有时可见异常的钙化影，增强扫描常可以发现异常强化的畸形血管。

MRI: 对脊髓血管畸形的检出率很高,异常扩张血管中血液流动的流空信号是动静脉畸形的特征性表现(图 2-2-8),此外还可见异常血管团块影,脊髓肿胀、脊髓出血等相应的信号改变;增强后检查可见异常血管团的强化。MRA 可以发现异常的血管影,但无法进行分类。

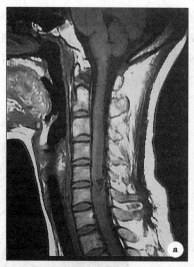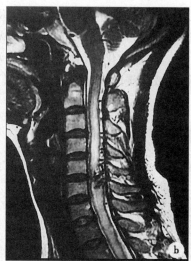

图 2-2-8 颈髓血管畸形

a. MRI T₁WI 和 b. T₂WI 可见髓内及脊髓表面血管流空影

（姚振威　冯晓源）

学习小结

本章介绍了脑、脊髓的检查技术,正常影像学表现,基本病变影像学表现,常见疾病影像学表现。

脑基本病变影像学表现包括:①脑实质改变;②脑室和蛛网膜下腔改变;③中线结构改变;④脑血管异常;⑤颅骨改变。脑疾病诊断介绍了脑膜瘤、胶质瘤、垂体瘤、听神经瘤、转移瘤、脑外伤、脑梗死、脑血肿、脑脓肿、多发性硬化。疾病的影像学特点:①脑膜瘤表现为广基与颅骨或硬膜相连,颅骨增生,脑膜尾征,明显强化;②胶质瘤表现为脑内占位,低级别肿瘤多无强化,胶质母细胞瘤呈花环状强化;Cho/NAA 明显升高;③垂体瘤为鞍区肿瘤,微腺瘤呈早期低强化,大腺瘤呈雪人征,鞍底下陷;④听神经瘤可见内听道扩大;⑤转移瘤多位于灰白质交界处,结节状或环形强化,环外壁光滑、厚薄不均;⑥脑梗死超急性期 DWI 显著高信号;⑦脑血肿 CT 呈类圆形高密度,CT 值 50Hu 左右;⑧脑脓肿呈环形强化,外壁模糊,内部 DWI 显著高信号;⑨多发性硬化表现为多发病灶,与侧脑室垂直,多累及胼胝体,部分病灶强化,部分不强化。

脊髓基本病变影像学表现包括:①脊髓形态和密度/信号改变;②脊髓蛛网膜下腔改变;③脊髓血管异常;④脊椎骨质改变。脊髓疾病诊断介绍了脊膜瘤、神经鞘瘤、星形细胞瘤、室管膜瘤、脊髓损伤、脊髓血管畸形。疾病的影像学特点:①脊髓内肿瘤中胶质瘤多发生在 20 岁以下的青年人,累及节段长,强化程度低;室管膜瘤好发于 40 岁左右中年人,累及节段短,中等程度强化,多伴有出血后遗改变如囊变和"帽征";②脊髓外肿瘤中神经鞘瘤显著强化,易囊变,常呈哑铃形伸出椎间孔;脊膜瘤的表现同脑膜瘤类似;③脊髓损伤多发生于椎体外伤的节段,脊髓形态不规则,T_2WI 信号增高;④椎管血管畸形可通过 CTA、MRA 或 DSA 显示粗大的供血动脉和(或)引流静脉。

复习题

1. 试述硬膜下血肿和硬膜外血肿的形成机制和影像表现的鉴别诊断。
2. 简述脊髓内、髓外硬膜下和髓外硬膜外肿瘤的影像鉴别要点。
3. 简述 X 线片上颅板不同压迹的鉴别诊断。
4. 试述脑膜瘤常见好发部位和典型 CT、MRI 表现。

第三章

头 颈 部

学习目标

1. 掌握头颈部正常影像学表现,基本病变影像学表现,常见病影像学表现,包括眼眶炎性假瘤、眼眶骨折、视网膜母细胞瘤、眼眶海绵状血管瘤、中耳乳突炎、颞骨骨折、鼻窦炎、鼻窦黏液囊肿、鼻窦癌、咽部脓肿、鼻咽纤维血管瘤、鼻咽癌、喉癌、颈部淋巴结病变、甲状腺肿瘤。

2. 熟悉甲状腺相关眼病、眼眶异物、中耳癌、鼻部外伤、阻塞性睡眠呼吸暂停综合征、喉外伤、甲状旁腺肿瘤的影像学表现。

3. 了解头颈部常用影像学检查方法及优选原则,了解各种影像检查技术在头颈部应用的适应证和优缺点。

头颈部影像诊断学所研究的内容为自颅底至胸廓入口的各种疾病的影像检查技术、正常和基本病变的影像学表现、疾病的影像诊断和鉴别诊断。主要内容包括眼和眼眶、颞骨(耳部)、鼻和鼻窦、咽喉部及颈部影像。目前 CT、MRI 已成为头颈部影像学的常规检查技术。

第一节 眼 和 眼 眶

眼眶由额骨、筛骨、蝶骨、腭骨、泪骨、上颌骨和颧骨组成。眼眶内容物包括眼球、眼外肌、视神经、泪腺、眼眶血管神经以及眶内脂肪等结构。眼眶通过视神经管及眶上裂与颅中窝相通,通过眶下裂与翼腭窝相通,通过泪囊、鼻泪管与鼻腔相通,眼眶与鼻窦、颅底相邻,故眼眶、颅底、鼻窦病变可通过上述孔道或直接破坏骨壁相互延伸、侵犯。影像检查可以明确病变起源、累及的结构和范围。

一、检 查 技 术

(一) X线检查

1. 眼眶平片　包括眼眶后前位、侧位、异物定位片等,对眼眶内金属异物检出及定位有一定的临床价值。

2. 造影检查　包括眼动脉造影,眼眶静脉造影,用于确诊动脉瘤、动静脉畸形、静脉曲张等。泪囊、泪道造影,用于观察泪囊、泪道形态及功能,判断泪道梗阻。

（二）CT检查

螺旋CT容积扫描获得源图像,进行横断面、冠状面及平行于视神经的斜矢状面重组。对于眼球及眼眶软组织病变,CT标准算法重组可发现病变并定位,CT增强扫描可进一步判断性质;对于外伤性病变,CT骨算法重组可判断有无眶壁骨折及视神经管骨折,同时应用标准算法重组观察眼球、眼外肌等软组织损伤;CT还可判断眼球及眼眶异物并准确定位。

（三）MRI检查

MRI具有良好的组织分辨力,常规行多方位 T_1WI 及 T_2WI 成像,对于眼球及球内容物、眼外肌、视神经、眶内脂肪及血管等解剖结构显示清晰,一般用于检查眼球及眼眶的软组织病变。脂肪抑制技术可消除眶内脂肪对观察病变的干扰,增强及动态增强扫描有助于发现微小病变,判断病变血供情况及鉴别其良恶性,还可明确病变累及范围。

（四）超声检查

眼部超声检查是观察球壁及球内病变的首选方法,对于球后较深部的病变不及CT及MRI敏感。

二、正常影像学表现

（一）眼眶正常X线表现

眼眶后前位显示双侧眼眶呈圆形或钝圆形,眼眶壁结构包括眼眶四壁、眶上裂、蝶骨大翼、蝶骨小翼等,通常双侧对称。眼眶侧位可见两侧结构重叠,主要显示眼眶顶壁、底壁。目前基本为CT替代。

（二）眼和眼眶正常CT表现

上、下、内、外四壁组成了眼眶的锥形结构,眼眶壁为条形高密度影。眼球位于眼眶前部,球壁呈近圆环形等密度影,球内前方可见高密度晶状体及其后方的低密度玻璃体。球后可见低密度脂肪间隙,六条眼外肌呈等密度,前端肌腱附着于眼球壁,后端止于眶尖总腱环,共同围成肌锥,视神经走行于其中。眼眶通过眶尖处的眶上裂及视神经管与颅内相通（图3-1-1）。

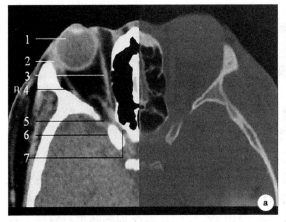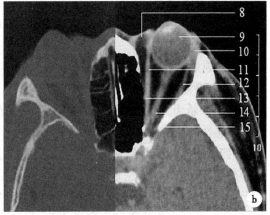

图3-1-1 正常眼部CT解剖

1.眼球;2.泪腺;3.内直肌;4.外直肌;5.眶上裂;6.前床突;7.视神经管;8.泪囊;9.眼球;10.泪腺;11.内直肌;12.外直肌;13.眼眶内壁;14.视神经;15.眼眶外壁;

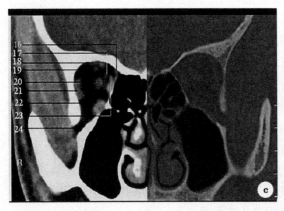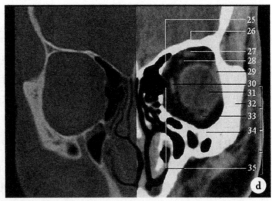

图 3-1-1　正常眼部 CT 解剖（续）

16. 上斜肌；17. 眼上动脉；18. 上直肌；19. 眼上静脉；20. 视神经；21. 外直肌；22. 下直肌；23. 内直肌；24. 眶下裂；25. 上斜肌；26. 眼眶上壁；27. 上直肌；28. 眼上静脉；29. 泪腺；30. 内直肌；31. 眼球；32. 眼眶外壁；33. 下斜肌；34. 眼眶下壁；35. 眼眶内壁

（三）眼和眼眶正常 MRI 表现

眼眶壁骨质显示不如 CT，骨皮质呈线状无信号，骨髓腔呈高信号，眶内脂肪呈高信号。T_1WI 眼球呈低信号，眼外肌、视神经呈等信号；T_2WI 眼球呈高信号，视神经呈等信号，晶状体、眼外肌呈低信号。

（四）眼正常超声表现

眼睑及角膜呈高回声带，前房及玻璃体呈无回声暗区，晶状体呈双凸椭圆形低回声区，球后脂肪回声较强，其内可见低回声带状视神经及眼外肌。

三、基本病变影像学表现

（一）形态改变

眼眶腔及眼眶内容物变形，通常提示眼部畸形、外伤、肿瘤等病变存在。

（二）位置改变

指正常眼眶结构移位，提示外伤或占位病变存在。

（三）骨质改变

骨质中断为外伤骨折所致；骨质受压变薄或吸收通常为良性肿瘤压迫所致；骨质破坏提示原发恶性肿瘤或转移瘤；骨质增生硬化常见于脑膜瘤或炎性病变。

（四）密度和信号异常

在 CT 检查中，低密度提示病变含有脂肪或液体，等密度见于炎症或肿瘤，病灶内钙化见于视网膜母细胞瘤或眼眶脉管性病变。在 MRI 检查中，眶内大部分病变呈 T_1WI 低信号和 T_2WI 高信号。表皮样囊肿含脂类成分，呈 T_1WI 和 T_2WI 高信号，压脂序列脂肪信号降低。脉络膜黑色素瘤因含顺磁性物质，而呈 T_1WI 高信号和 T_2WI 低信号。出血病变随红细胞代谢处于不同时期而表现不同信号，据此可对出血进行分期。

（五）眼眶孔道异常

视神经孔（管）扩大见于视神经胶质瘤、视神经鞘脑膜瘤；视神经孔（管）窄小多见于骨纤维异常增殖症、蝶骨嵴脑膜瘤等；眶上裂扩大见于神经源性肿瘤。

（六）肿块

密度和信号中等、均匀，边界清楚多为良性肿瘤；密度和信号不均，边界不规则，累及多个眶内结构，提示炎性病变。肿块伴骨质破坏则提示恶性肿瘤。

（七）邻近解剖结构改变

眼眶与颅腔及鼻窦相邻，发现眼眶病变需注意观察邻近解剖结构有无受累，以利于眶内病变的诊断及鉴别诊断。

四、疾 病 诊 断

（一）眶内炎性病变

1. 眶内炎性假瘤 眶内炎性假瘤（orbital pseudotumor）又称特发性眶内炎症（idiopathic orbital inflammation），是原发于眼眶组织的非特异性增殖性炎症，目前认为是一种免疫反应性疾病。根据发生部位炎性假瘤可分为：眶隔前型、肌炎型、泪腺炎型、巩膜周围炎型、神经束膜炎型和弥漫型。本病中年男性多见，常为单侧，急性起病，但发展缓慢，可反复发作。典型的临床表现是眼眶痛、眼球运动障碍、复视和眼球突出，眼睑和结膜肿胀充血。特发性眶内炎症激素治疗有效但易复发。

【影像学表现】

CT：①眶隔前型主要表现为隔前眼睑组织肿胀增厚；②肌炎型典型表现为眼外肌肌腹与肌腱同时增粗，上直肌和内直肌最易受累；③泪腺炎型表现为泪腺睑部与眶部同时增大，睑部增大明显，多为单侧，也可为双侧；④巩膜周围炎型为眼环增厚；⑤视神经束膜炎型为视神经增粗，边缘模糊；⑥弥漫型表现为眶内脂肪低密度影被软组织密度影取代，泪腺增大，眼外肌增粗并与周围软组织影无明确分界，视神经可不受累而被软组织影包绕，增强扫描显示眶内弥漫强化而视神经不强化。

MRI：①以淋巴细胞浸润为主者病变 T_1WI 呈低信号，T_2WI 呈高信号；②以纤维增生为主者 T_1WI 及 T_2WI 均呈低信号；③增强后病灶中度至明显强化。

【诊断和鉴别诊断】

泪腺增大、眼外肌肌腹和肌腱增粗、眼睑增厚、眶内异常密度或信号影、巩膜增厚、视神经增粗，具有上述一项并排除肿瘤后可诊断。鉴别诊断主要包括 Graves 眼病、淋巴瘤及泪腺肿瘤等，鉴别较困难时需行活检检查。

2. 甲状腺相关性眼病 甲状腺相关性眼病（thyroid-associated ophthalmopathy）是引起成人单侧或双侧眼球突出最常见的原因。本病眼眶炎症常与甲状腺功能异常和免疫系统功能失调共存。甲状腺功能改变有三种类型：甲状腺功能亢进、功能正常及功能低下。三种类型均可伴有眼症，甲状腺功能异常伴有眼症者称为 Graves 眼病（Graves ophthalmopathy），仅有眼部症状而甲状腺功能正常者称为眼型 Graves 病。病变几乎总是限制在眼外肌的肌腹，首先受累的眼外肌常为下直肌，其次为内直肌，再次为上直肌，而外直肌受累最少。临床表现常有复视、上睑退缩及迟落、眼球突出等。

【影像学表现】

CT 和 MRI：均表现为眼球突出，眼外肌增粗，主要为肌腹增粗，附着于眼球壁上的肌腱不增粗。CT 上眼外肌呈等密度。MRI 上，急性期和亚急性期增粗的眼外肌 T_1WI 呈低信号，T_2WI 呈高信号；晚期眼外肌已纤维化，T_1WI 及 T_2WI 均呈低信号。增强扫描示增粗的眼外肌呈轻度至中度强化，至晚期眼外肌纤维化时则无强化。眶尖部眼外肌增粗常压迫视神经，造成视神经水肿、增粗，增粗的视神经边界清楚，信号均匀。眼球突出前移将视神经拉直。眶内脂肪增多，可疝入眶隔前。

【诊断和鉴别诊断】

眼外肌增粗伴有甲状腺功能亢进或减低，即可诊断。对于甲状腺功能正常的眼外肌增粗，应与所有引起眼外肌肥大的疾病相鉴别，主要包括：肌炎型炎性假瘤、颈动脉海绵窦瘘、眼眶恶性肿瘤、血肿、外伤等。

（二）眼外伤和眶内异物

眼外伤包括眶内软组织损伤、眼眶和视神经管骨折、眶内或球内异物等，临床很常见。眶内异物一般分为金属异物及非金属异物。

【影像学表现】

1. 眼眶骨折

（1）CT：①眼眶骨折（orbital fracture）直接征象为眶壁骨质中断；②间接征象包括眼外肌增粗、移位、嵌顿、中断；眶内脂肪间隙密度增高，有条片状渗出、出血或血肿；眶内容物疝入邻近鼻窦内形成混杂密度软组织影或低密度脂肪影（图 3-1-2）。

（2）MRI：①无法显示眶壁骨折的直接征象，但可显示眶内脂肪经骨折处向眶外疝出而造成的形态、位置的异常；②视神经挫伤表现为视神经增粗，眶内软组织水肿表现为眶内脂肪信号不均匀等。

CT 及 MRI 均可明确显示眼球破裂、玻璃体积血、晶状体移位等征象。

2. 眼眶异物

（1）平片：金属异物表现为高密度影。

（2）CT：金属异物表现为高密度影，其优势在于明确异物位置及数量，对于平片不能显示的非金属异物，CT 可部分检出。

（3）MRI：铁磁性金属异物会移位导致眼球壁或眶内结构再损伤，因此属于 MRI 检查的禁忌证。非金属异物含氢质子较少，在 MRI 图像上表现为无信号。

【诊断和鉴别诊断】

临床有明确的眼部外伤史，影像表现骨质连续性中断即可诊断。对于眼眶壁上的一些血管沟、神经孔和正常骨连接缝易误认为骨折，鉴别要点为正常管、孔、缝骨质边缘光滑，周围无软组织改变。

（三）眼部肿瘤

1. 视网膜母细胞瘤　视网膜母细胞瘤（retinoblastoma，RB）是婴幼儿最常见的眼球内恶性肿瘤，具有先天性和遗传性倾向。90% 发生于 3 岁以前，双眼发病占 30%～35%。临床主要表现为白瞳症。肿瘤生长较快，瘤组织早期发生坏死变性，形成细沙样或不规则斑片状钙质沉着。此外，若双侧视网膜母细胞瘤同时伴发松果体区或蝶鞍区原发性神经母细胞瘤，称为三侧性 RB（trilateral RB）。

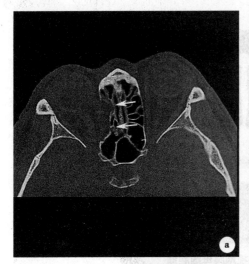
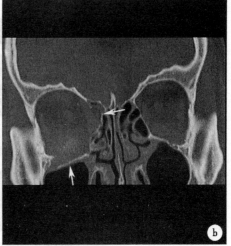
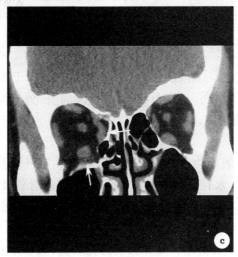

图 3-1-2 右侧眼眶内壁和下壁骨折

a. 眼眶 CT 横断面骨窗, 右侧眼眶内壁骨质中断、内移 (↑); b. 眼眶 CT 冠状面骨窗, 右侧眼眶内壁及下壁骨质中断 (↑), 骨折片移位; c. 眼眶 CT 冠状面标准窗, 右侧内直肌和下直肌增粗 (↑), 边缘模糊

【影像学表现】

X 线: 眼眶平片可显示眶内钙化影, 呈细小砂粒状或斑片状, 视神经孔扩大则提示肿瘤向眼球外生长并沿视神经向颅内发展, 晚期出现眶腔扩大、眶壁骨质破坏。

CT: 表现为球壁肿物突向玻璃体腔, 95% 可见肿瘤内钙化, 呈点状、斑片状或团块状, 为本病特征性表现 (图 3-1-3)。病变发展可向球外蔓延, 表现为眼球扩大, 球壁完整性破坏, 视神经增粗及向颅内蔓延。

MRI: 主要表现为眼球内局限性软组织肿块, 边界清楚。T_1WI 信号高于玻璃体, T_2WI 信号低于玻璃体, 增强后肿瘤呈轻中度强化。结合 CT 图像对该病可作出较准确的诊断。MRI 的优势在于确定视神经侵犯及颅内蔓延, 以及明确有无三侧性 RB。RB 影像学分为四期, I 期: 眼球内期, 局限于球内; II 期: 青光眼期, 眼球扩大; III 期: 眼外眶内期; IV 期: 眼外眶外期。

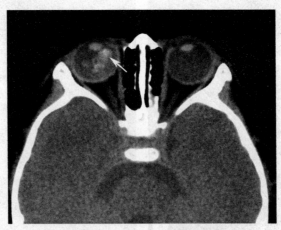

图 3-1-3　右侧视网膜母细胞瘤

眼眶 CT 示右侧眼球密度增高,鼻侧见斑片状钙化(↑)

超声:声像图常分为三型:①肿块型:玻璃体腔内显示来源于眼球壁球形或半球形实性肿物;②不规则型:肿物形态不规则,边缘不整;③弥漫浸润型:外生性视网膜母细胞瘤早期可见波浪状视网膜增厚和视网膜脱离。

【诊断和鉴别诊断】

三岁以下的儿童,临床表现为白瞳症,CT 表现眼球内有肿块及钙化时,首先要考虑 RB。鉴别诊断主要包括 Coats 病、永存原始玻璃体增殖症、脉络膜骨瘤及眼球内寄生虫病等。

2. 眼眶海绵状血管瘤　眼眶海绵状血管瘤(cavernous hemangioma of the orbit)是成人眶内最常见的良性肿瘤,常于中青年时期发病,女性稍多。肿瘤多位于眼眶肌锥内间隙,绝大多数为单发,极少数为多发,生长缓慢。常见症状为无痛性、慢性进行性眼球突出,视力一般不受影响,肿瘤生长于眶尖可首先表现为视力下降。病理上肿瘤呈类圆形,有完整纤维包膜,切面见许多血窦,内由扁平内皮细胞覆衬,间质为不等量的纤维组织。

【影像学表现】

X 线:可无阳性发现。

CT:表现为眶内肿块,圆形或椭圆形,边界光整,密度均匀,增强后明显强化。肿瘤很少侵犯眶尖脂肪,因而表现为"眶尖空虚征",即眶尖脂肪存在,呈低密度。

MRI:肿瘤 T_1WI 呈低信号,T_2WI 呈高信号,信号均匀,较大肿瘤动态增强扫描可表现为"渐进性强化",即在注射对比剂后立即动态扫描可见肿瘤内小片状强化,随时间延长,强化范围逐渐扩大,最终整个肿瘤明显均匀强化(图 3-1-4)。此表现为诊断海绵状血管瘤的特征征象。较小肿瘤,注射对比剂后肿瘤立即均匀强化。

超声:本病有独特的声像图表现,病变呈圆形或椭圆形,有晕,瘤内回声强、均匀,有中等度衰减。探头压迫眼球时肿瘤径线缩短。

【诊断和鉴别诊断】

眶内类圆形肿块,增强呈"渐进性强化"特点,一般可明确诊断。鉴别诊断包括神经鞘瘤、局限性淋巴管瘤、血管外皮细胞瘤等。

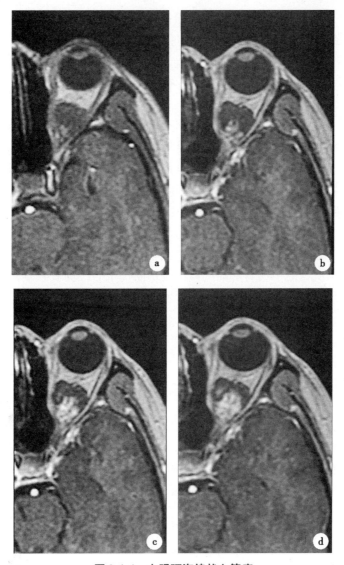

图 3-1-4 左眼眶海绵状血管瘤

a～d 在注射对比剂后立即 MRI 动态扫描可见肿瘤内小片状强化，随时间
延长，小片状强化影逐渐扩大，最终整个肿瘤明显均匀强化

第二节 耳 部

颞骨位于颅骨两侧，嵌于蝶骨、顶骨及枕骨之间，参与分割中、后颅窝，由鳞部、鼓部、乳
突部、岩部和茎突组成。由外向内为外耳、中耳、内耳。外耳道为一含气管道，长 2.5～3.0cm，
壁由外 1/3 的软骨部和内 2/3 的骨部构成。中耳由鼓室、乳突窦、咽鼓管、乳突组成，鼓室内有
听骨链。内耳位于岩骨内，又称迷路，由致密骨构成，包括前庭、三个半规管、耳蜗及前庭水
管、耳蜗水管等；内耳道为管样或喇叭口样管性结构，内含第Ⅶ、Ⅷ对脑神经。面神经大部走
行于颞骨内，自内耳道底镰状嵴前上进入颞骨岩部，为面神经管迷路段；在耳蜗内上缘上方膝

状神经节换元后沿鼓室内壁向后外行走,此段为鼓室段;于面神经隐窝外后向下屈曲(锥曲)下行成乳突段,出茎乳孔进入腮腺。

一、检查技术

(一) CT检查

CT是临床首选的检查技术。常规采用螺旋CT薄层容积扫描,横断位及冠状位MPR重组,层厚1～2mm,骨算法重组,还可进行曲面重组、表面成像、迷路成像、听骨链成像等。CT检查对于颞骨先天发育异常、炎症、肿瘤、外伤均适用。

(二) MRI检查

软组织分辨力优于CT,一般应用头线圈,常规行横断位、冠状位检查。内耳水成像可观察内耳膜迷路形态、脑神经发育及局限于内耳道内的小肿瘤;平行于面神经管鼓室段的斜矢状位可观察面神经情况。对于颞骨肿瘤的检出及诊断优于CT,尤其在观察前庭蜗神经形态及发育上是其他检查所不能替代的。增强扫描有助于判断病变血供情况及鉴别肿瘤性质。

二、正常影像学表现

(一) 耳部正常CT表现

外耳道为一含气弯曲管道,长2.5～3.0cm,管壁外1/3为软骨呈软组织密度,内2/3为骨质呈高密度影。中耳鼓室为不规则含气腔,其内容纳听小骨;鼓室有六个壁,外壁为鼓膜,上壁为鼓室盖,下壁为颈静脉壁,前壁为颈动脉壁,后壁为乳突壁,内侧壁为迷路壁。咽鼓管是鼓室与鼻咽部之间的通道。乳突内含较多发育不等的气房,乳突窦为一较大气房,经窦入口连于鼓室。内耳前庭与三个半规管相连,耳蜗为蜗牛状,约2.5圈。内耳道为管样或喇叭口样骨管性结构。面神经走行于颞骨内,包括三段即迷路段、鼓室段和乳突段,及两个弯曲即膝状神经节处和锥曲(图3-2-1)。

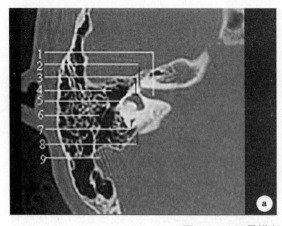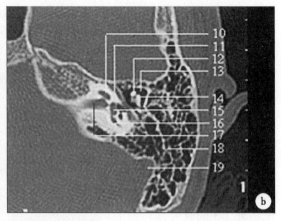

图3-2-1　颞骨横断位和冠状位CT解剖

1. 内耳道;2. 面神经管迷路段;3. 前庭;4. 上鼓室;5. 外半规管;6. 乳突窦;7. 后半规管;8. 前庭导水管;9. 乙状窦;10. 耳蜗;11. 面神经管鼓室段;12. 锤骨;13. 上鼓室;14. 砧骨;15. 前庭;16. 后半规管;17. 内耳道;18. 乳突气房;19. 乙状窦

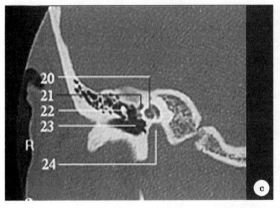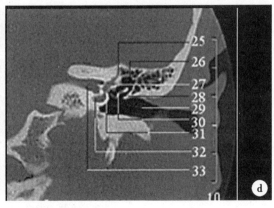

图 3-2-1　颞骨横断位和冠状位 CT 解剖（续）

20. 耳蜗；21. 面神经膝部；22. 听小骨；23. 鼓膜；24. 颈内动脉管；25. 上半规管；26. 上鼓室；27. 外半规管；28. 鼓室盾板；29. 外耳道；30. 听小骨；31. 前庭窗；32. 后半规管；33. 内耳道

（二）耳部正常 MRI 表现

皮质骨和气体均无信号，故正常的外、中耳呈锥形无信号区。内耳膜迷路及内耳道含液，在 MRI 呈 T_1WI 低信号、T_2WI 高信号。内耳水成像可显示内耳膜迷路精细结构、内耳道及其内的脑神经。

三、基本病变影像学表现

（一）形态异常

见于先天发育畸形，例如外耳道闭锁、鼓室腔狭窄、听骨链畸形、内耳畸形等。

（二）骨质异常

骨质破坏见于肿瘤及炎性病变；骨质增生硬化见于炎性病变、骨纤维结构不良、畸形性骨炎等；骨质不连续见于骨折。

（三）软组织密度或信号异常

见于炎症和肿瘤。

四、疾　病　诊　断

（一）中耳乳突炎

中耳乳突炎（otomastoiditis）是临床最常见的感染性疾病，表现为耳部疼痛、耳漏及传导性耳聋。临床分为急性和慢性两种，后者常合并胆脂瘤。

【影像学表现】

CT：表现为乳突气房透亮度低或不含气，鼓室内可见软组织密度影，邻近骨质破坏或增生硬化（图 3-2-2）。如果 CT 显示鼓室或上鼓室内软组织影，伴听小骨破坏、移位以及鼓室壁及鼓室盾板骨质破坏，则提示继发性胆脂瘤。

MRI：典型表现为中耳乳突区呈 T_1WI 低信号，T_2WI 高信号。MRI 增强扫描可明确有无颅

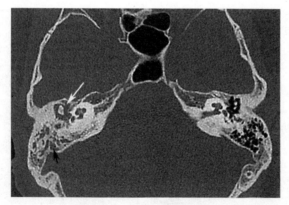

图 3-2-2 右侧中耳乳突炎
颞骨 CT 横断位示右侧鼓室（白箭头）和乳突气房（黑箭头）含气差，其内充填软组织密度影，听小骨被包埋；右侧乳突气房骨质间隔增厚

内并发症，乙状窦血栓表现为乙状窦变窄或腔内充盈缺损；脑内脓肿表现为脑实质内环形强化，周围大片水肿；脑膜炎时，脑膜增厚强化。

【诊断和鉴别诊断】

中耳乳突炎合并胆脂瘤时，需与炎性肉芽肿型中耳炎、中耳肿瘤鉴别。一般胆脂瘤骨质破坏较炎性肉芽肿型中耳炎严重，并有上鼓室、乳突窦及窦入口扩大，病变无强化。中耳癌好发于中年以上患者，骨破坏边缘呈不规则虫蚀样，病变强化，临床有耳出血、同侧面瘫等表现。

（二）耳部外伤

耳部外伤包括软组织损伤、颞骨骨折及听小骨脱位，可引起传导性耳聋或（和）感音性耳聋，如果骨折累及面神经管，则可表现同侧面瘫。

【影像学表现】

CT：颞骨骨折（temporal bone fracture）分为纵行骨折（平行于岩部长轴，约占骨折的 80%）、横行骨折（垂直于岩部长轴，占 10%～20%）、粉碎性骨折。纵行骨折好发于上鼓室外侧，CT 表现为平行于岩部的透亮线，常累及上鼓室和面神经膝部，鼓室内及骨折线邻近的乳突气房积液；HRCT 可显示听小骨骨折或脱位，表现为听小骨变形、骨折透亮线或锤砧关节、砧镫关节间隙扩大；累及岩部的纵行骨折亦可累及迷路。横行骨折多累及内耳迷路，表现为骨折线穿过耳蜗或前庭、半规管。颞骨外伤后临床出现面瘫应考虑面神经损伤，CT 可观察到面神经管骨质中断。

MRI：T_2WI 可见乳突气房内高信号。对于面神经损伤，MRI 可显示面神经增粗、水肿，T_1WI 呈等信号，T_2WI 呈高信号，增强扫描明显强化。MRI 无法显示颞骨骨折直接征象，需结合 CT 进行诊断。

【诊断和鉴别诊断】

HRCT 可明确显示骨折线、听小骨脱位、鼓室和乳突气房积血等，结合外伤史可明确诊断。

（三）中耳癌

中耳癌（carcinoma of the middle ear）常见于中、老年人。病理多为鳞癌，少数为腺癌，亦可为原发腺样囊性癌。临床表现为耳聋,多见水样、血性或有臭味分泌物,疼痛明显,晚期可有面瘫。

【影像学表现】

CT:表现为鼓室内软组织肿块,邻近骨质呈侵蚀性破坏,边缘不整。肿物向周围侵犯,累及乳突、面神经管等邻近结构。

MRI:显示中耳区不规则形肿块,T_1WI呈等、略低信号,T_2WI呈略高信号,增强扫描可见强化。增强 MRI 显示肿瘤范围优于 CT。

【诊断和鉴别诊断】

本病需与慢性肉芽肿型中耳乳突炎及胆脂瘤鉴别,此外还需与恶性外耳道炎侵犯中耳鉴别。一般中耳癌软组织肿块和骨破坏以鼓室为中心,MRI 增强强化有助于鉴别。

第三节 鼻 和 鼻 窦

鼻和鼻窦由外鼻、鼻腔和鼻窦三部分组成。鼻腔由鼻中隔分为左右各一,鼻腔外壁自上而下附着上、中、下鼻甲,其下方分别形成相应的上、中、下鼻道。鼻窦为鼻腔周围颅面骨内的含气空腔,通常左右对称,经窦口与鼻腔相通。在广泛开展鼻内镜手术后,提出窦口鼻道复合体的概念,其包括上颌窦自然开口、筛漏斗、半月裂孔和中鼻道,是额窦、上颌窦和前组筛窦的共同引流通道。额窦为位于额骨内外板间一对窦腔,通过额隐窝引流到中鼻道。筛窦位于筛骨体内两侧眼眶之间,内含多个含气筛房,分为前、后组筛房,前组筛房引流至中鼻道,后组筛房引流至上鼻道。上颌窦是最大一对鼻窦,位于眶底下方、鼻腔两侧,开口于中鼻道。蝶窦位于蝶骨体内,开口于蝶筛隐窝。额窦、筛窦及蝶窦均与眼眶和颅腔相邻,上颌窦与眼眶相邻,鼻窦病变可波及眼眶及颅内。

一、检 查 技 术

（一）CT 检查

鼻窦常规检查为 HRCT,螺旋 CT 获得容积数据后,常规行横断面和冠状面骨算法重组,层厚 2mm。占位性病变需软组织算法重组及增强检查。

（二）MRI 检查

采用头线圈,常规为横断面、冠状面 SE 序列 T_1WI、T_2WI 等基本序列。增强检查在鼻窦和鼻腔肿瘤诊断和鉴别诊断中具有重要价值。水成像技术可显示脑脊液鼻漏位置。

二、正 常 影 像 学 表 现

（一）鼻和鼻窦正常 CT 表现

鼻腔和鼻窦内含气体,呈低密度。骨性鼻中隔、鼻甲和窦壁骨质呈高密度。正常鼻腔、鼻窦黏膜呈纤细线状软组织影(图 3-3-1)。

（二）鼻和鼻窦正常 MRI 表现

鼻腔和鼻窦内的气体,呈无信号。骨性鼻中隔和窦壁骨皮质呈无信号或低信号黑线,骨

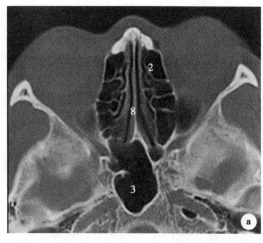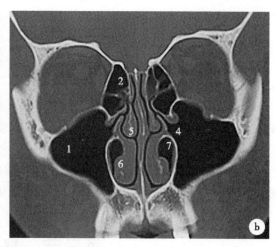

图 3-3-1　鼻窦横断面和冠状面 CT 解剖
1. 上颌窦；2. 筛窦；3. 蝶窦；4. 窦口鼻道复合体；5. 中鼻甲；6. 下鼻甲；7. 下鼻道；8. 鼻中隔

髓腔 T_1WI 呈高信号，T_2WI 呈稍高信号。正常鼻甲内层软骨呈中等信号。正常鼻腔、鼻窦黏膜呈纤细线状 T_1WI 等信号，T_2WI 高信号，增强扫描黏膜强化。

三、基本病变影像学表现

（一）黏膜增厚
呈与鼻窦壁平行的软组织影，见于鼻窦慢性炎症。

（二）窦腔积液
表现为窦腔内液体密度或信号影，并可见气液平面。见于鼻窦急性炎症、外伤等。

（三）软组织肿块
见于良、恶性肿瘤，黏膜或黏液囊肿，鼻息肉等。

（四）骨质改变
骨质中断为外伤骨折所致；骨质增生硬化常见于长期慢性炎性病变；骨质受压变薄或膨胀通常为良性肿瘤或囊肿压迫所致；骨质破坏提示恶性肿瘤。

四、疾 病 诊 断

（一）鼻窦炎
鼻窦炎（sinusitis）是鼻部最常见的病变，可继发于感染、过敏、免疫状态改变或以上几种因素共同作用。由于炎性反应，鼻窦黏膜肿胀，窦口鼻道复合体狭窄，导致黏液阻塞和分泌物潴留。常见病原菌包括肺炎双球菌、流感嗜血杆菌、葡萄球菌、类杆菌属等。鼻窦炎按病程分为急性和慢性炎症。

【影像学表现】

1. 急性鼻窦炎（acute sinusitis）　平片表现为受累窦腔混浊、透亮度减低。CT 上窦腔黏膜增厚，窦腔内可见液体及气液平面。MRI 上由于水为鼻窦分泌物主要成分，表现为窦腔内 T_1WI

低信号,T_2WI 高信号。感染可仅限于一个鼻窦,也可累及半组或全组鼻窦。若感染不能及时控制,易形成骨髓炎或向邻近结构蔓延而引起蜂窝织炎。

2. 慢性鼻窦炎(chronic sinusitis) CT 表现窦壁骨质增生硬化,黏膜明显增厚。MRI 表现为黏膜肥厚;黏膜下囊肿形成;显著增厚黏膜和多发黏膜下囊肿使窦腔实变。由于分泌物中自由水和蛋白质比例不同,因此信号不定。随着分泌物中自由水吸收,蛋白质含量逐渐增加,当达 5%～25% 浓度时,T_1WI 为高信号,T_2WI 亦为高信号,进一步提高后 T_2WI 信号逐渐下降;当呈半凝固状态时,T_1WI 及 T_2WI 均呈低信号,严重者与窦腔内气体信号相似,易将病变漏诊。增强后病变呈边缘强化。

【诊断和鉴别诊断】

根据临床表现,结合影像学所见,诊断并无困难。应与真菌性鼻窦炎、肉芽肿性病变、淋巴瘤等弥漫性病变鉴别。当单个窦腔异常软组织密度伴骨质破坏时,应与肿瘤鉴别。

(二)鼻窦囊肿

1. 鼻窦黏膜下囊肿 鼻窦黏膜下囊肿(submucous cyst of paranasal sinus)又称黏膜囊肿,包括黏液腺(潴留)囊肿和浆液囊肿。黏液腺囊肿由于鼻窦黏膜内的腺体在炎症或变态反应作用下黏液腺导管口阻塞,黏液积存,腺腔扩大所致;或因黏膜息肉囊性变而造成。此种囊肿位于黏膜下,常见于上颌窦。浆液囊肿由于炎症或变态反应使窦黏膜毛细血管壁渗透性发生改变,致血浆外渗,积存于黏膜下层的疏松结缔组织内,逐渐膨胀、扩大形成,没有真正上皮,常见于上颌窦。临床上大多数无症状,而经常为影像学检查时偶然发现,或仅有面颊部胀满不适感、牙痛、偏头痛、头昏等。少数患者有鼻腔反复流黄色液体的病史。

【影像学表现】

CT:囊肿可单发,也可多发或同时发生于多个窦腔内,CT 表现为沿窦壁走行、边缘光滑、圆形或半球形软组织密度影。

MRI:T_1WI 为低或中等信号,T_2WI 为高信号。增强后内容物不强化,囊壁显示轻度强化。

【诊断和鉴别诊断】

鉴别诊断包括鼻窦黏液囊肿和肿瘤,黏液囊肿更常见于额窦、筛窦,较大囊肿致窦腔明显膨胀,易侵入邻近结构。肿瘤在 MRI 呈实体性强化。

2. 鼻窦黏液囊肿 鼻窦黏液囊肿(mucocele of paranasal sinus)是由于窦口长期阻塞而造成窦腔内黏液聚积,而致窦腔膨胀性改变。通常继发于炎症,外伤、肿瘤和解剖变异,术后瘢痕也可造成窦口阻塞。囊肿内容物多为淡黄、棕褐等色泽不一的黏稠液体。黏液囊肿绝大多数为单发,极少数为多发。额窦最常受累,占 65%,多见于中老年人;其次为筛窦,占 25%,多见于青年或中年人;上颌窦受累少于 10%,蝶窦罕见。黏液囊肿生长缓慢,患者早期无任何不适,随着囊肿逐渐增大,压迫窦壁而出现相应症状,额、筛窦黏液囊肿多因累及眼眶而以眼球突出就诊,蝶窦黏液囊肿最常见症状为视力下降,严重者可出现眶尖综合征。黏液囊肿可继发感染形成脓囊肿(pyocele),出现高热及全身不适等症状。

【影像学表现】

CT:受累窦腔呈等密度,圆形或依受累鼻窦形状,边界清楚。窦壁骨质呈膨胀性改变,骨质变薄、吸收(图 3-3-2)。增强后病变内部不强化。

MRI:信号多变,信号差异主要由含水量及水化状态、蛋白含量和其成分黏稠度决定,一般呈 T_1WI 低信号,T_2WI 高信号;囊肿含蛋白量或黏稠度高时,T_1WI 和 T_2WI 均呈高信号。增强

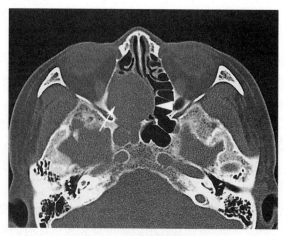

图3-3-2　右侧筛窦黏液囊肿

鼻窦 CT 横断面骨窗,右侧后组筛窦内类圆形软组织
影(白箭),边缘清晰,膨胀性生长,骨壁受压变薄(白
箭头),右侧鼻腔狭窄,鼻中隔受压左移

后囊肿壁呈规则线状强化,但内部囊液无强化。MRI 可更准确显示黏液囊肿与邻近结构关系。

【诊断和鉴别诊断】

鼻窦黏液囊肿病史长,有典型的影像学表现,一般诊断不难。鉴别诊断包括鼻窦肿瘤及黏膜下囊肿。

（三）鼻部和鼻窦外伤

颌面部位置表浅,遭受外力,易导致损伤。临床分为单骨骨折及多发骨折,也可以合并其他面骨及颅底骨折。筛骨纸板、上颌窦上壁及额窦下壁,分别构成眼眶内壁、下壁及上壁,骨折时引起眼部症状,此三者骨折一般归入眼眶骨折描述。鼻骨骨折(fracture of nasal bone)一般分为线性骨折、粉碎性骨折及凹陷性骨折;当合并上颌骨额突骨折、泪骨骨折或鼻中隔骨折时为复合性骨折。临床有明确的外伤史,表现为颌面部软组织肿胀、鼻出血、外鼻畸形等。参与构成颅底的窦壁骨折可引起脑脊液鼻漏。

【影像学表现】

CT:直接征象为鼻窦或鼻骨骨质中断、移位,窦腔变形;间接征象为窦壁黏膜增厚,窦腔积液。额窦后壁骨折可累及颅内致硬膜外血肿、颅内积气等;蝶窦外侧壁骨折可损伤视神经管和颈内动脉。

【诊断和鉴别诊断】

临床有明确的面部外伤史,影像表现鼻窦或鼻骨骨质连续性中断即可诊断。鼻骨及鼻窦窦壁上的一些血管沟、神经孔和正常骨连接缝易误认为骨折,鉴别要点为此正常管、孔、缝骨质边缘光滑,周围无软组织改变。

（四）鼻腔及鼻窦肿瘤

鼻腔及鼻窦良性肿瘤和瘤样病变常见有内翻性乳头状瘤、鼻息肉等。恶性肿瘤常为鼻窦鳞癌,其他较少见类型包括未分化癌、小涎腺肿瘤、腺癌、淋巴瘤、黑色素瘤、嗅神经母细胞瘤等。

1. 内翻性乳头状瘤　内翻性乳头状瘤(inverting papilloma)是鼻腔和鼻窦最常见的肿瘤,

生长缓慢,在组织学上属于良性肿瘤,生物学行为属于交界性肿瘤,有局部侵袭性,术后易复发。绝大多数内翻性乳头状瘤单侧发病,两侧发病罕见。最常见的发生部位为鼻腔外壁近中鼻道处,常蔓延到邻近鼻窦,也可侵犯鼻咽、眼眶,少数可侵犯颅内。原发于鼻窦的乳头状瘤很少见。临床上男性较女性多见,为2~10∶1,高发年龄为40~70岁,临床表现为鼻塞、流涕、鼻出血和失嗅,出现疼痛和面部麻木提示可能恶性变,侵犯眼眶时可出现突眼。

【影像学表现】

CT:①表现为鼻腔外侧壁软组织肿块影,累及邻近鼻窦,形态规则或不规则,边界较清楚,密度均匀,少数有钙化;②增强后病变轻度强化;③可引起邻近骨质吸收破坏或骨质增生;④肿瘤阻塞鼻窦开口时可引起继发鼻窦炎改变;⑤肿瘤增大可侵犯眼眶或前颅窝,骨质破坏明显时,应考虑恶性变可能。

MRI:①多数病变信号均匀,T_1WI表现为低到中等信号,T_2WI为混杂等或高信号;②增强后中度不均匀强化,典型表现为病变呈卷曲的"脑回样"强化;③MRI易区分肿瘤与伴发的阻塞性炎症。

【诊断和鉴别诊断】

主要鉴别诊断为鼻息肉,鼻息肉常两侧发病,MRI T_2WI信号较内翻性乳头状瘤高,多为环形强化,结合鼻镜所见,两者较易鉴别。

2.鼻窦癌(paranasal sinuses carcinoma) 鼻窦恶性肿瘤以鳞癌最常见,最好发于上颌窦,通常发生于中老年人,男性多见。早期的临床症状隐匿,类似鼻窦炎,其后因累及邻近结构可发生牙齿松动或疼痛、牙关紧闭、复视和头痛等。肿瘤晚期可侵及深部组织、颅底骨和发生淋巴结转移。

【影像学表现】

X线:平片可见鼻窦窦腔内团块影,晚期可见骨质破坏。

CT:①显示窦腔软组织肿块,窦壁骨质破坏;②邻近结构侵犯,例如眼眶、翼腭窝、颞下窝、面部软组织、颅底及颅内,表现为软组织肿块及骨质破坏;③增强扫描肿瘤强化。

MRI:①肿瘤T_1WI呈等信号,T_2WI呈高信号;②肿瘤内部液化坏死则T_1WI呈低信号,T_2WI呈高信号;③增强检查肿瘤强化。

【诊断和鉴别诊断】

鼻窦上皮性恶性肿瘤需与下述疾病鉴别:内翻性乳头状瘤,诊断要点为窦口扩大,窦腔骨质以膨胀改变为主,破坏轻微;真菌球,窦腔软组织块内含有菌丝形成的高密度影;黏液囊肿,窦壁骨质呈膨胀性改变,肿块不强化。对于鼻窦癌,CT发现病变,明确窦壁骨质破坏,MRI的优势在于明确显示肿瘤侵犯邻近结构的情况及病变范围。

第四节 咽 部

一、检 查 技 术

咽部可分为鼻咽、口咽、喉咽三部分。影像学检查包括X线、CT和MRI,其中CT为主要检查技术,MRI则是重要的补充手段。

（一）X 线检查

侧位平片主要观察鼻咽顶后壁、咽后壁、颈前软组织、软腭、舌根、会厌及咽腔气道。咽腔造影主要观察咽腔形态及吞咽运动等功能改变。

（二）CT 检查

鼻咽 CT 采用横断面扫描，层厚 3～5mm，以听鼻线为基线。冠状面扫描基线垂直于听鼻线，前起鼻腔后部，后至颈椎。口咽和下咽部 CT 采用横断面扫描，层厚 5mm。选用软组织窗观察，颅底和颈椎骨质选用骨窗观察。多层螺旋 CT 容积扫描可以进行多平面重组，可从不同方位观察咽部结构。发现病变时应行增强 CT 检查。

（三）MRI 检查

采用颈部线圈、SE 序列，矢状面、横断面、冠状面 T_1WI、T_2WI，层厚 3～6mm。横断面扫描平行于硬腭或声带。对可疑血管性病变、肿瘤侵入颅内、需确定肿瘤形态、大小及邻近组织的浸润范围时应行增强检查。

二、正常影像学表现

（一）正常 X 线表现

口咽部上起软腭水平，下至会厌游离上缘水平。侧位 X 线片显示咽后壁软组织光滑，厚度平均 3mm，超过 5mm 具有病理意义；前方软腭下为舌面，连续为舌根。鼻咽腔为含气空腔，前界为后鼻孔，与鼻腔相通，顶壁软组织厚度平均 4.5mm，后壁 3.5mm，儿童因腺样体肥大厚度较大，但一般不应超过 8mm。喉咽部又称为下咽部，上起会厌游离缘水平，下至环状软骨下缘，由下咽侧壁、两侧梨状隐窝及环后间隙组成。侧位片显示下咽后壁厚度不超过 10mm。

（二）正常 CT 表现

口咽横断面前界为软腭和舌根部。两侧壁由腭扁桃体与邻近肌肉组织构成，CT 上两者密度相仿，无法区分。侧壁外侧为咽旁间隙。咽后壁为头长肌和颈椎。鼻咽部横断面上，鼻咽腔位于中央，两侧壁中部突出的结节状软组织密度影为咽鼓管圆枕，圆枕前方的凹陷为咽鼓管咽口，后方的裂隙为咽隐窝。

（三）正常 MRI 表现

MRI 具有良好的组织分辨力，所见解剖结构与 CT 相似，且能直接显示黏膜、肌肉、组织间隙等结构。T_1WI 黏膜、肌肉为等信号，筋膜为低信号，组织间隙内脂肪为高信号；T_2WI 黏膜、脂肪为高信号，肌肉为较低信号。

三、基本病变影像学表现

（一）咽腔狭窄和闭塞

常见于肿瘤、外伤等病变。

（二）咽壁增厚和不对称

多为炎症或肿瘤所致，前者范围较弥漫，而后者则较局限。

（三）骨质改变

鼻咽部恶性肿瘤可造成颅底骨质破坏，颈椎骨质破坏并咽后壁软组织增厚既可为肿瘤，也可为结核。

（四）咽旁间隙改变

包括咽旁间隙移位、密度和信号强度改变及肿块或结节，可见于炎症、肿瘤或增大的淋巴结。

四、疾 病 诊 断

（一）咽部脓肿

咽部脓肿（pharyngeal abscess）按部位分为咽后壁脓肿（retropharyngeal abscess）和咽旁脓肿（parapharyngeal abscess），急性者多为化脓性炎症，慢性者多为结核引起的寒性脓肿。急性型临床表现为发热、寒战、咽痛、吞咽困难，进而颈部僵硬，头部偏斜。慢性型表现为咽部阻塞症状、结核中毒症状等。

【影像学表现】

X 线：咽后壁脓肿于侧位片上可见咽后壁弥漫性软组织增厚。急性型颈椎曲度变直，生理性弯曲消失甚至反向后突，还可致寰枢椎半脱位，但一般无骨质破坏。脓肿与咽腔相通可见积气或气液平面。慢性型邻近颈椎可有骨质破坏及椎间隙变窄。

CT：可在口咽、喉咽层面显示椎前软组织肿胀增厚或低密度脓腔。咽旁脓肿 CT 显示患侧咽旁间隙扩大，内可见低密度或软组织密度区。增强检查，脓肿壁呈环形强化。

MRI：除形态改变外，还可显示脓腔内脓液 T_1WI 呈低信号，T_2WI 呈高信号。增强后脓肿呈边缘环形强化。

【诊断和鉴别诊断】

结合临床病史及症状，本病诊断不难。咽部肿瘤起病缓慢，界限清楚，根据 CT、MRI 改变及强化特征可与脓肿鉴别。

（二）鼻咽纤维血管瘤

鼻咽纤维血管瘤（nasopharyngeal angiofibroma）又称为青少年出血性纤维瘤，多见于 10～25 岁男性。临床症状以进行性鼻塞和反复顽固性鼻出血为主，肿瘤较大时可压迫周围组织出现鼻、鼻窦、耳、眼等症状。鼻咽检查可见突向鼻咽腔粉红色肿块，易出血。

【影像学表现】

X 线：侧位平片可显示鼻咽腔软组织肿块，但不能显示其范围，临床价值不大。DSA 显示肿瘤富血管，可明确肿瘤供血动脉及引流静脉，同时可进行介入性治疗。

CT：示软组织肿块充满鼻咽腔，可经后鼻孔长入同侧鼻腔；蝶腭孔扩大，肿瘤长入翼腭窝、颞下窝；向上可破坏颅底骨质，侵入蝶窦或海绵窦。肿块境界清楚，密度一般均匀。增强检查，肿瘤明显强化。

MRI：肿块 T_1WI 呈低信号，T_2WI 呈明显高信号，强化明显，瘤内可见低信号条状或点状影，称为"椒盐征"。

【诊断和鉴别诊断】

鼻咽纤维血管瘤 CT 和 MRI 检查有明显强化，尤其 MRI 上的"椒盐征"富有特征，一般不难诊断。本病应与腺样体肥大、鼻咽部淋巴瘤、囊性淋巴管瘤等鉴别。

（三）鼻咽癌

鼻咽癌（nasopharyngeal carcinoma）为头颈部常见的恶性肿瘤，南方沿海地区发病率较高，男性多于女性。组织学上，鳞癌最多，其次是未分化癌，腺癌少见。鼻咽癌极易转移至颈部淋巴结，并扩展至邻近组织。

【影像学表现】

X 线：侧位像鼻咽顶后壁可见软组织弥漫性增厚，表面不规则，有时呈软组织团块样，颅底骨质可有破坏。

CT：①平扫鼻咽腔不对称或有肿物隆起，咽隐窝变浅或消失；②咽壁或咽旁软组织增厚模糊、密度增高；③咽旁间隙变形、移位、狭窄甚至消失（图 3-4-1a）；④增强检查肿块明显不均匀强化（图 3-4-1b、c）；⑤鼻咽癌可累及翼腭窝、颞下窝，向上侵犯蝶窦，晚期常可见颅底骨质破坏（图 3-4-1d）。

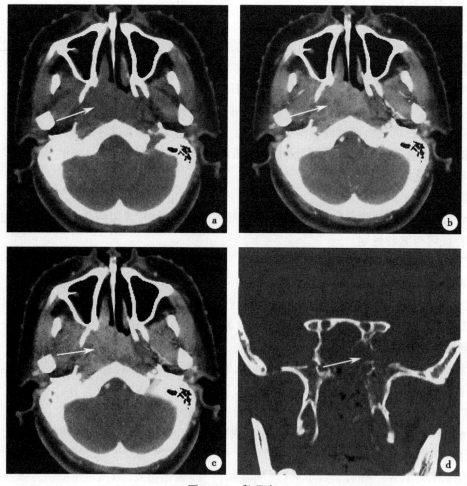

图 3-4-1 鼻咽癌

a. 鼻咽部 CT 平扫，咽后壁软组织密度肿块影，双侧咽隐窝消失，咽旁间隙移位并消失（↑）；b 和 c. CT 增强扫描，咽后壁肿块呈不均匀强化（↑）；d. 冠状面重组图像骨窗，鼻咽腔内充满软组织肿块影，邻近颅底骨质破坏（↑）

MRI：①显示病变范围清晰，肿块 T_1WI 呈低信号，T_2WI 呈高信号，如较大肿瘤发生坏死，T_2WI 可见片状更高信号区；②增强扫描，肿块呈中等强化；③若颅底骨质受累，T_1WI 骨髓高信号消失；④此外，MRI 对于鉴别肿瘤复发与放疗后纤维化亦有重要价值。

【诊断和鉴别诊断】

鼻咽癌诊断需密切结合临床，一般并不困难。有时需要与鼻咽部纤维血管瘤、脊索瘤、侵犯鼻咽的颅内肿瘤及腺样体肥大相鉴别，通过 CT 和 MRI 检查可明确病变形态、密度或信号强度及强化表现，对上述病变鉴别有重要意义。

（四）阻塞性睡眠呼吸暂停综合征

阻塞性睡眠呼吸暂停综合征（obstructive sleep apnea syndrome），也称"鼾症"，分为生理性鼾症与病理性鼾症。生理性鼾症指在过度劳累或服用安眠、镇静药物之后，使人进入深睡状态的偶发性"鼾症"；病理性鼾症主要是喉以上的咽腔、气道狭窄，气流通过狭窄区的黏膜皱襞及分泌物而形成鼾声。鼻和鼻咽部阻塞，如鼻中隔偏曲、鼻息肉、鼻甲肿大、腺样体肥大和鼻咽部肿瘤均可引起鼾症。小儿鼾症主要原因为腺样体增殖或扁桃体增大引起。

临床表现为不同程度夜间打鼾，间歇性呼吸困难，其诊断主要依据病史、体征、结合实验室血氧饱和度测定而确诊。

【影像学表现】

X 线：鼻咽部侧位片，可观察腺样体的大小及其对气道的压迫程度。主要表现为：鼻咽顶后壁软组织影增厚、并向前下方压迫气道造成鼻咽部气道狭窄。

CT：显示鼻咽顶后壁软组织肥厚，注射对比剂后明显强化。

MRI：鼻咽顶后壁软组织增厚 T_1WI 为等信号，T_2WI 为高信号。

第五节 喉 部

喉上通咽部，下接气管。喉以喉软骨为支架，由软组织连接而成。以室带和声带为界，分为声门上区、声门区及声门下区。

一、检 查 技 术

（一）X线检查

侧位片可大致观察喉部结构。正位片主要用于喉外伤和异物的检查。

（二）CT检查

喉部横断面扫描，层厚 3～5mm，扫描范围自会厌向下至气管上部，扫描时患者需屏住呼吸且停止吞咽，视需要可加行发"E"音或行"Valsalva"动作扫描。CT 冠状重组及仿真喉镜对显示声带及喉室更直观，应合理应用。

（三）MRI检查

喉部检查使用颈部线圈，行喉部矢状面、横断面和冠状面的 T_1WI 及横断面和（或）冠状面 T_2WI，厚度 3～5mm。增强时行横断面、冠状面 T_1WI 扫描。

二、正常影像学表现

（一）喉部正常 X 线表现

侧位平片显示喉室为一横行条状低密度影，声门下区透光度增加，与气管相接。于下颌骨下方可见舌骨呈条形，舌骨上方可见一侧面观呈汤匙柄样的结构，为会厌软骨，会厌软骨分为前上面的舌面及后下面的喉面。会厌舌面与舌根交界处为会厌谿。

（二）喉部正常 CT 表现

舌骨体层面，前方倒 U 形高密度影为舌骨体及大角，甲状软骨板呈"八"字形。会厌体与舌甲膜之间低密度区为会厌前间隙，会厌两侧向后外呈弧形的带状软组织影为杓会厌皱襞，其间椭圆形含气间隙为喉前庭。室带和声带分别位于甲状软骨内侧，前者密度较低，后者呈软组织密度。

（三）喉部正常 MRI 表现

MRI 影像解剖表现与 CT 相似。喉肌 T_1WI 和 T_2WI 呈偏低信号；喉黏膜在 T_1Wl 呈中等信号，T_2WI 呈明显高信号；喉旁间隙在 T_1WI 和 T_2WI 均呈高信号影；喉前庭、喉室和声门下区均呈极低信号。

三、基本病变影像学表现

（一）喉腔狭窄和闭塞

可见于肿瘤、外伤、声带麻痹等病变。

（二）喉壁增厚或结节

可为炎症、肿瘤所致。

（三）喉软骨改变

见于肿瘤或外伤。

（四）喉间隙移位和消失

常为炎症或肿瘤所致。

四、疾　病　诊　断

（一）喉癌

喉癌（laryngeal carcinoma）是喉部常见恶性肿瘤，病因不明，多与喉部炎症、长期有害因素刺激有关。男性发病多于女性，好发于 40～60 岁。主要临床表现为喉部异物感、声音嘶哑、吞咽和呼吸困难、咽喉痛、痰中带血等。组织学类型主要为鳞癌，腺癌及未分化癌少见。按部位分为声门上癌、声门癌、声门下癌及混合型癌。

【影像学表现】

X 线：对发现早期病变意义不大。声门上癌根据不同的原发部位可出现会厌增厚、结节或肿块影，喉前庭变形、狭窄、闭塞，喉室边缘不整等表现（图 3-5-1a）。声门癌表现为声带喉室面增厚、不光滑、喉室变小或闭塞。声门下原发癌少见，多为声门癌向下侵犯形成，声门下喉侧壁可见不规则形软组织肿块影。

CT：喉癌于横断面扫描可见肿瘤部位软组织不规则形增厚、肿块影及喉腔变形，肿瘤侵及会厌前间隙及喉旁间隙时表现为低密度脂肪间隙消失，钙化的喉软骨受侵及可发生破坏。CT对显示早期声门癌声带增厚、结节影较敏感（图 3-5-1b）。声门下癌早期可出现声带下缘增厚、形态不规则及结节影，晚期出现气道变形、狭窄。CT 增强扫描，肿块强化并有利于发现颈部淋巴结转移（图 3-5-1c、d）。

MRI：肿瘤组织在 T_1WI 为等或略低信号，坏死区可见更低信号；T_2WI 为稍高信号，坏死区表现为更高信号。增强后病变呈显著强化，MRI 有利于明确肿瘤浸润范围。

【诊断和鉴别诊断】

中老年患者，有喉功能障碍，影像学检查发现喉部肿块、气腔变形，特别是有软骨破坏者，可提示喉癌。喉癌早期影像学表现缺乏特异性，需与其他病变鉴别。喉水肿多表现为喉黏膜弥漫增厚，边缘光滑，两侧对称；声带息肉形态、密度和信号影与喉癌相似，但声带息肉多为窄

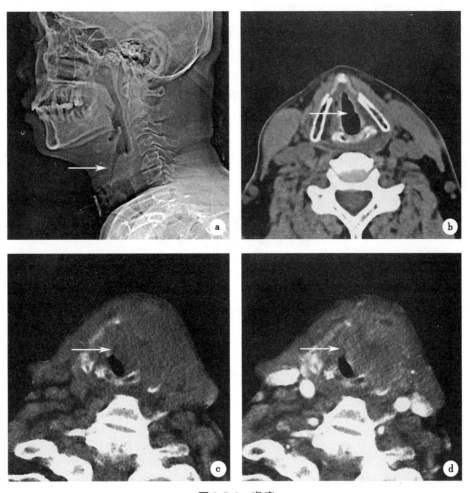

图 3-5-1 喉癌

a. CT 定位图，会厌喉面后缘见软组织肿块影，喉前庭变形，闭塞（↑）；b. 早期喉癌（声门型），CT 平扫，左侧声带出现小结节影（↑）；c. 进展期喉癌（声门上型），CT 平扫，喉前庭明显狭窄（↑）；d. 增强扫描，显示肿块呈不均匀强化（↑）

基底,有时带蒂,鉴别困难时可借助活检;乳头状瘤,儿童多见,常多发,呈宽基底结节,成人多单发,与早期喉癌难鉴别,需借助活检确诊。

(二)喉外伤

各种暴力作用,可导致喉结构损伤。喉外伤后,舌骨、甲状软骨、环状软骨等可发生骨折,以甲状软骨及环状软骨多见,骨折片损伤喉黏膜可导致出血和水肿、皮下气肿。晚期因肉芽组织增生、发生粘连而致喉腔变形、狭窄。

临床表现可有不同程度的出血、喉痛、声嘶、吞咽和呼吸困难,同时可有皮下气肿。晚期则呈喉狭窄症状。

【影像学表现】

X线:①急性期可显示喉软组织水肿;②钙化的喉软骨骨折可见骨折线及断端移位;③颈部气肿多沿颈部肌肉间隙分布,呈条状积气;④晚期肉芽增生和粘连,可见喉腔结构不对称、变形。

CT:可显示喉黏膜的肿胀、出血、软组织挫伤以及软骨骨折。出血和水肿均表现为软组织弥漫增厚,会厌前间隙和喉旁间隙密度增高;软组织挫伤表现为大片混杂密度影,突入喉腔可使喉腔狭窄;软组织内气肿,表现为颈部皮下或喉黏膜下蜂窝状或条状极低密度影;喉软骨骨折表现为软骨移位和骨片分离。慢性期肉芽肿形成,可显示相应部位结构的增厚及粘连和狭窄。

MRI:出血在T_1WI及T_2WI常为高信号,与肌肉、韧带、软骨易区别,利用脂肪抑制序列可与脂肪鉴别;软组织肿胀T_1WI呈略低信号,T_2WI为略高信号;气肿在T_1WI及T_2WI均为极低信号影。

【诊断和鉴别诊断】

本病有明确外伤史,临床诊断不难。影像学检查作用在于判断损伤范围、程度、血肿、软组织肿胀及软骨骨折及愈合后的喉畸形情况。

第六节　颈　　部

颈部上起口底,下至胸廓入口,以胸锁乳突肌前缘和斜方肌前缘为界分为三区:①颈前区主要结构为下咽部、喉部、食管、气管、甲状腺和甲状旁腺;②两外侧区包括胸锁乳突肌和颈血管鞘;③后区包括颈椎及周围肌群。

一、检　查　技　术

CT、MRI及超声检查与X线平片相比,具有良好的软组织分辨力,在颈部检查中具有重要作用。

(一)X线检查

常规检查为颈部正侧位片,可显示骨质的变化及软组织异常,还可观察气管有无受压移位或变窄。

(二)超声检查

甲状腺和甲状旁腺扫查,患者仰卧位,颈部后伸,循序扫查。还可在超声导引下穿刺活检。

（三）CT 检查

常规检查为横断面平扫加增强检查，层厚 5mm，微小病变加扫薄层。多层螺旋 CT 常采用薄层容积扫描，获得的容积数据可进行三维重组及颈部血管仿真内镜检查等。

（四）MRI 检查

采用颈部线圈，行 SE 序列矢状面、横断面、冠状面 T_1WI，横断面或冠状面 T_2WI 检查，层厚 4～7mm。

二、正常影像学表现

（一）颈部正常 X 线表现

颈部侧位片，颅底及颈椎骨结构显示清楚，在充气的咽喉与气管影的衬托下，可见软组织轮廓。颈椎前方的软组织与上方的枕骨斜坡下的软组织相连续。咽后壁为上下连续的直线，不应有局部隆起。

（二）颈部正常超声表现

正常甲状腺在横切面呈马蹄形，包膜完整，两侧基本对称。甲状腺长径 4～5cm，左右径 2.0～2.5cm，前后径 1.0～1.5cm，峡部厚 0.4cm。内部回声为细小均匀光点，CDFI 见少量彩色点状血流。

（三）颈部正常 CT 表现

横断面可清楚显示颈部各解剖结构。正常甲状腺平扫呈均匀高密度，强化明显。正常甲状旁腺各种检查方法中均不易显示，只有肿大时才能显示。横断面颈部血管与淋巴结均呈圆形或类圆形软组织密度，边缘光滑，增强扫描后可以区分。正常淋巴结短径小于 5mm。颈部肌群主要分布在外侧区和后区，呈软组织密度影。

（四）颈部正常 MRI 表现

正常甲状腺信号均匀，T_1WI 信号稍高于肌肉，T_2WI 信号无明显增高。颈部皮下脂肪呈高信号，肌肉为中低信号，含气管道无信号，喉部软骨一般呈均匀的等信号。颈血管鞘内血管呈流空信号。颈深淋巴结 T_1WI 呈等信号，T_2WI 呈稍低信号，信号均匀，增强扫描强化不明显。

三、基本病变影像学表现

1．淋巴结增大　常为转移瘤，也可为炎症、结核或淋巴瘤。
2．软组织肿块　见于不同类型肿瘤和炎症。
3．正常结构移位　见于各种占位性病变。
4．颈椎骨质改变　常见为骨质破坏，可为原发或继发，多为肿瘤和炎症所致。

四、疾 病 诊 断

（一）颈部淋巴结病变

主要见于淋巴结转移瘤、淋巴瘤及感染性病变。

1. 淋巴结转移瘤　80% 来源于头颈部恶性肿瘤,鳞癌转移多见。临床表现常为颈外侧区和锁骨上窝淋巴结肿大,质硬、无痛、多发、固定。

【影像学表现】

CT:表现为大血管附近的单发或多发软组织密度结节影,可融合成分叶状。增强扫描轻度强化,中央坏死液化时呈环形强化,环壁厚、形态不规则。一般认为淋巴结直径大于 15mm 者应视为异常,直径在 10~15mm 者为可疑异常。

MRI:淋巴结转移瘤 T_1WI 呈等或略低信号,T_2WI 呈等或高信号。增强后,呈中等度强化,如发生坏死囊变则呈不规则环形强化。

超声:淋巴结转移瘤回声多样,可伴有液化或钙化。

【诊断和鉴别诊断】

淋巴结转移瘤需与淋巴结结核、淋巴瘤及神经鞘瘤等鉴别。找到原发瘤,再结合影像学表现特点不难作出诊断。目前 PET-CT 在发现淋巴结转移瘤方面具有很高的敏感性和特异性。

2. 颈部淋巴瘤　是原发于淋巴结的恶性肿瘤,多见于青年人。临床表现为一侧或双侧多发、散在肿大淋巴结,患者可有发热、消瘦等症状,还可有其他部位淋巴结肿大,肝脾肿大等。

【影像学表现】

CT:单侧或双侧多发淋巴结肿大,可融合成较大团块,呈较低密度,少数较大病灶内可有不规则坏死。增强后轻度强化。

MRI:增大淋巴结 T_1WI 为等或略低信号,T_2WI 为高信号。

超声:呈多结节状,融合时呈分叶状,与周围组织界限不清时,提示有结外浸润,CDFI 可测到丰富的高速低阻动脉血流。

【诊断和鉴别诊断】

本病诊断主要依赖于穿刺或手术病理活检,CT 和 MRI 可提示诊断及显示病变数目和范围。颈部淋巴瘤需与颈部淋巴结转移、淋巴结结核鉴别,需结合临床病史和体征。结核病灶偏小,增强扫描多为环形强化,患者全身情况较好,与淋巴瘤不难鉴别。

（二）甲状腺肿瘤

1. 甲状腺腺瘤（thyroid adenoma）　为常见甲状腺良性肿瘤,好发于 20~40 岁女性。多为单发,有完整的包膜,可压迫周围组织。滤泡型腺瘤多见,其次为乳头状腺瘤。临床多无自觉症状,常偶然发现颈部包块。

【影像学表现】

X 线:可见一侧颈部软组织影密度增高,气管受压移位。

超声:可见甲状腺内单发或多发的较高或稍低回声结节,边界清楚,包膜完整,周边多伴声晕,囊变或出血时呈混合性回声。

CT:表现为甲状腺内低密度结节,边缘清楚,轮廓光滑,可有钙化;增强扫描呈结节状或环形强化。

MRI:甲状腺内结节 T_1WI 呈等或低信号,T_2WI 呈高信号。

【诊断和鉴别诊断】

临床上常首选超声检查,根据临床表现,超声多可明确诊断,必要时可行超声引导下穿刺活检。

2. 甲状腺癌（thyroid carcinoma）　是甲状腺恶性肿瘤中最常见者,女性和青年人多见。体查肿块质地坚硬,表面不光滑,移动度差。病理学分为乳头状、滤泡型、髓样和未分化癌,其中乳头状癌常见,生长缓慢,预后较好。

X线: 颈椎前软组织增厚,瘤体内可有小片状砂粒样钙化。

超声: 肿块轮廓不清,形态不规则,包膜不完整,内部回声不均,常并微小钙化,砂砾样钙化为恶性结节典型特征(图3-6-1a)。CDFI血流丰富,多呈高速高阻型血流频谱。

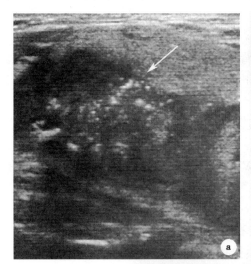
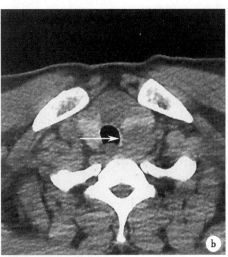
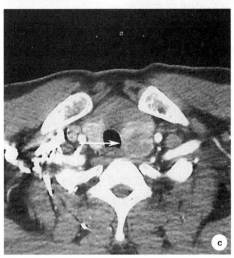

图3-6-1 甲状腺癌

a. 彩超检查,甲状腺左叶可见一实性肿物,形态不规整,边界模糊,内呈低回声伴较密集点状强回声(↑);b. CT平扫,甲状腺左叶及峡部增大,形态不规整,密度不均(↑);c. CT增强,病灶强化不均匀,其内可见弱强化结节影(↑)

CT: 甲状腺区分叶状或团状肿块,边界不清,常因出血、囊变和钙化而密度不均(图3-6-1b),增强扫描呈不均匀或环形强化(图3-6-1c)。病变可侵犯甲状软骨和邻近软组织,常合并颈部淋巴结肿大或远处转移。

MRI: 肿块T_1WI呈混杂信号,T_2WI多为不均匀高信号。

【诊断和鉴别诊断】

诊断要点包括颈部肿块、超声显示实性团块回声和针吸细胞学检查发现典型肿瘤细胞。本病首选为超声检查,CT 和 MRI 检查有利于明确病变范围、淋巴结转移及其他部位转移。

（三）甲状旁腺肿瘤

甲状旁腺腺瘤(parathyroid adenoma)是引起原发性甲状旁腺功能亢进的主要原因,30 岁以上女性多见。临床上有骨关节痛,肌肉萎缩及肾结石症状。实验室检查,甲状旁腺素、血钙和尿钙升高,血磷降低。

【影像学表现】

X 线:可见甲状旁腺功能亢进造成的多发肾结石、异位钙化和骨骼疏松软化的改变。

超声:典型表现为回声均匀、分界清楚的肿块,回声较甲状腺低,有时可有囊变坏死的液性无回声区。

CT:肿瘤大部分发生于甲状腺下极附近的气管食管旁沟内,呈类圆形软组织密度结节,密度多均匀,增强呈明显均匀或不均匀性强化。

MRI:结节在 T_1WI 呈等或稍低信号,T_2WI 呈高信号,增强后明显强化。少数肿瘤因囊变、出血呈混杂信号。

【诊断和鉴别诊断】

患者有高血钙症状、骨骼改变及泌尿系结石,实验室检查示血钙升高、血磷降低、碱性磷酸酶升高和甲状旁腺素(PTH)升高,超声显示甲状旁腺结节或肿块即可明确诊断。此外,影像学检查时,也要注意有无异位的甲状旁腺腺瘤。

（燕　飞　刘兆玉）

学习小结

本章介绍了头颈部的影像检查技术、正常及基本病变影像学表现和常见病的影像学诊断。

眼部基本病变影像学表现包括:①眼眶及内容物形态及位置改变;②眼眶壁骨质改变;③眶内密度或信号异常;④眼眶孔道异常;⑤肿块;⑥邻近解剖结构改变。眼部病变介绍了眼眶炎性病变、外伤及肿瘤。疾病的影像学特点:炎性假瘤累及眼眶内多个结构,可表现为泪腺肿胀、眼外肌增粗、视神经鞘增厚、眶内肿块等;眼眶骨折表现为眶壁骨质不连续,邻近软组织肿胀;视网膜母细胞瘤好发于婴幼儿,表现为眼球内高密度影伴有钙化;眼眶海绵状血管瘤 MRI 表现为类圆形 T_1WI 低信号,T_2WI 高信号,动态增强为渐进性强化。

耳部基本病变影像学表现包括:①形态异常;②骨质改变;③异常软组织密度或信号。耳部病变介绍了中耳乳突炎、颞骨骨折及中耳癌。疾病的影像学特点:中耳乳突炎表现为乳突气房及鼓室内充填软组织密度影,邻近骨质增生或侵蚀;颞骨骨折分为纵行骨折、横行骨折和粉碎性骨折,纵行骨折骨折线平行于岩骨长轴,邻近乳突、鼓室积液,累及听骨链可致听小骨骨折或脱位;横行骨折多表现为穿过内耳迷路的透亮线;中耳癌表现为鼓室内肿块,邻近听小骨及鼓室壁骨质破坏。

鼻和鼻窦基本病变影像学表现包括:①黏膜增厚;②窦腔积液;③软组织肿块;④骨

质改变。鼻和鼻窦病变介绍了鼻窦炎、鼻窦囊肿、鼻部外伤及鼻腔、鼻窦肿瘤。常见病的影像特点：急性鼻窦炎多表现为单个或多个窦腔内积液，慢性鼻窦炎表现为鼻窦黏膜增厚或黏膜下囊肿，窦壁骨质增生硬化；鼻窦黏膜下囊肿表现为附着窦壁的圆形或半圆形软组织影；鼻窦黏液囊肿为鼻窦自然开口堵塞导致窦腔内分泌物不能排出，液体聚集使窦腔扩大，窦壁骨质呈受压膨胀改变；鼻骨和鼻窦骨折表现为骨质中断、移位，外鼻或窦腔变形，黏膜及邻近软组织肿胀；鼻腔及鼻窦肿瘤表现为局限或弥漫软组织肿块，良性占位，邻近骨质吸收或硬化，无破坏，恶性肿瘤导致窦壁骨质破坏，易侵犯周围结构。

　　咽部基本病变影像学表现包括：①咽腔狭窄和闭塞；②咽壁增厚和不对称；③骨质改变；④咽旁间隙改变。咽部疾病诊断介绍了咽部脓肿、鼻咽纤维血管瘤、鼻咽癌及阻塞性睡眠呼吸暂停综合征。疾病的影像学特点：咽部脓肿强化表现环状强化；鼻咽纤维血管瘤强化表现明显均匀强化；鼻咽癌为不均匀强化。

　　喉部基本病变影像学表现包括：①喉腔狭窄和闭塞；②喉壁增厚或结节；③喉软骨改变；④喉间隙移位和消失。喉部疾病诊断介绍了喉癌与喉外伤。疾病的影像学特点：喉癌表现为肿瘤部位软组织不规则增厚、肿块影及喉腔变形；喉外伤表现为喉黏膜的肿胀、出血、软组织挫伤以及软骨骨折。

　　颈部基本病变影像学表现包括：①淋巴结肿大；②软组织肿块；③正常结构移位；④颈椎骨质改变。颈部疾病诊断介绍了淋巴结病变、甲状腺肿瘤和甲状旁腺肿瘤。疾病影像学特点：颈部淋巴结病变表现单发或多发软组织密度结节影；甲状腺腺瘤表现为甲状腺内低密度结节，边缘清楚，轮廓光滑，可有钙化，呈结节状或环形强化；甲状腺癌表现为分叶状或团状肿块，边界不清，常因出血、囊变和钙化而密度不均，增强扫描呈不均匀或环形强化。甲状旁腺肿瘤大部分发生于甲状腺下极附近的气管食管旁沟内，呈类圆形软组织结节，密度多均匀，增强呈明显均匀或不均匀性强化。

 复习题

1. 简述眼眶海绵状血管瘤的临床及影像学表现。
2. 简述颞骨骨折的分型及 HRCT 表现。
3. 简述鼻窦黏液囊肿的发病机制及影像学表现。
4. 简述鼻咽纤维血管瘤的影像学表现。
5. 简述喉癌的影像学表现。
6. 简述甲状腺癌的影像学表现。

第 四 章

肺 和 纵 隔

肺的影像学检查以平片和 CT 为主,其中平片适用于普通检查和动态观察,CT 是诊断的主要方法;部分病变例如支气管扩张症、气管支气管异物、孤立性肺小结节及肺部弥漫性病变的诊断,CT 为最佳检查方法。

纵隔的影像学检查以 CT 和 MRI 为主,其中平片适用于普通检查,CT 是诊断的主要方法,MRI 适用于特殊病变的进一步检查。

第一节 检 查 技 术

一、X 线 检 查

(一)胸部 X 线摄影

正位和侧位胸部 X 线摄影简称胸片(chest film),是胸部疾病最常用的检查方法。常规摄影体位如下:

1. 正位 通常为站立后前位,前胸壁靠片,双臂尽可能内旋,X 线自背部射入。不能站立的患者,采用仰卧前后位,背部靠片,X 线自前胸部射入。

2. 侧位 患侧侧胸壁靠片,两手抱头,X 线自健侧射入。

数字化胸片有计算机 X 线成像(CR)和数字 X 线成像(DR)。CR 和 DR 图像与传统 X 线图像相同,但数字化胸片比传统 X 线摄影的曝光剂量明显降低,同时图像质量明显改善,工作效率大幅提高。数字化使 X 线平片能够与网络连接,可以充分地显示和处理所获取的影像信息,方便存储和传输。

（二）胸部透视

胸部透视（chest fluoroscopy）方法简单，可从多个角度观察病变，可观察膈肌的活动度、心脏的搏动状态以及纵隔有无异常摆动。透视的缺点是不易发现细微病变，不能保留影像资料，患者接受的射线剂量较大，因此仅作为胸部摄片的补充检查。

二、CT 检 查

胸部 CT 检查可以对多数呼吸系统疾病作出正确诊断，临床应用广泛。目前多采用螺旋CT，且以多层螺旋 CT（MSCT）为主。

（一）平扫

平扫是不使用对比剂的扫描方法。扫描范围从肺尖至肺底，也可根据定位片所见进行局部选层扫描。对多数胸部病变，平扫能满足诊断要求。平扫通常需使用肺窗、纵隔窗和骨窗分别观察肺、纵隔和胸廓骨质（图 4-1-1a）。

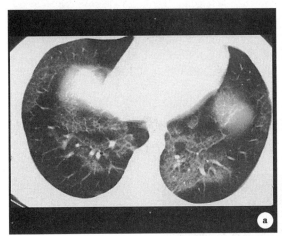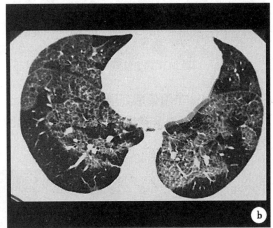

图 4-1-1　胸部 CT 检查
a. CT 常规平扫；b. HRCT 扫描

（二）增强扫描

增强扫描是经静脉快速注射碘对比剂后再进行的扫描，通常是在平扫的基础上进行。常用对比剂为非离子型水溶性有机碘剂。增强扫描常用于肺内结节、空洞病灶、肺门肿块的鉴别诊断，纵隔肿块及淋巴结的鉴别诊断，血管性病变的诊断等。疑有肺栓塞的患者可直接进行增强扫描。

（三）高分辨力 CT 扫描

高分辨力 CT（HRCT）是采用薄层（1～1.5mm）扫描、高分辨力算法重组图像的检查技术，提高了 CT 影像的空间分辨力，增加了清晰度。HRCT 适于观察肺部病灶的细微结构，对弥漫性肺间质病变及支气管扩张的诊断具有突出效果，为最佳检查方法（图 4-1-1b）。

（四）动态扫描

注射对比剂后对某感兴趣区进行不同时间的多次快速扫描，以反映病灶中对比剂浓度随时间所发生的变化，可大致了解病灶血供或血流情况。

（五）CT 灌注成像

CT 灌注成像是在静脉快速注射对比剂时，对感兴趣区层面进行连续 CT 扫描，获得感兴趣区时间密度曲线，并利用不同的数学模型计算出各种灌注参数值，因此能更有效并量化反映局部肺组织血流灌注量的改变（图 4-1-2）。

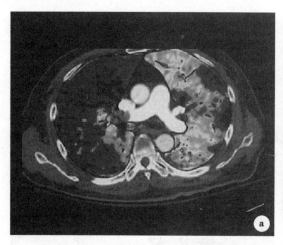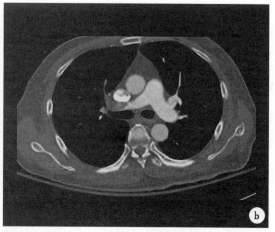

图 4-1-2　CT 灌注成像

右肺动脉主干栓塞：a. CT 灌注成像显示双侧肺血流灌注的差异；b. CT 增强扫描

（六）MSCT 图像后处理

在呼吸系统疾病诊断中，MSCT 常用的图像后处理功能有多平面重组（MPR）、容积再现技术（VRT）（图 4-1-3）、支气管 CT 仿真内镜（CTVE）、CT 血管造影（CTA）等。

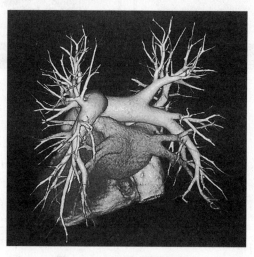

图 4-1-3　CT 容积再现技术

多平面重组可以从多个方位显示病变，对病灶定位和空间关系的判断有重要的意义。容积再现技术能清晰显示病变的形态和空间关系，利于病变的解剖定位。CT 血管造影可显示肺动脉、肺静脉、主动脉等血管病变的解剖形态。气管支气管 CT 仿真内镜可观察气道腔内病变的形态。

（七）低剂量 CT

低剂量 CT（low-dose CT，LDCT）是在 CT 扫描时通过适当降低电压与电流、增加螺距、减少扫描次数及结合相关后处理技术等,使得在保证图像质量能满足诊断要求的情况下,尽可能降低患者接受的辐射剂量。由于胸部具有良好的天然对比,因此胸部是低剂量扫描应用的最佳部位。目前胸部低剂量CT主要用于肺癌的筛查。

三、MRI 检 查

呼吸系统的MRI检查一般采用自旋回波(SE)序列和快速自旋回波(FSE)序列。对于肺门及纵隔病变往往需加用梯度回波序列以区分血管和病变。为减少呼吸运动的伪影,胸部MRI检查应当使用呼吸门控或屏气扫描。增强扫描常用于血管病变和胸部肿瘤的诊断和鉴别诊断。

第二节 正常影像学表现

一、正常X线表现

X线胸片的常规体位为后前位和侧位(图4-2-1),其X线所见是胸部各种组织和器官的重叠影像。正常X线表现的观察内容包括胸廓、气管、支气管、肺、纵隔、胸膜和横膈等结构。

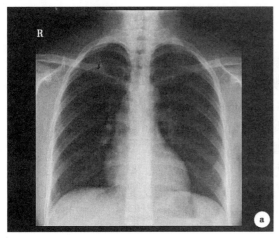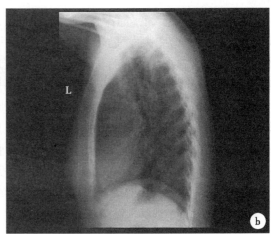

图4-2-1 胸部正常X线表现
a. 后前位片;b. 侧位片

(一)胸廓

正常胸部X线影像是胸腔内外组织、器官包括胸壁软组织、骨骼、心脏大血管、肺、胸膜和膈肌等相互重叠的综合投影。某些胸壁软组织和骨结构可以投影于肺野内而形成能与病变混淆的阴影。正常胸廓两侧对称。

1. 胸壁软组织

(1)胸锁乳突肌:胸锁乳突肌在两侧肺尖的内侧形成带状均匀致密影,密度均匀,外缘清楚,向上伸向颈部。摄片时如果头颈部偏斜可使一侧的阴影较突出,易误认为肺尖部病变。

（2）锁骨上皮肤皱褶：是锁骨上方的皮肤与皮下组织的投影，表现为沿锁骨上缘的薄层平行软组织密度影，厚度均匀，宽3～5mm。

（3）胸大肌：胸大肌发达的男性，在两肺野中外带形成扇形高密度影，下缘清楚，呈一斜线向外上方延伸至胸外与腋前皱襞相延续。两侧胸大肌影可不对称，右侧一般较明显，应与肺内炎症性病变区别。

（4）乳房和乳头：女性乳房重叠于两肺下野，形成下缘清楚、上缘不清，且密度逐渐变淡的半圆形致密影，其下缘向外与腋部皮肤相延续。发育期的乳房阴影边缘模糊，类似肺内炎性病变。两侧乳房不对称或一侧乳房切除术后易将另一侧乳房影误以为肺内病变。乳头在两肺下野相当于第5前肋间处，形成小圆形致密影，一般两侧对称，应注意与肺内结节区别。

（5）第1、2肋骨伴随影：由胸膜的返折及胸膜外的软组织形成，表现为在第1、2肋骨下缘的1～2mm宽的均匀细带状影，边缘光滑。勿将其误认为胸膜增厚。

2. 骨性胸廓

（1）肋骨：在后前位胸片上肋骨可分为前部肋骨（前肋）、后部肋骨（后肋）及肋弓部。后肋较窄，骨皮质较厚，密度高，近水平方向走行。前肋较宽，骨皮质较薄，从外上向内下走行。第1～10肋骨前端有肋软骨与胸骨相连，一般于25～30岁开始第1肋软骨出现钙化，然后自下而上依次钙化，肋软骨在钙化之前胸片上不能显示。肋软骨钙化后形成斑点及斑片状的高密度影，边缘呈条状与肋骨皮质相连，应注意与肺内病灶相区别。肋骨近端与胸椎构成胸肋关节，在后前位胸片上与纵隔影重叠而不易显示。肋骨及肋间隙常被用作胸部病变的定位标志。

肋骨常见的先天变异有：①颈肋：为与第7颈椎横突相连的短小肋骨，位于胸廓入口处，可单侧或双侧；②叉状肋：肋骨的前端呈分叉状或明显增宽呈铲状，与叉状肋相邻的肋骨发育较小；③肋骨联合：为相邻的肋骨局部融合，或局部突起形成假关节，肋间隙变窄；肋骨联合在第5、6肋较多见。这些肋骨先天变异易误认为肺内病变。

（2）锁骨：两侧锁骨均位于第1肋骨前端水平，其内端与胸骨柄形成胸锁关节。正位胸片两侧胸锁关节间隙对称，据此可判断投照位置是否端正。锁骨内端下缘有一较浅的半月形凹陷，为菱形韧带附着处，称为菱形窝，易误认为骨破坏。

（3）肩胛骨：在标准后前位胸片上肩胛骨投影于肺野之外。若投照时上肢内旋不足，可使肩胛骨内侧不同程度地与肺野外带重叠。卧位前后位胸片上肩胛骨大部分可投影于肺野内，影响肺内病变的显示。与肺野重叠的肩胛骨易误认为肺或胸膜病变。青春期肩胛骨下角可出现二次骨化中心，勿误认为骨折。

（4）胸骨：在后前位胸片胸骨的大部分与纵隔影重叠，在上纵隔两侧仅可见部分的胸骨柄影，不应将胸骨柄误以为纵隔淋巴结肿大或肺内病变。侧位及斜位片胸骨可以全貌显示。

（5）胸椎：在后前位胸片大部分胸椎因与纵隔重叠仅隐约可见。第1～4胸椎在气管的透亮影中可清楚显示。突出于纵隔影之外的胸椎横突与肺门重叠时易误为肿大淋巴结。胸椎侧弯引起纵隔影增宽，应与纵隔病变鉴别。

（二）气管和支气管

气管在后前位胸片可以显示。气管位于上纵隔的中线部位，自第6、7颈椎至5、6胸椎平面，宽度一般为1.5～2cm。胸片也可以显示两侧主支气管，主支气管以下的分支一般不能显示。

（三）肺

1. 肺野 肺野（lung fields）为胸片上含气的两肺形成的透明区域。正位片两侧肺野透明度基本相同，其透明度与肺内所含气体量成正比。

为便于肺内病变部位的描述，通常人为地将两侧肺野划分为上、中、下野及内、中、外带。从第 2、4 肋骨的前端下缘分别做一水平线，将肺野分为上、中、下三野；将每侧肺野从肺门至胸壁纵行划为三等份，分成内、中、外三带；第 1 肋骨下缘以上的部分称为肺尖，锁骨以下至第 2 肋骨的前外缘为锁骨下区。

在肺野内可见自肺门向外围走行的树枝状阴影，称为肺纹理（lung markings）。肺纹理由肺动脉、肺静脉、支气管、淋巴管及少量肺间质组织等组成，其中主要成分是肺动脉分支。肺纹理愈近肺门愈粗大，愈近外围愈纤细，一般在肺野外带已观察不清。

2. 肺叶和肺段

（1）肺叶：肺叶（pulmonary lobe）由叶间胸膜分隔而成，右肺分为上、中、下三个肺叶，左肺分为上、下两个肺叶。肺叶由 2～5 个肺段组成，每个肺段都有单独的段支气管。

右肺上叶位于上、中肺野，下界为水平叶间裂，后缘为斜裂上部；右肺中叶位于右肺的中下野，其上缘为水平叶间裂，内侧与心影相连，后缘为斜裂下部，前方为前胸壁；右肺下叶位于右肺的后下部，前缘为斜裂，后方为后胸壁。

左肺上叶位于前上方，分为上部和舌部，分别相当于右肺上叶和中叶所占据的肺野；左肺下叶位于后下方，相当于右肺下叶所占据的肺野；两叶之间为斜裂。

在正常人有时可见肺内有额外的肺叶，称为副叶，为先天变异。奇叶是较为常见的副叶，位于右肺上叶的内上部，外缘以奇副裂与上叶分界，奇叶的形成与奇静脉发育异常有关。下副叶位于下叶的内侧，又称心后叶，右肺较多见，其外缘以下副裂与下叶分界。

（2）肺段：肺段（pulmonary segment）呈圆锥状，尖端指向肺门，基底部连于胸膜。右肺有 10 个肺段，左肺有 8 个肺段；各肺段间没有明确边界。各肺段的名称与其相应的支气管一致。肺段由多数的肺小叶组成。

（四）肺门

X 线胸片的肺门（hila）阴影主要由肺动脉、肺静脉、支气管及淋巴组织构成，但主要为肺动脉和肺静脉的投影。在后前位胸片上，肺门阴影位于两肺中野的内带，左肺门比右肺门通常高 1～2cm。右肺门的上部由右上肺静脉干及上肺动脉组成，其下部为右下肺动脉；右肺门上下部的夹角称为右肺门角。左肺门由左肺动脉及上肺静脉的分支构成；左肺动脉弓在左主支气管及左上叶支气管之间形成半圆形影。

在侧位胸片，两侧肺门可完全或部分重叠。一般右肺门位于前下方，左肺门偏后上方。侧位肺门影内有时可见气管下段、主支气管和上叶支气管的投影。

（五）胸膜

胸膜分为包裹肺及叶间的脏层胸膜和与胸壁、纵隔及横膈相贴的壁层胸膜；两层胸膜之间为潜在的胸膜腔。正常胸膜菲薄，一般不能显示，但在胸膜返折部位或当叶间胸膜走行与 X 线平行时可见胸膜影像。叶间胸膜的投影为叶间裂，呈线状影。右肺上叶和中叶间的胸膜影称为水平叶间裂或横裂，在后前位胸片为从右肺门中部至侧胸壁水平走行的细线影，侧位片横裂后端起自斜裂中部，向前且稍向下行至肺的前缘。

斜裂在侧位胸片为后上向前下斜行的线形影。右斜裂起自第 5 胸椎水平，分割右肺下叶与上叶和中叶；左斜裂为上、下叶间的胸膜，起自第 3、4 胸椎水平。

肺叶间裂的变异常见的有奇叶副裂，是肺的发育过程中，奇静脉被包入发育中的右肺芽内，由奇静脉两侧的四层胸膜形成，正位片表现为自右肺尖部向奇静脉方向走行的弧形线状致密影，以小圆点状的奇静脉为终止点，其内侧肺组织即奇叶。

（六）纵隔

纵隔（mediastinum）位于胸骨之后，胸椎之前，介于两肺之间，上为胸廓入口，下为横膈，两侧为纵隔胸膜和肺门。其中包含心脏、大血管、气管、主支气管、食管、淋巴组织、胸腺、神经及脂肪等结构和组织。胸片除气管及主支气管因含气而可分辨外，其余结构缺乏对比，只能观察其与肺部邻接的轮廓。

在侧位胸片，为了便于纵隔病变的定位及诊断，一般将纵隔人为分区；纵隔的分区方法有多种，常用的是九分区法。前纵隔为胸骨之后，气管、升主动脉和心脏之前的区域。中纵隔相当于气管、主动脉弓、心脏和肺门的区域。食管前缘以后为后纵隔。自胸骨柄与胸骨体交界处（胸骨角）至第 4 胸椎椎体下缘做一连线，连线以上为上纵隔，连线以下至肺门下缘水平线之间为中纵隔，肺门下缘水平线以下至膈为下纵隔。

（七）横膈

横膈（diaphragm）由薄层肌腱组织构成，为胸、腹腔的分界。横膈上有多个连接胸腹腔结构的裂孔，主动脉裂孔有主动脉、奇静脉、胸导管和内脏神经通过；食管裂孔有食管及迷走神经通过；腔静脉裂孔有下腔静脉通过。此外，还有胸腹膜裂孔及胸骨旁裂孔，为横膈的薄弱区，是膈疝的好发部位。

无论在正位或侧位胸片，横膈呈圆顶状，内侧较外侧的位置高，前部比后部高。横膈与胸壁间形成开口向上的夹角称为肋膈角，与心脏形成的夹角为心膈角。在侧位胸片，横膈与前胸壁形成前肋膈角，与后胸壁形成后肋膈角，后肋膈角是胸腔位置最低的部位。一般右侧膈的顶端在第 5 前肋至第 6 前肋间水平，右膈通常比左膈高 1～2cm。在平静呼吸状态下，膈运动幅度约为 1～2.5cm，深呼吸时为 3～6cm，两侧横膈的运动大致对称。

正常人由于部分膈肌较薄弱或膈肌的张力不均，可在膈上缘出现半圆形的局限隆起，称为“局限性膈膨出”，此种现象多发生于右侧膈的前内侧，深吸气时明显。有时膈在深吸气状态下，可见 3～4 个弧形的、边缘相互重叠的隆起，呈波浪状，称为“波浪膈”，系因膈肌附着于不同的肋骨前端，在深吸气时受肋骨的牵引所致。两者均不可误认为病态。

二、正常 CT 表现

（一）胸壁

胸壁的骨骼在 CT 骨窗可显示。位于前胸壁有胸骨、胸锁关节和前部肋骨，位于后胸壁有胸椎及后部肋骨，可分辨出椎体、椎弓、横突和棘突。椎管中央有硬膜囊。肩胛骨位于后胸壁两侧，可见骨皮质和骨髓腔。由于肋骨在 CT 层面上呈节段状显示，故横断面上肋骨的序数和整体形态不易判断，但螺旋 CT 三维重组可立体显示胸部骨骼，能从任意方向观察胸部骨骼的整体形态。在肺尖层面第一肋骨前端可有骨性突起突入胸廓内，两侧对称或不对称，不应误认为肺内结节病变。

胸壁的各组肌肉可在纵隔窗显示。在前胸壁，胸大肌和胸小肌在第 5 肋以上，腹直肌和腹外斜肌位于第 7 肋以下。斜方肌、菱形肌和胸椎棘突周围肌群位于后胸壁。胸壁的最外部为皮肤及皮下组织。女性乳房结构位于前胸壁。腋窝部有丰富的脂肪，有时其内可见小淋巴结影。

（二）胸膜

CT 可以显示叶间裂及其位置。水平叶间裂位于右肺门水平，横断层面表现为无肺血管区域。斜裂为横行线状影，其邻近无血管区域。在上胸部 CT 层面斜裂位置靠后，在下部 CT 层面其位置逐渐靠前。斜裂的线形影不明显时根据无血管区域可判断其位置。奇副裂在 CT 上为从肺尖向后内方与上纵隔相连的弧线形影。

（三）支气管、肺动脉和肺静脉

一些支气管呈水平或近似水平方向走行，在同一扫描层面可显示其长轴形态，如右上叶支气管、右上叶前段和后段支气管、右中叶支气管、左右下叶背段支气管及左舌叶支气管等。其他支气管呈斜行或头足方向走行，在 CT 上显示为椭圆形或圆形的环状断面影（图 4-2-2）。肺动脉与支气管伴行，其横断面呈小结节影。肺静脉位于肺段或亚段之间。下叶肺静脉呈水平方向至左心房，CT 上显示其长轴影。结缔组织包绕的支气管和其伴随的肺动脉称为支气管血管束。支气管血管束边缘光滑清楚，从肺门至小叶肺动脉逐渐变细，可达胸膜下 5mm 处。螺旋 CT 多平面重组可沿支气管的长轴显示支气管的形态。

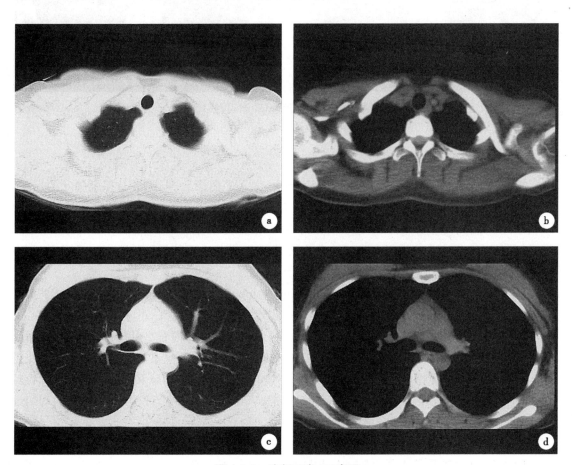

图 4-2-2 胸部正常 CT 表现

肺窗和纵隔窗：a 和 b. 胸廓入口层面；c 和 d. 气管隆突层面

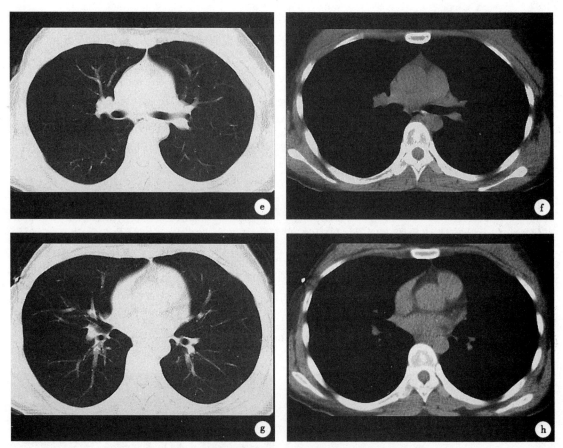

图 4-2-2 胸部正常 CT 表现（续）
e 和 f. 主支气管层面；g 和 h. 双肺下叶支气管层面

（四）肺叶、肺段和肺小叶

胸部 CT 的肺叶、肺段定位较 X 线胸片准确。在 CT 图像上，叶间裂是识别肺叶的标志，左侧斜裂前方为上叶，后方为下叶。右侧在中间段支气管以上层面，斜裂前方为上叶，后方为下叶；在中间段支气管以下层面，斜裂前方为中叶，后方为下叶。

肺段的基本形态为尖端指向肺门的锥体状影。CT 图像上不能显示肺段间的界限，但可根据肺段支气管及血管的走行大致定位。

肺小叶又称次级肺小叶（secondary pulmonary lobule），是肺的解剖单位。肺小叶呈多面体型，直径为 10~25mm。小叶核心主要是小叶肺动脉和细支气管。小叶实质为小叶核心的外围结构，主要为肺腺泡结构。小叶间隔为疏松结缔组织组成，内有小叶静脉及淋巴管走行。常规 10mm 层厚 CT 难以显示肺小叶结构。HRCT 可显示肺小叶呈不规则的多边形或截头锥体形，底朝向胸膜，尖指向肺门；可显示构成小叶核心的小叶肺动脉和细支气管，其管径约 1mm；也可见小叶实质内的斑点状微小血管断面影；小叶间隔表现为长 10~25mm 的均匀细线状致密影，易见于胸膜下且与胸膜垂直。

（五）肺门

正常肺门的 CT 影像主要由肺动脉和肺静脉构成。肺门分为上、下部。肺门上部由两上叶支气管、肺动脉上干、肺静脉上干的肺上静脉构成。右肺门下部由右中叶支气管、右下叶支气管、右叶间动脉、右中叶肺动静脉、右下叶的肺段支气管和肺动脉构成。左肺门下部由左下叶支气管、左下叶的肺段支气管起始部和肺动脉及肺静脉构成。

（六）纵隔

CT 影像的纵隔窗用以显示纵隔内结构，可显示心脏、大血管、食管、气管、主支气管等结构（图 4-2-2）。增强扫描可使淋巴结与血管断面区分开。

胸腺位于近胸廓入口的血管前间隙内，为箭头状，10 岁以后其边缘呈凹陷状，在 20 岁以下胸腺的密度与肌肉相似，中年以后为脂肪密度。

（七）横膈

横膈在 CT 上呈软组织密度影，其前部为膈的胸骨部及肋骨部，可呈轻度的波浪状或不规则状。膈的后部为腰椎部，两侧膈脚为凹面向前的条带状影。右侧膈脚起自第 1～3 腰椎前面，左侧起自第 1～2 腰椎。肌肉发达者膈脚较明显，老年人的膈脚可为不规则状。较粗大或分叶状的膈脚类似淋巴结。膈脚后部为胸腔，前部为腹腔。

三、正常 MRI 表现

（一）气管和支气管

气管和支气管的管腔内充盈气体，无信号呈黑色，其管壁在 T_1WI 呈中等信号。MRI 难以显示肺段以下的支气管。矢状面或倾斜的冠状面可显示气管与主支气管长轴的方向和形态。

（二）肺

肺泡内质子密度很低，故肺实质 MRI 信号很弱，两侧肺野表现为黑色。肺内的小支气管及血管分支不易显示。由于叶间裂不能显示，故不易区分各个肺叶。

（三）纵隔

纵隔淋巴结呈圆形或卵圆形，中等信号，边缘光滑清楚。胸腺呈中等信号，边缘清楚，信号均匀，其体积在青春期最大，以后逐渐萎缩。中年以后胸腺以脂肪成分为主，MRI 信号升高，与周围脂肪组织对比度减少，可显示不清。由于流空效应，心脏及血管腔内血流在 SE 序列无信号呈黑色（图 4-2-3），在梯度回波序列则呈高信号。心脏肌层及血管壁在 SE 序列呈中

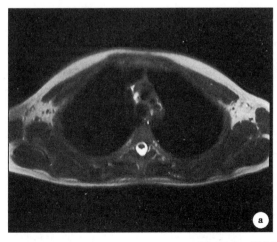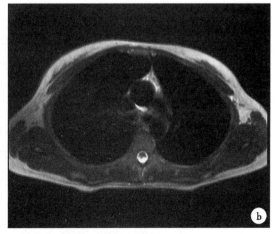

图 4-2-3　纵隔正常的 MRI 表现

T_2WI 图像：a. 主动脉三分叉层面；b. 气管隆嵴层面

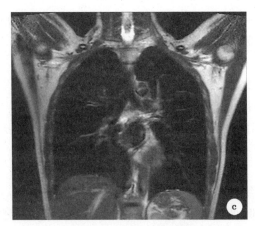

图 4-2-3　纵隔正常的 MRI 表现（续）

c. 冠状位气管分叉层面

等信号。食管呈圆形中等信号。食管黏膜在 T_2WI 呈高信号，食管壁厚约 3mm。

（四）胸壁、胸膜和横膈

胸壁肌肉组织在 T_1WI 呈中等信号，T_2WI 呈更低信号。脂肪组织呈高信号。骨皮质内质子密度很低，呈低信号，而其中的骨髓由于含有大量脂肪而呈高信号。MRI 不易显示胸膜。横膈呈低信号的细线状影，厚 2～3mm（图 4-2-3）。

第三节　基本病变影像学表现

呼吸系统疾病的基本病变包括肺部病变、胸膜病变和纵隔病变。认识基本病变的影像学表现，是进行诊断和鉴别诊断的基础。

一、肺　部　病　变

（一）支气管阻塞性改变

支气管阻塞性改变包括支气管的狭窄和闭塞，主要由支气管腔内病变引起，也可由支气管外病变的压迫所致。支气管腔内的疾病有支气管肿瘤、异物、结核及先天性支气管狭窄等。支气管外压性病变最常见的是淋巴结肿大。支气管阻塞可以引起阻塞性肺气肿、阻塞性肺炎及肺不张。

1. 阻塞性肺气肿（obstructive emphysema）　是因支气管未被病变完全阻塞，吸气时支气管腔增宽，空气可以进入肺内，呼气时支气管腔变小，病变阻塞管腔，肺内气体不易通过狭窄部位，这种阻塞称为活瓣性阻塞，使得肺内含气量增多。

X 线表现：局限性阻塞性肺气肿表现为肺部局限性透明度增加，其范围取决于阻塞的部位。一侧肺或一个肺叶的阻塞性肺气肿，显示为一侧肺或一叶肺的透明度增加，肺纹理稀疏。严重的肺气肿可引起横膈下降，纵隔向对侧移位。两肺广泛性阻塞性肺气肿常发生于慢性支气管炎和支气管哮喘等疾病，显示两肺野透明度增加，肺纹理稀疏、变细，常有肺大疱，横膈低平，胸廓呈桶状，前后径增宽，肋骨走行变平，肋间隙变宽，心影狭长呈垂位心型，侧位胸片示胸骨后间隙及胸廓前后径增宽，严重者出现肺动脉高压及肺心病。

CT 表现：局限性阻塞性肺气肿表现为断面图像上肺局限性透明度增加，肺纹理稀疏。弥漫性阻塞性肺气肿表现为肺纹理稀疏、变细、变直，在肺的边缘部常可见大小不等的肺大疱影。HRCT 可显示肺小叶结构的异常改变，可发现早期肺气肿。

2. 阻塞性肺炎　常发生于支气管尚未完全闭塞时，表现为肺小叶、肺段、肺叶或一侧肺的异常影像。

X 线及 CT 表现：小叶或小叶融合病灶表现为斑片状模糊影像，合并支气管增粗、模糊。肺段或肺叶病变表现为肺段或肺叶范围的密度增高影像，可合并肺体积缩小。炎症长期不易吸收或在同一部位反复发生为其特点。

3. 阻塞性肺不张（obstructive atelectasis）　是因支气管完全阻塞所致。支气管闭塞 18~24 小时肺泡腔内气体被吸收，相应的肺组织萎陷，肺体积缩小。阻塞性肺不张的影像学表现与阻塞的部位和时间有关，也与不张的肺内有无已经存在的病变有关。阻塞可以发生在主支气管、叶或段支气管、细支气管，导致一侧性、肺叶、肺段、小叶的肺不张。

X 线表现：①一侧性肺不张：患侧肺野均匀致密，肋间隙变窄，纵隔向患侧移位，横膈升高，健侧可有代偿性肺气肿表现；②肺叶不张：不张肺叶体积缩小，密度均匀增高，相邻叶间裂呈向心性移位；纵隔及肺门不同程度的向患侧移位；邻近肺叶可出现代偿性肺气肿。③肺段不张：后前位一般呈三角形致密影，基底向外，尖端指向肺门，肺段体积缩小。④小叶不张：为多数终末细支气管被黏液阻塞所致，表现为多处小斑片状致密影，与邻近的炎症不易区分，多见于支气管肺炎。

CT 表现：①一侧性肺不张：不张侧肺体积缩小，呈均匀软组织密度影，增强扫描明显强化，常可发现主支气管阻塞的部位和原因；②肺叶不张：右肺上叶不张表现为上纵隔右边的三角形或窄带状软组织密度影，尖端指向肺门，边缘清楚（图 4-3-1）；左肺上叶不张表现为三角形软组织密度影，底部与前外胸壁相连，尖端指向肺门，其后外缘向前内方凹陷；右肺中叶不张较常见，表现为右心缘旁三角形软组织密度影，其尖端指向外侧；下叶不张表现为脊柱旁三角形软组织密度影，尖端指向肺门，其前外缘锐利，患侧横膈升高，肺门下移；③肺段不张：常见于右肺中叶的内外段，表现为右心缘旁三角形软组织密度影，边缘内凹；④小叶不张：CT 表现与 X 线表现相似。

MRI 表现：不张的肺叶或肺段在 T_1WI 表现为较高信号影，T_2WI 为略高信号影。

（二）肺实变

肺实变指终末细支气管以远的含气腔隙内的空气被病理性液体、细胞或组织所替代。病变累及的范围可以是腺泡、小叶、肺段或肺叶，也可以是多个腺泡、小叶受累，其间隔以正常的肺组织。常见的病理改变为炎性渗出、水肿液、血液、肉芽组织或肿瘤组织。肺实变常见于大叶性肺炎、支气管肺炎及其他各种肺炎；也见于肺泡性肺水肿、肺挫伤、肺出血、肺梗死、肺结核、肺泡癌及真菌病等。

X 线表现：X 线胸片实变范围可大可小，多数连续的肺泡发生实变，则形成单一的片状致密影；多数不连续的实变，隔以含气的肺组织，则形成多个灶性密度增高影。如实变占据一个肺段或整个肺叶，形成肺段或大叶性密度增高影。实变中心区密度较高，边缘常较淡，但当其边缘至叶间胸膜时，可表现为锐利的边缘，当实变扩展至肺门附近，较大的含气支气管与实变

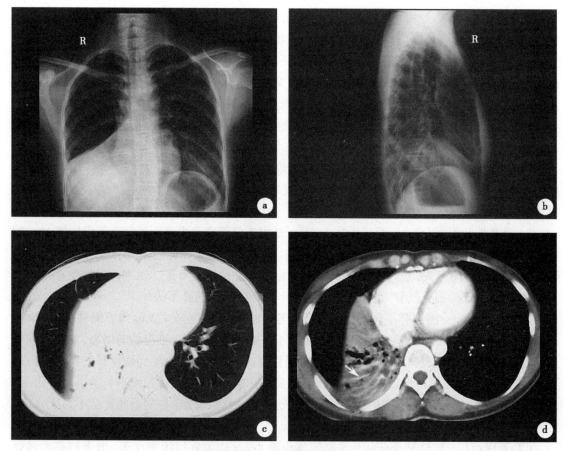

图 4-3-1　右肺下叶不张

a. 胸部后前位 X 线平片示右侧胸廓变小，右下肺片状密度增高影，其上缘清楚；b. 胸部侧位片示斜裂下移；c. CT 肺窗示右肺下叶实变，体积缩小，其内可见含气支气管；d. CT 增强扫描纵隔窗，可见肺血管走行正常(↑)

的肺组织常形成对比，在实变区中可见含气的支气管分支影，称支气管气象或空气支气管征（air bronchogram）。炎性实变经治疗后，可在 1～2 周内消散，在吸收过程中，病变常失去均匀性。肺出血或肺泡性水肿形成的实变，其演变较炎性实变快，经适当治疗，可在数小时或 1～2 日内完全消失。

　　CT 表现：以渗出为主的急性实变在肺窗表现为均匀性高密度影，大的病灶内常可见空气支气管征。病灶密度均匀，边缘多不清楚，靠近叶间胸膜的边缘可清楚。渗出性病变的早期或吸收阶段，实变区可表现为较淡薄的磨玻璃样影，其内常可见肺血管纹理。纵隔窗急性渗出性病变可完全不显示。慢性过程的实变密度多高于急性病变所引起的实变密度，病灶的边缘也多较清楚。实变小而局限于肺泡时，实变影则表现为数毫米至 1cm 大小的结节，形似梅花瓣状，边缘常较清楚。

　　MRI 表现：渗出性实变 T_1WI 显示为边缘不清楚的片状略高信号影，T_2WI 显示较高信号影。含气的支气管影和流空的血管影像类似 CT 图像上的空气支气管征。渗出物所含蛋白质的量不同，表现的信号强度也不同，例如肺泡蛋白沉积症是以蛋白质和脂质沉积于肺泡为特征，在 MRI 可显示独特的信号特点，与其他渗出性病变的表现不一样。

（三）结节和肿块

结节和肿块可单发，也可多发。单发者常见于肺癌、结核球、炎性假瘤等，多发者常见于肺转移瘤，还可见于坏死性肉芽肿、多发性肺囊肿及寄生虫囊肿等。通常把直径≤2cm 的病灶称为结节（nodule），大于 2cm 的病灶称为肿块（mass）。

X 线表现：肺良性肿瘤多有包膜，呈边缘光滑的球形肿块。错构瘤可有"爆米花"样的钙化。含液囊肿密度较淡。肺恶性肿瘤多呈浸润性生长，边缘不锐利，常有短细毛刺向周围伸出，靠近胸膜时可有线状、幕状或星状影与胸膜相连而形成胸膜凹陷征。结核球常为圆形，其内可见点状钙化，周围常有卫星病灶。炎性假瘤多为直径 5cm 以下类圆形肿块，肿块的上方或侧方常有尖角状突起，病变近叶间胸膜或外围时可见邻近胸膜的粘连、增厚。转移瘤常多发，大小不一，以中下肺野较多，密度均匀，边缘整齐。

CT 表现：恶性肿瘤的轮廓可呈分叶形，称分叶征；瘤体内有时可见直径 1～3mm 的空气样低密度影，称为空泡征；瘤体边缘可有不同程度的棘状或毛刺状突起，称棘状突起或毛刺征；邻近胸膜的肿块可见胸膜凹陷征；有时可见引流到肺门的癌性淋巴管炎。肿块内如发现脂肪密度影则有助于错构瘤的诊断。结核球周围常有多少不一、大小不等的小结节状卫星病灶及厚壁的引流支气管，增强扫描仅周边环形轻度强化。肺良性肿瘤可不强化或轻度均匀性强化。肺恶性肿瘤常为较明显的均匀强化或中心强化，且常为一过性强化。肺部炎性假瘤可呈环形强化或轻度均匀强化。结节可为腺泡大小的结节（直径在 1cm 以下），边缘较清楚，呈梅花瓣状，即相当于腺泡范围的实变；也可为粟粒状结节影（4mm 以下）。

MRI 表现：肿块内的血管组织、纤维结缔组织、肌组织及脂肪组织等成分不同，MRI 信号也不同。慢性肉芽肿、干酪样结核或错构瘤等由于其内含有较多的纤维组织与钙质，在 T_2WI 呈较低信号。恶性病变，例如肺癌或肺转移瘤，在 T_2WI 呈高信号。肿块内坏死灶 T_1WI 呈低信号，T_2WI 呈高信号。囊性病变在 T_1WI 呈低信号，T_2WI 呈高信号。血管性肿块例如动静脉瘘，由于流空效应表现为无信号。

（四）空洞和空腔

1. 空洞（cavity） 为肺内病变组织发生坏死后经引流支气管排出后形成。空洞壁可由坏死组织、肉芽组织、纤维组织、肿瘤组织所构成，多见于结核、肺癌。根据洞壁的厚度可分厚壁空洞和薄壁空洞，厚壁空洞的洞壁厚度≥3mm，薄壁空洞的洞壁厚度＜3mm。

X 线表现：空洞的 X 线表现有三种：①虫蚀样空洞：又称无壁空洞，为大片坏死组织内形成的小空洞，洞壁为坏死组织，表现为大片阴影内的多发性透明区，边缘不规则如虫蚀状，常见于结核病的干酪性肺炎；②薄壁空洞：洞壁为薄层纤维组织、肉芽组织或干酪组织，表现为圆形、椭圆形或不规则的环形影，空洞壁的内、外缘光滑清楚，多无液平面，其周围无大片状阴影，可有斑点状病灶；多见于肺结核、肺脓肿；肺转移瘤也可呈薄壁空洞。③厚壁空洞：内壁光滑或凹凸不平，多见于肺脓肿、肺结核及周围型肺癌；肺脓肿的空洞壁外缘围有高密度实变区，空洞内多有液平面；结核性空洞壁外缘整齐清楚，空洞内常无或仅有少量液体；周围型肺癌的空洞壁外缘有分叶和毛刺，洞壁内面凹凸不平，有时可见壁结节。

CT 表现：空洞直径大于 3cm 者大多为肿瘤，空洞壁外缘不规则或呈分叶状，内缘凹凸不平或呈结节状，多为癌性空洞。洞壁厚度小于 4mm 者多为良性病变，大于 15mm 者多为恶性病变。结核性空洞周围多可见条索影、结节状或斑片状卫星病灶以及与肺门相连的支气管壁的增厚。癌性空洞有时可见支气管狭窄或阻塞，可见阻塞性肺炎征象。

2. 空腔（intrapulmonary air containing space） 与空洞不同，是肺内生理腔隙的病理性扩大，肺大疱、含气囊肿及肺气囊等都属于空腔。

X 线及 CT 表现：空腔的壁薄而均匀，厚度多在 1mm 以下，周围无实变，腔内无液体。合并感染时，腔内可见气 - 液平面，空腔周围可有实变影。先天性肺囊肿的囊壁多较薄且较均匀，厚度在 1mm 左右。肺大疱的壁较先天性含气囊肿的壁更薄，不到 1mm，厚薄均匀。

MRI 表现：在 T_1WI 和 T_2WI，空洞内因有气体而均呈低信号影，空洞壁则呈中等信号强度。MRI 对空洞壁细节的显示不及 CT 检查。

（五）钙化

钙化（calcification）在病理上属于变质性病变，受到破坏的组织发生分解而引起局部酸碱度变化时，钙离子以磷酸钙或碳酸钙的形式沉积下来，一般发生在退行性变或坏死组织内。多见于肺或淋巴结干酪性结核病灶的愈合阶段。某些肺肿瘤或囊肿壁也可发生钙化。两肺多发钙化可见于结核、硅沉着病、骨肉瘤肺转移、肺泡微石症等。

X 线表现：表现为密度很高、边缘清楚锐利、大小形状不同的阴影，可为斑点状、块状及球形，呈局限或弥散分布。结核钙化呈单发或多发斑点状；硅沉着病钙化多表现为两肺散在多发结节状或环状钙化，淋巴结钙化呈蛋壳样。

CT 表现：在纵隔窗钙化的密度明显高于软组织，CT 值常可达 100Hu 以上，层状钙化多为良性病灶，多见于肉芽肿性病变。错构瘤的钙化呈爆米花样；周围型肺癌的钙化呈单发点状或局限性多发颗粒状、斑片状。肺门淋巴结蛋壳状钙化常见于肺尘埃沉着病。通常钙化在病灶中所占比例越大，良性的可能性就越大。弥漫性小结节状钙化多见于肺泡微石症和硅沉着病。

MRI 表现：钙化无信号，比较大的钙化灶表现为信号缺乏区。

（六）网状、细线状和条索状影

肺部的网状、细线状及条索状影是间质性病变的反映。肺间质性病变是指以肺间质为主的病变，实际上常同时伴有肺实质的改变。肺间质的病理改变可以是渗出或漏出，炎症细胞或肿瘤细胞浸润，纤维结缔组织或肉芽组织增生。常见的肺间质病变有慢性支气管炎，特发性肺纤维化、癌性淋巴管炎、肺尘埃沉着病及结缔组织病等。肺间质病理改变的性质不同、范围不同、时间不同，影像学表现可有所不同。

X 线表现：较大的支气管、血管周围的间质病变表现为肺纹理增粗、模糊。发生于小支气管、血管周围间质及小叶间隔的病变，表现为网状与细线状影或蜂窝状影。局限性线状影可见于肺内病变沿肺间质引向肺门或向外围扩散，例如肺癌肿块与肺门之间或胸膜之间的细线状影；肺结核愈合后，其周围间质可发生纤维化，表现为条索状影，走行不规则，粗细不一。肺静脉高压、肺间质水肿可导致小叶间隔内有液体或组织增生，表现为不同部位的间隔线。常见的为 B 线，系两肺下野近肋膈角处数条垂直于胸膜的线状影，长约 2cm，宽 1～2mm。

CT 表现：CT 对肺间质病变的检出很敏感，尤其是 HRCT 可以发现早期轻微肺纤维化，显示小叶间隔增厚等细微改变，对肺间质病变的诊断具有重要的价值。小叶间隔增厚表现为与胸膜相连的粗线状影，长 1～2cm，病变明显时可呈多角形的网状影。肺纤维化时，由于广泛的小叶间隔增厚，相邻增厚的小叶间隔相连，在胸膜下 1cm 以内，可见与胸壁平行的弧形线状影，长 2～5cm，称为胸膜下线。肺纤维化后期，在两中、下肺野的胸膜下区可见蜂窝状影，并可向内累及肺中、内带和向上累及上肺野。

MRI 表现：网状、细线状病灶显示不满意，比较大的条索状病灶在 T_1WI 和 T_2WI 均呈中等信号影。

（七）多发性小结节及粟粒病变

肺内弥漫多发小结节及粟粒病变（multinodular and military disease）HRCT 显示清楚。根据病因不同结节可分为 4 种：

1. 血源性结节 例如急性粟粒型肺结核及血源性转移瘤，在肺内弥散分布，可见胸膜结节。

2. 淋巴管周围结节 例如癌性淋巴管炎、肺尘埃沉着病及结节病等，结节沿支气管血管束、小叶间隔分布，可达小叶中心及胸膜。

3. 小气道疾病结节 见于感染细支气管炎及支气管播散性肺结核，为末端细支气管的黏液栓塞及扩张。结节合并细线状影，与支气管血管分支相连，其形态如树枝发芽，称为"树芽征"，结节均位于小叶中心部位。

4. 小叶中心结节 例如过敏性肺炎及炎性感染，结节边缘较模糊，位于小叶中心，距胸膜及小叶间隔 5～10mm。

马赛克灌注（mosaic perfusion）：在 HRCT，由于气道疾病或肺血管性疾病引起相邻的肺区血液灌注上的差别而出现的不均匀肺密度区，称马赛克/镶嵌性灌注。表现为略高密度磨玻璃影和低密度灌注区。常见于造成局部气体滞留或肺实质通气不良的疾病中，例如肺动脉栓塞、肺泡蛋白沉积症等。

二、胸 膜 病 变

（一）胸腔积液

病变累及胸膜可产生胸腔积液。病因可以是感染性、肿瘤性、变态反应性，也可以是化学性或物理性。液体可以是血性、乳糜性、胆固醇性，也可以是脓性；可以是渗出液，也可以是漏出液。

X 线表现：

1. 游离性胸腔积液（free pleural effusion） 积液最初仅积聚于位置最低的后肋膈角时，站立后前位检查多难以发现。积液量 250ml 左右时，于站立后前位检查也仅见肋膈角变钝，变浅或填平。随着液量增加可依次闭塞外侧肋膈角，掩盖膈顶，进而呈外高内低的弧形凹面。当其上缘在第 4 肋前端以下时为少量积液；超过第 4 前肋端、其上缘在第 2 肋前端平面以下时为中量积液，中下肺野呈均匀致密影；其上缘达第 2 肋前端以上时为大量积液，患侧肺野呈均匀致密阴影，有时仅见肺尖部透明，并可见肋间隙增宽，横膈下降，纵隔向健侧移位。

2. 局限性胸腔积液（localized pleural effusion） 指胸腔积液位于胸腔某一个局部，例如包裹性积液、叶间积液、肺底积液和纵隔积液等。①包裹性积液（encapsulated effusion）：为胸膜炎时，脏、壁层胸膜发生粘连使积液局限于胸膜腔的某一部位，多见于胸下部侧后胸壁，切线位片包裹性积液表现为自胸壁向肺野突出的半圆形或扁丘状阴影，其上下缘与胸壁的夹角呈钝角，密度均匀，边缘清楚，常见于结核性胸膜炎；②叶间积液（interlobar effusion）：为局限于水平裂或斜裂内的积液，可单独存在，也可与游离性积液并存；发生于斜裂者，正位 X 线检查多难以诊断，侧位则易于发现，典型表现是叶间裂部位的梭形影，密度均匀，边缘清楚；游离性积液进入叶间裂时多局限于斜裂下部，表现为尖端向上的三角形密度增高影；叶间积液可由心衰或结核引起，少数肿瘤转移也可表现为叶间积液。③肺底积液（subpulmonary effusion）：为位于肺底与横膈之间的胸腔积液，右侧较多见；被肺底积液向上推挤的肺下缘呈圆形，易误诊为横膈升高；肺底积液所致的"横膈升高"圆顶最高点位于偏外 1/3，且卧位胸片因部分液体向肺尖方向流动，使肺野密度均匀增高，并使正常位置的横膈得以显示。

CT 表现：少量、中等量游离性积液表现为后胸壁下弧形窄带状或新月形液体样密度影，边缘光滑整齐，俯卧位检查可见液体移至前胸壁下。大量胸腔积液则整个胸腔为液体样密度影占据，肺被压缩于肺门呈软组织影，纵隔向对侧移位。包裹性积液表现为自胸壁向肺野突出的凸镜形液体样密度影，基底宽而紧贴胸壁，与胸壁的夹角多呈钝角，边缘光滑，邻近胸膜多有增厚，形成胸膜尾征。叶间积液表现为叶间片状或带状的液体密度影，有时呈梭状或球状，积液量多时形似肿瘤，易误诊为肺内实质性病变。

MRI 表现：一般非出血性积液在 T_1WI 多呈低信号；结核性胸膜炎及外伤等所致的积液，由于内含较高蛋白质和细胞成分，在 T_1WI 可呈中至高信号。胸腔积液在 T_2WI 多为很高信号。

（二）气胸和液气胸

空气进入胸膜腔内为气胸（pneumothorax）。因脏层或壁层胸膜破裂所致。前者多在胸膜下肺部病变的基础上发生，称自发性气胸，例如严重肺气肿、胸膜下肺大疱、肺结核及肺脓肿等，当胸膜裂口具活瓣作用时，气体只进不出或进多出少，可形成张力性气胸。后者为壁层胸膜直接损伤破裂，体外空气进入胸腔，例如胸壁穿通伤、胸部手术及胸部穿刺。

胸膜腔内液体与气体同时存在为液气胸（hydropneumothorax）。外伤、手术后及胸腔穿刺均可产生液气胸。

X 线表现：气胸区无肺纹理，为气体密度。少量气胸时，气胸区呈线状或带状，可见被压缩肺的边缘。大量气胸时，气胸区可占据肺野的中外带，内带为压缩的肺，呈密度均匀的软组织影。同侧肋间隙增宽，横膈下降，纵隔向健侧移位，对侧可见代偿性肺气肿。如脏、壁层胸膜粘连，可形成局限性或多房局限性气胸。液气胸时立位片可见气液平面，严重时，液气面横贯胸腔。如脏、壁层胸膜粘连，也可形成局限性或多房性液气胸。

CT 表现：肺窗气胸表现为肺外侧带状无肺纹理的透亮区，其内侧可见弧形的脏层胸膜呈细线状软组织密度影，与胸壁平行。肺组织有不同程度的受压萎缩，严重时整个肺被压缩至肺门呈球状，伴纵隔向对侧移位，横膈下降。液气胸由于重力关系，液体分布于背侧，气体分布于腹侧，可见明确的气液平面及萎缩的肺边缘。

MRI 表现：不能显示气胸，只能显示液气胸的液体信号。

（三）胸膜肥厚、粘连和钙化

胸膜炎性纤维素渗出、肉芽组织增生、外伤出血机化均可引起胸膜肥厚、粘连和钙化。胸膜增厚与粘连常同时存在。轻度局限性胸膜粘连、肥厚多发生在肋膈角区。胸膜钙化多见于结核性胸膜炎、出血机化和肺尘埃沉着病。

X 线表现：局限胸膜肥厚、粘连常表现为肋膈角变平、变浅、膈运动轻度受限。广泛胸膜肥厚粘连时，可见患侧胸廓塌陷，肋间隙变窄，肺野密度增高，肋膈角近似直角或闭锁，横膈升高且顶变平，纵隔可向患侧移位。胸膜钙化时在肺野边缘呈片状、不规则点状或条索状高密度影。包裹性胸膜炎时，胸膜钙化可呈弧形或不规则环形。

CT 表现：胸膜肥厚表现为沿胸壁的带状软组织影，厚薄不一，表面不光滑，与肺的交界面多可见小的粘连影。胸膜肥厚可达 1cm 以上，当厚达 2cm 时多为恶性。胸膜钙化多呈点状、带状或块状的高密度影,其 CT 值接近骨骼。

MRI 表现:对胸膜肥厚、粘连和钙化的显示不如普通 X 线和 CT。

(四)胸膜肿块

胸膜肿块(pleural mass)主要见于胸膜原发或转移性肿瘤。原发者多为胸膜间皮瘤,少数为来自结缔组织的纤维瘤、平滑肌瘤、神经纤维瘤等。胸膜肿瘤可为局限性或弥漫性,弥漫性均为恶性。可伴或不伴有胸腔积液,肿块合并胸水多为恶性。此外,胸膜肿块也可见于机化性脓胸及石棉沉着病形成的胸膜斑块等。

X 线表现:表现为半球形、扁丘状或不规则形肿块,密度多均匀,边缘清楚,与胸壁呈钝角相交,胸膜外脂肪层完整。弥漫性间皮瘤可伴胸腔积液,转移瘤可伴有肋骨破坏。

CT 表现:表现为广基与胸壁相连的软组织肿块,有时可见肿块周围与胸膜相延续而形成胸膜尾征。增强扫描肿块多有较明显的强化。弥漫性胸膜肿瘤多呈弥漫性胸膜增厚,表面凹凸不平,呈结节状或波浪状,范围较广者可累及整个一侧胸膜。机化性脓胸或石棉沉着病斑块多伴有钙化。

MRI 表现:在 T_1WI 肿瘤呈中等信号,T_2WI 呈不同程度高信号。

三、纵隔病变

(一)形态改变

纵隔的形态改变多表现为纵隔增宽。引起纵隔增宽的病变可为肿瘤性、炎性、出血性、淋巴性、脂肪性和血管性,以纵隔肿瘤最常见。良性肿块引起纵隔增宽通常形态规则,边缘清楚。形态不规则、边缘不清的多为恶性。

(二)密度改变

X 线表现:导致纵隔增宽的病变,多为密度增高,但因缺乏自然对比,在 X 线检查中,与正常纵隔密度多无明显差异而难于分辨。由气管支气管损伤而发生的纵隔气肿,在胸片可表现为纵隔内低密度的气带影,且常与气胸及皮下气肿并存。腹腔内的空腔脏器疝入纵隔时,可见其内有不规则的低密度空气影。

CT 表现:根据 CT 值可将纵隔病变分为四类:脂肪密度、实性、囊性及血管性病变。脂肪瘤以右心膈角多见。实性病变可见于良、恶性肿瘤、淋巴结肿大等。囊性病变表现为圆形或类圆形液体样密度影,心包囊肿多位于右心膈角,支气管囊肿多好发于气管或食管旁及肺门部。主动脉瘤可见瘤壁的弧形钙化。CT 增强检查对鉴别血管性与非血管性、良性与恶性肿块很有价值。血管性病变增强检查可明确显示动脉瘤、动脉夹层及附壁血栓。实性病变中,良性病变多均匀轻度强化,恶性病变多不均匀明显强化。囊性病变仅见囊壁轻度强化,脂肪密度病变仅见其内的血管强化。

MRI 表现:实性肿瘤在 T_1WI 信号强度常略高于正常肌肉组织,在 T_2WI 信号强度多较高。肿瘤内发生变性坏死时,瘤灶的信号则不均匀,坏死区 T_1WI 呈低信号,T_2WI 呈明显高信号。畸胎瘤在 T_1WI 和 T_2WI 可见脂肪信号。单纯性浆液性囊肿 T_1WI 呈低信号,T_2WI 呈显著高信号。黏液性囊肿或囊液含丰富蛋白时,在 T_1WI、T_2WI 均呈高信号。囊内含胆固醇结晶或出血时,T_1WI 也呈高信号。脂肪性肿块 T_1WI 和 T_2WI 均呈高信号,应用脂肪抑制技术,脂肪性肿块则呈低信号。动脉瘤的瘤壁弹性差,血液在该处流速减慢或形成涡流,涡流产生的信号多不均匀。动脉夹层依其血流速度不同，易分辨真假腔。通常假腔大于真腔，假腔的血流较缓慢，信号较高，且常有附壁血栓形成；真腔血流快，通常无信号。

（三）位置改变

胸腔、肺内及纵隔病变均可使纵隔移位。肺不张及广泛胸膜增厚可牵拉纵隔向患侧移位；胸腔积液、肺内巨大肿瘤及偏侧生长的纵隔肿瘤可推压纵隔向健侧移位。一侧肺气肿时，纵隔向健侧移位。一侧主支气管内异物可引起纵隔摆动。

第四节　疾病诊断

一、支气管扩张症

支气管扩张症（bronchiectasis）是指支气管管腔的病理性增宽。男女发病率无明显差异，好发于儿童及青壮年。

病因分为先天性和后天性，多数为后天性。先天性支气管扩张的病因为：①先天性免疫球蛋白缺乏；②肺囊性纤维化；③纤毛无运动综合征。后天性支气管扩张的病因为：①慢性感染引起支气管壁组织破坏；②支气管内分泌物淤积与长期剧烈咳嗽引起支气管内压增高；③肺不张及纤维化对支气管壁产生的外在性牵拉。多数支气管扩张是支气管反复感染的继发性改变，或为肺内严重的纤维化病变牵拉而引起，例如肺结核、胸膜炎、肺尘埃沉着病或肺间质纤维化等。

临床表现：咳嗽、咳痰、咯血为支气管扩张的三个主要症状，尤其是反复感染之后，常有较多量的脓痰；咯血常见，可有反复大咯血。体检少数患者有杵状指，听诊肺内可有啰音。

支气管扩张好发于3~6级分支。大体病理根据支气管扩张的形态分为：①柱状扩张：扩张的支气管内径宽度远端与近端相似；②曲张型扩张：扩张的支气管内径粗细不均，管壁有多个局限性的收缩，形似静脉曲张；③囊状扩张：扩张的支气管腔呈囊状增宽。三种扩张类型可同时混合存在，或以其中某一形态为主。支气管扩张常伴有肺部炎症。

【影像学表现】

X线：①轻度支气管扩张在胸部X线平片可无异常发现；②较严重的支气管扩张可表现为肺纹理增粗、模糊及环形透亮影；③支气管扩张合并感染可引起肺纹理模糊及出现斑片状影。

CT：需采用薄层或HRCT扫描，后者是目前诊断支气管扩张最常用的影像方法。CT主要表现为：①柱状扩张的支气管与CT扫描层面平行时表现为"轨道征"（tramline sign）；与CT扫描层面垂直走行时表现为有壁的圆形透亮影，与伴行的肺动脉共同形成"印戒征"（signet ring sign）（图4-4-1）；②曲张型扩张表现为支气管管腔呈粗细不均的增宽，壁不规则，可呈念珠状；③囊状扩张表现为支气管远端呈囊状膨大，成簇的囊状扩张形成葡萄串状阴影，合并感染时囊内可见液平（图4-4-2）；④当扩张的支气管内有黏液栓塞时，表现为柱状或结节状高密度影，类似"指状征"改变；合并感染时支气管扩张周围见斑片状渗出影，病变邻近的支气管可扭曲、并拢，病变部位的肺体积可缩小。

【诊断和鉴别诊断】

X线平片对支气管扩张的诊断价值有限。在反复咯血及肺部感染的患者，X线平片有两

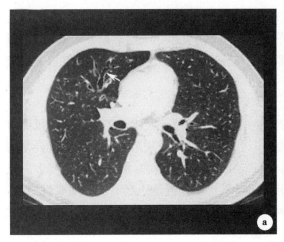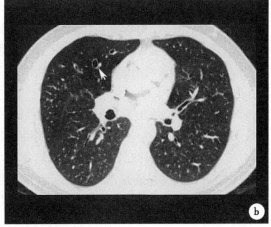

图 4-4-1　支气管柱状扩张

HRCT 图像：a. 右肺中叶支气管扩张呈"轨道征"(↑)；b. 右肺中叶支气管扩张呈"印戒征"(↑)

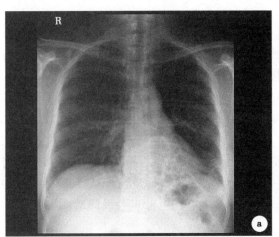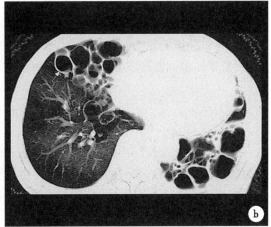

图 4-4-2　支气管囊状扩张

a. X 线平片双肺中下野多发囊状透亮影；b. CT 扫描肺窗显示支气管呈囊状扩张，管壁增厚(↑)

下肺纹理增多或囊状影时应考虑到本病的可能，需进一步行薄层 CT 或 HRCT 检查，HRCT 对诊断支气管扩张有很高的敏感性及特异性。囊状支气管扩张有时需与多发性肺囊肿及肺气囊等病变鉴别。多发性肺囊肿相对较大，囊壁相对较薄，较少有气液平面，可资鉴别。肺气囊多见于金黄色葡萄球菌感染，呈多个类圆形的薄壁空腔，肺内病灶变化较快，常伴有肺内浸润性病灶或脓肿，且常随炎症吸收而消退，鉴别不难。

二、气管和支气管异物

气管和支气管异物多见于儿童。常见的异物为花生、谷粒、瓜子等植物性异物和义齿、金属制品、玻璃球等。由于右侧支气管走行较直，故支气管异物易发生在右侧支气管。

临床表现为刺激性呛咳、呼吸困难、青紫、气喘等。继发阻塞性肺炎时，有发热和白细胞计数增高。

气管和支气管异物引起的病理改变包括气道的机械性阻塞和肺内炎症。较大的异物可使支气管完全阻塞，引起阻塞性肺炎及肺不张。较小的异物引起呼气性活瓣性阻塞时，可发生阻塞性肺气肿；吸气性活瓣性阻塞时，引起肺不张及肺炎。由于异物的刺激，支气管黏膜充血、水肿，长期病变可引起纤维组织增生。

【影像学表现】

X 线：不透 X 线的异物例如金属制品、义齿等在胸部 X 线片可显示。正位及侧位投照有助于异物的准确定位。可透 X 线的异物临床常见，透视或摄片可发现异物所致的间接异常表现。当气管异物引起呼气性活瓣性阻塞时，两肺可发生阻塞性肺气肿，肺内含气量增多。支气管异物则可发现纵隔摆动，即纵隔随呼吸左右移动，其机制是异物引起一侧肺活瓣性阻塞，导致在呼气与吸气状态下健侧肺与患侧肺压力不对等所致。合并阻塞性肺炎时肺内有斑片状或大片状阴影。肺不张时可引起相应的肺叶体积缩小。

CT：不仅可发现不透 X 线的高密度异物，还可发现 X 线平片不能显示的密度较低的异物，同时可显示异物所致的间接征象，例如阻塞性肺气肿、阻塞性肺炎及肺不张。

【诊断和鉴别诊断】

患者有异物吸入病史和典型的临床表现。X 线检查无论普通透视和平片，均不易直接发现 X 线可以穿透的异物，通常依靠透视下的间接征象即纵隔摆动进行诊断。CT 为最佳检查方法，可直接显示高低密度异物及异物所致的间接征象，CT 增强扫描可显示异物性肉芽肿。

三、肺部炎症

肺炎（pneumonia）为肺部常见、多发病。肺炎可按病因和解剖部位分类。临床上按病因可分为感染性、理化性、免疫性和变态反应性，其中感染性最常见。影像检查正确判断肺炎是由何种病原体所致常有困难，故一般按病变的解剖分布，分为大叶性、小叶性及间质性肺炎。

（一）大叶性肺炎

大叶性肺炎（lobar pneumonia）的病原菌主要是肺炎链球菌，也见于金黄色葡萄球菌。本病多发生于青壮年，起病急，主要的临床表现为突发高热、寒战、咳嗽、胸痛和咳铁锈色痰等。严重者可缺氧，发生成人呼吸窘迫综合征。体检胸部听诊有支气管肺泡呼吸音、管状呼吸音及湿啰音。实验室检查血白细胞总数及中性粒细胞计数明显增高。

病理上大叶性肺炎的典型改变可分 4 期：①充血水肿期：为病变的早期，肺泡壁毛细血管充血、扩张，肺泡内有炎性渗出；②红色肝样变期：发病后第 3～4 天，病变累及整个肺叶或肺段，肺泡腔充满纤维蛋白及红细胞渗出物，使病变肺组织的剖面呈红色肝样；③灰色肝样变期：肺泡腔内大量白细胞代替红细胞，致使肺叶剖面呈灰色肝样；④溶解消散期：肺泡腔内炎性渗出物逐渐被吸收，病变范围缩小，肺泡腔内重新充气。由于近年来抗生素的广泛应用，大叶性肺炎常失去上述典型的临床表现与影像学特征。

【影像学表现】

X 线：①病变的充血期 X 线检查可为正常表现，或仅可见局限的肺纹理增多，透明度减低；②红色及灰色肝样变期表现为密度均匀的致密影，不同肺叶或肺段受累时病变形态不一；③炎症累及肺段表现为片状或三角形致密影；累及整个肺叶，呈以叶间裂为界的大片致密阴影；④实变影中可见透亮支气管影，即"空气支气管征"。

各个肺叶的实变在后前位 X 线胸片上有特征性的表现。右肺上叶实变时,阴影的下缘以水平叶间裂为界,边缘平直,界限清楚。右肺中叶实变时,阴影的上界为水平叶间裂,平直清楚,自上而下阴影密度逐渐减低,右心缘模糊(图 4-4-3a,b)。右肺下叶实变时,阴影上界模糊,密度从上至下逐渐增高,右心膈角消失。左肺上叶实变时,其下界模糊,从上至下密度逐渐减低。左肺下叶实变时上界模糊,从上至下密度逐渐增高。在侧位胸片很容易显示各个肺叶实变的边界,以相应的叶间裂为界。病变局限于肺段范围的称为肺段肺炎,是大叶性肺炎常见的表现类型。

消散期实变区范围逐渐缩小、密度逐渐减低,表现为大小不等、分布不规则的斑片状影。病变在两周内有明显吸收,临床症状减轻一般比阴影吸收早。大叶性肺炎的常见合并症为胸腔积液,一般为病变同侧有少量积液,使肋膈角变钝。合并肺脓肿时大叶阴影内有透光区及气液平面。有的病例可延迟 1~2 个月吸收,少数病例可演变为慢性机化性肺炎。

CT:充血期病变呈磨玻璃样影,边缘模糊,病变区血管仍隐约可见。红色及灰色肝样变期表现为实变呈大叶性或肺段性分布,其内可见"空气支气管征"(图 4-4-3c,d),近胸膜处边界清楚、平直,通常实变的肺叶体积与正常相当。消散期实变影密度减低,呈散在斑片状影,形态不一,进一步吸收后仅见条索状影,直至完全消失。

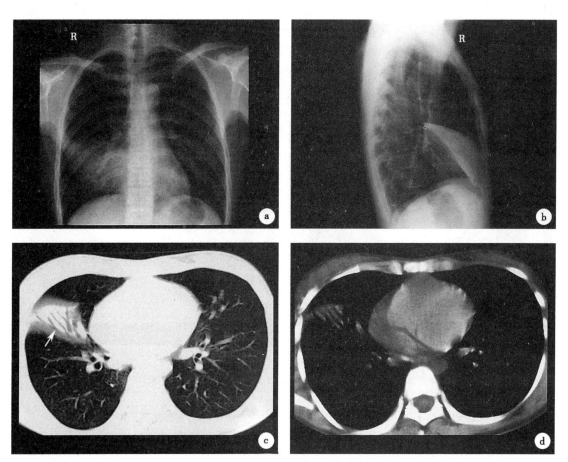

图 4-4-3 右肺中叶大叶性肺炎

a. X 线平片右中下肺野片状密度增高影,其上缘边界清楚;b. 侧位片示病变位于右肺中叶;c 和 d. CT 平扫肺窗和纵隔窗,右肺中叶外侧段片状实变影,其内可见含气支气管(↑),近水平裂处边界清楚

【诊断和鉴别诊断】

大叶性肺炎根据典型临床及 X 线表现易于诊断。肺内局限性片状影有时须与浸润性肺结核鉴别,肺炎病变密度较均匀、无卫星病灶,一般在两周内病变有吸收,多在一个月内完全吸收;肺结核的动态变化比较缓慢。肺叶实变影有时需与中央型肺癌引起的肺不张鉴别,大叶性肺炎支气管通畅、肺门无肿块可与肺癌鉴别。引起大叶阴影的肺炎还可由其他病原菌引起,例如军团菌、克雷白杆菌及霉菌等,影像诊断需结合临床及实验室检查结果综合判断。

（二）支气管肺炎

支气管肺炎(bronchopneumonia)又称为小叶性肺炎(lobular pneumonia),常见的病原菌有金黄色葡萄球菌和肺炎链球菌等,病毒和真菌也可引起。支气管肺炎多见于婴幼儿、老年人及免疫功能损害者,或为手术后并发症。临床症状有发热、咳嗽、呼吸困难、发绀及胸痛。

病理上先发生支气管炎,进而累及呼吸性细支气管及肺泡。终末细支气管炎可引起阻塞性肺气肿或小叶肺不张,可有脓肿形成。金黄色葡萄球菌所致者可形成肺气囊。

【影像学表现】

X 线:病灶多位于两肺中下野的内中带,可见肺纹理增粗、边缘模糊,沿肺纹理有模糊的小结节及斑片状影,严重的病例可融合成大片状。合并肺气肿时表现为两肺野透亮度增高,胸廓扩大,肋间隙增宽及膈肌低平。金黄色葡萄球菌引起的支气管肺炎可形成空洞,在斑片状影内有环形透亮区。肺气囊表现为壁厚 1mm 左右的圆形空腔影。病灶累及胸膜可引起程度不等的胸腔积液。经抗感染治疗后病变可在 2 周内吸收。

CT:表现为肺纹理增粗、模糊,并散在结节状、斑片状模糊影(图 4-4-4)。小叶支气管阻塞时可形成小叶性肺气肿或肺不张。偶见肺炎液化坏死形成空洞。

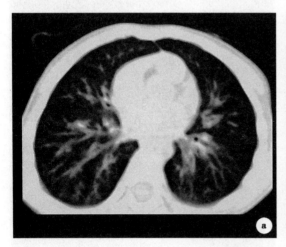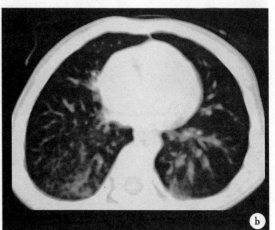

图 4-4-4　支气管肺炎

CT 检查:a 和 b. 双肺纹理增多,沿肺纹理见多发小斑片状密度增高影,边界模糊

【诊断和鉴别诊断】

小叶性肺炎有明显的临床症状,多数病例依据临床及 X 线表现可诊断。对于难以吸收的病例可采用 CT 检查判断病变内有无空洞,确定有否支气管扩张、肺脓肿及脓胸等并发症。

（三）间质性肺炎

间质性肺炎(interstitial pneumonia)是以肺间质炎症为主的肺炎。由多种原因引起,包括感染性及非感染性病变。感染主要是病毒,例如流感病毒、腺病毒、呼吸道合胞病毒、副流感病毒、麻疹病毒、水痘病毒、带状疱疹病毒或巨细胞病毒等。肺炎支原体和卡氏肺囊虫等也可引起间质性肺炎。

病毒感染在婴幼儿、老年人及免疫功能损害者多见,在非细菌性肺炎中占25%~50%。患者一般先有上呼吸道感染的症状,发生病毒性肺炎时有高热、咳嗽、黏液痰,严重者可出现呼吸困难。肺部听诊有水泡音。实验室检查血白细胞计数正常、略有升高或下降。免疫功能损害的患者易发生巨细胞病毒及水痘带状疱疹病毒感染。支原体肺炎约占所有肺炎的15%~20%,可引起肺部及全身感染症状。卡氏囊虫肺炎是艾滋病较常见的合并症,患者有急性呼吸道和全身感染症状。

病理上间质性肺炎主要引起肺间质水肿和炎症细胞浸润,炎症可沿淋巴管扩散引起淋巴管炎及淋巴结炎。小支气管因炎症、充血及水肿常部分性或完全性阻塞。

【影像学表现】

X线:病变好发于双侧中下肺野的内中带。病变初期可见肺纹理增粗、模糊,病变进展后两肺出现弥漫性网状阴影及单发或多发斑片状阴影,严重病例阴影范围广泛(图4-4-5a)。儿童患者可因细支气管炎症性狭窄引起两肺弥漫性肺气肿。

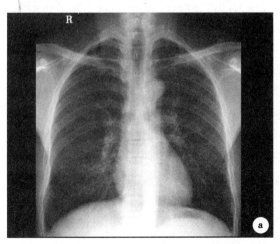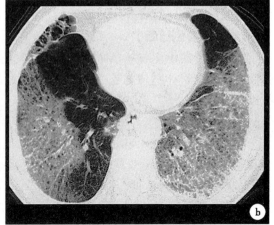

图4-4-5　间质性肺炎

a. X线平片双肺中下野片状磨玻璃样密度增高影,边界模糊;b. CT扫描肺窗示双肺下叶间质增厚并片状模糊影

CT:HRCT是显示间质性肺炎病灶形态的重要方法。CT可见肺小叶内间质增厚、小叶间隔增粗和支气管血管束增粗模糊,肺内有局限性或弥漫性磨玻璃密度影像(图4-4-5b),病变严重者可见肺泡实变影像,可伴有肺门及纵隔淋巴结增大,少量胸腔积液。卡氏囊虫肺炎易发生两肺弥漫的磨玻璃密度病变。

【诊断和鉴别诊断】

间质性肺炎的诊断依靠特征性的X线和CT表现,同时需结合临床及实验室检查,确诊需要病原学检查的支持。婴幼儿、老年人出现大片状、网状影时,应当考虑到病毒性肺炎及支原体肺炎的诊断,需要进行血清学检查明确诊断。免疫功能损害患者的间质性肺炎以巨细胞病毒和卡氏囊虫肺炎的可能性较大。HRCT对发现早期病变及肺内弥漫性病变的鉴别诊断是必需的。

（四）过敏性肺炎

过敏性肺炎（allergic pneumonia）又称吕弗留综合征（Löffler syndrome），是由于机体对某种物质过敏而引起的肺部炎症。花粉、寄生虫毒素、药物、蘑菇、甘蔗、谷物和鸽子排泄物等均可作为过敏源而引起本病。

患者在接触某一种抗原物质后发病，表现为发热、寒战、肌肉疼痛、咳嗽、咳痰、气喘等。实验室检查血白细胞总数及嗜酸性粒细胞增加。急性发病的患者在接触抗原后4～6小时发病，症状较重。亚急性发病者为长期接触少量抗原所致，症状较轻。

病理改变为肺泡和肺间质的炎症，在炎性渗出物中有大量的嗜酸性粒细胞，可继发肺间质纤维化或肉芽肿形成。

【影像学表现】

X线：肺内单发或多发斑片状模糊影，沿支气管分布，此为常见的X线表现。病变在两肺中下野多见，有时肺内病变吸收后，在肺的其他部位又出现新病灶，具有"游走性"的特点。本病也可表现为两肺弥漫分布的粟粒状结节影，边缘较模糊，病灶在两肺的中、下肺野较密集。有的病例以网线状影为主，其间可见少数粟粒大小病灶，合并肺纹理增强、模糊。

CT：过敏性肺炎表现为单发或多发斑片状影像，边缘模糊，有的可见模糊的小结节影，结节大小相似，一般位于小叶中心。肺间质性炎症表现为肺内弥漫性的细网状及小结节状影像。继发肺间质纤维化的病例有支气管血管束增粗及小叶间隔增厚。

【诊断和鉴别诊断】

肺内阴影的出现与某一种致敏物质有关是确定诊断的重要依据。HRCT有助于显示肺内弥漫结节病变。本病应与支气管肺炎、间质性肺炎、肺结核的肺内浸润病灶及特发性肺间质纤维化鉴别。

（五）肺脓肿

肺脓肿（pulmonary abscess）系由不同病原菌引起的肺部坏死性炎性疾病。病原菌主要为金黄色葡萄球菌、肺炎双球菌及厌氧菌。感染途径包括经呼吸道吸入、经血行或直接蔓延到肺内，其中吸入性较常见。

临床表现为高热、咳嗽、大量脓痰、咯血、胸痛和白细胞计数增多等。厌氧菌感染的痰气味较臭。慢性肺脓肿者，经常咳嗽、咳脓痰和血痰，不规则发热伴贫血和消瘦等，可有杵状指（趾）。

病原菌经支气管吸入后，引起肺叶、肺段或亚肺段范围的化脓性炎症。约一周后病灶中心形成脓腔。肺脓肿破入胸腔后可形成脓胸或脓气胸。血行感染的肺脓肿形成肺内多发性化脓病灶。吸入性肺脓肿经抗感染治疗后4～6周病变逐渐吸收。长期不吸收的病变可形成慢性肺脓肿。

【影像学表现】

X线：吸入性肺脓肿首先形成肺内大片状模糊影像，易发生在上叶后段及下叶背段。空洞形成后，在大片阴影中有透亮区及气液平，空洞壁较厚，厚度较均匀。洞壁外缘模糊，周围有片状浸润影，洞壁内缘光滑（图4-4-6a）。血源性肺脓肿为多发斑片状或结节影，边缘模糊，两肺中下野多见，病灶内可有空洞及液平。慢性肺脓肿为边界较清楚的厚壁空洞，或实性肿块内多发的小空洞，可有液平。有的病例空洞的形态不规则，病变周围的肺纹理增粗、胸膜增厚。

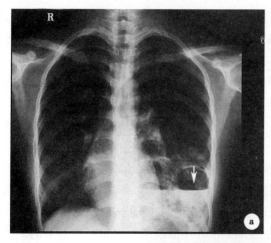
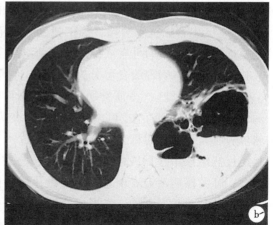
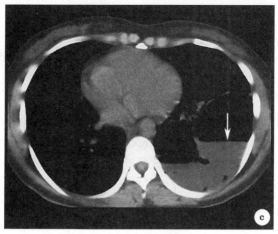

图 4-4-6 左肺脓肿

a. X 线平片左肺下野团片状混杂透亮影,其内见空洞并气液平面(↑);b 和 c. CT 扫描肺窗和纵隔窗,左肺下叶多发薄壁空洞形成,其内见气液平面(↑)

CT:对脓肿壁的显示优于平片,能更早揭示实变影中有无早期液化坏死灶,易于明确脓肿位于肺内或胸腔内、是否伴有少量胸腔积液及脓肿处有无局部胸膜肥厚(图 4-4-6b、c)。此外,还可判断肺脓肿是否破入胸腔形成局限性脓胸或脓气胸等。增强 CT 脓肿壁常有明显强化。

【诊断和鉴别诊断】

肺脓肿需与结核空洞及癌性空洞鉴别。结核性空洞好发于上叶尖段、后段及下叶背段,通常壁薄、内壁光滑,无明显液平面,周围常有卫星灶。癌性空洞多为厚壁偏心空洞,洞壁厚薄不均,内壁不光整,可有癌结节,外缘有分叶及毛刺,常伴肺门和纵隔淋巴结增大。

四、肺 结 核

肺结核(pulmonary tuberculosis)是由人型或牛型结核分枝杆菌引起的肺部慢性传染病。目前我国肺结核的发病率有上升趋势。

肺结核常见临床表现为咳嗽、咯血及胸痛。全身性症状为发热、疲乏、无力、食欲减退及消瘦等。个体对结核菌的反应不同、入侵人体的结核菌数目及毒力不同,患者的临床症状有所不同,有些患者症状不明显。痰中找到结核菌或痰培养阳性及纤维支气管镜检查发现结核性病变是诊断肺结核的可靠依据。结核菌素反应阳性对于小儿肺结核诊断有价值。

肺结核的基本病理改变可分为:①渗出性病变:为浆液性或纤维素性肺泡炎;②增殖性病变:为结核性肉芽肿;③变质性病变:为干酪性坏死,可发生在小叶、肺段或肺叶的范围。这三种病理改变往往同时存在,可以其中一种改变为主。干酪性坏死性病灶被纤维组织包裹形成的球形病灶大于2cm时称为结核球或结核瘤。

经过抗结核治疗后或由于机体的抵抗力增强,结核病变的范围缩小或消失,原有的空洞可闭合。肺结核病治愈表现为病灶纤维化或钙化。肺结核病进展表现为病灶范围扩大,渗出性或干酪坏死性病灶融合,或形成空洞。肺结核可形成纤维空洞、干酪空洞及虫蚀样空洞。结核病变经血行或支气管播散可引起肺其他部位发病,经血行播散还可引起其他器官的结核病变。

1998年中华结核病学会制定了我国新的结核病分类法:Ⅰ型:原发性肺结核,分为原发综合征和胸内淋巴结结核;Ⅱ型:血行播散型肺结核,分为急性、亚急性和慢性血行播散型肺结核;Ⅲ型:继发性肺结核;Ⅳ型:结核性胸膜炎;Ⅴ型:其他肺外结核。

(一)原发性肺结核

原发性肺结核(primary pulmonary tuberculosis)为初次感染的肺结核。多见于儿童或青少年,少数为成人。临床表现有低热、盗汗、乏力及精神不振,体温可达39～40℃。

1. 原发综合征(primary complex) 结核菌经呼吸道被吸入肺内后,在肺实质内形成单发或多发的原发病灶,病理上为浆液性或纤维素性肺泡炎症。同时结核分枝杆菌沿淋巴管蔓延至所属的肺门淋巴结,引起结核性淋巴管炎与结核性淋巴结炎。

【影像学表现】

X线和CT:原发病灶为圆形、类圆形或斑片状边缘模糊影,或为肺段、肺叶范围的实变影。原发病灶同侧肺门淋巴结增大,在两者之间有时可见到条索状影,即结核性淋巴管炎。原发灶、局部淋巴管炎与所属淋巴结炎的X线表现,称为原发综合征(图4-4-7)。

2. 胸内淋巴结结核(tuberculosis of intrathoracic lymph node) 当原发综合征的肺内原发灶吸收后,或原发灶非常轻微,影像检查仅显示纵隔和(或)肺门淋巴结增大,称此为胸内淋巴结结核。

【影像学表现】

X线:纵隔淋巴结结核在胸片表现为纵隔肿块影。单发的淋巴结增大表现为突向肺内的肿块,以右侧气管旁淋巴结增大为常见。多数的纵隔淋巴结增大融合可引起一侧或两侧纵隔影增宽,边缘凹凸不平或呈波浪状。肺门淋巴结肿大可分为两型:结节边缘清楚者为肿瘤型;淋巴结增大伴有周围炎症使其边缘模糊,为炎症型(图4-4-8a)。

CT:可明确显示纵隔淋巴结肿大的部位。结核病的淋巴结肿大多发生于气管旁、气管隆嵴下及肺门等区域(图4-4-8b)。淋巴结可融合成较大的肿块,有时可见斑片、斑点状钙化或全部钙化。CT增强扫描,淋巴结可呈环状强化,其内干酪性坏死部分不强化。

【诊断和鉴别诊断】

原发病灶和同侧肺门淋巴结肿大是诊断原发综合征的主要影像依据,而结核性淋巴管炎常表现不明显。胸内淋巴结结核的诊断依据是肺门及纵隔淋巴结肿大,可有钙化,CT增强扫

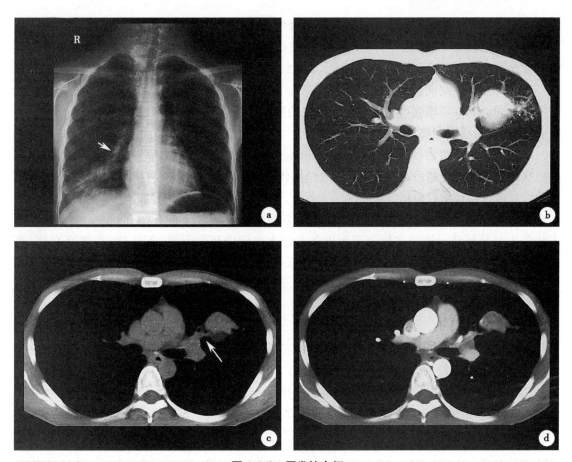

图 4-4-7　原发综合征

a. X 线平片右肺下野见片状实变影,邻近肺门影增大,两者间见条索状密度增高影(↑); b. CT 肺窗,左肺上叶舌段斑点状及结节状密度增高灶,部分边界模糊; c. CT 纵隔窗,左肺门淋巴结肿大,与肺内病灶间见增粗淋巴管(↑); d. CT 增强扫描纵隔窗,病灶中度强化

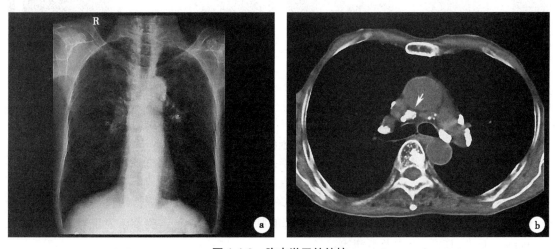

图 4-4-8　胸内淋巴结结核

a. X 线平片双肺中上野多发斑点状密度增高影,边界模糊,肺门影增大; b. CT 扫描纵隔窗,纵隔及肺门多发淋巴结肿大,部分钙化(↑)

描淋巴结不强化,或边缘强化。本病需与中央型肺癌、结节病及淋巴瘤鉴别。中央型肺癌有支气管局限性狭窄、管壁增厚。结节病多有双侧肺门淋巴结肿大,可合并肺内多发小结节及肺间质纤维化。淋巴瘤有多组淋巴结增大,以血管前淋巴结增大多见。

X线胸片仅可发现较大的淋巴结,CT可显示较小的淋巴结,且可显示淋巴结的内部结构与周围浸润情况,CT增强可用于淋巴结增大的鉴别诊断。

(二)血行播散型肺结核

血行播散型肺结核(hematogenous pulmonary tuberculosis)是结核分枝杆菌经血行播散的肺结核。根据结核分枝杆菌的毒力、数量和机体的免疫功能状况等因素的不同,可分为急性、亚急性及慢性血行播散型肺结核。

1.急性血行播散型肺结核　又称为急性粟粒型肺结核(acute military pulmonary tuberculosis)。本病为大量结核菌一次或在极短期间内多次侵入血液循环而引起,起病急,患者有高热、寒战、咳嗽、呼吸困难等症状;也有的患者仅有低热、食欲减退及全身不适等较为轻微的临床表现。肺内粟粒结节为结核性肉芽肿,位于支气管血管束周围、小叶间隔、小叶中心、胸膜下及肺实质内。

【影像学表现】

X线:表现为两肺弥漫分布的粟粒大小结节影,结节的大小、密度和分布均匀(图4-4-9a)为其特征,称为"三均匀"。结节的边缘较清楚。

CT:两肺弥漫性粟粒状结节影,结节的大小基本一致,多数为1~2mm左右(图4-4-9b)。结节的边缘清楚,在肺内的分布较均匀。HRCT或薄层CT对于弥漫性粟粒状结节的显示更为清楚。

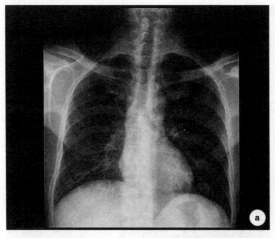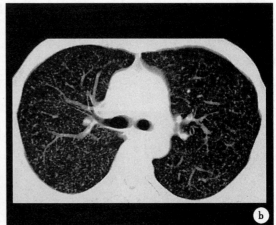

图4-4-9　急性血行播散型肺结核

a.X线胸片示两肺弥漫分布粟粒状结节影;b.HRCT示两肺弥漫分布粟粒状结节影

2.亚急性及慢性血行播散型肺结核　亚急性及慢性血行播散型肺结核是少量的结核分枝杆菌在较长的时间内多次侵入血液循环引起的肺内播散病灶。主要临床表现有咳嗽、咳痰、痰中带血、低热、盗汗、乏力及消瘦等。

【影像学表现】

X线和CT:两肺多发结节影,呈三不均匀:结节大小不等,粟粒状或较大的病灶;密度不均匀,密度较高与较低的病灶同时存在,有的病变还可见钙化;病灶的分布不均匀,上叶较下叶的病变多。肺尖部及锁骨下病灶可存在硬结、钙化及纤维化,其余病灶呈增殖性和渗出性改变。病变好转时可吸收、硬结或钙化;病灶进展时可扩大、形成空洞和支气管播散。

【诊断和鉴别诊断】

血行播散型肺结核根据典型的临床和X线表现或CT所见可以明确诊断。本病需与其他原因的肺内弥漫结节病变鉴别。急性血行播散型肺结核的结节病灶在肺内呈弥漫性分布,位于胸膜下及肺内各个部位,呈"三均匀"表现。亚急性及慢性血行播散型肺结核的结节病灶大小不等,密度不均,分布不均,以双肺上叶分布较多,即"三不均匀"。肺血行转移瘤的结节也呈弥漫性分布,密度均匀,但病灶的大小往往不一致,且以两下肺分布较多。结节病、癌性淋巴管炎和肺尘埃沉着病属于淋巴管周围的结节,结节更趋向分布于胸膜下及支气管血管束周围,病变分布往往不均匀。结节病还可见纵隔及肺门多组淋巴结肿大,可合并肺间质纤维化。癌性淋巴管炎有原发病变。肺尘埃沉着病有职业病史。

在影像检查方法上,X线胸片是常用的检查方法,典型的病例易于诊断。HRCT是本病诊断及鉴别诊断的主要方法。

(三)继发性肺结核

继发性肺结核(secondary pulmonary tuberculosis)为原有的肺结核病灶恶化进展,或是由外界再次吸入结核菌而发病。由于机体对结核菌已经产生了特异性免疫力,病变常局限,多在肺上叶尖段、后段及下叶背段。本型为临床中最常见的结核类型,多见于成年人。病变较轻的患者可无临床症状,或仅有低热、盗汗、乏力,较为严重者可有高热、咳嗽、咯血、胸痛及消瘦和血沉加快。痰结核菌检查有较高的阳性率。常见病理改变为肺内的炎性浸润病变,中央部位可有干酪性坏死。病变进展恶化时病灶增大,可形成空洞,并可发生支气管播散,亦可形成结核球或称结核瘤。病变还可形成肺叶、肺段或肺小叶范围的干酪性肺炎。长期反复恶化的病变,肺内可同时发生多种病理改变:渗出、增殖、干酪性坏死、空洞、支气管播散、纤维化、钙化、胸膜增厚等。广泛纤维增殖引起支气管扩张,并使周围的肺组织发生代偿性肺气肿,严重纤维化病变可并发肺心病。肺内病变以纤维性病变为主时可引起肺硬变。

【影像学表现】

X线:继发性肺结核表现多样,可为片状、小结节、空洞及条索影,好发于上叶尖、后段及下叶背段(图4-4-10a)。病灶呈单发或多发的斑片状影,边缘模糊;小结节影为1~10mm大小,边缘比较清楚;空洞以薄壁空洞多见,也可为厚壁空洞及斑片影中的低密度区,空洞周围有卫星灶,呈结节状及条索状。空洞与肺门之间常可见引流支气管,其管壁增厚、管腔增宽。可见密度较高的硬结及钙化灶。在多数情况下,多种形态的病变混合并存。

结核球:结核球为圆形或类圆形,大小多为2~3cm。结核球的边缘清楚、光滑,可见钙化及空洞。结核球周围多有斑点状及条索状的卫星灶。

干酪性肺炎:肺段或肺叶实变影,其内的急性空洞表现为形态不规则、大小不等的透亮区(图4-4-11a),在同侧或对侧肺内常可见支气管播散病灶,为斑片状边缘模糊影。

纤维空洞病变:多发生在一侧或两侧肺的上叶,有广泛的索条状病灶和空洞(图4-4-10a),合并结节状及斑片状病变。中下肺野常可见支气管播散病灶。广泛的纤维化病变使肺叶的体积缩小、胸廓塌陷,肺门血管及支气管向上移位。无病变的肺部有代偿性肺气肿。常合并胸膜增厚、粘连。

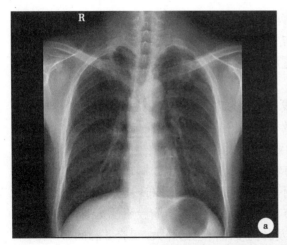
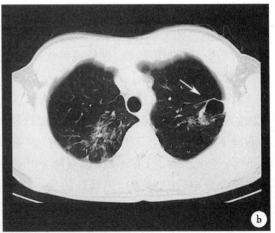
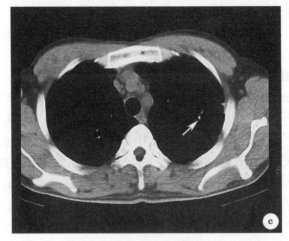

图 4-4-10 继发性肺结核

a. X 线平片双肺上野散在斑点状及条索状密度增高影,边界较清楚;b. CT 扫描肺窗,左肺上叶可见空洞形成(↑);c. CT 扫描纵隔窗,部分病灶钙化(↑)

CT:可显示浸润阴影中的空洞,多为薄壁空洞(图 4-4-10b、c),一般无液平,有卫星病灶。CT 容易显示结核球的形态,可见空洞及钙化,边缘清楚,分叶少见,有卫星病灶(图 4-4-12);增强扫描无强化或仅有包膜强化。干酪性肺炎为肺叶及肺段的实变,密度较高,有不规则形的空洞(图 4-4-11b、c)。对于纤维空洞病变 CT 可清楚显示病变内的结节、空洞、条索和斑片影、胸膜增厚、空气支气管征以及支气管扩张。

【诊断和鉴别诊断】

继发性肺结核的诊断根据是:病变好发于上叶尖后段及下叶背段,多种形态的病灶例如斑片、空洞、结节、索条及钙化灶可同时出现。结核球可有钙化、空洞,边缘清楚,无分叶,有卫星灶。干酪性肺炎肺叶及肺段实变的密度较高,有虫蚀状空洞。在鉴别诊断上,单发的小片状模糊影应与肺炎鉴别,经抗感染治疗肺炎多在两周内病灶缩小或吸收,而肺结核病变短期内不会吸收。肺结核球需与周围型肺癌及其他的肺内孤立结节鉴别。2cm 以下的周围型肺癌常有空泡征、分叶征、边缘模糊毛糙及胸膜凹陷征,增强扫描强化程度比结核球显著。纤维

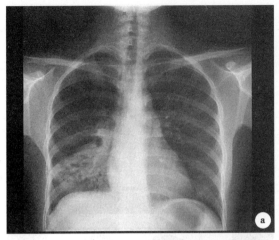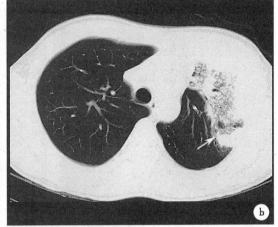

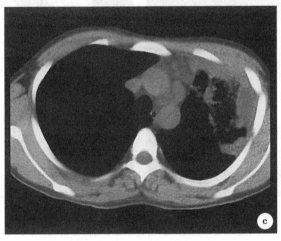

图4-4-11　干酪性肺炎

a. X线平片右肺中下野片状密度增高影，边界模糊，其内见多发透亮区；b和c. CT肺窗和纵隔窗，左肺上叶大片状实变影，其内见多发大小不等空洞(↑)

空洞肺结核可引起肺叶、肺段实变及体积减小，但无局限性支气管狭窄和肺门肿块，可与中央型肺癌鉴别。

　　X线平片是诊断继发性肺结核的主要方法，用于发现病变和动态观察病变以及判断治疗的效果。CT易于发现空洞，并可用于结核球、结核空洞及干酪性肺炎的鉴别诊断。对于肺叶、肺段实变，HRCT可显示支气管有无狭窄，并有助于直径在2cm以下结核球的鉴别诊断。CT增强扫描对于肺结核球与周围型肺癌的鉴别有价值。

（四）结核性胸膜炎

　　结核性胸膜炎（tuberculous pleuritis）为结核菌进入胸腔后，机体对结核菌及其代谢产物的变态反应而引起的胸膜炎症。可单独发生或与肺结核同时存在。干性胸膜炎时胸膜仅有少量纤维素渗出而无明显渗液。临床症状主要为发热及胸痛，深呼吸及咳嗽时胸痛加重，听诊可闻及胸膜摩擦音。渗出性胸膜炎在胸腔内有液体积聚。临床上可有发热、胸痛，积液量多时可出现气急、呼吸音减弱或消失。

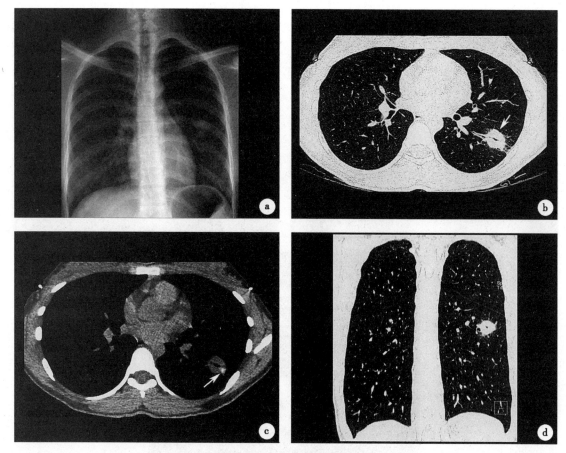

图 4-4-12 左上肺结核球

a. X 线平片左肺中野中带类圆形高密度影,边界较清楚;b. CT 扫描肺窗,左肺下叶背段类圆形结节病灶,边界清楚,其内可见含气支气管(↑),邻近胸膜略牵拉,周围见"卫星病灶";c. CT 扫描纵隔窗,结节病灶内见钙化灶(↑);d. 冠状重组图,显示病灶具体位置

【影像学表现】

X 线:干性胸膜炎时胸片显示肋膈角变钝,膈肌活动受限,也可无异常表现。少量的胸腔积液使肋膈角变钝。较多量胸腔积液时,下胸部或中下胸部有大片致密影,密度均匀,上界呈外高内低的弧形影,纵隔向健侧移位。

CT:表现为后下胸部的弧形、凹面向前的水样密度影像,CT 值一般在 10～15Hu 左右。胸腔积液较多时邻近的肺组织被压缩成肺不张,表现为液体前内侧的带状高密度影像,一般多位于下叶后部。病史较长者在液体周围有胸膜增厚及钙化,胸膜外的脂肪层增厚。增强 CT 扫描时,增厚的胸膜均匀强化。包裹性积液多发生在下胸部,为扁丘状或半球形,与胸壁之间成钝角,周围的胸膜增厚,可见钙化(图 4-4-13)。

超声:胸腔积液表现为脏、壁层胸膜之间的不等量的液性无回声区,可显示有无包裹、有无液气胸或实质性肿块等。超声检查对发现少量积液敏感。

【诊断和鉴别诊断】

少量及中等量的胸腔积液结合临床表现一般可作出诊断,较多量的积液须与胸膜转移瘤

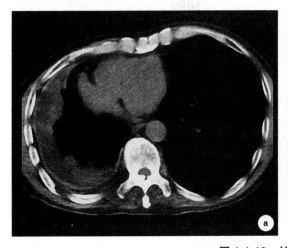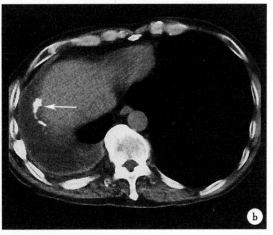

图 4-4-13　结核性胸膜炎
CT 检查：a. 右侧胸廓缩小，胸膜均匀增厚并胸腔积液；b. 部分增厚胸膜可见钙化（↑）

及恶性胸膜间皮瘤鉴别。胸膜的恶性肿瘤多为大量积液，肋胸膜及纵隔胸膜均增厚，有胸膜肿块或结节。本病一般采用 X 线胸片检查，CT 显示胸腔积液比 X 线检查敏感，可用于包裹性胸腔积液的定位及鉴别诊断。超声对于胸腔积液及胸膜增厚的诊断有价值，必要时可在超声引导下进行胸腔穿刺。

五、肺 肿 瘤

肺肿瘤分良性和恶性，其中恶性肿瘤占绝大多数。恶性肿瘤包括原发性和转移性肿瘤。支气管肺癌是最常见的肺恶性肿瘤，占 98%，少数为肉瘤。良性肿瘤多数为错构瘤，少数为平滑肌瘤、纤维瘤、脂肪瘤、乳头状瘤等。

（一）原发性支气管肺癌

原发性支气管肺癌（primary bronchogenic carcinoma）（简称肺癌）是指起源于支气管、细支气管肺泡上皮及腺体的恶性肿瘤，是最常见的恶性肿瘤之一，发病率逐年增高。

支气管肺癌在组织学上分为鳞状细胞癌、腺癌、小细胞癌和大细胞癌。按肿瘤发生部位分为中央型、周围型和弥漫型。

中央型肺癌发生于肺段或肺段以上的支气管，主要为鳞状细胞癌、小细胞癌和大细胞癌，部分腺癌也可为中央型。在生长方式上，肿瘤可分为：①管内型：肿瘤呈息肉状或结节状向支气管腔内生长；②管壁型：肿瘤沿支气管壁浸润生长，使支气管不同程度增厚；③管外型：肿瘤穿破支气管外膜，形成支气管周围肿块。中、晚期的肺癌可有上述两种或所有改变。中央型肺癌引起支气管狭窄或阻塞后发生阻塞性改变，包括阻塞性肺气肿、阻塞性肺炎、肺不张。

周围型肺癌发生于肺段以下的支气管，见于各种组织学类型的肺癌。病理形态为肺内结节或肿块，肿瘤内可形成空洞，具有较大空洞者称为空洞型肺癌。发生在肺尖部的周围型肺癌为肺上沟瘤（Pancoast 瘤），或称为肺尖癌。

弥漫型肺癌少见，一般为细支气管肺泡癌及腺癌，肿瘤可为多灶性或累及一叶、数叶及两侧肺。

　　早期肺癌：早期中央型肺癌是指肿瘤局限于支气管腔内、或在肺叶或肺段支气管壁内浸润生长，未侵及周围的肺实质，且无转移。病理上分为原位癌、腔内型和管壁浸润型。早期周围型肺癌是指瘤体直径为 2cm 或 2cm 以下并且无转移者。中、晚期肺癌的肿瘤体积较大，常有转移。

　　肺癌转移：肺癌转移到肺门及纵隔淋巴结引起淋巴结肿大，转移到肺内形成单发或多发结节，转移到胸膜引起胸腔积液和胸膜结节，转移到胸壁引起胸壁肿块及肋骨破坏，转移到心包引起心包积液。常见的远处转移部位为淋巴结、肾上腺、肝脏、脑、骨和对侧肺等。

　　临床表现：早期肺癌常无临床症状，常在体检时偶然发现。中、晚期肺癌主要有咳嗽、咳痰、咯血、胸痛及发热等。其临床症状和体征与肿瘤的部位、大小、周围结构侵犯、转移灶的部位以及有无副肿瘤综合征等密切相关，例如胸膜转移产生大量胸腔积液可引起呼吸困难和胸痛，肋骨转移引起胸部疼痛，上腔静脉阻塞综合征时出现气短、头颈部水肿和颈静脉怒张等。

【影像学表现】

1. 中央型肺癌

（1）早期中央型肺癌：X 线胸片常无异常发现，偶尔可有局限性肺气肿或阻塞性肺炎。CT 可清晰显示支气管壁的不规则增厚、管腔狭窄或腔内结节等改变。

（2）中晚期中央型肺癌：X 线胸片主要表现为肺门肿块，呈分叶状或边缘不规则，常同时伴有阻塞性肺炎或肺不张（图 4-4-14a、b）。CT 可清晰显示支气管腔内或壁外肿块（图 4-4-14c～f），管壁不规则和管腔呈鼠尾状狭窄或杯口状截断，阻塞性肺炎表现为受累支气管远侧肺组织实变，多为散在分布。发生肺不张时则表现为肺叶或肺段的均匀性密度增高并伴有体积缩小。右肺上叶不张时，肺叶体积缩小并向上移位，水平裂上移，呈凹面向下，其下缘与肺门肿块向下隆起的下缘相连，形成"横 S 征"。另外，CT 在显示中央型肺癌是否侵犯纵隔结构、是否伴有纵隔、肺门淋巴结转移等征象时尤为敏感。

　　螺旋 CT 的气管、支气管的多平面重组及三维重组图像可显示支气管狭窄的程度、范围及狭窄远端的情况，并可了解肿瘤向管腔外侵犯的范围。CT 仿真支气管内镜可观察支气管腔内的形态。

　　MRI：可从横轴位、冠状位及矢状位显示支气管腔内结节、管壁增厚和管腔狭窄。中央型肺癌继发阻塞性肺不张及阻塞性肺炎时，在 T_1WI 增强检查及 T_2WI，由于肺不张的信号比肿块信号高，可在肺不张中显示肿瘤瘤体。

2. 周围型肺癌

（1）早期周围型肺癌：X 线胸片常表现为肺内结节影，多有分叶征和胸膜凹陷征，可有空泡征。CT 可清晰显示肿瘤的内部改变、边缘情况及周围征象。空泡征为结节内数毫米的低密度影，胸膜凹陷是肿瘤与胸膜之间的线形或三角形影像，两者在腺癌和细支气管肺泡癌多见。有的肿瘤周围血管向肿瘤集中形成血管纠集征。周围型肺小腺癌有时表现为磨玻璃密度（ground-glass opacity，GGO）结节或含有不同比例的 GGO 成分，X 线胸片显示困难或不能显示，常在 CT 筛查或其他目的 CT 检查时偶然发现。病理学上肿瘤细胞沿肺泡壁浸润生长，不完全塌陷的肺泡腔尚有空气残留。

（2）中晚期周围型肺癌：X 线胸片常表现为肺内球形肿块，有分叶征、细短毛刺和胸膜凹陷征（图 4-4-15a），当肿瘤坏死经支气管引流后可形成厚壁偏心空洞，空洞的内缘凹凸不平。CT 可进一步显示肿块的边缘、形态、瘤周表现、内部结构及密度变化等。增强扫描时，肿块常

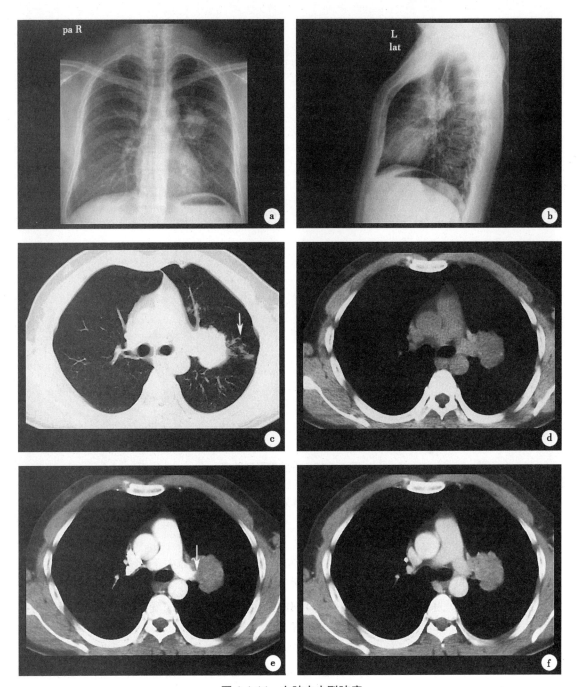

图 4-4-14　左肺中央型肺癌

a 和 b. X 线平片前后位和侧位，左肺门区类圆形肿块影，边界较清楚；c 和 d. CT 扫描肺窗和纵隔窗，肿块密度欠均匀，远段肺内见斑片状模糊影（↑）；e 和 f. CT 增强扫描纵隔窗，肿块呈渐进性强化，与左肺动脉分界不清（↑）

呈一过性较明显均匀或不均匀强化，更有助于肺癌的诊断（图 4-4-15b～d）。肿块多合并淋巴结肿大。

　　MRI：病变为 T_1WI 低信号、T_2WI 高信号。对于肺尖癌 MRI 可清楚显示病变的形态及肿瘤对于胸壁组织的侵犯。MRI 增强检查可用于不能应用碘对比剂进行 CT 增强的患者。

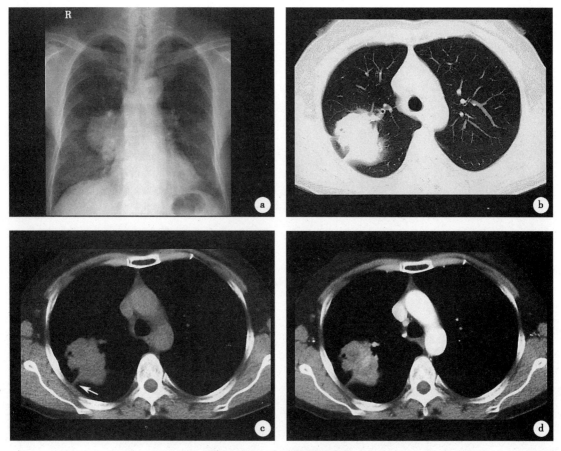

图 4-4-15 右肺周围型肺癌

a. X 线平片右肺中野内带类圆形肿块影,边界较清楚;b 和 c. CT 扫描肺窗和纵隔窗,右肺上叶背段软组织肿块,边缘可见分叶,邻近胸膜牵拉(↑);d. CT 增强纵隔窗,肿块明显不均匀强化

3. 弥漫型肺癌　X 线和 CT:两肺广泛分布的细小结节,以肺中下部多见,病变密度较为均匀,有的为肺叶、肺段的实变影,常合并有多发小结节病灶。可见支气管气像,含气支气管常为枯树枝状,表现为粗细不均,分支不全。HRCT 更有助于显示病变形态和分布,表现为两肺弥漫分布的结节,可伴有肺门、纵隔淋巴结转移。

4. 肺癌胸部转移　X 线和 CT:根据转移部位的不同可有不同的表现。①肺内转移:血行转移表现为肺内多发结节影像,边缘清楚(图 4-4-16),可合并小空洞影,结节呈弥漫分布;淋巴转移表现为小叶间隔增厚和支气管血管束增粗,沿小叶间隔、支气管血管束分布的小结节,可见胸膜结节。②胸内淋巴结转移:X 线表现为肺门增大和肿块、纵隔增宽及纵隔肿块;CT可清楚显示纵隔淋巴结肿大,CT 增强扫描可区分血管和淋巴结。③纵隔大血管受侵:螺旋CT 增强扫描及多平面重组,可以较准确地评价血管受侵及肿瘤与血管的位置关系。④胸膜和胸壁受侵:肺癌转移到胸膜引起胸腔积液及胸膜结节;邻近胸膜的肺癌可直接侵及胸膜;肿瘤侵及胸壁引起胸壁肿块及肋骨破坏。

MRI:可清楚区分胸壁肿瘤及脂肪和肌肉等结构,对于肿瘤侵犯胸壁的显示效果较好。MRI 可较好地显示肿瘤对纵隔血管的侵犯。

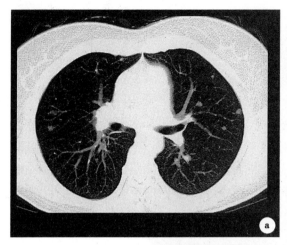
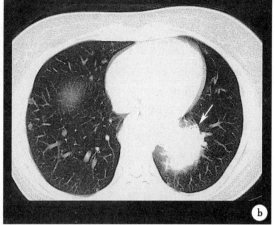
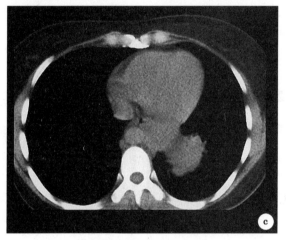

图 4-4-16　肺癌肺内转移

CT 检查：a. 肺窗，双肺散在结节状密度增高灶，边界较清楚；b. 肺窗，左肺下叶背段类圆形肿块，边缘不光整，可见分叶(↑)；c. 纵隔窗，肿块内密度欠均匀

【诊断和鉴别诊断】

中央型肺癌：中央型肺癌的阻塞性肺炎应与一般肺炎或肺结核鉴别。阻塞性肺炎经抗感染治疗不易吸收，或在同一位置病灶反复出现。CT 可显示支气管是否正常及有无肺门、纵隔的淋巴结肿大。中央型肺癌引起的肺不张应与支气管内膜结核及慢性肺炎的肺不张鉴别。支气管内膜结核及肺炎肺不张均无肺门肿块，肺叶、肺段支气管通畅，有支气管气像。结核性肺不张内常见有支气管扩张和钙化灶，周围有卫星灶。

周围型肺癌：需与结核球、错构瘤及炎性假瘤鉴别。早期肺癌的特点是有分叶征、边缘毛糙、胸膜凹陷和空泡征等。结核球的特点为边缘光滑清楚，无分叶，可有点状或斑片状钙化及卫星灶。错构瘤边缘光滑清楚，有浅分叶或无分叶，病变内有脂肪及钙化。肺癌增强扫描最大增强值为 15～20Hu 以上，对于不强化或轻度强化的结节以结核球及错构瘤可能性大。影像诊断应结合患者的年龄、临床症状及既往的影像资料。对于中老年患者，如果以往胸片正常，肺内有新的孤立结节出现，无论其影像特点如何，应首先考虑肺癌的诊断。

（二）肺转移瘤

肺是转移瘤的好发脏器，转移途径主要有血行、淋巴道转移和肿瘤直接侵犯。患者一般先有原发肿瘤的临床表现，也有些患者缺乏原发肿瘤的症状和体征。肺转移瘤病变较小时患者可无任何症状，较大及较广泛的病变可引起咳嗽、呼吸困难、胸闷、咯血和胸痛等。

【影像学表现】

X线：血行性转移为肺内多发或单发结节及肿块影。多见于两肺中下野，病变自粟粒结节大小至 10cm 以上，病变边缘清楚，可有空洞。小结节及粟粒病变多见于甲状腺癌、肝癌、胰腺癌及绒毛膜上皮癌转移；多发及单发的较大结节及肿块见于肾癌、结肠癌、骨肉瘤及精原细胞瘤等的转移。成骨肉瘤的肺转移可有钙化。淋巴转移为网状及多发细小结节影，多见于两肺中下肺野，可见克氏 B 线。

CT：血行转移为多发、单发结节或粟粒结节病变（图 4-4-17）。边缘清楚光滑，以中下肺野、胸膜下区和外带多见。结节伴发出血时出现"晕轮征"，即结节周围有模糊影像环绕。病变有钙化常见于骨肉瘤及软骨肉瘤转移。转移结节的密度较为一致，但大小不一。HRCT 显示结节位于小叶中心、小叶间隔、支气管血管束及胸膜。淋巴转移表现为支气管血管束增粗，

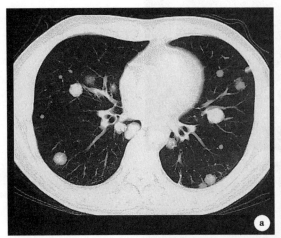
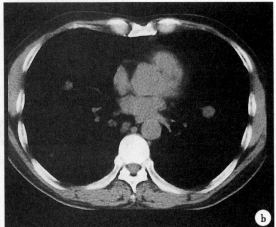
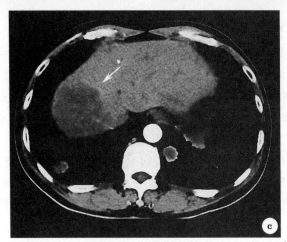

图 4-4-17　肺转移瘤

CT 检查：a 和 b. 肺窗和纵隔窗，双肺多发大小不等结节病灶，边缘光滑；c. 肝右叶低密度肿块，其内密度不均（↑）

周围有小结节影像，小叶间隔增厚并有结节，小叶中心和胸膜下均有结节；病变多局限于肺的局部，以中下肺多见；常合并胸腔积液；约半数患者有纵隔及肺门淋巴结肿大。

【诊断和鉴别诊断】

X线胸片与CT显示血行转移为弥漫粟粒及多发结节或肿块影。淋巴道转移可见肺纹理增粗、克氏B线及小结节影。具有原发恶性肿瘤的患者肺内出现结节影或间质病变时，应考虑肺转移瘤。结节状肺转移瘤需与肺结核、肺炎、真菌病、肺尘埃沉着病及结节病等鉴别。淋巴道转移须与肺间质性病变鉴别。结合临床症状、体征、实验室检查和各病的影像学特点，鉴别诊断不难。

（三）良性肿瘤

肺内良性肿瘤少见，主要有平滑肌瘤、纤维瘤、脂肪瘤、乳头状瘤等。错构瘤（hamartoma）是内胚层和中胚层发育异常的肿瘤样病变，主要成分为纤维组织、平滑肌、软骨和脂肪等。临床相对常见，下面重点叙述。

发生于肺段及肺段以上支气管的错构瘤称为中央型错构瘤，位于肺段以下支气管及肺内的称为周围型错构瘤。以周围型错构瘤较多见。中央型错构瘤在支气管内形成肿块，阻塞支气管，引起阻塞性肺炎和肺不张。周围型错构瘤在肺内形成结节及肿块。中央型错构瘤引起的阻塞性肺炎可有咳嗽、发热、咳痰及胸痛。周围型错构瘤较小时无任何症状，在体检时偶然发现。较大的肿瘤可引起气短等压迫症状。

【影像学表现】

X线：中央型错构瘤引起阻塞性肺炎或肺不张。周围型错构瘤表现为肺内孤立结节或肿块影，以2～3cm多见，边缘清楚光滑，也可呈轻度凹凸不平状，其内常可见爆米花样钙化，具有一定特征。

CT：中央型错构瘤表现为支气管腔内的结节状病变和支气管截断，肺内有阻塞性改变。周围型错构瘤为结节或肿块状影，边缘清楚，可有轻度凹凸不平或不规则。瘤体内可有斑点状或爆米花状钙化，部分病变具有脂肪密度成分，CT值一般为 -4～-90Hu。增强扫描绝大多数病灶无明显强化（图4-4-18）。

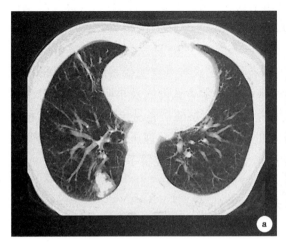
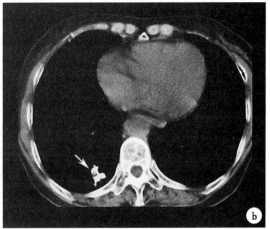

图4-4-18 右肺周围型错构瘤

CT检查：a. 肺窗，右肺下叶背段不规则高密度灶，边界清楚；b. 纵隔窗，病灶内可见"爆米花"样钙化（↑）

【诊断和鉴别诊断】

周围型错构瘤边缘光滑、清楚,有钙化及脂肪密度成分,脂肪密度对诊断有重要意义。中央型错构瘤需与中央型肺癌鉴别,前者无肺门肿块,也无淋巴结转移,但与早期中央型肺癌鉴别需通过支气管镜检查。周围型错构瘤需与周围型肺癌、肺结核球等肺内孤立结节病变鉴别。无钙化及脂肪结构的错构瘤不易与肺癌区别,需采用穿刺活检技术诊断。

平片可发现中央型错构瘤的阻塞性肺炎和肺不张,可显示周围型错构瘤的结节或肿块病变,但定性诊断多较困难;CT易于显示支气管内病变,可检出钙化和脂肪成分,对诊断和鉴别具有重要价值。当鉴别困难时可采用CT增强及CT导向经皮肺穿刺活检术。

六、孤立性肺小结节的临床处理

孤立性肺小结节(solitary pulmonary nodules,SPN)是指位于肺实质内,直径<3cm,不伴有肺不张或淋巴结肿大,影像学无典型特点的孤立性、结节性病灶。

(一)诊断

孤立性肺小结节诊断上较困难,虽然目前检查的手段较多,但是误诊率仍较高。常用的检查方法包括:①胸部X线检查:可根据病变在X线片上的形状、大小、边缘、密度、有无钙化和空洞,结合患者年龄和病史判断其良恶性;然而其诊断正确率并不高,所以胸部X线检查是SPN患者的初筛检查方法。②纤维支气管镜检查:由于SPN绝大部分位于肺的外周,支气管镜检查难以发现,故其刷检、活检的诊断率极低,诊断意义不大。③胸部CT检查:在孤立性肺结节诊断中具有重要意义;一般良性结节形态较规则、分叶少见、边缘光滑、界限清楚、密度均匀、钙化多见、支气管截断征少见;恶性结节可见分叶、短毛刺、支气管截断征及胸膜凹陷征等;恶性与良性病变的血供和代谢有很大不同,增强扫描对鉴别良恶性病变有重要意义,一般肺内良性小结节在增强后CT值上升不如恶性结节快。④PET-CT检查:是目前无创检查中敏感性和特异性相对较高的手段,但同样存在一定的假阴性,多为直径<1cm的小结节;假阳性主要是活动期炎症灶、肉芽肿、脓肿、结核和某些真菌病等。⑤CT引导下经皮肺穿刺活检:近年来此项技术应用越来越多,对于肺部病变的确诊率较高,但由于SPN体积较小,操作难度较大,穿刺成功率低,而且有一定比例的气胸、出血等并发症。

(二)治疗

对于SPN的治疗过去认为很大一部分为良性病变,建议对难以明确诊断者可以密切随访,一旦发现异常表现后再行手术治疗。目前越来越多的学者认为应及早明确诊断,对于不能确定为良性病变的SPN要及早行手术治疗,因为长期的观察随访容易导致恶性病变转移而丧失最佳的治疗时机,即使术后明确为良性病变亦可消除患者的心理压力,防止恶性病变的可能。手术的方式有传统的开胸手术和胸腔镜手术,目前多采用胸腔镜手术。

七、支气管和肺部外伤

(一)气管和支气管外伤

气管和支气管裂伤(laceration of trachea and bronchus)以主支气管多见。

【影像学表现】

X 线和 CT：支气管裂伤大多数发生在隆嵴下 1～2cm 处。严重的裂伤可表现为纵隔气肿及气胸和皮下气肿（图 4-4-19）。主支气管完全断裂时，可引起一侧张力性气胸及肺不张，不张的肺下坠于胸腔的最下部。合并一侧脓胸及胸膜增厚时，胸部呈普遍密度增高影。

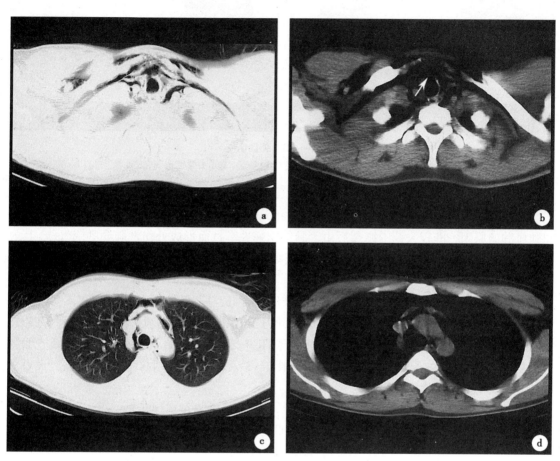

图 4-4-19 纵隔气肿

CT 检查：a～d. 颈根部软组织及纵隔内散在积气，气管胸廓入口处前壁不连续（↑）

（二）肺部外伤

肺部外伤分为肺挫伤、肺撕裂伤和肺血肿。肺部外伤后还可合并肺不张、创伤性湿肺及吸入性肺炎。

1. 肺挫伤（contusion of lung） 肺挫伤是因胸部受到直接撞击或气浪冲击波引起，肺实质发生小范围局限性损伤。肺泡内及血管或支气管周围的间质内有水肿液及血液。

【影像学表现】

X 线：范围不同的不规则斑片状或大片状密度增高影，边缘模糊。支气管与血管周围漏出液及出血可表现肺纹理模糊或肺纹理周围有不规则状模糊影。

CT：一侧或双侧肺内实变或磨玻璃密度影，常呈外围性非肺段性分布，此为肺泡出血所致。肺泡气体进入间质可形成间质性肺气肿（图 4-4-20）。

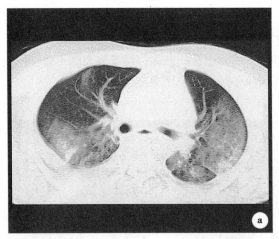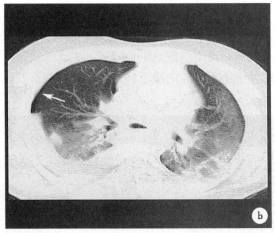

图 4-4-20　肺挫伤
CT 检查肺窗：a. 双肺上叶斑片状及片状密度增高影，边界模糊；b. 右侧少量气胸（↑）

2. 肺撕裂伤和肺血肿（laceration and hematoma of lung）　胸部钝伤及震荡伤是肺撕裂伤和肺血肿的原因。肺较大范围撕裂后由于肺组织弹性牵拉而形成外伤性肺囊肿或气瘤，其内充盈血液则形成肺血肿。肺撕裂累及脏层胸膜则发生气胸或液气胸。

【影像学表现】

X 线和 CT：肺撕裂伤形成薄壁囊肿，可表现为含气空腔或有液平面，囊腔周围可因肺挫伤而边缘模糊，易发生在胸膜下肺组织。肺血肿为 2~5cm 圆形或椭圆形肿状状密度增高影。

肺外伤后常合并肺不张，系因血块或吸入物阻塞支气管所致。肺部外伤后两肺或一侧肺发生创伤性湿肺，为弥漫性磨玻璃密度影，一般 2~3 天之后病变吸收。发生吸入性肺炎者在肺的背部及下部有片状模糊影。

八、胸　膜　疾　病

胸膜疾病包括结核性、化脓性胸膜炎症，良、恶性胸膜肿瘤及胸膜损伤。以结核性胸膜炎和转移瘤常见。本节主要介绍胸膜肿瘤（pleural tumor），包括胸膜间皮瘤和转移瘤。

（一）胸膜间皮瘤

胸膜间皮瘤由胸膜间皮细胞和纤维细胞发生，分为局限性和弥漫性。局限性胸膜间皮瘤多为良性，少数为恶性；弥漫性胸膜间皮瘤均为恶性。弥漫性胸膜间皮瘤以进行性胸痛和气短为主要临床症状，但早期可无明确症状，或仅有胸部不适。

【影像学表现】

X 线和 CT：①局限性胸膜间皮瘤：肿瘤呈扁丘形或半球形实性软组织密度影，与邻近胸膜夹角为钝角或锐角，肿瘤表面光滑或轻度凹凸不平；CT 增强扫描有均匀强化。②弥漫性胸膜间皮瘤：有广泛不均匀胸膜增厚，最厚可超过 1cm；胸膜面多发或单发结节及肿块（图 4-4-21）；CT 增强扫描胸膜增厚、胸膜结节及肿块有强化；由于胸膜进行性广泛增厚，导致胸廓狭窄变形、胸椎侧弯；有的弥漫性胸膜间皮瘤仅表现为胸腔积液，或胸腔积液合并胸膜增厚、胸膜结节及肿块。

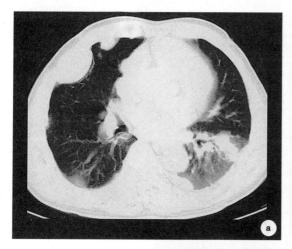
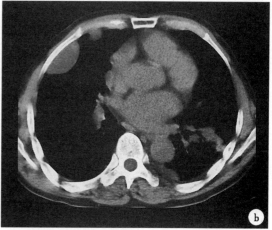
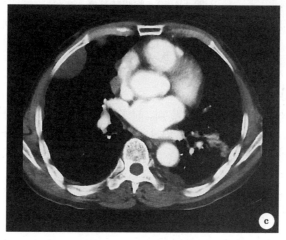

图 4-4-21 胸膜间皮瘤

CT 检查：a 和 b. 平扫肺窗和纵隔窗，双侧胸膜多发软组织结节灶，边界清楚，左肺下叶片状实变影；c. 增强扫描纵隔窗，胸膜结节呈轻中度强化

【诊断和鉴别诊断】

局限性胸膜间皮瘤应与包裹性胸腔积液鉴别。包裹性胸腔积液经超声及 CT 检查可明确为液性，也可经胸膜穿刺活检证实。弥漫性胸膜间皮瘤需与转移瘤鉴别，后者有原发肿瘤病变，鉴别困难者需经皮穿刺活检。

（二）胸膜转移瘤

胸膜转移瘤是其他部位的肿瘤经血行或淋巴途径转移到胸膜。在转移瘤中以乳腺癌、肺癌转移多见。胸膜转移瘤以进行性胸痛和气短为主要临床症状，但早期可无明确症状，或仅有胸部不适。

【影像学表现】

X 线和 CT：常有胸腔积液，来自乳腺癌、肺癌、淋巴瘤的转移可仅表现为胸腔积液，一般为大量胸腔积液，积液增长速度较快。有时可见胸膜面有多发结节，CT 增强扫描有明显强化。也可表现为广泛胸膜增厚，厚度多在 1cm 以上，有较为显著的纵隔胸膜增厚（图 4-4-22）。

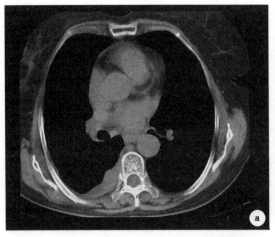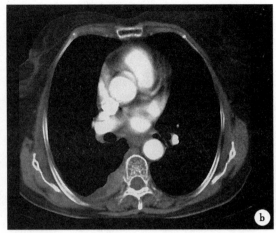

图 4-4-22 胸膜转移瘤

CT 检查纵隔窗：a. 平扫，右侧胸膜局限性增厚并软组织结节，胸腔少量积液；b. 增强后病灶中度强化

【诊断和鉴别诊断】

胸膜转移瘤需与弥漫性胸膜间皮瘤鉴别，前者有原发肿瘤病变，鉴别困难者需经皮穿刺活检。当转移瘤表现为一侧胸腔大量积液时需与结核性胸膜炎鉴别，CT 发现胸膜结节或肿块有利于转移瘤诊断。

九、纵隔肿瘤和肿瘤样病变

纵隔肿瘤、囊肿和肿瘤样病变（mediastinal tumors, cysts and tumor like lesions）均表现为纵隔肿块。鉴别诊断上首先应明确肿块的部位，然后根据肿块的形态及密度进行定性诊断。

（一）胸内甲状腺肿

胸内甲状腺肿大多数位于胸骨后、气管前方。病理可为结节性甲状腺肿、甲状腺腺瘤或甲状腺癌，恶性者较少见。在颈部可扪及肿大的甲状腺。临床上可无明显症状，较大时可压迫气管及食管而出现咳嗽、呼吸困难及吞咽困难。

【影像学表现】

X 线：前纵隔上部肿物，肿物上端较宽大并与颈部的软组织影相连续。正位胸片见气管受压向对侧移位。侧位胸片见软组织肿块影位于气管前部，气管受压向后。可有斑点状钙化。

CT：肿块位于前上纵隔，气管受压移位（图 4-4-23）。因甲状腺含碘故 CT 值较高。囊性变的部位为水样密度。有时可见斑点状钙化或较高密度的出血灶。

MRI：易于辨别病变的性质为囊性或为实性，有无出血，但不能确定有无钙化。

【诊断和鉴别诊断】

胸廓入口处肿块，气管受压移位。X 线胸片可诊断，CT 可进一步明确病变的特点，有利于定性诊断。

（二）胸腺瘤

胸腺瘤在前纵隔肿瘤中最常见，多见于成年人。病理上，依细胞组成分为上皮细胞型、淋

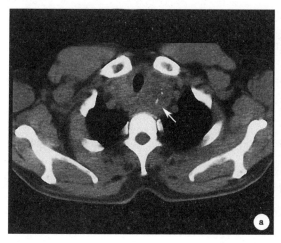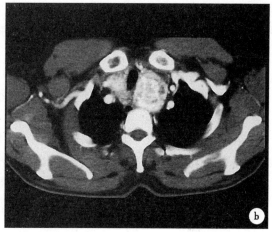

图 4-4-23 胸内甲状腺肿

CT 检查纵隔窗：a. 平扫，甲状腺明显肿大，并突入纵隔内，其内多发大小不等低密度结节灶，左侧叶见斑点状钙化(↑)；b. 增强后甲状腺明显不均匀强化

巴细胞型和混合型；依分化程度分为非侵袭性和侵袭性胸腺瘤。侵袭性胸腺瘤可向邻近组织侵犯，例如侵犯心包、胸膜及纵隔淋巴结。

胸腺瘤除表现压迫症状外，约有 15% 肿瘤患者出现重症肌无力。

【影像学表现】

X 线：后前位片可见纵隔增宽，侧位片可见前纵隔内肿块影。

CT：肿瘤呈较扁的类圆形或椭圆形，可有分叶，多位于前纵隔中部、心脏底部与升主动脉交界部及肺动脉段区。肿瘤通常向纵隔一侧突出，较大的可向两侧突出。非侵袭性胸腺瘤有完整包膜，轮廓清楚光滑，密度均匀，也可有囊变。侵袭性胸腺瘤没有完整包膜，呈浸润性生长，边缘不规则，侵及胸膜可见胸膜结节、胸腔及心包积液。较大的肿瘤可压迫血管移位和引起纵隔淋巴结肿大。非侵袭性和侵袭性胸腺瘤均可有钙化（图 4-4-24）。

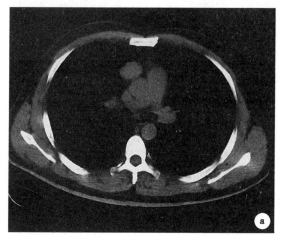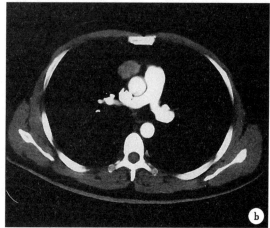

图 4-4-24 胸腺瘤

CT 检查纵隔窗：a. 平扫，胸腺区见软组织结节灶，边界清楚；b. 增强后病灶明显强化

MRI：T_1WI 胸腺瘤与邻近的正常胸腺组织或肌肉的信号相似。T_2WI 其信号强度增加。肿瘤内的分隔使其信号不均，可显示病变的囊变及出血。

【诊断和鉴别诊断】

前纵隔中部肿块。X 线胸片可发现较大的肿瘤，CT 可发现较小的病变。CT 和 MRI 可进一步明确病变的特点，用于与其他纵隔肿瘤的鉴别。

（三）畸胎类肿瘤

纵隔肿瘤中，畸胎类肿瘤发病率仅次于神经源性肿瘤和胸腺瘤。畸胎类肿瘤分为囊性畸胎瘤和实质性畸胎瘤。囊性畸胎瘤即皮样囊肿，包含外胚层和中胚层组织，为单房或多房的含液囊肿，囊肿壁为纤维组织。实质性畸胎瘤通常称为畸胎瘤，包括三个胚层的各种组织。畸胎类肿瘤多位于前纵隔中部，向一侧或两侧突出。大的肿瘤可以自前向后达后纵隔，甚至占满一侧胸腔。

【影像学表现】

X 线：肿瘤通常呈圆形或椭圆形，或呈大分叶状。轮廓一般清楚光滑。密度不均匀，含脂肪组织多的部位密度较低，软骨组织可出现斑点和不规则的钙化影，囊性畸胎瘤可出现弧线形钙化。在肿瘤内可见到骨影或牙齿状阴影为畸胎类肿瘤的特征性表现。肿瘤破入支气管可引起肺内炎症，肿物内可有气液面。

CT：易于发现畸胎瘤内脂肪、钙化、骨质和牙齿，增强扫描肿瘤不均匀强化。CT 还可显示纵隔结构受压移位（图 4-4-25）。

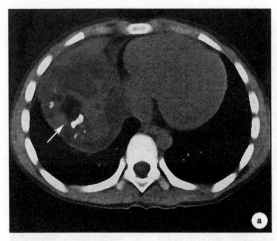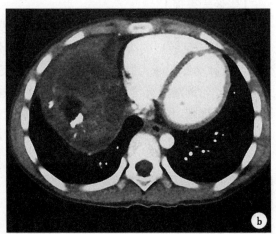

图 4-4-25　纵隔畸胎瘤

CT 检查纵隔窗：a. 平扫，右纵隔内见类圆形混杂密度肿块，边界清楚，其内见脂肪及钙化灶（↑）；b. 增强后肿块不均匀强化，与心脏分界较清楚

MRI：可显示囊变及脂肪成分，病变的信号不均匀，但不易显示肿瘤的钙化。

【诊断和鉴别诊断】

诊断依据为前纵隔中部肿块，有脂肪、钙化、骨质和牙齿等结构。CT 和 MRI 可明确病变的部位、形态和组织结构特点。

（四）淋巴瘤

淋巴瘤包括霍奇金病和非霍奇金病。临床症状主要为发热和浅表淋巴结肿大。霍奇金病侵犯纵隔较非霍奇金病更为多见。纵隔淋巴瘤通常累及多组淋巴结,病变可侵犯肺、胸膜、骨骼。

【影像学表现】

X 线:上纵隔向两侧显著增宽,边缘清楚、呈波浪状,密度均匀;侧位胸片见肿瘤位于中纵隔上中部,即气管及肺门区,胸骨后淋巴结也常被侵及,表现为胸骨后的圆形或椭圆形影。纵隔的淋巴瘤侵犯心包产生心包积液。瘤组织可向肺内浸润,形成线状及细小结节影。

CT:上纵隔内单发或多组淋巴结肿大。肿大的淋巴结可位于血管前或气管旁(图 4-4-26)。血管前淋巴结位于头臂血管前、主动脉弓及上腔静脉前,为圆形、椭圆形或不规则形肿块,增强扫描常轻度强化。腋窝常可见肿大淋巴结。

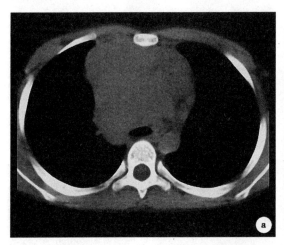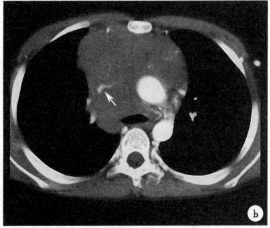

图 4-4-26 霍奇金淋巴瘤

CT 检查纵隔窗:a. 平扫,纵隔内多发淋巴结肿大,部分融合呈团块状;b. 增强后肿块与大血管分界不清,右侧上腔静脉受侵、变窄(↑)

MRI:肿大淋巴结在 T_1WI 呈等信号、T_2WI 呈中高信号。由于流空效应无需注射对比剂即可区分肿瘤与血管结构,故对诊断淋巴瘤有独特价值。

【诊断和鉴别诊断】

淋巴瘤应与结节病、淋巴结结核及肺癌的淋巴结转移鉴别。结节病:临床症状轻微,且可以自愈;淋巴结肿大以肺门为主,具有对称性。淋巴结结核:淋巴结肿大多以一侧为主,增强后呈环状强化,同时肺内多有结核病灶;淋巴结出现钙化影在结核中最为多见。转移性淋巴结肿大:常见于老年人,多由肺癌引起,常见于原发灶一侧的肺门和气管旁淋巴结。CT 及 MRI 易于显示病变细节,常用于鉴别诊断。

(五)神经源性肿瘤

神经源性肿瘤分为良性和恶性。良性肿瘤有神经鞘瘤、神经纤维瘤和节细胞神经瘤。恶性肿瘤包括恶性神经鞘瘤、神经节母细胞瘤和交感神经母细胞瘤。

神经源性肿瘤主要发生在后纵隔。有的神经源性肿瘤呈哑铃状生长,部分肿瘤位于脊柱旁,另一部分通过椎间孔进入椎管内,并使椎间孔扩大。由于脊髓受压而引起神经症状。患者可伴有其他部位的多发性神经纤维瘤。

【影像学表现】

X线：肿瘤多位于后纵隔脊柱旁，上、中纵隔多见。在侧位片肿瘤阴影的后缘与脊柱重叠（图4-4-27a、b）。

CT：肿瘤常呈圆形、椭圆形或呈较长的扁圆形（图4-4-27c、d）。肿瘤边缘光滑，密度均匀，少数肿瘤可有斑点状钙化，偶见肿瘤形成囊肿，沿囊肿壁出现钙化。肿瘤可压迫邻近椎体或肋骨引起骨质缺损，哑铃状的肿瘤可使椎间孔受压扩大。良性或恶性肿瘤都可以并发胸腔积液。

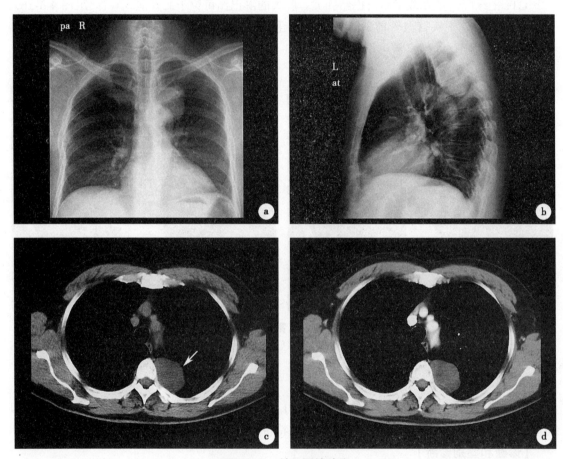

图4-4-27　神经源性肿瘤

a. X线平片后前位，左上纵隔内类圆形肿块影，边界清楚；b. 侧位片示肿块位于后纵隔；c. CT平扫纵隔窗，左上后纵隔贴脊柱旁软组织肿块（↑）；d. CT增强纵隔窗，肿块轻度强化

MRI：可准确地显示肿瘤的大小及形态，确定肿瘤是否侵入椎管。肿瘤的MRI信号复杂，可有不同的信号强度。

【诊断和鉴别诊断】

影像诊断的主要依据为后纵隔肿块。CT和MRI可进一步明确病变的特点和肿瘤的范围。

（六）纵隔囊肿

比较常见的纵隔囊肿有淋巴管囊肿、支气管囊肿、食管囊肿及心包囊肿等。淋巴管囊肿为单房、多房囊肿或为海绵状淋巴管瘤，囊肿内壁为内皮细胞。支气管囊肿内壁为支气管黏膜上皮，囊内为黏液样液体，通常为单房。食管囊肿来源于胚胎期前肠，囊肿的壁包含黏膜层、黏膜下层和肌层,黏膜层的细胞可以和消化管的黏膜相同。心包囊肿的内壁为单层间皮细胞,外层为疏松的纤维结缔组织,囊内含澄清的液体,通常为单房。纵隔囊肿的 X 线、CT 和 MRI 表现相似,病变位置是鉴别诊断的重要依据。

【影像学表现】

X 线和 CT:囊肿的形态为圆形、椭圆形或不规则状(图 4-4-28)。囊肿的边缘光滑、清楚,也可有部分轮廓较模糊和不规则。密度一般均匀,少数病变有钙化。CT 值为囊性密度,增强扫描无强化。淋巴管囊肿多位于前纵隔的上中部,少数位于前纵隔的下部。气管囊肿位于气管分叉以上,在气管周围。食管囊肿位于后纵隔前部、食管旁。心包囊肿大多位于心膈角区,右侧较左侧多见。

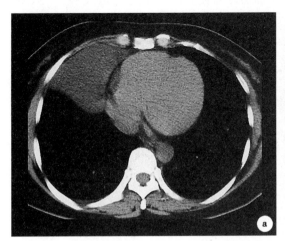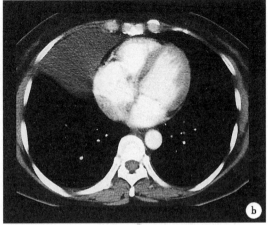

图 4-4-28　心包囊肿
CT 检查纵隔窗:a. 平扫,前纵隔见囊性低密度灶,边界清楚;b. 增强后病灶无强化

MRI:纵隔囊肿为 T_1WI 低信号,T_2WI 高信号,增强扫描无强化。

【诊断和鉴别诊断】

CT 和 MRI 易于确定病变为囊性,并根据囊肿的好发部位进行鉴别诊断。

(黄建强　杨亚英)

学习小结

本章介绍了肺部及纵隔的检查技术、正常影像学表现、基本病变影像学表现和常见疾病的影像学表现。

肺部基本病变影像学表现包括:①支气管阻塞;②肺实变;③空洞和空腔;④结节和肿块;⑤网状、细线状及条索状影;⑥钙化。肺部疾病诊断主要介绍了肺炎、肺结核、肺脓肿、肺良恶性肿瘤。疾病的影像学特点:肺炎表现为肺实质内渗出、实变;肺结核表现为病灶的多灶性及多态性;肺脓肿的洞壁光滑,洞内可见气液平面;肺错构瘤表现爆米花样钙化及脂肪成分;肺癌表现肺内不规则结节或肿块,可有分叶、毛刺、胸膜凹陷及血管聚集征,增强后肿块常呈一过性较明显均匀或不均匀强化,可有纵隔及肺门淋巴转移。

胸膜基本病变影像学表现包括：①胸腔积液；②气胸和液气胸；③胸膜肥厚、粘连和钙化；④胸膜肿块。胸膜疾病诊断主要介绍了胸膜间皮瘤和转移瘤。疾病的影像学特点：胸膜间皮瘤表现胸膜结节或肿块、胸膜增厚、胸腔积液。胸膜转移瘤亦表现为胸膜结节、胸膜增厚和胸腔积液，但多有原发肿瘤病变。

纵隔基本病变影像学表现包括：①形态改变；②密度改变；③位置改变。纵隔疾病诊断主要介绍了胸内甲状腺肿、胸腺瘤、畸胎瘤、淋巴瘤、神经源性肿瘤、纵隔囊肿。疾病的影像学特点：胸内甲状腺肿表现为甲状腺增大并突入胸腔内；胸腺瘤表现为胸腺区软组织结节，轻中度强化；畸胎瘤表现为肿块内含有钙化、骨化、脂肪密度；淋巴瘤表现为多发淋巴结肿大，部分融合；神经源性肿瘤表现为后纵隔贴脊柱旁软组织肿块，轻中度强化；纵隔囊肿表现为无强化囊性病灶。

 复习题

1. 简述肺部病变的基本 X 线表现。

2. 一侧胸腔密度增高，应考虑哪几种病的可能？在鉴别时应从哪几个方面进行分析？

3. 简述支气管扩张的 CT 表现。

4. 简述大叶性肺炎的典型 X 线表现。

5. 简述大叶性肺炎的 CT 表现。

6. 简述肺脓肿的 CT 表现。

7. 简述急性血行播散型肺结核的典型 X 线表现。

8. 简述亚急性和慢性血行播散型肺结核的 X 线表现。

9. 简述中央型肺癌的直接和间接 X 线征象。

10. 简述中央型肺癌的 CT 表现。

11. 简述周围型肺癌的 CT 表现。

12. 简述周围型肺癌与结核球的鉴别诊断。

13. 简述纵隔肿瘤的发生部位与病变性质的关系。

第 五 章

循 环 系 统

学习目标 ▮

1. 掌握心脏正常影像学表现,基本病变影像学表现,常见疾病的影像学表现,包括冠状动脉粥样硬化性心脏病、风湿性心脏病、房间隔缺损、心包炎和心包积液、胸主动脉瘤及主动脉夹层、肺动脉栓塞。

2. 熟悉肺源性心脏病、原发性心肌病、法洛四联症、下肢动脉粥样硬化的影像学表现。

3. 了解各种影像检查技术在循环系统应用的适应证及优缺点。

心血管影像学检查已进入多种成像技术联合应用的时代,即同时或连续应用多种不同影像学检查方法。不同影像技术的联合应用可发挥各自的优势,更好地显示心脏和血管疾病的状态,明确解剖关系,了解异常改变及心脏功能学的变化。

第一节 检 查 技 术

一、X 线 检 查

按照检查方法的不同,可将循环系统 X 线检查分为普通 X 线检查和心血管造影。

(一)普通 X 线检查

包括胸部 X 线透视和 X 线摄片。

1. 胸部透视 常用影像增强透视,简便经济,可以从不同角度及时了解心、肺(包括肺血管)、胸壁及纵隔的概况,还可观察心脏及大血管的搏动,有利于病变的定位,重点观察病变的性状、分析病变与周围结构的关系。透视的缺点是检查时间较长、患者接受的辐射量较大、透视影像欠清晰、不能准确判断微细病变,且不能留下永久的客观记录以供分析和复查对比。

2. X 线摄片 一般取立位在平静吸气下屏气投照为宜,婴幼儿及不能配合的患者可以采取仰卧位投照。心脏 X 线摄影包括后前位,即正位(为减小放大率所致的失真,要求 X 线管距离胶片 - 暗盒 2m,所以 X 线心脏摄影又称远达摄影),左前斜位、右前斜位(常同时服钡剂)和左侧位;通常根据需要选用。X 线摄影检查时间短、患者接受的辐射量小、图像空间分辨力高、有利于前后对比等优点,应作为常规检查。

（二）心导管检查及心血管造影

1. 心导管检查　是指经皮穿刺股静脉（颈静脉）或股动脉,在 X 线透视引导下将导管送至大血管及各心腔,测量压力和取血标本测定血氧变化,用于检测心血管血流动力学状况的方法,是心血管疾病诊断与治疗的基本技术之一,主要分为右心导管和左心导管检查。

2. 心血管造影　是将含有碘的对比剂经导管快速注入选定的心腔或血管,使心脏和大血管腔显影,同时进行连续摄影,以观察心脏和血管腔的充盈及运动情况,了解心脏和大血管的解剖和功能变化。按造影部位可分为心房、心室、大动脉和冠状动脉造影等。

二、超声心动图检查

超声心动图（echocardiography）是一种能实时观察心脏大血管的形态结构与搏动,了解心脏收缩舒张功能和瓣膜活动,同时能实时显示心脏血管内血流状态的检查方法,可应用于各种心血管病的诊断中。按不同检查途径可分为:

1. 经胸检查法　将探头放在胸骨左缘。胸前区心尖部、肋下区、胸骨上窝、剑突下、胸骨右缘、胸背部无肺组织遮盖的心脏窗口处,是常规的检查途径。

2. 经食管检查法　探头缩小到 1.5cm 以下,即可送入食管内,声束经食管前壁和侧壁探查心脏,对左心房血栓、人工瓣膜、房间隔缺损等的检查效果明显优于常规经胸检查法。

3. 血管内及心腔内超声显像（intravascular ultrasound and intracardiac ultrasound imaging, IVUI and ICUI）　探头缩小到 2mm 以下与导管相接,可直接送入血管内,检查冠状动脉及其他血管或送入心腔内,从内部观察心脏和冠状动脉情况。心腔内超声主要用于复杂介入治疗过程中的检测。

心血管超声检查按显示技术可分为:

1. M 型超声心动图和二维超声心动图　可显示心脏结构的形态、厚度、心腔大小、相互位置关系、各结构的功能、室壁运动、有无缺损、畸形等。其他成像方式（如 M 型和多普勒）可以与二维图像上同步进行,并叠加在二维图像上或者同步显示。

2. 声学造影　在常态下不产生回声的血液中注入声阻抗不同的物质,使血流产生回声,借以观察血流途径、方向等,此法称为对比超声心动图,也称声学造影法。注入的物质称声学对比剂,为不同类型含有微气泡的溶液。可用于诊断左向右和右向左分流、计算左心室容量、评价左心功能、心肌灌注状态等。

3. 多普勒超声心动图　是当今直接无创性显示心血管内血流信息的最佳技术,可清楚显示心脏瓣膜狭窄和（或）反流的高速血流,先天性心脏病异常分流,计算心脏收缩与舒张功能等。包括:脉冲波多普勒频谱显示法、连续波多普勒频谱显示法、彩色多普勒血流显像、组织多普勒显像。

三、CT 检查

1. 普通扫描　又称平扫,主要对心脏、大血管的轮廓作大致的判断,并可兼顾了解纵隔及双肺情况。普通扫描还可用于冠状动脉钙化积分的评估。

2. 增强扫描　通过注入对比剂进行快速扫描,达到 CT 血管造影效果,可以观察心脏大血管和冠状动脉的结构、形态,显示心肌壁、血管壁、房室间隔和瓣膜的运动。并可以通过电影序列和相关软件计算心功能,分析血流动力学改变等。

四、MRI 检 查

磁共振成像(MRI)可从冠状面、矢状面、横断面以及斜面来显示心脏大血管的解剖结构、血流动态及其病理改变。目前应用于心血管诊断的磁共振技术包括:

1. 一次屏气法 MRI 电影　本法明显缩短了检查时间,同时又可避免呼吸伪影。

2. 超快速磁共振成像　是指扫描速度达毫秒级的磁共振成像。可用于分析心脏运动功能、测量射血分数和血流速度、观察瓣膜运动状态等。

3. 心肌标记(myocardial tagging)　评价区域性心肌收缩力变化,而且还可以鉴别慢速血流和血栓。

4. 药物负荷试验　包括双嘧达莫负荷试验鉴别冠状动脉狭窄、多巴酚丁胺负荷试验鉴别存活心肌等。

5. 对比增强 MR 血管造影　通过静脉注射顺磁性对比剂(Gd-DTPA),利用二维或三维快速梯度回波技术采集图像,经最大强度投影技术重组,可获得轮廓清晰高信号血管图像。

6. 磁共振波谱(MRS)　心脏的 MRS 主要进行 ^{31}P 的波谱分析,研究心肌能量代谢、心肌缺血、梗死及其演变过程和细胞代谢水平的心功能等。

五、核医学检查

1. 心肌灌注显像　在各种病理生理情况下,心肌细胞对显像剂的摄取与冠状动脉内的血流呈正相关、通过观察局部心肌对放射性示踪剂的摄取,从而了解心肌血流灌注的情况。

2. 心肌代谢显像　将心肌代谢物及其类似物用放射性核素标记,从而观察心肌的代谢情况。

第二节　正常影像学表现

一、正常 X 线表现

(一)普通 X 线检查表现

1. 正常心脏大血管投影

(1)后前立位(远达片)(图 5-2-1):右心缘分为上下两段,两者高度大致相当,之间有浅的切迹。下段由右心房构成,上段为上腔静脉及升主动脉的复合投影。左心缘由三段组成。上段呈球形突出的为主动脉结,由主动脉弓及降主动脉的起始部构成;中段由主肺动脉干外缘和部分左肺动脉构成称肺动脉段(也称心腰),可呈平直线或略有凹凸;下段为最长的一段,由左心室构成。其下端内收,与横膈呈锐角或直角的关系,为心尖部。

(2)左前斜位(图 5-2-2):心前缘上段主要由升主动脉构成并略向前隆凸,下段为右心室,几乎垂直或向前膨隆。心后缘与脊柱分开,分为上下两段。下段为房室阴影,其上缘小部分

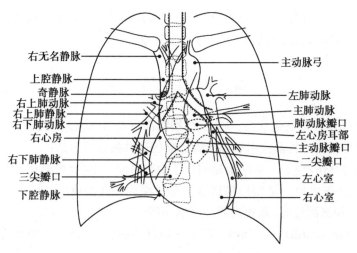

图 5-2-1　后前位 X 线片示意图

为左心房，其下大部分为向后膨凸的左心室。上段主要为血管结构，上部是展开的主动脉弓，弓上可见一透明的三角区，称主动脉三角，其前缘为左锁骨下动脉，下缘为主动脉弓，后缘为脊柱。弓下的透亮区称主动脉窗，其中有气管分叉、左主支气管及其伴行的左肺动脉。心前缘与胸壁之间有一自上而下的斜行长方形间隙——心前间隙。降主动脉自弓部向下垂行于心后间隙内或与脊柱相重叠。

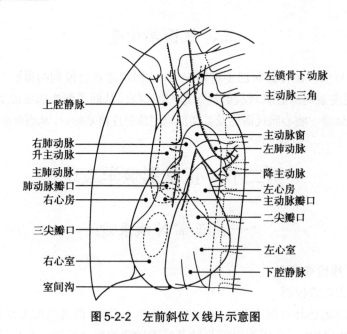

图 5-2-2　左前斜位 X 线片示意图

　　（3）左侧位（图 5-2-3）：心前缘下段是右心室，其上部的漏斗部与向后并略向上延伸的主肺动脉干相连。升主动脉在主肺动脉上方。心后缘除上段小部分为左心房外，余大部分为左心室。左侧位对观察左、右心室、左心房、主动脉弓部和主肺动脉干都是一个较重要的体位。

　　（4）右前斜位（图 5-2-4）：心后缘的上段由升主动脉后缘、主动脉弓、气管及上腔静脉组成；下段由心房构成，其大部分为左心房，膈上小部分为右心房。心前缘自上而下为升主动

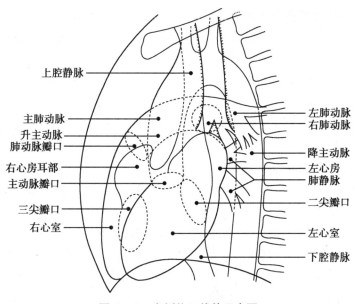

图 5-2-3　左侧位 X 线片示意图

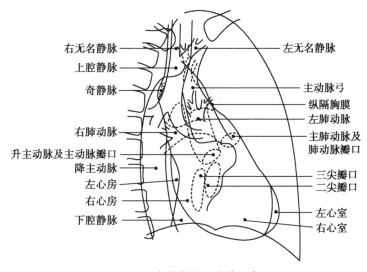

图 5-2-4　右前斜位 X 线片示意图

脉、主肺动脉干左前缘和右心室漏斗部,下段大部分为右心室,左心室只占膈上小部分。食管与左心房后缘相邻,因此,右前斜位胸片采用吞钡方法,可显示食管并观察有无移位判断左心房是否增大。

2. 心脏形态与体型、胸廓类型　在后前位片心脏形态可分为横位心、斜位心和垂位心。

（1）横位心:发生于矮胖型体格,胸廓短而宽,横膈高位。心纵轴与水平面的夹角小（明显 < 45°）,心膈面大,心胸比率常大于 0.5。

（2）斜位心:也称中间型心形,常见于体格适中或健壮者,胸廓宽高适中。心呈斜位,心纵轴与水平面的夹角 45°左右,心胸比率 0.5 左右。

（3）垂位心:多见于瘦长型体格者,胸廓狭长,横膈低位。心影狭长,呈垂位,心纵轴与水平面的夹角大（明显 > 45°）,心膈面小,心胸比率常小于 0.5。

（二）正常心脏大血管造影表现

1．上、下腔静脉　上腔静脉位于上纵隔，侧位则位于气管之前方，基本垂直向下与右心房相连，两者无明显分界。下腔静脉过隔后甚短，立即汇入右心房。

2．右心房　呈椭圆形，居脊柱右缘，大致位于右心室和左心房之间。三尖瓣居脊柱的右侧，为右心房室的分界。

3．右心室　于前后位大致呈圆锥状，下缘为流入道，左缘为室间隔面，右缘为三尖瓣口。右心室顶端为流出道，呈锥状。侧位右心室居心影前下方，与右心房有部分重叠。

4．肺动脉　起自右心室漏斗部上端，前后位主肺动脉干向左上斜行位于升主动脉的左侧，于脊柱左缘分成左、右肺动脉。侧位主肺动脉干向后上斜行位于升主动脉的前方。

5．肺静脉　于近肺门处汇合成两个支干，一般以低于肺门动脉的水平引流入左心房，但其变异较多。侧位上肺静脉略居于上前外，下肺静脉干则于心后引流入左心房。

6．左心房　在前后位呈横椭圆形，居中偏左，大部分位于心影内，气管分叉的下方。侧位构成心影后上部，呈椭圆形，其前下方与左心室相连。

7．左心室　在前后位呈斜置的长椭圆形，侧位略呈三角形。心尖伸向左前下方，较右心室偏后。上端为主动脉瓣，瓣下的流出道呈圆筒状，边缘光滑，前缘由室间隔构成，下缘为左心室的后壁（膈面），后缘为二尖瓣前瓣与主动脉的左后窦直接（解剖上呈纤维性）连接。

8．主动脉　起自左心室流出道上端，根部位于肺动脉干右后并稍下方，主动脉瓣叶上主动脉壁有三个袋状膨隆，为 Valsalva 窦，分别称为左、右和无（或后）窦。侧位和左前斜位可观察主动脉全貌。

9．冠状动脉　左右冠状动脉分别发自主动脉左、右窦，左冠状动脉分为前降支和回旋支，分别供应左室前壁及前室间隔、左室侧壁血供；右冠状动脉分布于右室前侧壁。

二、正常超声心动图表现

（一）二维超声心动图

1．胸骨旁左心长轴切面　为扫查平面与心脏长轴平行所获得的切面，能清晰显示右室、左室、左房、室间隔、主动脉、主动脉瓣和二尖瓣等。

2．胸骨旁短轴切面　为扫查平面与心脏长轴垂直所获得的切面，根据平面的不同高度，从心底向心尖可得到以下切面：①心底短轴切面，可显示主动脉根部及其瓣叶、左房及左房耳、右房、三尖瓣、右室、肺动脉瓣、肺动脉近心端及左冠状动脉主干等；②二尖瓣水平短轴切面，可见左、右室腔、室间隔、二尖瓣及瓣口等，对于观察二尖瓣形态、厚度、开放面积有重要作用；③乳头肌水平短轴切面，可观察左、右室大小、室壁活动及乳头肌等。

3．四腔心切面　根据探头部位不同，可分为胸骨旁四腔心切面、心尖部四腔心切面和剑突下四腔心切面。可显示左房、左室、右房、右室、二尖瓣、三尖瓣、房间隔和室间隔。

4．胸骨上窝切面　切面与主动脉弓平行可同时显示升主动脉、降主动脉、头臂干、左侧颈总动脉、左锁骨下动脉和右肺动脉起始部。

（二）M型超声心动图

1．心底波群　自前至后分别为胸壁、右室流出道、主动脉根部和左房。主动脉前后壁位于图像的中央，呈两条平行的回声反射，其内可见主动脉瓣开放和关闭的纤细回声。

2.二尖瓣波群　自前至后为胸壁、右室腔、室间隔、左室流出道、二尖瓣前后叶和左室后壁。

3.心室波群　自前至后为胸壁、右室前壁、右室腔、室间隔、左室腔与左室后壁。该波群为测量左室腔内径、室间隔和左室后壁的标准区。

（三）多普勒超声心动图

1.频谱多普勒超声心动图　在进行脉冲波或连续波多普勒检查时,在不同部位可记录多种有规律的频谱曲线,从频谱曲线上可以了解血流性质、方向和流速等。

2.彩色多普勒超声心动图　正常二尖瓣口和三尖瓣口血流在心尖四腔心切面和左心长轴切面上显示为舒张期朝向探头的红色血流信号,左室流出道和主动脉瓣口的血流显示为收缩期背离探头的蓝色血流信号。肺动脉瓣口血流在心底短轴切面上显示为收缩期背离探头的蓝色血流信号。

（四）心功能测定

1.左心室收缩功能指标　如每搏量、心排血量及射血分数的测定等。

2.左心室舒张功能指标　主要应用左侧房室瓣血流频谱及肺静脉血流频谱进行估测。

三、正常 CT 表现

（一）横轴位

是常用的标准体位,可以清楚地显示心脏、大血管的结构,各房室间的解剖关系以及心脏房室的大小。代表层面包括:

1.主动脉弓顶层面　位于气管前方的是自右前斜向左后方的主动脉弓,其右前方可见上腔静脉,右后依次为气管和食管。胸骨两旁前胸壁可见内乳动脉。

2.气管隆嵴层面　左、右主支气管横向走行,升主动脉位于纵隔右前部,主肺动脉位于升主动脉左后,可见"人"字形的左、右肺动脉,升主动脉右后分别是上腔静脉和右肺动脉,降主动脉位于脊柱左前方。

3.主动脉根部层面　主动脉根部位于中央,其左前为右室流出道或主肺动脉根部,后方为左房,右侧为右心耳,降主动脉位于脊柱左侧。

4.左室体部层面　可见四个心腔:左房、左室、右房、右室。

（二）冠状面及矢状面

冠状面及矢状面为重组图像,用于辅助观察和确定结构间的立体关系,对空间定位更加准确。

（三）心脏短轴位

主要用于观察左室壁心肌,特别是结合电影扫描,可以动态了解心肌收缩运动和各室壁厚度变化情况,进而可以测量心功能。

（四）心脏长轴位

主要用于观察瓣膜(主动脉瓣和二尖瓣)、左室流出道及心尖部。最主要的是左室流出道层面,可以清楚的显示左室流出道、主动脉瓣和升主动脉根部。同时可以显示二尖瓣和左房。借此层面也可以了解心尖部的病变。

（五）CTA

CTA检查可获得心脏大血管及冠状动脉影像,类似心血管造影检查所见。

四、正常 MRI 表现

(一) 心肌

在自旋回波序列中，心肌呈中等信号强度，与平滑肌相似。右室壁薄，相当于左室壁的1/3。心肌的厚度一般在舒张末期心脏长轴位或短轴位测量，正常左室心肌厚度在收缩期要比舒张期增厚超过30%。

(二) 心内膜

质量好的 MRI 图像显示心内膜为高于心肌信号的细线状信号，位于心肌内侧。

(三) 瓣膜

可以清晰地显示二尖瓣、三尖瓣和主动脉瓣，一般为中等信号强度，比心肌信号略高。在电影序列可显示瓣膜形态、启闭运动及功能。

(四) 心包

心包在 SE 序列呈低信号，与心外膜下高信号脂肪组织相对比，很容易识别，一般在 MRI 正常心包厚度不应超过 3mm。

(五) 冠状动脉

随着高场强 MRI 的应用，软件的开发，已经可以显示冠状动脉主支，但图像质量不稳定，可重复性差，临床应用还受到很大的限制，且 MRI 不能显示冠状动脉钙化。

第三节　基本病变影像学表现

一、心脏位置异常

(一) 心脏整体位置异常

1. 心脏移位　是指由于胸、肺疾患或畸形导致心脏偏离正常位置。例如一侧肺不张、单侧肺发育不良等导致心脏向患侧移位；大量胸腔积液、气胸等使心脏向健侧移位。

2. 心脏异位　心脏位置的先天异常简称心脏异位，是由于心脏本身在胚胎发育早期伴旋转异常所致，常与胸腹部脏器转位及心内畸形并存。心脏异位的基本类型为：镜面右位心、右旋心、左旋心等。

(二) 房室相对位置异常

正常时解剖学右房居右，左房居左，称为心房正位，如果情况颠倒，为心房反位。一般右心房和下腔静脉、肝在同侧，因此，根据肝和下腔静脉的位置可以推断右心房的位置，即有无心房转位。水平肝者，则难以推断心房的位置。支气管的显示和类型对确定心房位置也很可靠，双侧右支气管型代表右房异构或无脾综合征，双侧左主支气管型代表左房异构或多脾综合征。

(三) 房室连接关系异常

解剖学右房和解剖学右室相连，解剖学左房和解剖学左室相连，称为房室适应连接。相反称为房室不适应连接。

二、心脏形态和大小异常

（一）心脏整体形态异常

1. 心脏增大 指心脏体积增大，一般是心脏某个部分增大，也可以是普遍性心脏增大。在病理上分为心肌肥厚和心腔扩张两大类型，也可以两者兼有之，或以其一为主。在平片上，心肌肥厚和心腔扩张难以绝对区分，因此统称心脏增大。目前 X 线平片通常用测量心胸比率（C/T）来判断心脏的整体大小，因其方法简便，易于前后对比，所以目前仍为心脏测量的最常用方法之一。心胸比率是心脏横径与胸廓横径之比。心脏横径是指胸部中线分别至心影左、右缘的最大距离之和。胸廓横径是右膈顶水平双侧肋骨内缘的最大距离。成人心胸比率的正常上限为 0.50，心胸比率大于 0.50、大于 0.55 及大于 0.60 分别为轻、中及重度心脏增大。心胸比率的测量受年龄、体型、呼吸等因素的影响较大，因此在判断心脏大小时要全面、综合考虑。超声心动图、CT、MRI 可以观察各个不同体位的断（切）面解剖变化，直观反映心脏各房室的大小、心肌厚度；超声心动图及 MRI 并可测量血流动力学的相关指标，为临床诊断心脏增大原因提供依据。

2. 心脏形态异常 由于心脏各房室在不同疾病中改变并不一致，因此会使心脏失去正常的形态，依据 X 线片的不同表现，可分为以下几种类型（图 5-3-1）：

（1）二尖瓣型：肺动脉段凸出及心尖上翘，主动脉结缩小或正常，状如梨形。通常反映右心负荷增加，右心室增大为主的心腔变化，常见于二尖瓣疾患、房间隔缺损、肺动脉瓣狭窄及各种病因导致的肺动脉高压等。

（2）主动脉型：肺动脉段凹陷及心尖下移，主动脉结多增宽。通常反映左心负荷增加，左心室增大为主的心腔变化，常见于主动脉瓣疾患、高血压心脏病、冠心病或肥厚性心肌病等。

（3）普大型：心脏向各方向普遍增大。反映左右心双侧负荷增加，各房室均增大或心脏病

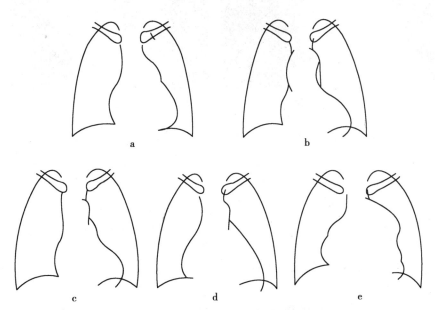

图 5-3-1　心脏形态异常类型示意图
a. "二尖瓣"型；b. "主动脉"型；c. "二尖瓣 - 主动脉"型；d. "普大"型；e. 其他（"怪异"型）

的晚期,或为心包病变等心外因素所致。常见于心包、心肌损害或各种心脏病的晚期。

(4)移行型:例如二尖瓣 - 主动脉型、二尖瓣 - 普大型等。

(5)其他型:例如靴型,常见于法洛四联症;"8"字形,为心上型完全性肺静脉畸形连接的主要表现;怪异型,例如缩窄性心包炎等。

(二)心脏大小异常

1. 左心房增大 主要由二尖瓣病变和各种原因引起的左心衰竭。此外,室间隔缺损、动脉导管未闭亦可引起左房增大。一般先向后、向上,继之向左、向右膨凸(图5-3-2a)。

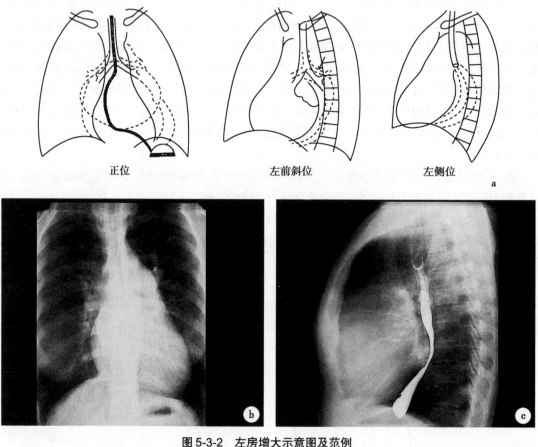

正位　　　左前斜位　　　左侧位

图 5-3-2 左房增大示意图及范例

(1)远达片:左心房若向后增大时,形成右心房的双重密度或双重边缘,亦称双心房影(图5-3-2b)。右心缘左右心房形成上下两个弧段,上为增大的左房位于上腔静脉段与右心房之间,下为右心房弧段,称为"双弧征"。左心房耳部增大时,左心缘可见在左心室与肺动脉段之间的左房耳部膨凸,左心缘形成四个弧段,称"四弧征"。

(2)左侧位:服钡检查示(图5-3-2c)中下段食管有局限性压迹和移位,此征象是左心房增大分度的主要依据:有食管压迹而无移位者为轻度;既有食管压迹又有轻度移位(止于胸椎前缘)者为中度;食管明显移位(与胸椎重叠)者为重度。在右前斜位观察左心房增大也较好,所见征象类似左侧位。

(3)左前斜位:心后缘左房段隆凸,左主支气管向上后方抬高移位并变窄。

2. 右心房增大 主要见于右心衰竭、房间隔缺损及三尖瓣病变。一般先向右前方膨凸,继之向后向左增大(图5-3-3a)。

(1)远达片:右心房段向右上膨凸,右心房/心高比值>0.5为右心房增大常见且较敏感的征象。上腔或(和)下腔静脉扩张,可视为右心房增大的间接征象(图5-3-3b)。

(2)右前斜位:心后缘下段可见一圆弧状膨凸,心后间隙变窄,为右心房体部增大的表现。但食管无移位。

(3)左前斜位:心前缘上段向上或(和)向下膨凸,该段延长,有时与其下方的右心室段构成"成角现象"(图5-3-3c)。此征象在左前斜位45°时显示更为明显。

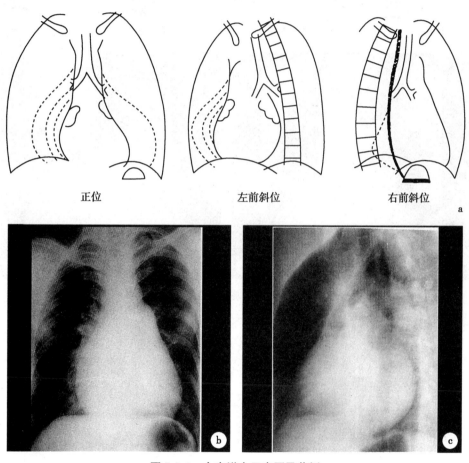

正位　　　　　　左前斜位　　　　　　右前斜位

图5-3-3　右房增大示意图及范例

3. 左心室增大　多由高血压病,主动脉瓣病变,二尖瓣关闭不全,扩张型心肌病和动脉导管未闭等引起。一般先向左下,继之向后上膨凸(图5-3-4a)。

(1)远达片:左心室段延长,心尖下移;左心室段向左膨隆,相反搏动点上移,心腰凹陷(图5-3-4b)。

(2)左前斜位:心后缘下段向后下膨凸、延长,与脊柱重叠(图5-3-4c)。

(3)左侧位:心后三角(又称心后食管前间隙,由左心室、食管和膈围成)消失是其重要改变。心后缘下段向后膨凸超过下腔静脉后缘15mm,也可视为左心室增大的指征。

4. 右心室增大　右室增大常见于二尖瓣狭窄,肺源性心脏病,肺动脉狭窄,法洛四联症,肺动脉高压及左向右分流先天性心脏病等。一般先向前向左上,继之向下膨凸(图5-3-5a)。

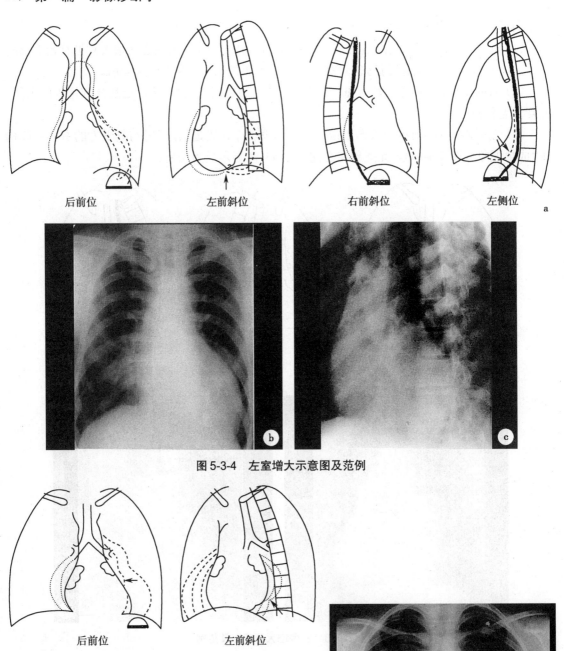

图 5-3-4　左室增大示意图及范例

图 5-3-5　右室增大示意图及范例

（1）远达片：心尖圆隆、上翘；有时可见肺动脉段凸出，反映肺动脉主干扩张，为右心室增大的重要征象（图5-3-5b）。

（2）左前斜位：心前缘右心室段向前膨凸；心膈面延长，心室间沟向后上移位。

（3）左侧位：心前缘前凸，与胸骨的接触面增大。

三、心脏结构异常

普通 X 线检查不能提供心脏内部结构异常的直接征象。最常用的检查手段是超声心动图，此外，CT 和 MRI 也能清晰地显示内部结构异常。

（一）房室间隔异常

主要表现为房室间隔位置、形态、厚度和连续性的异常。正常成人室间隔舒张期厚度小于 12mm。肥厚型心肌病时呈均匀增厚或非对称性增厚。缩窄性心包炎时房室间隔呈 S 形。房室间隔缺损时，间隔连续性中断。

（二）瓣膜异常

主要表现为瓣膜位置、形态、结构、厚度和运动的异常。风湿性心脏病二尖瓣狭窄时，可见二尖瓣口狭窄，瓣叶增厚变形。三尖瓣下移畸形时，可见三尖瓣环下移及前叶过长。肺动脉瓣狭窄时，可看到瓣叶增厚，收缩期瓣膜呈圆顶样凸向主肺动脉。

（三）心壁异常

主要表现为厚度、形态、运动、信号或密度的异常。心壁厚度增加主要见于肥厚型心肌病和高血压性心脏病。心壁厚度减小，可见于扩张型心肌病、心室容量负荷增加和心力衰竭时。冠心病时可出现室壁节段性运动减弱和消失。心肌梗死合并室壁瘤时，可有心壁局限性向外膨凸，心壁变薄，并有矛盾运动。

（四）心腔异常

表现为心腔大小及形态的异常。心腔压力及容量的改变可以导致心腔大小的变化，心腔内占位可以改变心腔正常形态，常见的有附壁血栓和心脏肿瘤。

四、心脏运动异常

超声心动图、CT、MRI 和心室造影都可以动态观察心室的运动情况，对整体心室运动和节段性室壁运动异常作出评价。临床上最常用和最重要的就是左室运动功能评价。依据室壁运动的收缩幅度、协调状态可有不同的异常表现。

（一）运动增强

表现收缩幅度的增强，可同时有心肌收缩速度加快，为高动力状态。

（二）运动减弱

表现收缩幅度的减弱，为低动力状态，可分为普遍减弱和节段性减弱。

（三）运动消失

表现室壁节段性或区域性的运动消失，为无动力状态。

（四）局部矛盾运动

表现节段性或区域性的室壁膨凸，可出现在收缩期或（和）舒张期，为运动功能失调状态。

五、心脏血流异常

（一）血流速度异常

指血流流速高于或低于正常范围。大多数心脏疾患都会产生血流速度异常。例如瓣膜狭窄时，瓣口的血流速度会增高，扩张型心肌病时瓣口的血流速度会减低。

（二）血流时相异常

指血流的持续时间长于或短于正常，或者出现于正常情况下不应该出现的时相。例如在正常情况下，舒张期左室流出道内无血流信号，但出现主动脉瓣关闭不全时，会产生左室流出道内全舒张期异常血流信号。

（三）血流性质异常

指血流失去正常的层流状态，变成湍流状态。例如二尖瓣反流的血液在左房内形成湍流。

（四）血流途径异常

指血流流经正常心脏中不存在的血流通道。例如主动脉血流经未闭动脉导管流入肺动脉，左室血流经室间隔缺损流入右室。

六、冠状动脉异常

迄今为止，冠状动脉造影仍是诊断冠状动脉病变的"金标准"。冠状动脉异常包括：冠状动脉开口、走行异常；冠状动脉管腔狭窄、闭塞或扩张；先天性冠状动脉发育异常等。但冠状动脉造影也有其限度，主要表现为不能显示冠状动脉微血管，且属于有创检查。

MDCT 和 EBCT 可以显示冠状动脉主支和较大分支的病变，随着软硬件的发展，显示更加清晰和准确，并逐渐取代部分冠状动脉造影检查，在冠心病筛查、冠状动脉开口、走行异常和先天性发育异常的诊断上已经可以满足临床诊断的需要。

MR 冠脉成像能够显示较大主支的近中段，优点是无创和实时显像。对于某些先天性冠脉异常及搭桥血管是否通畅有一定意义，缺点是成像质量不稳定，可重复性差。

七、心 包 异 常

（一）心包积液

正常情况下心包腔内有少量的液体起润滑作用，液体量约 30ml，如超过 50ml 即为心包积液。X 线检查对少量心包积液难以显示，中大量心包积液可有间接征象显示，表现为心影向两侧扩大，甚至呈球形，心缘搏动明显减弱或消失，可伴有上腔静脉的扩张。

超声、CT 和 MRI 对心包积液都有很高的诊断价值，并可进行定量诊断。超声检查简便、经济，应该作为首选，表现为心包的液性暗区，一般以心后缘液性暗区的厚度分为少量、中量和大量积液。CT 表现为心包腔增宽，呈水样密度，CT 值 12～40Hu 之间，如果是血性心包积液，CT 值会较高。一般将心包积液分为三度：I 度为少量心包积液，舒张期积液厚度小于 15mm，积液量一般少于 100ml；II 度为中量心包积液，舒张期积液厚度在 15～25mm 之间，积液量在 100～500ml；III 度为大量心包积液，舒张期积液厚度大于 25mm，积液量多于 500ml。在 MRI

上，心包积液在 SE 序列 T_1WI 呈均匀低信号，T_2WI 和 GRE 序列呈高信号，当积液中蛋白含量高或为血性时，T_1WI 可呈不均匀的高信号。

（二）心包增厚

心包厚度超过 3mm 即视为心包增厚，在 X 线片上一般无法直接显示心包，对心包增厚的诊断意义不大。但当心包有钙化时，切线位照片可以清楚地显示心缘旁线性的钙化影，提示心包增厚、钙化。超声、CT 和 MRI 都能精确地显示心包增厚，尤其是 CT，对于钙化非常敏感，MRI 不能显示钙化。增厚的心包可以从数毫米到数厘米不等。最常见的病因是缩窄性心包炎，有些肿瘤也会引起心包增厚。

八、主动脉异常

主动脉扩张、迂曲表现为主动脉结上升达到或超过胸锁关节水平并向左侧膨凸，主动脉弓增宽，降主动脉迂曲可牵引食管向背侧弯曲。真性或假性动脉瘤时，可表现为主动脉局限性的梭形扩张。弥漫性的主动脉扩张可见于主动脉瓣关闭不全、高血压病、动脉粥样硬化和主动脉夹层。

九、肺血管异常

（一）肺血增多

主要是由于左向右分流以及有动静脉血混合的双向分流畸形所致，例如房或（和）室间隔缺损、动脉导管未闭、大动脉转位、单心室和永存动脉干等。此外，心排血量增加，例如体循环的动静脉瘘、甲状腺功能亢进、贫血、肺心病的高排血量状态等，也可以表现为肺血增多。

X 线表现：①肺血管纹理增粗、增多，以增粗为主；②右下肺动脉干扩张，肺动脉段亦多凸出；③扩张的血管边缘清楚；④中心肺动脉搏动增强；⑤肺野透过度正常。

（二）肺血减少

主要原因：①右心排血受阻或兼有右向左的分流，例如肺动脉狭窄、法洛四联症、三尖瓣闭锁、肺动脉闭锁等；②肺动脉阻力升高，例如原发性和各种原因的继发性肺动脉高压等；③肺动脉血栓栓塞和其他病变所致的肺动脉狭窄、阻塞。肺血减少可以是单侧性、区域性和分布不均匀。

X 线表现：①肺血管纹理变细、稀疏；②右下肺动脉干缩小或正常，搏动减弱；③肺动脉段平直或凹陷，但在肺动脉狭窄后扩张或肺动脉高压时可以表现为肺动脉段凸出；④肺野透过度增加；⑤有时有体动脉构成侧支循环，可表现为肺门动脉显著缩小、消失，代之以较粗乱的血管影，位置略高于肺门动脉，这时应注意与肺血增多相鉴别。

（三）肺淤血

主要是由于毛细血管后肺静脉以及左心房、室的阻力、压力升高所致。

X 线表现：①上肺静脉扩张，下肺静脉缩窄或正常；②肺血管纹理普遍增多、轻度增粗，边缘模糊，尤其以肺野中下部和中外带为著；③肺门阴影增大；④肺野透过度降低，中下肺野明显。上述改变与肺静脉压力升高的程度大致是一致的。

（四）肺水肿

肺毛细血管内的血浆较多的外渗到肺间质组织和肺泡，称为肺水肿。肺毛细血管后的肺静脉压超过胶体渗透压 25mmHg 即可发生，肺水肿可以分为两大类：间质性和肺泡性。间质性肺水肿多见于慢性左心功能不全和其他肺静脉回流受阻的情况；肺泡性肺水肿则为急性左心功能不全的指征。

X 线表现：间质性肺水肿：①表现以肺间质改变为主，可见肺间隔线，以 B 线多见，为下肺野近胸膜处长 2～3cm，宽 1mm 的线状影，有时肺中野亦可见自肺门向周围走行的细线影，均为小叶间隔线水肿所致；②肺血管周围由于周围间质水肿而边缘模糊。肺泡性肺水肿：表现为边缘不清的片状致密影，其分布与患者体位有关，多在低垂部位，典型者表现双肺门区云雾状密度增高影，如蝶翼状。

（五）肺动脉高压

肺动脉高压分原发性和继发性两类，后者主要是继发于分流性先心病、长期的肺静脉高压尤其是风湿性心脏病二尖瓣狭窄、肺动脉血栓栓塞性病变，肺组织和肺血管床的广泛破坏也是肺动脉高压的因素之一。原发性肺动脉高压为肺小动脉异常所引起，好发于青年女性。

一般肺动脉收缩压超过 30mmHg 或（和）平均压超过 20mmHg 即为肺动脉高压。按肺动脉平均压为小于 30、30～50 和大于 50mmHg，分为轻度、中度和重度肺动脉高压。儿童多用肺动脉收缩压与主动脉收缩压的比值来表示肺动脉高压的程度。

X 线表现：①肺动脉高压的基本征象是肺动脉段明显凸出；②肺门动脉扩张、搏动增强或正常；③肺动脉外围分支纤细、稀疏，可视为肺血减少；④右心室增大。但是根据病因的不同，表现也有差异。

第四节　疾　病　诊　断

一、冠状动脉粥样硬化性心脏病

冠状动脉粥样硬化性心脏病（coronary heart disease，CHD），简称冠心病，是一种严重危害人民健康的常见病、多发病。随着我国膳食结构的改变，动物性脂肪摄入增加，冠心病的发病率有逐渐增高的趋势。目前，我国 CHD 的年死亡率为 20～40/10 万。

由动脉粥样硬化斑块引起的冠状动脉狭窄是 CHD 的基本病变，且主要分布在心外膜下的大动脉，近端多于远端。最常见于前降支，其次为左回旋支、右冠状动脉及左冠状动脉主干。冠状动脉当狭窄 >50% 时，于运动时可导致心肌缺血；完全闭塞时发生心肌梗死。若缺血或梗死面积较大、累及乳头肌或室间隔时可引起室壁瘤、二尖瓣关闭不全或室间隔破裂。

患者常有阵发性胸痛，可放射至左臂，一般持续 30 秒至 15 分钟，静息或舌下含硝酸甘油后缓解。一旦发生左心衰竭，可有呼吸困难、咳嗽、咯血及夜间不能平卧等表现。严重者可发生猝死。

【影像学表现】

X 线：①不合并高血压的心绞痛患者 X 线平片常无异常改变；②发生室壁瘤时表现左室缘局限性膨凸，左室缘搏动异常——反向搏动、搏动减弱甚至消失，左室壁钙化；③心肌梗死后室间隔破裂的X线表现为肺血增多或（和）肺淤血及肺水肿。

冠状动脉造影：主要表现为：①管腔形态不规则，半圆形充盈缺损；②不同程度偏心性狭窄或完全阻塞（图5-4-1）；③斑块溃疡、龛影形成（复杂斑块）；④冠状动脉痉挛；⑤冠状动脉瘤样扩张或动脉瘤形成；⑥冠状动脉夹层；⑦侧支循环形成。左心室造影主要观察：①左心室运动功能；②二尖瓣、主动脉瓣功能；③有无室壁瘤、附壁血栓及室间隔破裂等。

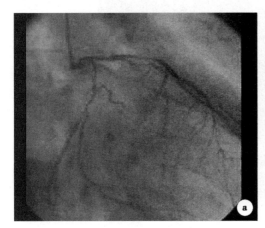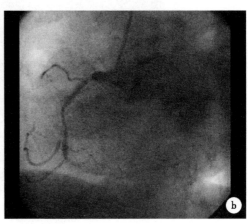

图 5-4-1　冠心病冠状动脉造影

超声：①超声心动图可无创地评价心肌缺血或（和）心肌梗死导致的室壁节段性运动异常、心脏结构的改变，例如室壁瘤、室间隔穿孔、二尖瓣反流和左心室附壁血栓形成等；②超声心动图还可动态、反复地评价冠心病患者的心功能变化。

CT：可显示冠状动脉钙化灶，多表现为斑点状、条索状影，亦可呈不规则轨道形或整支冠状动脉钙化。根据钙化积分值可进行钙化的定量分析。增强扫描的主要CT征象包括：①冠状动脉管壁增厚、斑块形成；②管腔狭窄、血管显影及灌注差；③局部心肌灌注不良、室壁瘤形成等；④ CT血管造影及三维重组技术可显示冠状动脉横断面及立体结构，对诊断、外科治疗和搭桥术后复查等都有重要意义；同时相关软件可用于分析左心室整体和节段功能，包括左心室收缩/舒张末期容积、射血分数以及心肌重量等。

MRI：常采用SE脉冲序列横轴位和心脏短轴位像，可全面显示病理改变。MRI电影可用于评价心功能，室壁运动状态，显示室壁瘤或室间隔破裂等并发症。急性心肌梗死可进行Gd-DTPA增强以提高病变的显示率。心绞痛的患者，可以应用造影增强结合快速扫描技术评价心肌血流灌注和鉴别心肌活力。采用电影MRI药物负荷或运动试验，显示心肌缺血。

放射性核素：采用单光子发射体层显像（SPECT）行心肌灌注显像负荷试验，对冠心病心肌缺血、梗死的检测、预后评估及治疗方案的选择均有一定的临床价值（图5-4-2）。该方法简便，对患者无痛苦，有利于冠状动脉腔内成形术或冠状动脉搭桥术后随访。而18F-脱氧葡萄糖（FDG）正电子发射体层显像（PET）的心肌代谢显像是鉴别存活心肌与坏死心肌的"金标准"。

【诊断和鉴别诊断】

根据病史、心电图、核素显像、超声心动图等影像学检查，冠心病一般能作出初步诊断。本病需与心肌病鉴别，选择性冠状动脉造影有助于确诊。X线平片对冠心病的诊断是一种辅助方法，对左心衰竭、室壁瘤、室间隔破裂或（和）乳头肌断裂、功能失调等评估有一定的价值。

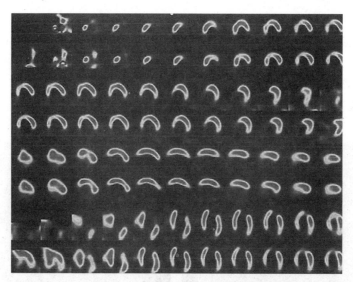

图 5-4-2 冠心病核素心肌灌注显像
负荷、静息两种状态下心肌灌注显像显示左室下、后壁固定放射性
缺损,左室下、后壁心肌梗死;上排:负荷状态;下排:静息状态

MDCT 由于对冠状动脉有良好的阴性预测值,所以对冠心病的筛查有重要意义。另外,超声心动图、MRI 等对心肌功能的测定以及 PET 在鉴别心肌坏死与心肌"冬眠"上均有重要的临床价值。冠状动脉造影对明确冠状动脉狭窄程度、部位和范围至今仍是首选方法,可为介入治疗和外科搭桥手术提供重要信息。

二、风湿性心脏病

风湿性心脏病(rheumatic heart disease,RHD)包括急性或亚急性风湿性心肌炎和慢性风湿性心脏瓣膜病等。前者是风湿热累及心肌,影像学无特异性改变。后者是风湿性瓣膜炎的后遗改变,可发生于任何瓣膜,以二尖瓣损害最常见,其次是主动脉瓣。在我国是常见病、多发病。

基本病变是瓣叶不同程度的增厚、瓣交界粘连,开放受限造成瓣口狭窄。瓣叶变形,乳头肌和腱索短缩、粘连,使瓣膜关闭不全。血流动力学改变因为受累瓣膜不同和程度的不同而异。以下重点叙述二尖瓣狭窄(mitral stenosis,MS)和二尖瓣关闭不全(mitral insufficiency,MI)。

MS 时,左心房室跨瓣压差可明显升高,引起左心房扩张,肺循环阻力增加,产生肺循环高压;右心室负荷加重,导致右心室扩大、肥厚,终至右心衰竭。患者可有劳累后心悸、气短、咳嗽,严重者可有咯血、下肢水肿及夜间不能平卧等症状。体检于心尖部闻及隆隆样舒张期杂音。心电图多为心房扩大、右室肥厚。单纯风湿性 MI 并不多见,而是常合并 MS。轻度 MI 患者可无症状,中度以上者则有心悸、气短、乏力和左心衰竭的症状。体检于心尖部闻及明显的收缩期吹风样杂音,可传导至腋中线。心电图多示心房扩大或左室肥厚。

【影像学表现】

X 线:单纯典型 MS 的平片表现为:①肺淤血,严重者可出现间质性肺水肿或肺循环高压;

②心脏呈二尖瓣型,左心房及右心室增大;③左房耳部凸出;④部分病例可见二尖瓣区钙化。MI 的平片表现:①轻至中度 MI,表现为肺野清晰或仅有轻度肺淤血,左心房或(和)左心室有不同程度的增大;②重度 MI,在左心房、室高度增大的基础上常有右心室增大,后者甚至掩盖左心室增大征象,此时多伴有肺循环高压。

心血管造影:MS 多采用双斜位左心室造影,于心室舒张期,二尖瓣口区域可见圆形或椭圆形边缘清楚的圆顶状充盈缺损。MI 多采用双斜位左心室造影,于心室收缩期,如见对比剂反流入左心房(除外心律失常或导管位置不当等因素)则可诊断 MI。

超声心动图:M 型超声心动图有助于瓣膜损害的定性诊断。MS 表现为:①二尖瓣前叶呈城墙样改变(图 5-4-3);②射血分数斜率明显减低;③二尖瓣后叶与前叶呈同向运动。MI 表现为:收缩期二尖瓣叶呈"吊床样改变"是二尖瓣脱垂的征象。

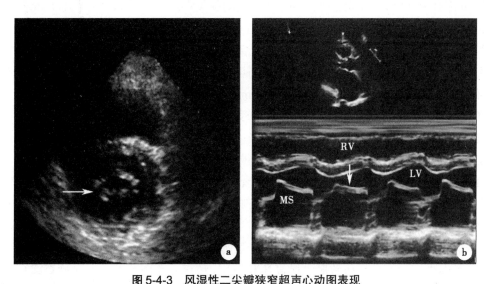

图 5-4-3　风湿性二尖瓣狭窄超声心动图表现
a. 胸骨旁短轴切面显示二尖瓣呈鱼嘴样改变(↑);b. M 型超声显示二尖瓣瓣叶增厚,舒张期 EF 段平直,呈城墙样改变(↑)

【诊断和鉴别诊断】

根据病史、体征、X 线平片及超声心动图检查,风心病二尖瓣损害多能作出明确诊断。X 线平片有助于观察心脏的整体轮廓、各房、室的大小及肺循环异常变化等,但不能直接显示心内结构的异常和瓣膜运动的改变,目前临床仍作为常规初步检查技术。MDCT 和 MRI 由于对瓣膜实时运动观察不如超声心动图,不作为诊断瓣膜病的常规检查方法。超声心动图可实时观察心内结构,且具有无创、简便易行、准确率高及可重复等优越性,是临床诊断心瓣膜病的首选方法。

三、肺源性心脏病

肺源性心脏病(pulmonary heart disease,PHD)简称肺心病,是常见病。病因包括两大类:肺、胸疾患和肺血管病。前者以慢性阻塞性肺疾患——慢性支气管炎和肺气肿最为常见,约占 80%；后者以肺动脉血栓栓塞为主。近年来由慢性肺、胸疾患所引起肺心病明显下降，而继发于肺血管病的肺动脉高压、肺心病则相对增加。

由于肺部长期慢性病变引起广泛纤维化及肺气肿，肺血管床逐渐闭塞，使肺血管阻力增加，更为重要的是缺氧所致的肺小动脉收缩，同时缺氧引起红细胞、血容量增加致心排血量升高，也促使肺动脉压增高。久之引起右心室肥厚、扩张及右心功能不全。

患者常有咳嗽、咳痰、心悸等，部分病例可有咯血。体检有肺气肿和慢性支气管炎的体征，例如桶状胸，听诊肺动脉区第二音亢进等。心电图示肺性 P 波、右心室肥厚等。

【影像学表现】

X 线：平片表现为慢性支气管炎、广泛肺组织纤维化、肺气肿、胸膜肥厚及胸廓畸形等。肺胸疾患及肺动脉血栓栓塞或大动脉炎等所致者均显示肺动脉高压的 X 线征象：①右下肺动脉扩张，外围肺血管纤细；②心脏呈二尖瓣型，肺动脉段隆凸，右心房、室不同程度增大。

心血管造影：正位或（和）双斜位肺动脉造影是显示肺动脉及其分支狭窄、阻塞或充盈缺损的最可靠方法。慢性肺胸疾患所致肺心病无需血管造影检查。

超声心动图：二维和 M 型超声心动图，尤其是后者可显示右室前壁厚度 >0.5cm 或有搏动增强；右室流出道扩张 >30mm；右室内径 >20mm；肺动脉瓣叶 a 波幅度减低等。

CT：普通 CT 平扫可显示肺气肿及肺部病变，而高分辨力 CT 有助于肺间质病变的诊断。CT 增强能显示：①主肺动脉、左右肺动脉扩张；②右心室、室间隔肥厚；③肺动脉管腔内的充盈缺损、狭窄或阻塞性病变（图 5-4-4）。由于心肺兼顾，CT 是肺心病的主要诊断方法。

MRI：无需注入对比剂可多方位直接成像观察中心肺动脉腔内病变和肺动脉高压的表现，而磁共振肺血管造影有助于显示肺动脉的分支病变。

【诊断和鉴别诊断】

根据病史、体征、心电图及影像学检查，一般肺心病诊断并不困难。本病尤其是肺血管病主要应与继发性左向右分流所致肺动脉高压相鉴别，超声心动图及右心导管检查或（和）心血管造影有助于确诊。

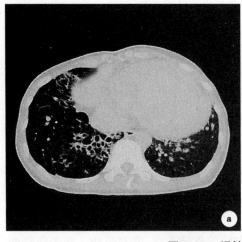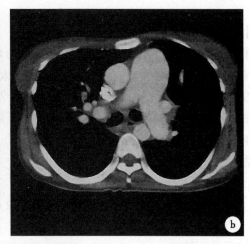

图 5-4-4　慢性肺心病 CT 表现

CT 增强扫描：a. 肺窗，显示右下肺支气管扩张，肺大疱形成；b. 纵隔窗，显示主肺动脉明显扩张

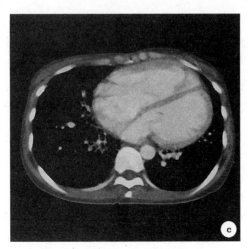

图 5-4-4　慢性肺心病 CT 表现（续）
c. 右心房室扩大

四、原发性心肌病

心肌病（cardiomyopathy）是一组异质性心肌疾病，由各种不同的原因（常为遗传原因）引起，伴有心肌机械和（或）心电活动障碍，常表现为不适当心室肥厚或扩张，可导致心血管死亡或心功能不全，该病可局限于心脏本身，也可为全身系统性疾病的部分表现，根据病理生理学改变分为：扩张型心肌病、肥厚型心肌病、限制型心肌病、致心律失常型右室心肌病以及不定型的心肌病。

扩张型心肌病心脏常呈球形增大，主要侵犯左心室，有时累及右心室或双心室，以心腔扩张为主，通常肌壁不厚。肥厚型心肌病是心肌肥厚，心腔不扩张，且多缩小、变形。限制型心肌病又称闭塞或缩窄型心肌病，主要指心内膜心肌纤维化和嗜酸性粒细胞增多性心内膜心肌病，或称 Loeffler 心内膜炎。

扩张型心肌病较常见，多见于中青年，男性居多。临床表现是充血性心力衰竭、各种心律失常和体动脉栓塞的症状。体检无病理性杂音，或于心尖部 / 胸骨左缘闻及 2 级左右的收缩期杂音。心电图示左室或双室肥厚，心律失常，传导阻滞或异常 Q 波等。以下重点叙述扩张型心肌病。

【影像学表现】

X 线：扩张型心肌病多示有不同程度的肺淤血，间质性肺水肿；心脏呈普大型或主动脉型，多为中至重度增大，各房室均可增大，而以左室增大为著；常有两心缘搏动普遍减弱。

超声心动图：扩张型心肌病二维超声表现为：①全心腔扩大，以左心为著，左室流出道明显增宽，M 型超声心动图可见"喇叭口征"；②室间隔及左室后壁运动幅度普遍减低，收缩期室间隔增厚率下降，小于 30%（正常人 40%～60%）；③二尖瓣前后叶开放幅度明显缩小，但 EF 斜率正常；④彩色多普勒示不同程度的房室瓣关闭不全。

CT：扩张型心肌病 MSCT 增强扫描可显示心脏增大以左室扩张为主，室壁和肌部间隔厚度正常或稍变薄，若有附壁血栓则表现为左室心尖 - 前壁区域的显影缺损。

【诊断和鉴别诊断】

扩张型心肌病无特异性临床、心电图和影像学征象，属"排除性"诊断。以影像学方法显示本型心肌病的病理形态变化及其功能异常，进而结合临床、实验室和影像学征象排除其病因和致病因素，则可建立诊断。扩张型心肌病需与冠心病或高血压 - 冠心病、以二尖瓣关闭不全为主的风湿性心脏病、大量心包积液及三尖瓣下移畸形（Ebstein 畸形）相鉴别。

五、先天性心脏病

（一）房间隔缺损

单发的房间隔缺损（atrial septal defect，ASD）是最常见的先天性心脏病之一，占先心病的 17.7%～21.4%。男女发病比例为 1.6∶1。ASD 包括第一孔型（亦称原发孔型）和第二孔型（亦称继发孔型）。

【影像学表现】

X 线：平片典型 ASD 的表现为：①肺血增多，心脏呈二尖瓣型，肺动脉段凸出；②心脏右心房、室增大；③主动脉结缩小或正常。小的 ASD 心肺所见可大致正常或仅有轻度变化。

心血管造影：一般采用四腔位（左前斜位 45°，+30°～40°）右上肺静脉造影。对比剂沿房间隔下行，在左心房体部尚未充盈时，对比剂即已通过 ASD 进入右心房，因此可清楚地显示 ASD 的部位及大小。

超声心动图：①二维超声可直接显示大部分 ASD，发现房间隔回声中断，并可测量缺损的大小（图 5-4-5）；②多普勒检查可定性和定量反映 ASD 的房水平分流，右心房、室及肺循环血流量的增加等血流动力学状况。

CT：横断面增强扫描可显示 ASD，表现为左、右心房间隔对比剂连通。亦可观察右心房、室和肺动脉的扩张情况。

MRI：心电门控 SE 序列横轴位，是显示 ASD 常用的 MRI 扫描技术。垂直于室间隔的左心室长轴和短轴成像对观察房间隔病理解剖、测定 ASD 的大小亦很有帮助，多在右心房中部于相邻两层面上显示房间隔组织连续性中断、缺失，则可诊断 ASD，而小的 ASD 则常难以肯定。

【诊断和鉴别诊断】

体检于胸骨左缘 2～3 肋间闻及 2～3 级收缩期吹风样杂音，肺动脉第二音分裂；心电图示不完全右束支传导阻滞；胸部平片示肺血增多，右心房、室增大；超声心动图示右心容量负荷增加及房间隔回声中断等，即可确定诊断。

（二）法洛四联症

法洛四联症（tetralogy of fallot，TOF）是最常见的发绀型先天性心脏病，占 30%～50%。本症包括四种畸形：肺动脉狭窄、室间隔缺损、主动脉骑跨和右心室肥厚；其中以肺动脉狭窄和室间隔缺损为主要畸形。

TOF 患者发育较迟缓，常有发绀，多于生后 4～6 个月内出现，久之，可有杵状指、趾，易气短、喜蹲踞或缺氧性晕厥等。于胸骨左缘 2～4 肋间闻及较响的收缩期杂音，多可触及震颤。心电图示右心室肥厚。

【影像学表现】

X 线：典型 TOF 的平片表现为：①肺血减少，两肺门动脉细小；②主动脉升弓部多示不同

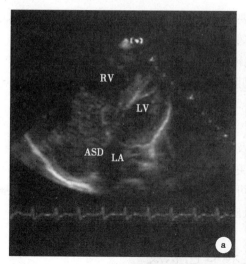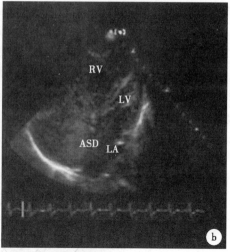

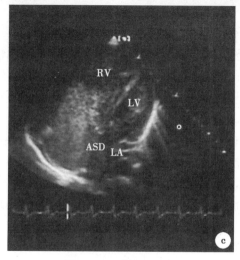

图 5-4-5 房间隔缺损
超声心动图造影显示房间隔缺损的心内分流

程度的增宽、凸出;③心脏近似靴形,肺动脉段 - 心腰部凹陷,心尖圆隆、上翘;④近 30% 的病例合并右位主动脉弓,几乎均为"镜面型"。

心血管造影:采用右心室造影为宜,主要征象为:①右心室、肺动脉充盈时,左心室和升主动脉几乎或稍后提早显影,反映心室水平右向左分流和升主动脉骑跨,此为 TOF 最常见的具有"定性"诊断价值的异常征象;②漏斗部狭窄范围多较长,呈管道状;③肺动脉瓣狭窄,约半数以上病例,瓣口深长,呈"袖口"状凸向肺动脉,提示为二瓣畸形;④主肺动脉及左、右肺动脉分支常有不同程度的细小。

超声心动图:①M 型超声可见右房室腔增大、右室前壁增厚,主动脉前壁右移(前移),室间隔的连续性中断及运动平坦,主动脉骑跨于室间隔之上;右心室流出道变窄,而肺动脉瓣较难探及;②二维超声除观察 M 型超声所见外,还可测得主动脉骑跨程度和室间隔缺损的部位和大小,肺动脉瓣增厚、开放受限,肺动脉内径变窄。

CT：增强扫描于横断面可显示 TOF 的主要畸形，例如右心室漏斗部狭窄、主动脉、左、右肺动脉的发育情况、室间隔缺损及右心室肥厚等。

MRI：SE 序列横轴位结合矢状位或长、短轴位可显示主肺动脉瓣环和漏斗部狭窄及其程度和范围。垂直于室间隔的短轴位可观察主动脉骑跨及其程度。横轴位或佐以短轴（或矢状）位有利于显示右心室肥厚和心腔扩张。

【诊断和鉴别诊断】

患者发绀，体检于胸骨左缘 3～4 肋间闻及较响收缩期杂音；心电图示右心室肥厚；平片示肺血减少，心脏呈靴形，右心室圆隆、增大；超声心动图示肺动脉瓣或（和）右心室漏斗部狭窄，室间隔缺损，主动脉骑跨，右心室肥厚，即可明确诊断。本畸形应与三尖瓣闭锁、室间隔缺损合并肺动脉闭锁及合并肺动脉狭窄的右室双出口等相鉴别。

六、心包炎和心包积液

（一）心包积液和渗出性心包炎

心包炎（pericarditis）是心包脏层和壁层的炎性病变，可分为急性和慢性两种，前者常伴有心包积液，后者可继发为缩窄性心包炎。急性心包炎以非特异性、结核性、化脓性和风湿性较为常见；慢性心包炎大多是急性心包炎迁延所致。心包炎又可分为干性和湿性两种，前者主要为纤维蛋白渗出物，后者则伴有心包积液。

心包积液（pericardial effusion，PE）是心包病变的常见改变，如果心包腔内的液体超过 50ml，即为 PE。PE 可引起心包腔内压力升高，达到一定程度时，便可压迫心脏导致心室舒张功能受限，使体、肺静脉回流受阻，进而心房和静脉压力升高，心脏收缩期排血量减少。患者可有乏力、发热、心前区疼痛等症状；急性者积液量短时间内迅速增加，出现心包填塞症状，例如呼吸困难、面色苍白、发绀、端坐呼吸等。体检示心音遥远，颈静脉怒张，血压及脉压均降低。心电图示 T 波低平、倒置或低电压。

【影像学表现】

X 线：干性（纤维蛋白性）心包炎和心包积液在 300ml 以下者，X 线可无异常发现。大量心包积液的典型征象为：①不同程度的上腔静脉扩张；②心影向两侧扩大，呈普大型或球形，心腰及心缘各弓的正常分界消失，心膈角变钝；③心缘搏动普遍减弱以至消失，主动脉搏动可正常；④卧位检查，心底部明显增宽；⑤短期内（数日以至 1～2 周）心影大小可有明显的变化。

超声心动图：以 M 型和二维超声最适用，尤其后者，可准确判定心包积液量的多少（图 5-4-6）。二维超声表现为：①心脏外形增大，心包腔内可见分离性液性无回声区，可见点状回声漂浮；②心脏可成摆动状，运动增强；③右心可轻度塌陷。

CT：平扫可显示心包积液为沿心脏轮廓分布、邻近脏层心包脂肪层的环形低密度带，依部位不同，该低密度带的宽度有所变化（图 5-4-7）。

MRI：显示心包积液的主要征象为心包脏、壁层间距增宽。根据间距的宽度，可对心包积液行半定量评价，且有利于显示局限性积液；同时 MRI 可根据心包积液的信号强度推测心包积液的成分。

【诊断和鉴别诊断】

心包积液超声心动图、CT 和 MRI 多可作出明确诊断。左侧胸腔积液合并心包积液超声

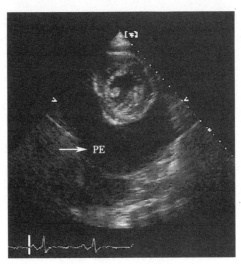

图 5-4-6 心包积液
超声心动图左室短轴切面显示心包腔大量液
性无回声,提示大量心包积液

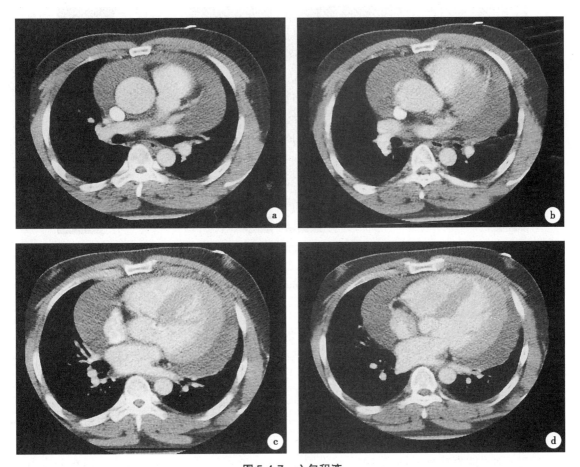

图 5-4-7 心包积液
心脏 CT 增强扫描,显示心包腔内环形低密度影,厚 1～3cm,为中至大量心包积液

心动图有时难以鉴别,前者可探及的液性暗区范围大,且两者间可找到心包回声。另外,大量心包积液需与扩张型心肌病、三尖瓣下移畸形等鉴别,超声心动图有助于诊断。

(二)缩窄性心包炎

缩窄性心包炎(constrictive pericarditis,CPC)为心包脏、壁层粘连,心包不同程度的增厚,重者可达 20mm 以上。一般以心室面,包括膈面增厚、粘连为著,右心房室侧较左心侧增厚更明显,而大血管根部较轻。心包的异常增厚,首先限制心脏的舒张功能,使体、肺静脉压力升高,静脉回心血量下降,心排血量降低,继而亦可限制心脏收缩功能,导致心力衰竭。

患者多表现为呼吸困难、腹胀或(和)水肿伴心悸、咳嗽、乏力、胸闷等症状。体检可发现颈静脉怒张、腹水、奇脉、心音低钝和静脉压升高等。心电图示肢体导联 QRS 波群低电压,T 波低平或倒置及双峰 P 波等。

【影像学表现】

X 线:①心脏大小多为正常或轻度增大,少数亦可中度增大;②两侧或一侧心缘僵直,各弓分界不清,心外形常呈三角形或近似三角形;③心脏搏动减弱、甚至消失;④心包钙化可呈蛋壳状、带状、斑片状等高密度影(图 5-4-8),多分布于右室前缘、膈面和房室沟区,一般认为心包钙化为 CPC 的可靠证据。

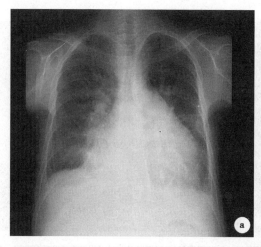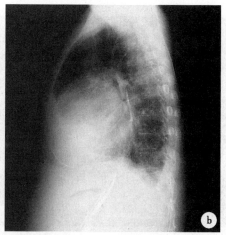

图 5-4-8　缩窄性心包炎

a. 心脏后前位片,示双肺淤血,肺动脉段饱满,双房增大,各弓正常分界不清,心脏中度增大,呈"烧瓶状";b. 侧位片,心影前缘可见长条状壳样钙化,为典型缩窄性心包炎改变

超声心动图:①M 型超声示左心室后壁舒张早期速率增快,中晚期活动平直;室间隔运动异常;心包壁层回声增宽,表现为两条平行的曲线,厚度常大于 3mm;②二维超声示心室舒张受限,双心房扩大;室间隔不规则的左右摆动,运动呈抖动状"盔甲样";③心包缩窄部位回声浓密,可出现杂乱回声;④此外可显示上腔静脉扩张、肺淤血的征象。

CT:①心包不规则增厚(厚度大于 3mm),并可发现 X 线平片所不能显示的钙化灶;②腔静脉扩张,左右心房扩大和继发的肝脾肿大、腹水及胸腔积液等征象。

MRI:除不能直接显示钙化灶外,其作用基本与 CT 相似;因 MRI 有较高的组织分辨力,故根据 MRI 信号强度可推测增厚心包的组织学成分。

【诊断和鉴别诊断】

根据病史、体征及影像学检查,一般缩窄性心包炎的诊断并不困难。本病需与限制性心肌病、风湿性心脏病二尖瓣狭窄相鉴别。

七、胸主动脉瘤和主动脉夹层

一般胸主动脉直径大于4cm或与邻近管径(尤其近心端)比较超过1/3者,为病理性扩张,即动脉瘤。按病理解剖和瘤壁的组织结构可分为真性和假性动脉瘤。前者按其形态又可分为囊状、梭形和混合型,其瘤壁由动脉壁的三层组织构成;后者系动脉壁破裂后形成的血肿,周围包绕结缔组织。所谓夹层动脉瘤实系动脉壁内的血肿或出血,并非上述含义的动脉瘤,正确名称应为主动脉夹层(aortic dissection,AD)或夹层血肿。胸主动脉瘤按病因可分为粥样硬化性、感染性、创伤性、先天性、大动脉炎性、梅毒性、马方综合征及白塞病等。

主要症状为胸背痛、气短、咳嗽、声音嘶哑、吞咽困难、咯血或呕血等。体检部分患者可有胸壁静脉怒张,两侧上肢血压不对称及体表搏动性膨凸等。

【影像学表现】

X线:主动脉瘤基本征象为:①平片显示纵隔阴影增宽或形成局限性肿块影,且与胸主动脉某部相连而不能分开;②透视下,肿块或纵隔增宽影可见扩张性搏动,可有瘤壁钙化。AD主要表现为:①纵隔两侧或主动脉弓降部明显增宽、扩张,根据扩张的部位,大致可估计夹层受累范围和分型;②病变部位的搏动多减弱和消失;③主动脉壁(内膜)钙化内移超过4mm则提示内膜撕脱,有诊断价值;④心包或胸腔积液(血),后者多在左侧,提示夹层破裂的可能。

血管造影:采用正侧位或左前斜位胸主动脉造影为宜。主动脉瘤主要征象为:①于主动脉显影同时,瘤腔内亦有对比剂充盈,或主动脉某段呈梭形扩张,为主动脉瘤的确切征象;②瘤腔内对比剂外溢或进入邻近组织内,则为动脉瘤破损的指征。AD有时需加做腹主动脉造影,可显示破口的部位、数量、内膜片及主动脉双腔征象。

超声心动图:经胸及经食管检查的综合应用,能够准确显示胸主动脉瘤的部位、范围、瘤内有无血栓以及AD的内膜片和真假腔形成等,还可观察有无并发心包积液。

CT:主动脉瘤表现为:①平扫可显示主动脉瘤样扩张,瘤壁钙化;②增强扫描有助于显示附壁血栓,主动脉瘤渗漏或破入周围组织、脏器。AD表现为:①平扫显示主动脉增宽,钙化的内膜向腔内移位;②增强扫描可见强化程度不同的真、假腔及其之间内膜片(图5-4-9)。CT血管成像三维重组图像则可从不同解剖角度观察动脉瘤和AD的主要征象及病变范围(图5-4-10)。

MRI:SE和GRE快速成像MRI电影,无需对比增强,可从不同体位显示主动脉瘤的形态、大小、类型、范围、瘤壁情况、附壁血栓以及瘤体与主动脉主支、周围组织结构的关系等形态和血流动态变化。同样,可清楚显示AD的范围、不同信号强度的真、假腔及破口位置。

【诊断和鉴别诊断】

根据X线平片、CT、MRI等影像学检查所见的胸主动脉异常扩张、双腔或内膜片形成等征象,胸主动脉瘤及AD的诊断即可成立。该病需与胸主动脉附近的纵隔肿瘤或胸主动脉迂曲、扩张等相鉴别,MRI和CT对比增强有助于确诊。

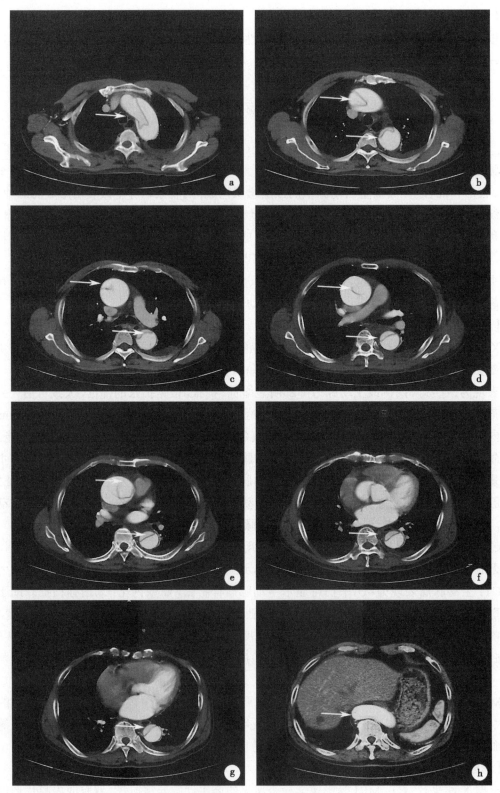

图 5-4-9 主动脉夹层

CT 增强扫描，可见升主动脉扩张，升主动脉 - 降主动脉全程腔内可见内膜片影和"双腔征"，左室扩大，为 I 型主动脉夹层

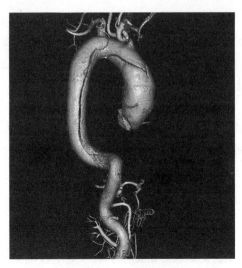

图 5-4-10 主动脉夹层

CTA 三维重组图像，显示主动脉夹层范围、内膜片、真假腔和破口位置，以及主动脉主要分支夹层累及情况

八、肺动脉栓塞

肺动脉栓塞（pulmonary embolism，PE）又称肺动脉血栓栓塞或肺栓塞，是内源性或外源性栓子栓塞了肺动脉及其分支所引起的肺循环障碍，如并发肺出血和坏死，称为肺梗死。

下肢深静脉血栓是本病的首要病因。各种原因导致的长期卧床、充血性心力衰竭、肥胖、妊娠、口服避孕药、静脉曲张、慢性心肺疾患和恶性肿瘤是本病的常见诱因。临床表现根据栓塞的部位和程度而有不同。典型症状包括呼吸困难、胸痛、咯血、晕厥等；常见体征包括发热、呼吸急促、心率加快、发绀等。心电图动态观察对诊断有一定的帮助，实验室检查可发现低氧血症和低碳酸血症、D-Dimer（二聚体）升高等。

【影像学表现】

X 线：平片可见区域性的肺纹理稀疏、纤细、肺野透光度增高，典型的可见肺动脉缺支，中心肺动脉扩张，并发肺梗死可见肺内的楔形阴影。诊断敏感性和特异性都比较低，多数仅能提示诊断。

心血管造影：随着 CT 和 MRI 的广泛应用，多数患者已无需行肺动脉造影，仅在需了解肺动脉压等肺内血流动力学状态时才会进行造影和右心导管检查。主要征象为管腔内的充盈缺损，肺动脉分支的狭窄和闭塞。需要注意的是肺动脉造影有一定的风险，需要严格掌握适应证。

超声心动图：仅可显示主肺动脉及左右肺动脉近端的大块栓塞，表现为肺动脉内的强回声团块。并可见肺动脉扩张、右房室增大及肺动脉压升高等间接征象。

CT：CT 增强扫描：①直接征象可显示肺动脉腔内的低密度充盈缺损，充盈缺损如位于管腔中央则出现"轨道征"，CT 电影显示血栓栓子随血流在腔内漂动，为"漂浮征"，提示为急性栓塞；②间接征象可显示肺动脉扩张、右房室增大、肺窗上出现因肺血灌注不均匀引起的"马赛克征"，即由于肺动脉栓塞区域的血流灌注减少，与正常或过度灌注区域形成密度差，相应肺野呈黑白镶嵌样；肺梗死者可以有肺段的实变影。肺梗死同侧胸腔常见积液。

MRI：三维增强MRA能显示肺段及部分亚段的肺动脉分支，通过管腔内的充盈缺损和分支闭塞等征象可以确定肺栓塞的部位和范围。

【诊断和鉴别诊断】

肺栓塞的影像学表现较为特征，一般不难诊断。需要注意的是，肺栓塞临床表现无明显特征时，容易误诊为冠心病、肺心病和心衰等疾病，此时影像学检查对明确诊断及鉴别诊断具有非常重要的作用。

九、下肢动脉粥样硬化

下肢动脉粥样硬化（atherosclerotic disease, AD）是下肢动脉管壁粥样斑块沉积导致管壁增厚变硬、管腔狭窄甚至闭塞，是全身动脉粥样硬化的一部分。常见于中老年人，男性多于女性，近年来本病在我国逐渐增多，成为老年人死亡的主要原因之一。

病因尚未完全明确，与吸烟、糖尿病、血脂异常和高血压等因素有关。典型的临床症状有间歇性跛行等，血管闭塞时下肢严重缺血可出现静息痛，常伴有肢端麻木。体征有狭窄远端下肢动脉搏动减弱或消失；患肢皮温降低和营养不良，严重时有水肿、溃疡和坏疽。病理改变是管壁内膜有粥样硬化斑块、脂质沉积，中膜变性和钙化，管腔内附壁血栓引起管腔狭窄、闭塞。

【影像学表现】

下肢动脉造影：是观察管腔形态学改变的"金标准"，直接显示管腔有无狭窄及狭窄程度，间接显示斑块的部位、溃疡、血栓、动脉夹层等异常改变，了解侧支循环建立情况。动脉造影可明确诊断，但为有创检查。

超声：①在二维超声，动脉内膜和中层增厚，管壁增厚钙化、斑块形成，或伴有附壁血栓（图5-4-11a）；②当粥样硬化引起管腔狭窄，彩色多普勒显示彩色血流充盈缺损，形态不规则，血流变细，流速增快或呈射流，管腔狭窄处出现湍流，即"五彩斑斓"样血流，如完全闭塞，则无血流信号显示；③脉冲多普勒显示频谱形态异常，三相波消失，局限狭窄处血流流速加快，当长管管腔狭窄时，血流反而减慢。

CT：平扫显示动脉壁钙化。CTA显示病变部位管壁呈不规则锯齿状或波浪状，管壁钙化斑块，管腔不规则偏心性充盈缺损和狭窄（图5-4-11b），血管闭塞时可见闭塞血管周围有较多侧支循环血管，其远端与闭塞远端血管相通。

MRI：MRA对下肢大血管病变显示良好，可显示动脉的狭窄部位、程度、病变范围和附壁血栓等，主要征象的特点与CTA相似。

【诊断和鉴别诊断】

根据病史、临床症状、血管超声等影像学检查，下肢动脉粥样硬化一般能作出初步诊断。本病应与血栓闭塞性脉管炎及多发性大动脉炎鉴别。血栓闭塞性脉管炎多见于男性青壮年，主要累及中小血管，远侧病变更重，血管闭塞呈节段性。多发性大动脉炎多见于年青女性，主要侵犯主动脉及其分支的起始部，例如颈动脉、锁骨下动脉、肾动脉等，病变主要引起动脉狭窄或阻塞。

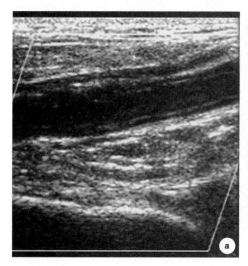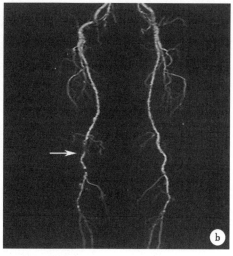

图 5-4-11　下肢动脉粥样硬化

a. 下肢血管超声显示内膜明显增厚,无血流信号;b. CTA 三维重组图像,显示下肢动脉硬化的范围、位置以及狭窄程度

（朱向明　赵　瑞）

学习小结

　　本章介绍了心脏的检查技术、正常影像学表现、基本病变影像学表现和常见疾病的影像学表现。

　　循环系统基本病变影像学表现包括:①心脏位置异常;②心脏形态和大小异常;③心脏结构异常;④心脏运动异常;⑤心脏血流异常;⑥冠状动脉异常;⑦心包异常;⑧主动脉异常;⑨肺动脉异常。循环系统疾病诊断介绍了冠状动脉粥样硬化性心脏病、风湿性心脏病、肺源性心脏病、原发性心肌病、房间隔缺损、心包炎和心包积液、胸主动脉瘤及主动脉夹层、肺动脉栓塞和下肢动脉粥样硬化。疾病影像学特点:冠状动脉粥样硬化性心脏病可见冠状动脉管腔狭窄,供血区心肌运动异常;风湿性心脏病 MS 在 M 型超声表现二尖瓣前叶呈城墙样改变,二尖瓣和(或)主动脉瓣膜不同程度狭窄和(或)反流。肺心病表现为肺动脉高压的心肺改变,例如肺动脉扩张,右室增大,右室壁增厚,X 线片表现"残根征"。扩张性心肌病表现为心脏增大,以左心为主,心肌壁变薄,M 型超声心动图二尖瓣呈"喇叭口征"改变。缩窄性心包炎 X 线片有时可见心包钙化,呈"烧瓶状",超声心动图可呈"盔甲样"。主动脉夹层则可见"双腔征"。

复习题

1. 简述冠心病冠状动脉造影的典型表现。
2. 简述二尖瓣狭窄的典型 X 线表现。
3. 简述 ASD 的典型 X 线及超声心动图表现。

4. 简述心包积液的 X 线和超声表现。

5. 简述肺动脉栓塞的 CT 表现。

6. 简述下肢动脉粥样硬化的超声表现。

第 六 章

急 腹 症

学习目标

1. 掌握急腹症的基本病变影像学表现，常见疾病的影像学表现，包括胃肠道穿孔、肠梗阻、肠套叠、肠系膜血管栓塞和血栓形成、腹部外伤。
2. 熟悉腹部的正常影像学表现。
3. 了解各种影像检查技术在急腹症应用的适应证和优缺点。

急腹症（acute abdomen）是腹部包括腹腔、盆腔、消化、泌尿和生殖等系统以急性腹痛为主要临床表现的疾病总称。急腹症的影像学检查以 X 线、CT 和超声为主要方法，可以明确病变的部位、病因、病理变化和并发症等，为临床治疗提供依据。影像检查方法的选择需结合临床，例如胃肠道穿孔和肠梗阻，腹部 X 线平片是首选的方法，当患者具有典型胃肠道穿孔或肠梗阻的症状和体征而 X 线检查阴性时，宜进一步采用 CT 检查，对显示腹腔内积气、腹腔积液、尤其是显示少量积气或腹膜后积气效果更佳。CTA 则对诊断血运性肠梗阻、肠系膜血管栓塞有较高的价值。对腹部器官的损伤，超声和 CT 的敏感性和准确性均很高。

本章主要讲述胃肠道穿孔、肠梗阻、肠套叠、肠系膜血管栓塞和血栓形成、腹部外伤，其他疾病在相应章节中叙述。

第一节 检 查 技 术

一、X 线 检 查

（一）普通 X 线检查

透视和 X 线平片是最常用和最基本的检查方法，透视可观察膈肌运动和胃肠蠕动、发现膈下游离气体和腹部气液平面、除外胸部疾病等。腹部 X 线平片的常用摄影体位有立位和仰卧前后位，如患者病情较重，可改为侧卧位或仰卧位水平投照。立位可显示膈下游离气体和腹部的气液平面等，仰卧前后位可显示扩张肠管的黏膜皱襞，有利于区分空肠、回肠和结肠，在胀气扩张肠管的衬托下显示腹部软组织肿块。

（二）造影检查

急腹症常用的造影检查有钡剂灌肠、空气灌肠和上消化道钡餐检查。灌肠检查主要用于回结肠型肠套叠、乙状结肠扭转、先天性肠旋转不良和结肠癌引起肠梗阻等的诊断。肠套叠和乙状结肠扭转，部分病例可用灌肠进行复位。上消化道钡餐检查主要用于先天性幽门肥厚和十二指肠梗阻等的诊断。对于急性消化道大出血，可行选择性或超选择性血管造影。

二、CT 检 查

（一）普通扫描

急腹症的 CT 平扫不用特殊准备，扫描体位常规取仰卧位，层厚和层距 10mm，扫描范围由膈肌至盆腔或根据临床需要而定。CT 检查可以是 X 线检查的补充，亦可作为首选的检查方法。多层螺旋 CT 的容积扫描可进行二维和三维重组，对急腹症病因的确定和了解病变范围有较大帮助。为了显示腹腔内的游离气体，使用的窗宽和窗位应能区分气体和脂肪。

（二）增强扫描

增强扫描的检查体位、层厚、层距和扫描范围与平扫相同，可以行常规增强扫描或多期动态增强扫描。常用于腹部脏器的损伤、炎症、腹腔脓肿和肠梗阻等，了解器官和病变的强化情况，有助于疾病的诊断。

三、超 声 检 查

扫查体位常用仰卧位，探头置于腹部，作横切面、纵切面和斜切面扫查。急腹症的超声检查常用于急性胆囊炎、急性胰腺炎和阑尾脓肿等检查，扫查范围包括疼痛部位、病变的周围和急腹症的好发部位。由于急腹症的患者检查前未能进行肠道准备，胃肠内容物和气体较多，影响观察，可采用不同体位减少胃肠内气体的影响，提高检查质量。

第二节　正常影像学表现

一、正常 X 线表现

（一）腹部平片

腹壁和腹腔内器官正常情况下缺乏自然对比，腹部平片所显示的结构较少。

1. 腹壁与盆壁　腹膜外间隙及器官周围的脂肪组织显示为灰黑色带状影。腹部前后位片两侧胁腹壁的腹膜外脂肪影，上起第 10 肋骨下端，向下延伸到髂窝而逐渐消失，称胁腹线（flank stripe）。肾周脂肪线是肾周间隙脂肪组织的投影，腰大肌和腰方肌位于后腹壁，闭孔内肌、肛提肌和髂肌等位于盆腹膜外，在肌鞘内脂肪的衬托下，摄影条件好的腹部前后位平片可显示其边缘。腹部平片还可显示腹部和盆部的骨性结构及胸腹壁软组织。

2. 实质器官　肝、脾、胰和肾等呈软组织密度，在器官周围或邻近脂肪组织和充气胃肠道的衬托下，腹部平片可显示器官的轮廓、大小、形状和位置。正位像部分患者可显示微向上突或较平直的肝下缘。肝下缘与肝外缘相交形成肝角，一般呈锐角。脾上极与左膈影融合，下极较圆钝。两肾位于腰大肌上部两侧。胰腺于腹部平片较难显示。子宫偶尔显影，位于膀胱上缘后上方，呈扁圆形软组织影。

3. 空腔器官　胃肠道、胆囊和膀胱等空腔器官的壁为软组织密度。胃、十二指肠和结肠内可含气体，腹部平片可显示其内腔。小肠除婴幼儿外，一般充满食糜和消化液，与肠壁同属中等密度，因缺乏对比而不能显示。结肠分布于腹部四周。膀胱和胆囊周围如有较多脂肪，亦可显示部分边缘。

（二）造影检查

腹部造影检查的正常表现与腹部相关章节所述相同。

二、正常 CT 表现

腹部脏器的 CT 检查正常表现与腹部相关章节所述相同。

三、正常超声表现

腹部脏器的超声检查正常表现与腹部相关章节所述相同。

第三节　基本病变影像学表现

一、基本病变 X 线表现

（一）腹部平片

1. 腹腔积气　腹腔积气常见于胃肠道穿孔、腹腔术后或合并感染等。腹腔内积气随体位改变而游动，称游离气腹。立位腹部透视和立位腹部平片，气体可上浮到膈与肝或胃之间，显示为透亮的新月形气影。侧卧水平位投照，气体则上浮到靠上方侧腹壁与腹内脏器外侧壁之间。仰卧前后位时，气体聚于腹腔前方，可使居前方的肝镰状韧带和腹内器官外壁得到显示。如腹腔内气体局限于某处且位置固定，则称为局限性气腹。

此外，在病理情况下，某些实质性器官内（如肝脓肿）、血管内（如门静脉积气）、胆管内（如胆肠瘘或吻合术后）和胃肠壁内（如新生儿坏死性小肠结肠炎）亦可有积气征象。

2. 腹腔积液　炎症、外伤和肝硬化等均可导致腹腔积液（peritoneal fluid collection），简称腹液。腹液坠集于腹腔内低处。仰卧位时，以盆腔和上腹腔为低，尤其是肝肾隐窝和两侧结肠旁沟处，液体易聚集于这些区域。大量腹液时，胀气的肠曲浮游于腹中部。肠曲间腹液，仰卧位片表现为肠间隙加宽，改为侧卧水平位投照时，肠曲间液体流向近地侧，致肠间隙相对变窄，且近地侧腹部密度显著增高。

3. 实质器官增大　肝、脾和肾等实质器官增大时，其轮廓、形状亦常发生改变。同时可能压迫和推移相邻器官，尤其是含气的空腔器官，表现一定程度的受压移位改变。

4. 空腔器官积气、积液并管腔扩大 胃肠道梗阻、炎症和外伤等均可导致胃肠腔内积气、积液和管腔扩大。肠梗阻时，近侧的胃肠道出现积气、积液和管腔扩大。例如，十二指肠降段梗阻，其近侧的胃和十二指肠球部明显积气、积液和扩大，表现出"双泡征"。小肠和结肠充气扩大，在气体衬托下，可通过观察肠黏膜皱襞的形态而将它们区分。通过观察肠曲位置、排列形式、活动度、肠黏膜皱襞增粗和肠壁增厚等改变，可分析梗阻平面和类型。

小肠及其系膜如发生 180°的奇数倍（如 180°、540°）扭转时，则出现肠管易位情况，即空肠位于右下腹，回肠位于左上腹。回盲型肠套叠，回肠套入较深时，对小肠系膜的牵引较明显，可造成右下腹空虚，并使套叠近侧小肠移向右上腹。

肠曲排列形式和活动度的变化，对诊断有一定的帮助。小肠系膜扭转，胀气的肠曲常因系膜紧缩、牵引，出现向周围伸展和活动度受限，即有向心性集中和对称性排列的倾向。粘连性肠梗阻常有肠曲活动度减小，甚至固定。

5. 肠壁异常 肠黏膜皱襞和肠壁增厚常发生于肠壁的循环障碍，例如绞窄性肠梗阻、肠系膜血管血栓形成、坏死性肠炎或肠壁损伤等。腹腔感染亦可使肠壁增厚。

6. 腹内肿块影 肿块在相邻充气肠曲衬托下显示为均匀的软组织密度块影，边界可较清晰。畸胎瘤于肿块内可见牙齿、骨骼及脂肪影。两端闭锁的绞窄肠段内充满大量液体形成假性肿块，又称"假肿瘤"征。

7. 腹内高密度影 常见为阳性结石、钙斑和异物。阳性结石包括泌尿系结石、阑尾粪石和胆结石。与急腹症有关的钙斑主要为胎粪性腹膜炎和卵巢畸胎瘤扭转。

8. 腹壁异常 包括腹脂线异常、腹壁软组织肿胀、组织间积气和腹壁肌张力异常等。炎症或外伤使脂肪组织发生充血、水肿、坏死和出血等，致使腹脂线增宽、透明度下降，甚至消失。炎症或外伤亦可使腹壁软组织增厚，密度增高和向外突出。腹膜后或腹膜间位空腔器官向腹膜外破裂、开放性腹壁损伤等，在腹壁软组织内可显示组织间积气。

9. 下胸部异常 急腹症可导致胸膜、肺底、膈肌和下胸壁软组织异常。例如膈下脓肿常有同侧胸腔积液、肺底炎症、膈肌上升和活动度减小、胸壁局部肿胀等。

（二）造影检查

在回结型或回盲结型急性肠套叠，钡剂或空气灌肠于套头部的梗阻端可显示杯口状或半圆形充盈缺损，套鞘内可显示弹簧状的套鞘征。在乙状结肠扭转时，钡剂或空气灌肠将受阻于梗阻处，呈鸟嘴状狭窄或完全阻塞。

二、基本病变 CT 表现

CT 的密度分辨力高于 X 线平片，可清晰显示腹内器官、肌肉和脂肪等，对腹部平片所能显示的急腹症的异常表现，例如腹腔积气、腹腔积液、实质器官增大、空腔器官积气积液和管腔扩大、肠壁异常、腹内肿块影、腹内高密度影、腹壁异常和下胸部异常等，CT 均可清晰显示，同时对病变的定位和定性诊断的敏感性和特异性更高。对腹内器官的创伤，CT 尚可直接显示器官的损伤类型和范围，判断出血量和出血时间。CT 增强扫描对急腹症病变的显示有一定的帮助，例如根据病变的强化特点，了解病变的供血情况，协助诊断。CT 增强扫描尚可显示腹部大血管的异常，例如腹主动脉瘤或夹层破裂、肠系膜上动脉栓塞等。

三、基本病变超声表现

1. 腹腔异常气体和液体　腹腔游离气体显示为膈下、肝脾前方强回声,后方伴部分声影。腹腔积液显示为腹腔内液性暗区。

2. 空腔器官积气积液和管腔扩大　肠梗阻时显示肠腔扩大,肠管内见液体、气体和肠内容物,呈无回声、低回声和中强点状回声。

3. 实质器官损伤　显示损伤器官肿大,轮廓中断,新鲜出血可呈强回声、低回声或不均匀回声。包膜下血肿呈混合回声肿块,被压迫的器官回声增强。

4. 胆道系统的急性炎症和结石　急性胆囊炎显示胆囊壁增厚、模糊和水肿,胆结石显示为胆管或胆囊内强光点、光斑或光团伴后方声影。

第四节　疾 病 诊 断

一、胃肠道穿孔

胃肠道穿孔(gastro-intestinal perforation)80% 发生于胃或十二指肠球部溃疡,其次为外伤、炎症和肿瘤。穿孔多在胃小弯和十二指肠球部前壁,气体与肠内容物进入腹腔引起气腹及急性腹膜炎。临床上发病突然,表现为持续性腹痛和腹膜炎体征或休克。

【影像学表现】

X 线:胃肠道穿孔的主要 X 线表现为腹腔内游离气体即气腹、腹液、腹脂线异常和麻痹性肠胀气等征象。站立位腹部平片或透视见两侧或一侧膈下游离气体,其形状取决于气体多少,少量气体呈"新月状"或"眉弓状"透亮影(图 6-4-1),大量气体表现为膈下"半月状"透亮影,膈面抬高,肝脾下移。左侧卧位头高水平位拍片,透亮的游离气体位于右上侧腹壁与肝脏外缘之间。胃后壁或十二指肠球后壁穿孔后,气体可进入小网膜囊内。表现为腹中部透亮气腔或气液腔。胃肠道穿孔后其内容物可进入腹腔引起弥漫性腹膜炎或局限性腹膜炎。前者表现为腹脂线模糊,腹腔积液积气,肠曲间距增宽,肠管反应性淤积,甚至麻痹性肠梗阻。后者表现为局限性透亮气体影或气液平面,相邻肠曲扩张、推压、移位。此外,少数情况下,腹膜间位肠道如十二指肠降段可向腹膜后间隙穿孔,引起腹膜后积气,X 线检查多难以发现,尤其是气体量较少时。

CT:可清楚显示游离气腹。少量气腹在仰卧位 CT 平扫表现为前腹壁与腹腔脏器之间有一带状极低密度气体影。如为大量气腹,腹腔内器官可向后方推移,在低密度气体衬托下可清楚显示器官的轮廓,这是诊断气腹的重要依据(图 6-4-2)。当气体与液体并存时,可见气液平面。此外,CT 检查亦能敏感地检出少量游离气腹,小网膜囊内积气和腹膜后积气。

【诊断和鉴别诊断】

胃肠道穿孔以胃及十二指肠溃疡穿孔最为常见。主要 X 线表现为气腹、腹腔积液、腹脂线模糊及麻痹性肠梗阻等,一般不难诊断。当穿孔后气体量较少时,或气体局限于小网膜囊内或腹膜后间隙时,虽有穿孔但无典型游离气腹表现,因此,X 线上无典型游离气腹并不能除

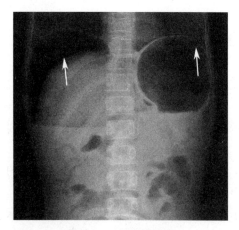

图 6-4-1　胃肠道穿孔
腹部立位 X 线平片,显示左膈下少量游离气体,
呈新月状透亮影(↑);右膈下大量游离气体,呈
半月状透亮影(↑),右膈抬高,肝脏下移

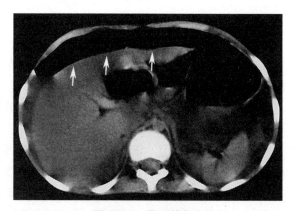

图 6-4-2　胃肠道穿孔
CT 平扫,显示前腹壁与腹腔脏器之间弧形宽带状透
亮影(↑),腹腔脏器受压后移

外胃肠道穿孔。此时,CT 检查有很大帮助。此外,人工气腹、输卵管通气、腹部手术后两周
内、老年妇女慢性咳嗽、腹部产气杆菌感染、肠气肿症破裂等也可出现气腹,因此有气腹并不
一定均为胃肠道穿孔所致,应详细询问有关临床病史后作出判断。在观察膈下游离气体时,
应特别注意与假性气腹相鉴别,如较厚的膈下脂肪组织、间位结肠、巨大胃泡等,此时可通过
改变体位拍片观察,逐一排除。

二、肠　梗　阻

　　肠梗阻(intestinal obstruction)是指各种原因引起的肠内容物运行发生障碍,同时肠道吸
收气体和液体的功能减弱或消失。一般分为机械性、动力性和血运性肠梗阻三类。其中机械
性肠梗阻最常见,又分单纯性和绞窄性肠梗阻,前者无血运障碍,多由肠粘连、炎症、肿瘤等引
起;后者伴有血运障碍,多由小肠扭转、内疝、粘连带压迫所致。动力性肠梗阻又分为麻痹性
和痉挛性肠梗阻,肠管本身并无器质性病变,常因腹腔炎症、外伤、手术后或全身疾患引起神
经功能失调所致。血运性肠梗阻常见于肠系膜动脉血栓形成或栓塞,有血液循环障碍和肠肌
运动功能失调,临床上较为少见。

　　肠梗阻的主要临床症状和体征为持续性腹痛、腹胀、呕吐、肛门停止排气排便、腹部膨隆、
肠鸣音亢进、可闻及气过水音。如以腹胀为主伴呕吐粪样物,多为低位梗阻。如以呕吐为主
伴有胆汁,提示高位梗阻。如腹痛呈持续性伴阵发性加剧,腹部压痛及腹肌紧张则提示绞窄
性肠梗阻。麻痹性肠梗阻时肠鸣音减弱或消失。

【影像学表现】

　　1. 单纯性小肠梗阻　单纯性小肠梗阻(simple small intestinal obstruction)是机械性肠梗阻
中较为常见的一种。根据梗阻部位的不同分为高位和低位小肠梗阻。其病理生理变化是梗阻
以上的肠腔内气体和液体因受阻而淤积。肠壁吸收能力减弱,加之食物分解增加,使肠腔内
气体和液体越积越多,肠管扩大。一般在梗阻后 3~6 小时即可出现典型的 X 线征象。站立位

腹部透视或 X 线平片见中上腹部多个阶梯状气液平面,梗阻近段小肠曲胀气扩大呈弓形,每一弓形肠曲的两端各有一气液平面;靠近梗阻部的小肠管积液较多、积气较少,远离梗阻部的小肠管积液较少、积气较多,由下往上气柱呈逐渐增高趋势,称"气柱渐高征",是单纯性小肠梗阻的特征性表现。如见大跨度肠袢,则提示低位肠梗阻或肠梗阻合并多处粘连。在仰卧位腹部 X 线平片上可见胀气肠曲呈层状连续排列,空肠黏膜皱襞在气体衬托下呈鱼肋状或弹簧状(图 6-4-3),回肠黏膜皱襞少而呈光滑管状影。梗阻远侧肠腔内无或仅有少量气体。不同病因所致的肠梗阻可有不同 X 线的特征,如肠蛔虫团阻塞可见大量蛔虫影,胆石性梗阻可见梗阻处较大阳性结石影。

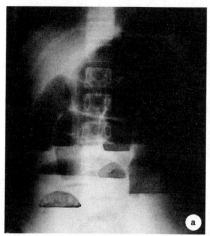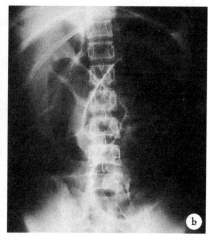

图 6-4-3　单纯性小肠梗阻

a. 腹部立位 X 线平片,示小肠胀气扩张,中下腹部有阶梯状气液平面;b. 仰卧位 X 线平片,示小肠曲扩张呈层状排列,可见弹簧状小肠黏膜纹

　　CT 扫描可显示小肠曲扩大胀气,肠内有高低不等,长短不一的阶梯状气液平面(图 6-4-4),在扩张的近侧肠管与塌陷或属于正常管径的远侧肠管之间"移行带"的出现是重要的诊断依据,并有助于判断肠梗阻的部位和原因。

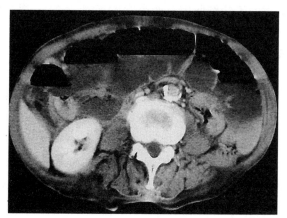

图 6-4-4　单纯性小肠梗阻

CT 平扫,示小肠胀气扩张、积液,并见多个阶梯状气液平面

2. 绞窄性小肠梗阻 绞窄性小肠梗阻（strangulated small intestinal obstruction）是急性肠梗阻的最严重类型。如不及时治疗，必然导致肠壁缺血、坏死、甚至穿孔。绞窄性小肠梗阻的基本 X 线表现仍是梗阻点以上的肠曲扩张积气并出现阶梯状气液平面，但缺乏"气柱渐高征"。以下几个征象有助于绞窄性小肠梗阻的诊断：①假肿瘤征：是由于梗阻的肠袢内充满既不能吸收又不能排出的液体，在邻近充气的小肠曲衬托下形成一球形软组织肿块影，多位于下腹部，位置较为固定，其上方小肠曲胀气扩大并有气液平面；②空回肠换位征：此征象主要是空回肠扭转所致，表现为具有较多鱼肋状黏膜皱襞的空肠移至右下腹，而黏膜皱襞较少的回肠移至左上腹，失去正常分布规律；③咖啡豆征：在仰卧位腹部 X 线平片上，一段蜷曲肠袢明显扩大形如咖啡豆，肠腔横径大于 3.0cm 并大于周围扩张肠管；④小跨度蜷曲肠袢，表现为积气扩大的小肠肠曲明显蜷曲，可呈 C 形、"8"字形或呈花瓣状、一串香蕉状等多种形态。

CT 扫描有助于判断肠壁缺血情况，如有肠壁增厚、密度增高、肠壁积气以及肠系膜出血等征象，则提示肠管缺血甚至坏死。

3. 麻痹性肠梗阻 麻痹性肠梗阻（paralytic intestinal obstruction）卧位腹部 X 线平片及 CT 均表现为整个胃肠道轻、中度扩张，以积气为主，积液少，气液平面多在同一平面或高低不等。其特点是结肠和小肠都胀气，但以结肠为主，是诊断本病的重要依据（图 6-4-5）。

4. 结肠梗阻 结肠梗阻（colon obstruction）可视为"闭袢性肠梗阻"，即病变区为一个梗阻点，而回盲瓣可视为另一个天然梗阻点。老年人 50% 为肿瘤、青年人多为炎性病变、婴儿多为先天性畸形所致。单纯性结肠梗阻腹部平片表现为扩大的结肠位于腹部周边，管径大于 6.0cm，其内的积气衬托出结肠袋，据此可与小肠鉴别；立位平片示宽大液平面位于升或横结肠内，积液多时位于横结肠内。钡灌肠检查可发现结肠梗阻的部位和原因。乙状结肠扭转是其常见类型，平片表现为扩大的乙状结肠自盆腔伸至膈下，形成"马蹄状"肠袢，肠腔横径 > 10cm，下腹部有一固定的软组织影；立位示扩大的乙状结肠内有两个宽大气液平面。钡灌肠典型表现为钡剂达直肠与乙状结肠交界处受阻，阻塞端呈"鸟嘴状"或"螺旋状"表现（图 6-4-6）。

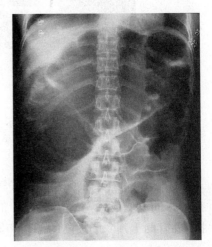

图 6-4-5 麻痹性肠梗阻
小肠与结肠均胀气扩张，以结肠胀气扩张为主

【诊断和鉴别诊断】

仅据有无肠曲扩大、积气、积液来诊断肠梗阻是不准确的。因急性胃肠炎、服用泻剂、长期卧床、腹腔内局限性炎症、清洁灌肠后均可引起肠管积液、积气。反之，严重绞窄性肠梗阻肠管充满液体或有大量腹水掩盖，小肠无积气、积液或有而不明显。因此，诊断必须结合病史、体征进行全面分析，并严密随访观察或做进一步检查。慢性结肠梗阻易与小肠梗阻混淆，鉴别的最好办法是钡剂灌肠检查。下列几点有助于麻痹性与机械性肠梗阻的鉴别诊断：①多次随访检查，胀气肠管形态改变不明显，为麻痹性肠梗阻的重要征象；②口服碘剂造影后 3～6小时达回盲部，可以排除机械性肠梗阻；③没有肠梗阻的定位征象，肠胀气不如机械性肠梗阻那样局限和明显。

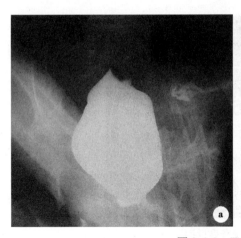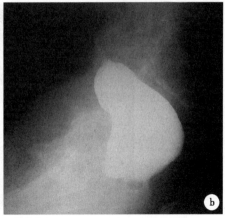

图6-4-6 乙状结肠扭转

钡灌肠（a为斜位，b为侧位）示直肠与乙状结肠交界处梗阻，梗阻端呈鸟嘴状狭窄

三、肠 套 叠

肠套叠（intestinal intussusception）是由肠蠕动的节律紊乱或器质性病变如肠肿瘤、梅克尔憩室等引起的一段肠管套入邻近肠管内，是临床常见的急腹症之一，以婴幼儿发病率最高。根据套叠发生的部位将其分为三种类型：①小肠型：即小肠与小肠套叠；②回结型：即回肠与结肠套叠；③结结型：即结肠与结肠套叠。急性肠套叠在临床上主要表现为阵发性腹部绞痛、鲜血便或果酱样血便。腹部可扪及腊肠样包块。随肠套叠的发展，患者可出现呕吐、腹胀、发热、甚至休克等表现。

【影像学表现】

X线：气钡灌肠可用于诊断和整复回结型和结结型肠套叠，当钡剂到达套叠头部时，钡柱突然受阻，在钡柱前端出现杯口状或钳状充盈缺损，当钡剂进入套鞘部与套入部之间时，可见袖套状或弹簧状钡影。这种征象是肠套叠的特征性表现（图6-4-7a、b）。

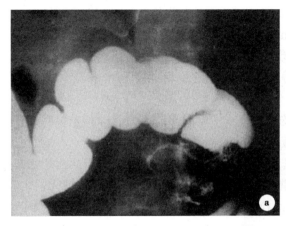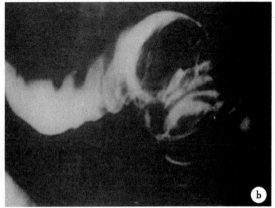

图6-4-7 肠套叠

a. 钡灌肠俯卧位见结肠肝曲钡剂通过受阻；b. 排钡后黏膜见梗阻端呈弹簧状钡影

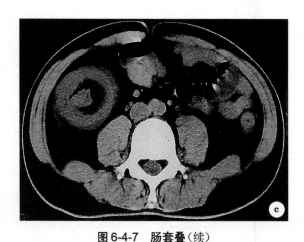

图 6-4-7　肠套叠（续）

c. CT 平扫,示右下腹"等低等"密度相间的"同心圆"状软组织肿块影

CT:有助于肠套叠的诊断。其主要表现为套叠肠管的横断面呈多层"等低等"密度相间的"同心圆"状软组织影。由内向外依次为:套入部肠腔、肠壁、肠系膜脂肪、套鞘部两层肠壁及两层肠壁间肠腔(图 6-4-7c)。

超声:典型肠套叠超声表现为由肠壁及肠腔界面构成的低回声和强回声交错的断面,呈典型同心圆征或靶环征。在纵断面上探查则呈典型的双重"三明治"征。

【诊断和鉴别诊断】

肠套叠应与肠梗阻相鉴别,前者主要临床表现为腹痛、便血和腹部包块三联征。气钡灌肠是目前诊断和整复回结型肠套叠的首选方法。其典型表现为梗阻端呈杯口状充盈缺损或呈弹簧状钡影。

四、肠系膜血管栓塞和血栓形成

肠系膜血管栓塞(mesenteric vein embolism)是指栓子进入肠系膜血管,导致血管闭塞,血供突然减少或消失,造成肠道缺血、坏死。主要临床症状为突发剧烈腹痛,可伴有腹泻、便血,甚至出现休克,在发病早期多数症状重、体征轻。

肠系膜血管血栓形成(mesenteric vein thrombosis)是指肠系膜血管管腔内血液发生凝固,形成血栓。肠系膜上动脉血栓较多见,临床表现为腹痛,疼痛程度较肠系膜血管栓塞轻。肠系膜上静脉血栓较少见,主要发生于肠系膜上静脉主干,病情进展相对缓慢。

【影像学表现】

X 线:立位腹部平片早期可见结肠和小肠均有轻度或中度肠管扩张、积气,但难以明确有无肠缺血;晚期由于肠腔和腹腔内产生大量积液,平片可见腹部密度增高。

CT:①平扫可见肠壁充血、肿胀和增厚,密度减低,肠壁出血时,表现为斑点或斑片状高密度;②肠管弥漫性扩张、积气,肠系膜水肿和腹水;③增强扫描可见肠壁强化减弱或无强化;④ CT 血管成像(CTA)可见肠系膜血管管腔内因栓塞、血栓形成而出现充盈缺损或完全中断(图 6-4-8)。

超声:可根据血流方向及速度,判断有无栓塞、血栓及分布的部位。

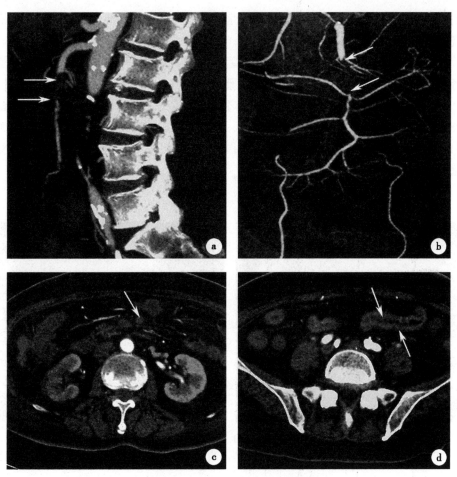

图6-4-8 肠系膜上动脉栓塞

CTA（a. 矢状面 MIP 重组；b. 冠状面 MIP 重组；c. 横断面）示肠系膜上动脉内充盈缺损，
节段性闭塞（↑），肠系膜上动脉远端分支显示；d. 横断面示肠壁增厚（↑）

【诊断和鉴别诊断】

肠系膜血管栓塞和血栓形成的直接征象为肠系膜血管腔内的充盈缺损或血管闭塞。肠系
膜上动脉栓塞患者多有动脉硬化、器质性心脏病、动脉瘤等心血管疾病及其他部位栓塞病史，
临床特点为：发病突然、剧烈腹痛而体征相对较轻。肠系膜上静脉血栓需与癌栓相鉴别，癌栓
多见于门静脉，血栓与癌栓在栓子形态及强化特点不同，结合病史，两者可以区分。

五、腹 部 外 伤

腹部外伤是指腹部受到直接或间接外力打击后导致腹部脏器的损伤，临床上以腹部实质
器官如肝、脾、胰、肾损伤较为多见。腹部外伤既可以是单一器官损伤，也可以是多器官复合
伤，其诊断除根据临床病史外，影像学检查是其主要的确诊手段。

【影像学表现】

X 线：腹部平片诊断腹部外伤价值有限。如有实质性器官或空腔器官的破裂，仅见腹腔积

液、脏器扩大和边界模糊不清等征象,无特征性。如果有气体进入腹腔,立位腹部平片可见膈下游离气体等气腹征象。

CT:能够显示腹部实质器官的损伤和程度,肝、脾、胰、肾等脏器挫伤表现为器官内有高低混杂密度影,如以出血为主则表现为高密度影,CT 值 60~90Hu,增强后不强化(图 6-4-9)。实质器官断裂时,断裂处表现为低密度或高低不等的混杂密度影,形态不规则,器官边缘模糊不清或失去连续性,增强后无强化(图 6-4-10)。包膜下血肿 CT 表现为弧形或双凸镜状高密度影,边界清楚。临床上实质性器官的挫伤、血肿、断裂既可单独发生又可同时存在。CT 平扫均可满意显示。

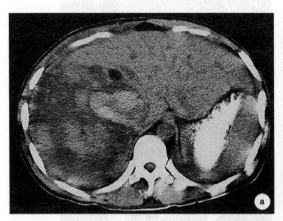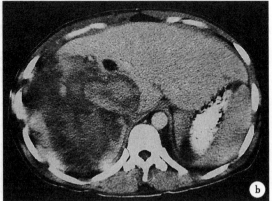

图 6-4-9   肝损伤

a. CT 平扫,示肝右叶大面积混杂密度影,边界不清;b. CT 增强,示肝右叶混杂密度影无强化

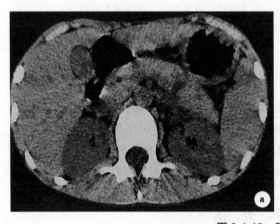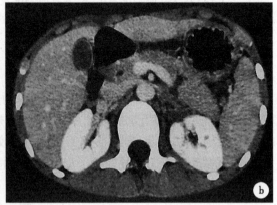

图 6-4-10   胰腺部分断裂

a. CT 平扫,示胰腺体部背侧局限性低密度影;b. CT 增强,示胰腺体部背侧断裂处无强化

超声:是诊断腹部器官损伤的有效方法。挫伤表现为器官内部回声分布不均匀,边界不清;实质内或包膜下血肿均表现为低回声区或液性暗区;实质器官断裂表现为条状不规则形液性暗区。

【诊断和鉴别诊断】

腹部外伤常需与肝癌破裂、脾自发性破裂等非外伤性出血相鉴别,依据外伤史及相关器官损伤的症状和体征,超声、CT可作出准确的诊断。

(孔祥泉)

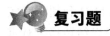 **学习小结**

本章介绍了急腹症的检查技术、正常影像学表现、基本病变影像学表现和常见急腹症的影像学表现。

急腹症基本病变影像学表现包括:①腹腔积气;②腹腔积液;③实质器官增大;④空腔器官积气;⑤肠壁异常;⑥腹内肿块影;⑦腹内高密度影;⑧腹壁异常;⑨下胸部异常。急腹症疾病诊断介绍了胃肠道穿孔、肠梗阻、肠套叠、肠系膜血管栓塞和血栓形成、腹部外伤。疾病的影像学特点:胃肠道穿孔的主要表现为腹腔内游离气体;肠套叠气钡灌肠可见袖套状或弹簧状钡影,CT表现为多层"等低等"密度相间的"同心圆"状软组织影;肠系膜血管栓塞和血栓形成的直接征象是肠系膜血管腔闭塞和腔内充盈缺损。

复习题

1. 简述胃肠道穿孔的影像学表现。
2. 简述肠梗阻的分类。
3. 简述绞窄性小肠梗阻的影像学表现。
4. 简述肠套叠的影像学表现。
5. 简述肠系膜血管栓塞和血栓形成的影像学表现。
6. 简述腹部外伤的CT表现。

第 七 章

食管和胃肠道

食管和胃肠道的影像学检查主要是钡剂造影，可清楚显示食管、胃肠道腔内情况，观察食管和胃肠道的蠕动、收缩及排空等情况，有利于发现病变并明确诊断。CT、MRI和超声对腔内病变的显示不及消化道造影，但显示病变的内部情况、腔外侵犯范围和淋巴结转移等有重要价值。近年来，多层螺旋CT及后处理技术的应用，在胃肠道肿瘤诊断及分期中发挥重要作用。

第一节　检 查 技 术

一、X 线 检 查

食管和胃肠道X线检查主要是造影检查，包括透视和摄片，对比剂常用的是硫酸钡混悬液，合并梗阻时可用碘剂。常用的检查方法有钡餐、钡灌肠。钡餐检查包括食管钡餐、上消化道钡餐和小肠钡餐。食管和胃肠道造影检查的注意要点：①造影检查必须在空腹状态下进行，结肠检查尚需进行肠道清洁准备；②直接把对比剂引入到消化道内；③检查过程中要多角度观察，透视与摄片结合，形态与功能并重；④适当加压了解不同充盈状态的改变和胃肠壁的柔软度。

近年来，食管和胃肠道的X线造影检查多采用低张气钡双对比造影检查，对比剂采用气钡双对比专用对比剂，该对比剂具有颗粒小、浓度高、黏稠度低的特点，有利于对比剂在胃肠道腔内黏膜的涂布。这种检查方法，能够清晰显示胃肠道黏膜的微细结构，对胃肠道肿瘤的早期诊断具有重要意义。

1. 食管造影检查　吞服钡剂过程中从不同的角度观察食管全程，如采用连续少量吞钡和吞气的方法可得到气钡双对比造影像，有食管梗阻者可改吞稀钡，透视过程中根据需要辅以摄片。

2．上消化道造影检查　方法是先立位吞服 1～2 口钡剂，依次观察食管、贲门和胃黏膜；然后吞服全量钡剂，在立位、仰卧位和俯卧位的不同角度观察胃和十二指肠。胃低张双对比造影的方法是检查前 10～15 分钟肌内注射盐酸山莨菪碱(654-2)，剂量 10～20mg，先用 10～15ml 的水吞服产气粉使胃充气扩张，然后吞服适量钡剂，取卧位嘱患者分别顺时针和逆时针360°翻身 3～4 圈，使钡剂均匀涂布在胃黏膜面。低张双对比造影对胃微小病变显示的效果更佳，检查过程中及时摄片。

3．小肠造影检查　小肠钡餐检查的方法是在上消化道钡餐检查胃和十二指肠后，让患者再服一次钡剂，保证有足量的钡剂充盈小肠，服钡剂后每隔 15～30 分钟复查一次，直至钡首到达回盲部。为了缩短检查时间，可口服甲氧氯普胺 25mg 促进胃肠蠕动，加快小肠充盈，但服药后，不能真实反映小肠的蠕动功能。小肠低张双对比造影的方法是经鼻腔或口腔将十二指肠导管插入到十二指肠，经导管缓慢注入钡剂混悬液 500～800ml，透视观察小肠全部充盈、钡首到达回盲部为止。随即静脉注射 654-2，剂量 10～20mg，再经导管缓慢注入气体，使小肠充分扩张。检查过程中观察各组小肠并及时摄片。

4．结肠造影　钡灌肠检查的方法是由肛门插管逆行注入钡剂，透视下观察结肠的充盈情况，钡首到达回盲部即停止灌钡，分别摄结肠各段的充盈相和排空后的黏膜相。结肠低张双对比造影的方法是检查前 10 分钟先肌内注射 654-2，剂量 10～20mg，然后经肛管注入钡剂250～300ml，然后注入气体，注气量以盲肠充分扩张或患者感腹胀为度，拔出肛管后嘱患者顺时针和逆时针360°翻身 3～4 圈，使钡剂均匀涂布在结肠黏膜面，随即对结肠各段进行摄片。

二、超声检查

食管病变较少使用超声检查。胃肠道超声检查前需禁食 8～12 小时，检查前一周不行钡餐造影，结肠检查前需排便，直肠和乙状结肠检查应在膀胱充盈后进行。检查方法有体表扫查法和腔内扫查法。体表扫查可以在空腹状态下进行，也可饮水使胃肠道充盈后进行扫查；腔内扫查是把高频率探头直接插入食管、胃和十二指肠或直肠腔内进行扫查，可清楚观察消化道壁结构，判断病变的浸润范围和邻近器官侵犯情况。

三、CT 检查

食管和胃肠道的 CT 检查包括平扫和增强扫描，扫描体位常规取仰卧位，层厚和层距 10mm。食管 CT 检查不用特殊准备，扫描范围自食管入口至贲门。胃和小肠 CT 检查应禁食 4～8 小时，检查前一周不做胃肠钡剂造影，不服含金属的药物。检查前常规口服 2.5% 等渗甘露醇或 2%～3% 低浓度碘溶液充盈胃肠道。胃和十二指肠在检查前 30 分钟口服 500～800ml，检查前 10 分钟再服 200ml；小肠在检查前 60 分钟口服 300ml，检查前 30 分钟和 10 分钟再各服200～300ml。结直肠 CT 检查应清洁肠道，直肠内用 2.5% 等渗甘露醇或 2%～3% 的低浓度碘溶液 800ml 保留灌肠。高密度对比剂不被胃肠道吸收，对比良好，但对胃肠壁的显示欠佳，而口服等渗甘露醇充盈胃肠道，增强后胃肠壁明显强化，对胃肠壁显示更清楚。近年来，随着CT设备的不断发展，多层螺旋CT及先进的后处理技术已普遍用于胃肠道检查。胃肠检查前肌内注射654-2，剂量10～20mg；检查胃时，需禁食6～12小时，检查时经胃管注入气体约500ml，根据定位片扫描全胃；检查结直肠时，检查时经肛门注入气体约800ml，使结直肠充分扩张，根据定位片扫描全结直肠。扫描结束后，上传至工作站，进行后处理，包括多平面重组（MPR）、容积再现技术（VRT）、透明法成像（raysum）和CT仿真内镜（CTVE）等（图7-1-1）。

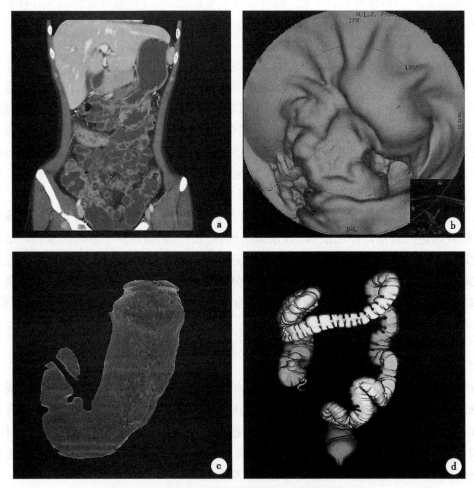

图7-1-1　多层螺旋CT后处理技术在胃肠道的应用
a. 胃肠冠状面多平面重组图像（MPR）；b. CT仿真内窥镜（CTVE）；c. 胃透明法成像（raysum）；
d. 结肠容积重组（VR）

四、MRI 检 查

食管和胃肠道的MRI检查包括平扫和增强扫描，扫描方位常用轴位和冠状位，常规采用SE成像序列T_1WI和T_2WI扫描。胃肠道检查应常规禁食4～8小时，检查前口服等渗甘露醇或0.5mmol/L的Gd-DTPA 500～1000ml，使胃肠道充盈，增加对比；结直肠检查应清洁灌肠，直肠内用等渗甘露醇或0.5mmol/L的Gd-DTPA 200ml保留灌肠。MRI增强检查应口服或灌入阴性对比剂等渗甘露醇，其后静注Gd-DTPA行T_1WI扫描。

第二节　正常影像学表现

一、正常 X 线造影表现

（一）食管

食管入口位于第 6 颈椎平面，出口位于第 10～11 胸椎平面，上接下咽部，下接胃的贲门，解剖上分颈段、胸段和腹段，全长约 25cm。颈段自食管入口至胸骨切迹平面；胸段最长，上接食管颈段，下至膈肌的食管裂孔；腹段自食管裂孔至贲门。X 线检查一般将食管分为上、中、下三段，食管上端至主动脉弓上缘是食管上段；主动脉弓上缘至下肺静脉下缘是食管中段；下肺静脉下缘至贲门是食管下段。食管入口和膈食管裂孔处各有一生理性狭窄区。右前斜位食管钡餐检查食管前缘可见三个生理性压迹，由上至下为主动脉弓压迹、左主支气管压迹和左心房压迹。在主动脉弓和左主支气管压迹之间，食管常略显膨出，不要误认为憩室。降主动脉明显迂曲的患者也可压迫食管胸下段。食管黏膜为数条纵行皱襞，通过贲门与胃小弯黏膜相连。

食管的蠕动有原发蠕动和继发蠕动，第一蠕动波为原发蠕动，由下咽动作激发，使食物迅速下行进入胃；第二蠕动波为继发蠕动，由食物压迫食管壁引起，始于主动脉弓水平向下推进。食管环状肌的不规则性收缩导致食管边缘出现波浪状或锯齿状改变，称为第三收缩波，常见于老年人和贲门失弛缓症患者。

贲门上方一段长 3～4cm 的食管，称胃食管前庭段，此段是一高压区，具有特殊的神经支配和功能，有防止胃内容物反流的重要作用。

（二）胃

胃分为胃底、胃体和胃窦，胃的入口是贲门，出口是幽门。胃底是贲门水平以上部分，胃体是贲门至胃小弯角切迹之间的部分，胃体的右边是胃小弯，左边是胃大弯，胃窦是指胃小弯角切迹至幽门管之间的部分，幽门管连接胃和十二指肠（图 7-2-1）。

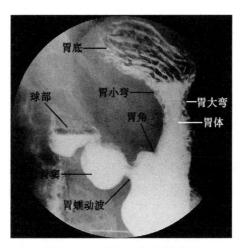

图 7-2-1　胃的正常 X 线解剖

　　胃的形状和张力与体型和神经系统功能状态有关,一般分为牛角型胃、钩型胃、瀑布型胃和长型胃(图 7-2-2)。牛角型胃的位置和张力均高,接近于横位,上宽下窄,角切迹不明显,多见于矮胖体型;钩型胃的位置和张力中等,角切迹明显,胃下缘立位时在双侧髂嵴连线水平以上,多见于普通体型;长型胃又称无力型胃,位置和张力偏低,胃下缘在双侧髂嵴连线水平以下,多见于瘦长体型;瀑布型胃是胃底扩大并明显向后下倾斜,胃体小并张力高,钡餐检查钡剂先进入胃底,待胃底充满后再溢向胃体,如瀑布状。

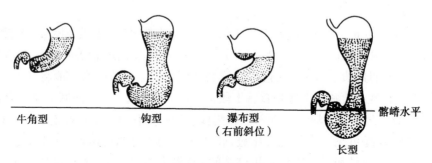

牛角型　　　　　钩型　　　　瀑布型　　　　　　　　　　　髂嵴水平
　　　　　　　　　　　　　　（右前斜位）
　　　　　　　　　　　　　　　　　　　　　　长型

图 7-2-2　胃的分型

　　钡餐检查钡剂充填于黏膜皱襞间沟内,呈条纹状致密影,胃黏膜皱襞则显示为条状透明影。胃底黏膜皱襞较粗而弯曲,略呈网状;胃体小弯侧黏膜皱襞呈纵行,与胃小弯平行,胃大弯侧黏膜皱襞呈横行和斜行走向,因此,胃小弯边缘轮廓较平滑,而胃大弯边缘轮廓呈锯齿状;胃窦部黏膜皱襞以纵行为主,伴有斜行和横行黏膜皱襞。不同部位的胃黏膜皱襞粗细略有差异,胃体黏膜皱襞的宽度一般不超过 5mm。胃低张气钡双对比造影使胃充分扩张,边缘轮廓光滑,胃黏膜皱襞消失而显示为胃小区和胃小沟,胃小沟被钡剂充填后显示为细线状致密影,宽约 1mm,胃小沟围成的网格状区域为胃小区,呈圆形或类圆形,直径 1~3mm。

　　胃蠕动始于胃体上部,有节律地向幽门推进,同时可见 2~3 个蠕动波,蠕动波在胃窦部终止而转为向心性收缩,把钡剂排入十二指肠。胃的排空与胃的张力、蠕动、幽门功能和精神因素有关,时间为 2~4 小时。

　　胃低张双对比造影检查钡剂均匀涂布于黏膜表面,胃轮廓光滑、连续,清晰显示胃小区和胃小沟。

(三)十二指肠

　　十二指肠全程呈 C 形,上接幽门,下连空肠,将胰头包绕其中,长 25~30cm。分为球部、降部、水平部和升部。球部呈锥形,尖端指向右后上方,两缘对称,底部平整,中间与幽门管相通,底部两侧为穹窿。球后部肠管急转向下即为降部,降部位于第 1~3 腰椎右缘,十二指肠乳头位于降部中下部左后壁,在第 3 腰椎平面肠管向左横行即为水平部,然后肠管转向左上成为升部,升部在第 2 腰椎左缘转向前下续于空肠。

　　球部黏膜皱襞为纵行平行条纹,降部以下黏膜皱襞呈羽毛状,与空肠相似。低张双对比造影球部黏膜面呈磨玻璃状,降部以下黏膜皱襞呈环状和龟背状花纹。球部蠕动呈整体性向心性收缩,一次性将内容物排入降部,降部以下肠管蠕动呈波浪状向前推进,有时可见到逆蠕动。

(四)空回肠

　　空肠位于左上中腹,富有环形黏膜皱襞呈羽毛状;回肠位于右中下腹和盆腔,黏膜皱襞少而浅。空回肠之间为逐渐过渡,无明确分界。空肠的管腔相对较大,而回肠管腔相对较小,回肠末段在盆腔向右上行与盲肠相接。空回肠长5～6m，空肠的蠕动较活跃，迅速有力，回肠的蠕动不活跃，慢而弱，服钡后2～6小时钡首可到达回盲部，7～9小时小肠全部排空。

小肠低张双对比造影显示肠管充分扩张，空肠黏膜皱襞呈环形，越近回肠末段，环形黏膜皱襞越稀少。

（五）大肠和阑尾

大肠围绕在小肠周围，分为盲肠、升结肠、横结肠、降结肠、乙状结肠和直肠。横结肠与升结肠、降结肠的交界处分别位于肝脏、脾的下方，称为结肠肝曲、脾曲。结肠的特点是边缘部见大致对称的袋状凸起，称为结肠袋。结肠袋边缘光滑，以盲肠、升结肠和横结肠明显，降结肠以下逐渐减少变浅，至乙状结肠基本消失。结肠黏膜皱襞呈纵行、横行和斜行交错排列。盲肠、升结肠和横结肠皱襞较密集，以横行和斜行皱襞为主；降结肠以下皱襞稀少，以纵行皱襞为主。阑尾开口于盲肠的后内侧壁，长5～10cm，呈长条状，粗细均匀，边缘光滑，移动度好。

结肠低张双对比造影检查钡剂均匀涂布于黏膜表面，结肠轮廓光滑、连续，可见宽约1mm的光滑而连续线条状影，称为无名沟。

二、正常CT、MRI和超声表现

CT可清楚显示食管和胃肠道壁的厚度，管壁的厚度与充盈程度有关。在充盈良好的情况下，胃壁厚度2～5mm，贲门和胃窦部的胃壁可稍厚，判断胃壁是否增厚需结合胃的充盈情况和部位。十二指肠壁的厚度2～3mm。胃黏膜的显示也与胃充盈程度有关，充盈良好时黏膜皱襞被拉平，充盈适中时黏膜皱襞呈锯齿状；肠道黏膜较难显示。增强扫描胃肠壁强化，有时胃壁可见三层结构，内层和外层为高密度，中间层为低密度。内层相当于黏膜层，中间层相当于黏膜下层，外层相当于肌层和浆膜层。

MRI显示食管和胃肠道壁的厚度、黏膜情况与CT相似。胃壁T_1WI内层为较高信号，相当于黏膜层；中间层为低信号，相当于黏膜下层；外层为中等信号，相当于肌层和浆膜层。T_2WI内层和外层为高信号，中间层为低信号。增强扫描胃肠壁强化，胃肠壁与腹腔脂肪之间有良好的对比。

超声检查胃壁呈低回声带，胃腔内的气体和黏液等呈点条状可活动的强回声。胃充盈显像剂后，胃壁显示为五层结构，即三层强回声带夹两层低回声带。胃壁厚度不超过5mm。

第三节 基本病变影像学表现

一、基本病变X线造影表现

（一）轮廓改变

1. 充盈缺损 充盈缺损（filling defect）是胃肠道壁的局限性隆起性病变向腔内突出，钡剂造影检查时隆起部不能被钡剂充填，局部形成充盈缺损区。多见于消化道肿瘤。

2. 龛影 龛影（niche）是胃肠道壁黏膜面或隆起病变表面的局限性缺损，钡剂造影时缺损区被钡剂充填，切线位投影为一向轮廓外突出的钡斑影，形状如壁龛。多见于消化道的良、恶性溃疡。

3. 憩室　憩室（diverticulum）是胃肠道壁局部薄弱向外呈囊袋状膨出,钡剂造影检查时钡剂充填膨出区呈囊袋状影。憩室内有正常的黏膜,有别于龛影。

（二）黏膜和黏膜皱襞改变

1. 黏膜破坏　为正常的黏膜皱襞中断、消失,被杂乱不规则的钡斑影取代。多为消化道恶性肿瘤侵蚀所致。

2. 黏膜皱襞增宽和迂曲　为黏膜皱襞的条纹状透亮影增宽和迂曲。原因是黏膜和黏膜下层的炎症、肿胀、结缔组织增生或静脉曲张。常见于慢性胃炎和食管、胃底静脉曲张。

3. 黏膜皱襞平坦　为黏膜皱襞的条纹状透亮影变平坦,甚至消失。原因是黏膜和黏膜下层水肿或恶性肿瘤浸润。水肿引起的黏膜皱襞平坦与正常黏膜皱襞无明确分界,恶性肿瘤浸润的黏膜皱襞平坦则与正常黏膜皱襞分界明显、形态僵硬。

4. 黏膜皱襞纠集　为黏膜皱襞从四周向病变区集中,呈车辐状或放射状。原因是慢性溃疡的纤维结缔组织增生和瘢痕收缩。浸润型癌也可引起类似改变,但黏膜较僵硬。

5. 黏膜皱襞微结构异常　炎症性病变胃小区增大,表面不光滑呈颗粒状,胃小沟增宽,边界模糊,密度增高。炎症性病变伴有黏膜糜烂或恶性肿瘤浸润,胃小区和胃小沟破坏消失。

（三）管腔改变

1. 管腔狭窄　管腔宽度持久性小于正常范围称为管腔狭窄。管腔狭窄的形态与病因有一定的相关。炎性狭窄的范围较大,可呈节段性,边缘较整齐;恶性狭窄的范围较局限,边缘多不整齐,管壁僵硬;先天性狭窄的范围也较局限,但边缘光滑;外压性狭窄为偏侧性,管腔压迹光滑,伴管腔移位;痉挛性狭窄的特点是具有可变性,痉挛解除后管腔恢复正常。

2. 管腔扩张　管腔宽度持久性大于正常范围称为管腔扩张。消化道的狭窄和梗阻均可导致近端管腔的积气积液扩张,常伴有蠕动功能增强,例如幽门梗阻和单纯性肠梗阻。麻痹性肠梗阻也可引起肠管普遍性胀气扩张,常伴有蠕动功能减弱。

（四）位置和可动性改变

胃肠道内、外的病变均可压迫和推移胃肠道使其位置发生改变。腹腔肿瘤可压迫胃肠道移位,移位肠管边缘部见光滑的弧形压迹。胃肠道先天性异常可使肠管位置和活动度异常,例如肠旋转不良、游走盲肠等。肠粘连、牵拉和恶性肿瘤浸润均使肠管可动性受限。大量腹水可使小肠向中腹部集中。

（五）功能性改变

1. 张力改变　胃肠道张力由神经系统调节,维持管腔的正常大小。胃肠道张力的改变有张力增高和张力降低。张力增高表现为管腔缩小或局限性痉挛切迹,例如食管痉挛表现边缘呈波浪状;胃窦痉挛使胃窦狭窄;幽门痉挛使胃排空延迟;胃大小弯痉挛表现边缘部局限性凹陷;十二指肠和回盲部痉挛表现充盈不良,排空加快;结肠痉挛表现肠管缩小,肠袋增多,肠壁边缘呈波浪状。张力降低表现为管腔扩大、松弛和蠕动减少,例如麻痹性肠梗阻和胃下垂等。

2. 蠕动改变　蠕动的改变包括蠕动波的多少、波的深浅、运行速度和蠕动方向等。蠕动增强表现为蠕动波增多、加深和运行速度加快,常见于胃肠道炎症和溃疡。蠕动减弱表现为蠕动波减少、变浅和运行速度减慢,常见于胃肠道麻痹和肿瘤浸润。逆蠕动是肠蠕动的方向与正常相反,常见于肠梗阻点的近侧段肠管。

3. 运动力改变　运动力是指胃肠道输送食物的能力,具体表现为某一部位钡剂的排空时间。运动力增强时钡剂排空加快,运动力减弱时钡剂排空延迟。胃的正常排空时间是2～4小时，小肠的正常排空时间是 7～9 小时，超过上述时间钡剂仍未排空则为排空延迟。服钡后 2 小时内钡剂到达回盲部为运动力增强，超过 6 小时为运动力减弱。

4.分泌功能改变　胃肠道疾病可以引起分泌功能异常。分泌功能增强表现为空腹时胃肠道内液体增多，空腹立位片胃腔内见液气平面，称胃潴留，钡餐检查钡剂不能均匀涂布黏膜面，呈云絮状下降。小肠和结肠分泌功能增强表现钡剂在黏膜面附着差，呈不定形片絮状或雪花状，肠管黏膜和轮廓显示不清。

二、基本病变 CT、MRI 和超声表现

（一）管壁增厚

管壁增厚为管壁的厚度超过正常范围，可为局限性或弥漫性增厚。判断胃肠壁是否增厚需结合充盈情况和部位。胃肠道炎症和肿瘤浸润均可引起管壁增厚。炎症性增厚的范围较长；肿瘤性增厚的范围较局限、固定、僵硬，不随胃肠腔的充盈而变化。

（二）管腔狭窄

管腔狭窄是胃肠道良好充盈的情况下管腔的宽度持久性小于正常范围，狭窄处常见胃肠壁增厚和软组织肿块。胃肠壁增厚为局限性偏一侧时，狭窄呈偏心性，胃肠壁为环形增厚时，狭窄呈向心性。

（三）软组织肿块

软组织肿块是胃肠道的肿瘤向腔内、外生长形成的软组织肿块影像，肿块基底部较宽，与胃肠壁紧密相连。肿块可为孤立性，也可在胃肠壁广泛增厚的基础上局部形成明显的肿块，肿块表面光滑或凹凸不平呈分叶状，增强扫描肿块有强化。

（四）溃疡

溃疡是胃肠壁黏膜面的局限性缺损。胃肠腔内充盈高密度对比剂时溃疡腔内可见对比剂充盈。前壁的溃疡在仰卧位扫描时溃疡腔内可见气体充盈。

（五）黏膜皱襞改变

黏膜皱襞改变有皱襞变平坦，皱襞间沟消失，黏膜层增厚或黏膜面隆起呈小山嵴状。

（六）胃肠道病变与邻近器官的关系

CT、MRI 和超声可清晰显示胃肠道病变与邻近器官的关系，通过观察胃肠壁浆膜层是否完整、周围脂肪间隙是否清晰、与邻近器官分界面是否清楚、淋巴结是否肿大等判断病变的范围和肿瘤的分期。

第四节　疾 病 诊 断

一、食 管 疾 病

（一）食管静脉曲张

食管静脉曲张（esophageal varices）是门静脉高压的重要并发症，常见于肝硬化的患者。当门静脉系统阻塞时，大量门静脉血经胃冠状静脉和胃短静脉进入食管黏膜下静脉和食管周围静

脉,流入奇静脉进入上腔静脉,导致食管和胃底静脉曲张。静脉曲张破裂临床有呕血和便血。

【影像学表现】

X线:食管钡餐检查:①轻度静脉曲张表现为食管下段黏膜皱襞稍增宽、迂曲,食管边缘稍不光整;②随着病情的发展,出现典型的食管静脉曲张表现,食管中下段或全长黏膜皱襞明显增粗、迂曲呈蚯蚓状或串珠状充盈缺损(图7-4-1a),管壁边缘呈不规则锯齿状;③严重者可见食管张力降低,管腔扩大,蠕动减弱和排空延迟。

CT:①平扫显示食管壁增厚,密度均匀,以食管下段为明显;②增强扫描可直接显示扩张的明显强化的食管黏膜下静脉,严重的病例可见食管周围静脉丛和奇静脉扩张,轴位图像可见增粗、迂曲的食管黏膜下静脉呈圆点状或小结节状(图7-4-1b~d),多层面冠状重组可显示扩张静脉的走向。CT尚可显示增粗、迂曲扩张的胃底静脉。

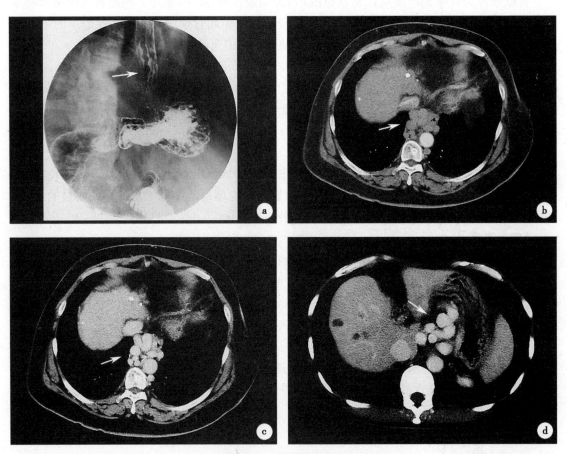

图7-4-1 食管静脉曲张

a. 钡餐检查,食管下段黏膜迂曲增粗,呈蚯蚓状充盈缺损(↑);b. CT增强扫描动脉期,食管下段管壁增厚(↑);c. CT增强扫描静脉期,增厚的食管壁呈圆点状、条状强化,密度与血管一致(↑);d. 胃底周围可见迂曲扩张的静脉血管(↑)

【诊断和鉴别诊断】

食管钡餐检查方法简便,征象较具特征性,为首选的检查方法。根据食管钡餐检查显示食管黏膜增粗、迂曲呈蚯蚓状或串珠状的特征性表现,即可诊断食管静脉曲张。CT应以增强检查为主，可直接显示增粗、迂曲扩张的静脉，强化程度与静脉血管一致。食管静脉曲张主要需与食管癌鉴别，后者的病变较局限，可见黏膜破坏，管腔狭窄，管腔内局限性充盈缺损，腔内龛影和管壁僵硬。

（二）食管癌

食管癌（esophageal carcinoma）占食管肿瘤的绝大多数，好发于 40 岁以上的男性。早期临床多无症状，也可有哽噎感、胸骨后疼痛、食管异物感等；中晚期典型的临床症状是进行性吞咽困难。

病理组织学以鳞癌多见，按形态分为浸润型、增生型和溃疡型，也有人分为蕈伞型、溃疡型、缩窄型和髓质型。

【影像学表现】

X 线：食管钡餐造影检查，早期食管癌的 X 线征象有黏膜皱襞增粗、毛糙、中断和迂曲，小龛影和小充盈缺损，局限性管壁的舒张和收缩功能降低。中晚期食管癌的 X 线征象有：①黏膜皱襞破坏、中断和消失；②管腔狭窄，多见于浸润型癌，肿瘤在黏膜下浸润使管壁增厚，或食管腔内肿块导致管腔局限性狭窄、管壁僵硬，病变与正常部分分界清楚；狭窄段食管钡剂通过受阻，狭窄以上食管扩张；③腔内充盈缺损，表现食管壁的一侧见大小不一的软组织肿块突向腔内形成充盈缺损，肿瘤表面不规则或伴有轮廓不规则的龛影；④轮廓不规则的龛影，龛影呈长梭形或长条扁平状，长轴与食管的纵轴一致，龛影周围多有堤状充盈缺损和黏膜破坏；⑤病变段食管蠕动消失，管壁僵硬，舒张和收缩功能下降（图 7-4-2）；⑥食管癌合并肿瘤穿孔导致纵隔脓肿、食管气管瘘时，钡餐检查可见钡剂进入纵隔和气管内。

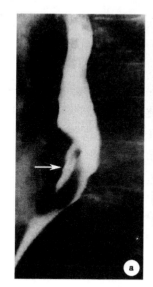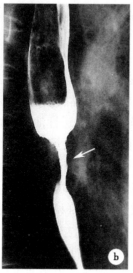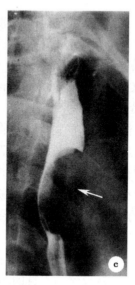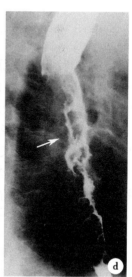

图 7-4-2　食管癌

钡餐检查：a. 溃疡型癌，可见纵行龛影（↑）；b. 缩窄型癌，食管向心性狭窄，管壁僵硬（↑）；c. 蕈伞型癌，食管壁肿块，向腔内突出（↑）；d. 髓质型食管癌，病变广泛，黏膜破坏明显（↑）

CT：①食管壁局限性不规则增厚，管腔狭窄；②食管腔内软组织肿块（图 7-4-3）；③增强扫描增厚的食管壁和软组织肿块明显强化；④肿瘤向外侵犯可见食管周围脂肪间隙密度增高；⑤可清楚显示食管周围和纵隔内肿大的淋巴结，并可显示肿瘤与左主支气管、心脏、大血管的关系。

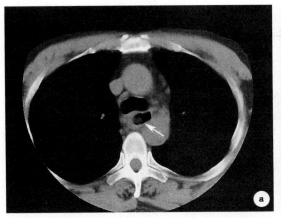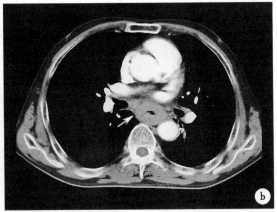

图 7-4-3　食管癌

CT 检查：a. 食管中段管腔内可见结节(↑)，局部管壁增厚；b. 食管下段管壁环周增厚，管腔狭窄(↑)

MRI：①食管壁局限性不规则增厚，局部形成软组织肿块；②肿瘤在 T_1WI 呈等信号，T_2WI 呈高信号；③增强扫描肿瘤有明显强化。

【诊断和鉴别诊断】

根据食管黏膜皱襞破坏、中断或消失，管腔狭窄，腔内充盈缺损、轮廓不规则的龛影和管壁僵硬等征象，即可作出诊断。食管癌需与贲门失弛缓症、食管平滑肌瘤等鉴别，食管黏膜破坏、管壁僵硬等是食管癌与其他疾病的鉴别要点。

二、胃肠道疾病

（一）胃和十二指肠溃疡

胃和十二指肠溃疡(gastric ulcer and duodenal ulcer)是消化道极为常见的疾病，好发于 20～50 岁，十二指肠溃疡较胃溃疡常见，约为 5：1。溃疡自黏膜层开始，逐渐向肌层发展，直径多 <2cm，溃疡口周围有炎性水肿。溃疡深达浆膜层时称穿透性溃疡，如穿破浆膜层进入游离腹腔为急性穿孔。后壁溃疡可发生慢性穿孔，溃疡周围有大量的纤维结缔组织增生，称为胼胝性溃疡。溃疡愈合后常有瘢痕形成，导致胃和十二指肠变形或狭窄。溃疡常为单发，少数为多发。胃溃疡好发于胃小弯侧，十二指肠溃疡好发于球部。临床有上腹部疼痛，疼痛具有反复性、周期性和节律性的特点，严重者有幽门梗阻、大出血和穿孔。慢性胃溃疡可恶性变。

【影像学表现】

X 线：上消化道钡餐检查是诊断胃和十二指肠溃疡的主要检查方法，影像表现可分为直接征象和间接征象，直接征象显示溃疡本身的改变，间接征象为溃疡所造成的功能性和瘢痕性改变。

1. 胃溃疡

（1）龛影：是胃溃疡的直接征象。切线位在胃腔轮廓线外，呈乳头状、锥状或其他形状；正位呈圆形或椭圆形，边缘光滑整齐，密度均匀，底部平整。龛影口部有一圈黏膜水肿所致的透明带，是良性溃疡的重要特征。根据水肿带范围的不同表现为：①黏膜线，为龛影口部宽 1～2mm 的光滑透亮线；②项圈征，为龛影口部宽 5～10mm 的透明带，形状如项圈，以切线位观察清楚；③狭颈征，为龛影口部小于龛影体部，切线位上显示龛影的口部如狭长的颈状（图7-4-4）。

（2）黏膜纠集：慢性胃溃疡的瘢痕收缩致黏膜皱襞向龛影口部均匀性集中，黏膜皱襞由粗变细直达龛影口部，呈车辐状或放射状，是良性溃疡的另一特征。

（3）功能性改变：功能性改变包括：①痉挛性收缩，常见的有胃小弯侧的溃疡，在大弯侧对应的位置出现一深的切迹，切迹指向溃疡所在的位置，又称指样切迹；亦可有胃窦痉挛和幽门痉挛。②胃分泌增加，空腹潴留液增多，胃黏膜钡剂涂布不佳。③胃蠕动增强或减弱，张力增高或减低，排空加快或减慢。

（4）胃变形和狭窄：胃溃疡的瘢痕收缩可导致胃变形和狭窄，常见的有胃小弯缩短，形成"蜗牛胃"；胃体环形狭窄，形成"B形胃"、"沙钟胃"或"葫芦形胃"；幽门狭窄导致胃潴留等。

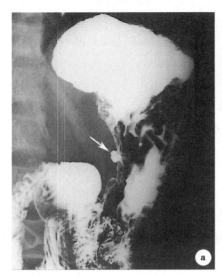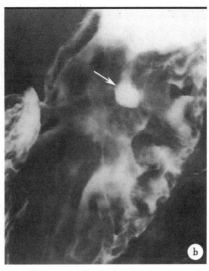

图7-4-4　胃溃疡

钡餐检查：a. 切线位胃体小弯侧龛影(↑)，呈乳头状突出于胃腔轮廓线外，见"狭颈征"；
b. 前后位，龛影呈椭圆形(↑)，周围黏膜有水肿变平，仍可见黏膜纠集并直达龛影口

胃溃疡的特殊类型有：①穿透性溃疡，龛影大而深，大小和深度＞1cm，立位检查龛影内出现三层征，由上到下为气体、黏液和钡剂；②胼胝性溃疡，龛影较大，可达2cm，龛影口部有一圈较宽的透明带，边缘清楚而光滑，可伴有黏膜皱襞纠集。

胃溃疡愈合的X线表现是龛影变小和变浅，黏膜水肿和功能性改变减轻或消失。

2. 十二指肠溃疡　十二指肠溃疡90%以上发生在球部，其次是球后部，直径多小于1cm，球部腔小壁薄，溃疡易造成球部变形和穿孔。

（1）龛影：是十二指肠溃疡的直接征象。龛影需在充盈加压相或双对比相显示，正位呈圆形或椭圆形，边缘光滑整齐，常有一圈透明带或见放射状黏膜皱襞纠集（图7-4-5）。

（2）球部变形：是由于痉挛、瘢痕收缩和黏膜水肿所致，常呈"山"字形、三叶形或葫芦形等。许多球部溃疡的龛影不易显示，球部出现恒久固定的变形是诊断球部溃疡的重要征象。球部溃疡愈合后，龛影消失，变形可继续存在。

（3）功能性改变：①激惹征，表现为钡剂到达球部后不易停留，迅速排出；②幽门痉挛，开

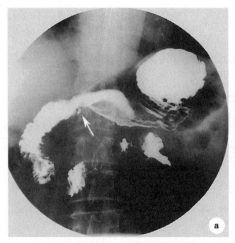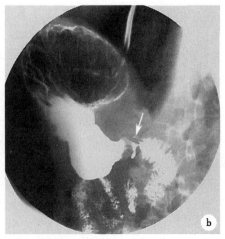

图 7-4-5　十二指肠球部溃疡

钡餐检查：a. 仰卧位，十二指肠球部变形，可见腔外龛影(↑)；b. 俯卧斜位，十二指肠球部
变形(↑)

放延迟；③胃分泌增多和胃张力及蠕动方面的改变等。

超声：超声检查应在胃和十二指肠充盈后进行。胃溃疡的超声表现为溃疡处胃黏膜回声中断，中断处可见胃壁局部凹陷，凹陷边缘对称，底部多平滑；溃疡周围胃壁局限性增厚，呈低回声，胃壁柔软，可见蠕动波。

【诊断和鉴别诊断】

上消化道钡餐检查是胃和十二指肠溃疡的最佳影像学检查方法，其征象较具特征性，根据典型的影像学表现即可诊断。不典型的胃溃疡需与溃疡型胃癌鉴别，详见胃癌一节。

（二）胃癌

胃癌（gastric carcinoma）是胃肠道最常见的恶性肿瘤，好发于 40～60 岁，男性多于女性，男女比例约为 2∶1。发病部位以胃窦、胃小弯和贲门区多见，病理组织学多为腺癌。癌细胞浸润局限于胃壁的黏膜层和（或）黏膜下层，无论肿瘤的大小和有无转移，均称为早期胃癌（early gastric carcinoma）。癌细胞浸润到肌层或透过肌层，称为进展期胃癌（advanced gastric carcinoma）。早期胃癌多采用 1962 年日本内镜学会提出的分型，分为隆起型（Ⅰ型）、浅表型（Ⅱ型）和凹陷型（Ⅲ型）。进展期胃癌按大体病理形态分为蕈伞型（增生型）、溃疡型和浸润型。早期胃癌临床症状多不明显，可有上腹不适、隐痛、嗳气和反酸等，进展期胃癌可出现上腹部疼痛、食欲缺乏、消瘦、消化道出血和腹部肿块等。

【影像学表现】

1. 早期胃癌　X 线：胃低张双对比造影表现为：①隆起型（Ⅰ型），肿瘤呈息肉状向胃腔内突起，或表现为充盈缺损，边界清楚，高度超过 5mm，基底较宽，表面凹凸不平呈小颗粒状，可伴有小溃疡；②浅表型（Ⅱ型），肿瘤较浅表、平坦，形状不规则；根据肿瘤的形态又分为：浅表隆起型（Ⅱa），表现为扁平的隆起性阴影或充盈缺损，表面呈大小不等的颗粒状隆起或凹陷；浅表平坦型（Ⅱb），表现为局部胃小区和胃小沟破坏消失呈不规则的颗粒状杂乱影；浅表凹陷型（Ⅱc），表现为不规则形的浅表性凹陷，边缘模糊或毛糙，凹陷区内有多个大小不等的颗粒状或小结节状隆起；浅表型的隆起高度和凹陷深度均小于 5mm。③凹陷型（Ⅲ型），肿瘤形成明显凹陷,深度超过 5mm,表现为形态不规则的龛影,龛口周围的黏膜皱襞可出现增粗、中断和融合。

2. 进展期胃癌

(1)X 线:上消化道钡餐或双对比造影显示:①充盈缺损,形态不规则,肿瘤直径多在 3cm以上,基底较宽,多见于蕈伞型癌;②龛影,形态不规则,大而浅;切线位龛影在胃腔轮廓线内,呈半月形;龛影底部凹凸不平,龛影口部可见癌结节浸润隆起形成的指压迹征,龛影周围肿瘤浸润形成一宽窄不等的透明带环绕在龛影周围为环堤征;上述表现统称为半月综合征,多见于溃疡型癌。③胃腔狭窄、胃壁僵硬和蠕动消失,肿瘤沿胃壁浸润致胃壁增厚、变硬和胃腔狭窄;可发生于胃的一部分或累及全胃形成革袋状胃,主要见于浸润型癌(图 7-4-6)。④黏膜皱襞破坏、中断或消失,肿瘤在黏膜下浸润可见黏膜皱襞增粗、僵直或呈杵状和结节状,形态固定不变。

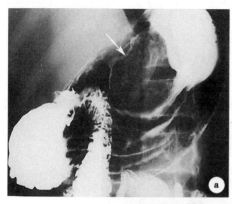
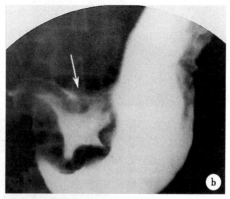
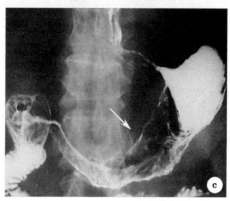

图 7-4-6　胃癌

钡餐检查:a. 蕈伞型癌,胃腔内充盈缺损(↑);b. 溃疡型癌,胃窦部腔内龛影,龛影边缘可见指压迹征,周围可见环堤征(↑);c. 浸润型癌,胃壁广泛受侵、僵硬,呈革袋状(↑)

(2)CT:①胃壁增厚和胃腔狭窄,可表现为局限性或弥漫性,形态不规则,表面凹凸不平,增厚的胃壁形态固定、僵硬,不随胃腔的充盈而变化;增厚的胃壁局限于胃壁的一侧时,胃腔呈偏心性狭窄;胃壁弥漫性环形增厚时,胃腔呈向心性狭窄;胃壁增厚并胃腔向心性狭窄是浸润型胃癌的特征性 CT 表现。②软组织肿块,多见于蕈伞型癌;肿瘤向腔内外生长均可形成软组织肿块,肿块基底部较宽,与胃壁紧密相连,肿块可为孤立性,也可在胃壁广泛增厚的基础上局部形成明显肿块,表面光滑或凹凸不平呈分叶状。③溃疡,在增厚的胃壁或肿块的基础上,肿瘤表面坏死形成溃疡,多见于溃疡型癌;胃腔内充盈高密度对比剂时,溃疡腔内可见对比剂充盈,形态不规则,底部多不光滑。④增强扫描肿块或增厚的胃壁有强化,有时可见胃壁分层状强化,增厚的胃壁可分为两层或三层,胃壁的分层状强化有助于 CT 对胃癌进行 T 分期。⑤可清楚显示胃癌侵犯邻近器官和远处转移的情况(图 7-4-7)。

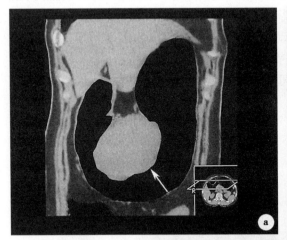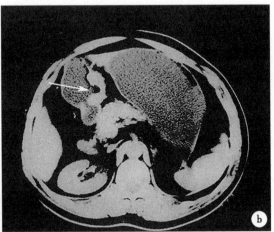

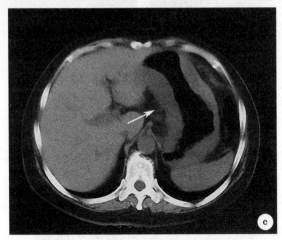

图 7-4-7　胃癌

CT 检查:a. 蕈伞型癌,冠状位重组,胃角切迹处肿块向胃腔内突出(↑);b. 溃疡型癌,胃窦后壁龛影(↑),周围胃壁增厚;c. 浸润型癌,胃壁弥漫性增厚、僵硬(↑)

　　(3) MRI:①胃壁不规则增厚,胃腔变形和狭窄,软组织肿块;②肿瘤在 T_1WI 呈稍低信号或等信号,T_2WI 呈稍高信号;③增强扫描肿瘤明显强化,脂肪抑制增强扫描胃壁外条索状强化为肿瘤向胃壁外浸润表现。

　　(4) 超声:表现为胃壁增厚或胃腔内肿块。内镜超声可表现为:①胃壁不规则增厚,厚度大于 1.5cm,黏膜面不光滑,胃壁层次消失,病变部位呈不均匀低回声;②胃腔不规则狭窄,局部蠕动消失;③可伴有胃周及腹膜后淋巴结肿大;④彩色多普勒超声显示病变部位有丰富的血流信号。

【诊断和鉴别诊断】

上消化道气钡双对比造影可清晰显示胃腔和胃黏膜病变,是胃癌的首选影像检查方法;CT和 MRI 可直接显示肿瘤的侵犯范围,对肿瘤的术前分期和治疗方案的制订有重要作用。气钡双对比造影有利于早期胃癌的发现,但确诊需结合胃镜活检结果;进展期胃癌根据典型的 X 线征象可以作出诊断。临床上溃疡型胃癌常需与良性胃溃疡鉴别,鉴别要点为龛影的位置、形状、龛影口部和周围黏膜皱襞改变、邻近胃壁改变和胃蠕动等情况作综合分析。鉴别要点见表 7-4-1。

表 7-4-1　胃良、恶性溃疡的 X 线鉴别诊断

	良性溃疡	恶性溃疡
龛影形状	圆形或椭圆形,边缘光滑整齐	不规则,星芒状
龛影位置	位于胃腔轮廓线外	位于胃腔轮廓线内
龛影大小	多小于 2cm	多大于 2cm
龛影口部	黏膜线,项圈征,狭颈征	指压迹征,不规则环堤
龛影周围黏膜	向龛影口部纠集直达龛影口部	皱襞中断、破坏或杵状增粗
邻近胃壁	柔软,有蠕动波	僵硬、峭直、蠕动消失

(三)肠结核

肠结核(intestinal tuberculosis)多继发于肺结核,常与腹膜结核和肠系膜淋巴结结核同时存在,多见于青壮年。病理学分为溃疡型和增殖型,实际上两者难以截然区分。临床为慢性起病,有长期低热、腹痛、腹泻、消瘦和乏力等。肠结核好发于回盲部,其次为升结肠,常伴有回肠末段受累。

【影像学表现】

X 线:钡剂造影检查显示:①病变肠管痉挛性收缩,不易被钡剂充盈,其上下段肠管显示正常,呈"激惹征"或"跳跃征";回盲部结核肠管钡剂充盈不良可呈"线样征"。②小溃疡,以系膜对侧肠壁为主,表现为充盈肠管的边缘部见小刺状龛影或钡斑;溃疡穿破肠壁可见局部脓肿或瘘管形成。③黏膜皱襞紊乱、增粗或消失,肠管边缘不规则呈锯齿状,常见多数小息肉样充盈缺损。④管腔变形、狭窄,管壁僵硬,狭窄以上肠管扩张。激惹征和小溃疡多见于溃疡型肠结核,而管腔狭窄和小息肉样充盈缺损多见于增殖型肠结核。

【诊断和鉴别诊断】

肠结核的影像学检查以钡餐造影为主,可辅以钡灌肠检查,必要时可进行 CT 检查以明确有无腹腔脓肿。钡剂造影检查发现回盲部管腔狭窄、多发小息肉样充盈缺损、肠壁小溃疡和激惹征,结合临床有低热、消瘦和肺结核病史,可以考虑肠结核的诊断。肠结核需与克罗恩病(Crohn disease)鉴别,克罗恩病好发于回肠末段和右半结肠,病变呈节段性,肠壁溃疡为系膜侧的纵行溃疡,黏膜下大量肉芽组织增生形成卵石样充盈缺损,有别于肠结核。

(四)克罗恩病

克罗恩病为好发于青壮年的胃肠道非特异性节段性肉芽肿性炎性病变,病因迄今不明。本病以末段小肠和结肠最为常见,病理学表现为肠壁的纵行溃疡、非干酪性肉芽肿性全层肠壁炎、纤维化和淋巴管阻塞。因淋巴水肿或肉芽组织增生致肠壁增厚,黏膜表面可结节状隆起,呈"铺路石"样改变。黏膜可有多种形态的溃疡形成,病变呈节段性或跳跃性分布。肉芽

肿性炎症扩散至浆膜时导致肠粘连，溃疡穿破肠壁可形成腹腔内脓肿，或与邻近脏器、腹壁形成内、外瘘，晚期纤维化导致肠壁增厚，管腔狭窄。多数缓慢起病，少数急性发作类似阑尾炎症状。临床症状为腹泻、腹痛、低热、体重下降等。当有慢性溃疡穿透、肠内瘘、粘连形成和腹膜增厚时，可有腹部包块。严重时可有不完全性肠梗阻。

【影像学表现】

X 线：根据病程的早晚与受累部位的不同，可有不同的表现：①早期仅有黏膜粗乱变平，钡剂涂布不良，肠壁边缘尖刺状影；②发展到一定阶段出现特征性的表现，肠管由于水肿及痉挛而狭窄，呈长短不一、宽窄不等的"线样征"；深而长的纵行线状溃疡，与肠纵轴一致，多位于肠管的系膜侧；正常与病变肠段相间，呈节段性或跳跃性分布；病变轮廓不对称，肠系膜侧常呈僵硬凹陷，而对侧肠轮廓外膨，呈假憩室样变形。③发展至晚期则可见瘘管或窦道形成的钡影，可有肠间瘘管、肠壁瘘管或通向腹腔或腹膜外的窦道形成的钡剂分流表现。

CT：①节段性肠壁增厚，急性期肠壁可表现为靶征或双晕征；②增强扫描，炎症活动期的黏膜和浆膜可强化；慢性期随纤维化程度加重，肠壁呈均匀增厚和均匀性强化，可见肠腔狭窄（图7-4-8）。③肠系膜改变有肠系膜变厚，肠间距增大，肠系膜脂肪密度增高，肠系膜内局部淋巴结增大；增强扫描肠系膜血管增多、增粗、扭曲，小动脉拉长、间隔增宽，沿肠壁梳状排列，

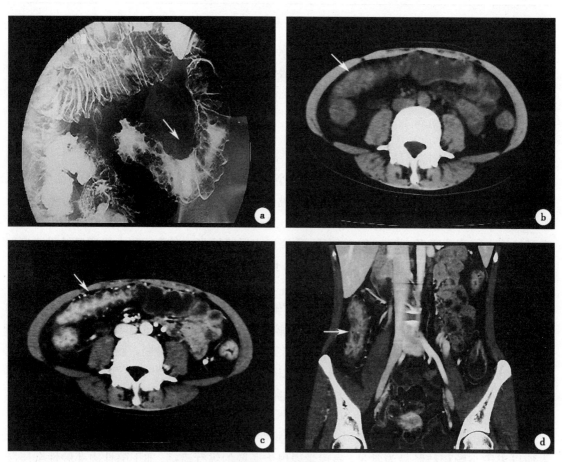

图 7-4-8　克罗恩病

a. 钡餐检查，小肠局部肠腔内可见"卵石征"，肠壁僵硬（↑）；b. CT 平扫，回肠肠壁增厚，肠腔狭窄（↑）；c. CT 增强扫描，肠壁明显强化，可见结节样隆起，呈铺路石样改变（↑）；d. 冠状位重组图像，系膜缘可见条状溃疡（↑）

称为"梳样征（comb sign）"。④CT对窦道、腹腔及腹壁的脓肿、瘘管等合并症的诊断价值高于钡剂造影；瘘道形成时，CT见瘘道内含有气体或对比剂。

【诊断和鉴别诊断】

X线造影检查病变呈节段性非对称性分布、卵石征、纵行溃疡、肠管狭窄及内、外瘘形成的特点，结合临床较易确诊，但早期诊断有一定困难。本病需与肠结核鉴别，肠结核痉挛更明显，为连续性、全周性管壁侵犯，少有纵行溃疡，易引起回盲部受累，而瘘管及窦道较少；结合临床结核病史及抗结核治疗是否有效，对鉴别诊断亦有一定的参考价值。

（五）结直肠癌

结直肠癌（colorectal carcinoma）多见于40～50岁，好发于直肠和乙状结肠，病理组织学多为腺癌。大体病理形态分为增生型、溃疡型和浸润型。结肠癌临床表现为腹部肿块、便血、便秘或腹泻，可有脓血便或黏液样便；直肠癌可表现便血、大便变细和里急后重感。

【影像学表现】

X线：结肠气钡双对比造影表现为：①肠腔内软组织肿块或充盈缺损，边界清楚，表面呈分叶状或菜花状，局部肠壁僵硬，黏膜破坏，肿块较大时钡剂通过受阻，常见于增生型癌；②肠腔轮廓线内龛影，龛影大而形态不规则，长轴与结肠纵轴一致，边缘可见尖角，龛影周围常有大小不等的环形充盈缺损，肠管可有狭窄，肠壁僵硬，黏膜破坏，结肠袋消失，常见于溃疡型癌；③肠管狭窄，可为偏侧性或环形狭窄，狭窄段范围较局限，边界清楚，肠壁僵硬，黏膜破坏、消失，常见于浸润型癌（图7-4-9）。

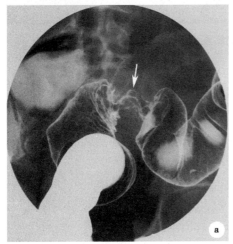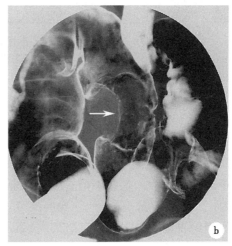

图 7-4-9　结肠癌

钡灌肠检查：a. 浸润型癌，乙状结肠环周狭窄，管壁僵硬，黏膜破坏（↑）；b. 增生型癌，乙状结肠肠壁肿物，向肠腔内突出，表面黏膜破坏（↑）

CT：①肠壁局限性环形或半环形增厚，肠腔不规则狭窄；②肠腔内软组织肿块，部分肿块内可见龛影；③增强扫描增厚的肠壁和软组织肿块明显强化，强化密度不均匀（图7-4-10）；④肠壁浆膜层模糊和周围脂肪间隙密度增高，提示肿瘤已穿破浆膜层；⑤CT可清楚显示肿瘤的侵犯范围、邻近器官的侵犯和淋巴结转移情况。

MRI：①肠壁局限性增厚、肠腔不规则狭窄和软组织肿块；②肿瘤在T_1WI呈稍低信号，

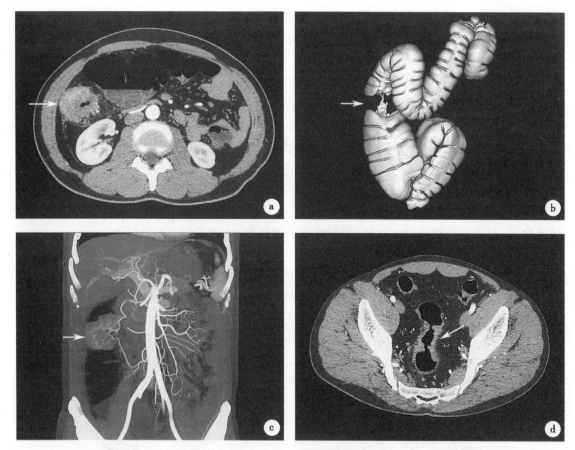

图 7-4-10　结直肠癌

CT 检查：a. 升结肠肠壁增厚，肠腔狭窄（↑），边缘毛糙，提示肿瘤已侵及浆膜层；b. 容积重组图像，显示升结肠狭窄，结肠袋消失（↑）；c. CTA 显示肿瘤血供丰富，可见肿瘤供血血管（↑）；d. 乙状结肠壁环周增厚，周围脂肪间隙清楚（↑）

T₂WI 呈稍高信号；③增强扫描肿瘤呈明显不规则形强化，边界显示更清楚；④ MRI 与 CT 相似，可清楚显示肿瘤的侵犯范围、邻近器官的侵犯和淋巴结转移情况。

　　超声：①肠壁增厚、层次不清和连续性中断，肠腔内肿块；②肿块呈低回声或高低不均匀回声，表面不规则，形成"假肾征"；肠腔狭窄、变形，狭窄严重的可见肠梗阻声像表现。③肿瘤侵犯周围组织表现肠管正常形态消失，位置固定，与周围脏器分界不清。④超声尚可显示邻近器官的侵犯和淋巴结转移等。⑤腔内超声可更准确判断肿瘤浸润范围、深度和淋巴结转移情况。

　　【诊断和鉴别诊断】

　　结肠气钡双对比造影方法简便，可清晰显示肠腔内肿块、肠管狭窄和黏膜破坏，是结直肠癌的主要检查方法，根据典型的影像学表现，可作出结直肠癌的诊断。CT、MRI 和超声对肿瘤的分期和预后的判断有重要作用，可作为辅助的检查方法。结直肠癌需与肠结核和肠息肉鉴别：肠结核的病变范围较长，回肠末段同时受累，以肠管挛缩、狭窄和僵硬为主；而结肠癌的病变范围较局限，以软组织肿块为主；肠息肉的软组织肿块多为圆形，表面光滑，带蒂的可见软组织影移动范围较大，肠壁无僵硬。

（六）胃肠道间质瘤

胃肠道间质瘤（gastrointestinal stromal tumor，GIST）是消化道间叶源性肿瘤，占消化道原发恶性肿瘤的 1%～2.2%。最常发生于胃，占 60%～70%，其次为小肠。无明显性别差异，年龄多在 50 岁以上。病变可单发或多发，呈膨胀性向腔内外生长，以向腔外生长多见，质地坚韧，境界清楚，表面可呈分叶状，瘤体较大时中心多发生坏死，并可有出血及囊变，肿瘤表面易形成溃疡与消化道管腔相通。GIST 存在 *c-kit* 基因功能获得性突变，c-kit 蛋白产物 CD117 表达阳性。临床表现缺乏特异性，症状不明显或为不明原因的腹部不适、隐痛及包块，也可发生肿瘤引起的消化道出血或贫血。

【影像学表现】

X 线：钡餐检查：①可见胃肠道腔内充盈缺损，肿块位于黏膜下，黏膜展平、无破坏，局部胃壁柔软；②如有溃疡或窦道形成，可见钡剂外溢至胃肠轮廓外；③肿瘤向腔外生长且肿瘤较大时，显示周围肠管受压。胃肠道造影检查难以显示肿瘤的全貌以及评价肿瘤的良恶性。

CT：①胃肠道软组织密度肿块，圆形或类圆形，少数呈不规则形或分叶状，可向腔内、腔外或同时向腔内外生长（图 7-4-11）；②良性者，肿块直径多小于 5cm，密度均匀，与周围结构

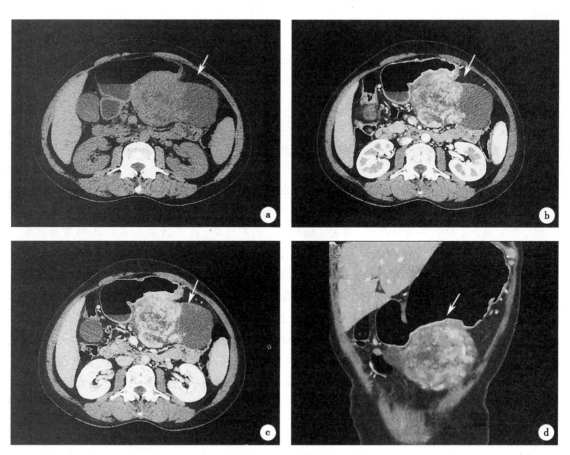

图 7-4-11 胃间质瘤

CT 检查：a. 平扫，胃壁软组织肿块，呈囊实性，向腔内外突出生长；b. 增强扫描动脉期，肿瘤实性部分明显强化，可见肿瘤血管，囊性部分无强化；c. 增强扫描静脉期，强化程度进一步加强；d. 冠状位重组，显示肿瘤大部分向腔外生长，胃黏膜光整、明显强化

界限清楚,偶可见小点状钙化;③恶性者,直径多大于 5cm,形态欠规则,可呈分叶状,密度多不均匀,可见坏死、囊变及出血形成的低密度灶,肿块与周围结构分界欠清楚,有时可见邻近结构侵犯及远处实质脏器转移征象;④如有溃疡及窦道形成,可见胃肠内对比剂进入肿块内;⑤增强扫描肿块多呈中度或明显强化,有坏死囊变者肿瘤周边实体部分强化明显,有时可见条状细小肿瘤血管影;肿瘤向腔内生长有时表面可见明显强化的完整黏膜。

MRI:①肿瘤的实性部分表现为 T_1WI 稍低信号,T_2WI 稍高信号;囊性部分表现为 T_1WI 低信号,T_2WI 高信号;②增强扫描实性部分明显强化,囊性部分无强化;③ MRI 对肿块的坏死、囊变、出血,邻近结构的侵犯范围、肝脏等脏器的转移显示要明显优于 CT。

【诊断和鉴别诊断】

CT 和 MRI 检查是检出和诊断胃肠间质瘤的主要方法。胃肠壁黏膜下软组织肿块,有外生性倾向,肿块多数较大、密度不均匀,临床很少引起梗阻症状,常提示为胃肠间质瘤,但确诊需病理免疫组织化学检查,c-kit 蛋白(CD117)阳性表达是确诊的依据。

GIST 需与胃肠淋巴瘤和胃肠癌等鉴别。胃肠淋巴瘤呈息肉样肿块时多突入胃肠腔内,黏膜下弥漫浸润致胃肠壁广泛增厚,常伴有淋巴结肿大;胃肠癌主要向胃肠腔内生长,有黏膜破坏、恶性溃疡征象,胃壁僵硬,肿块常呈菜花状,邻近的胃壁常受侵犯而增厚,胃肠腔狭窄和梗阻等。

(尚乃舰 高桂芬)

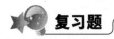

学习小结

本章介绍了食管和胃肠道的检查技术、正常影像学表现、基本病变影像学表现和常见疾病的影像学表现。

食管和胃肠道的基本病变影像学表现包括:①轮廓改变;②黏膜和黏膜皱襞改变;③管腔改变;④位置和可动性改变;⑤功能改变。食管和胃肠道疾病介绍了食管静脉曲张、食管癌、胃和十二指肠溃疡、胃癌、肠结核、克罗恩病、结直肠癌和胃肠道间质瘤。疾病的影像学特点:食管静脉曲张典型的表现为食管中下段蚯蚓状或串珠状充盈缺损;食管癌表现为食管腔狭窄,管壁僵硬,黏膜破坏,管壁不规则增厚;胃十二指肠溃疡主要表现为腔外龛影;胃癌表现为腔内龛影伴环堤,充盈缺损,胃黏膜皱襞破坏,胃壁僵硬,胃壁不规则形增厚;肠结核表现肠管痉挛收缩,呈"激惹征"或"跳跃征";克罗恩病 X 线表现为深而长的纵行线状溃疡,黏膜表面呈"铺路石"样改变,CT 表现为肠壁增厚,肠间距增大,肠系膜脂肪密度增高;结直肠癌 X 线表现为管腔局限性狭窄或管腔内充盈缺损,管壁僵硬,黏膜破坏,CT 表现为肠壁不规则形增厚或管腔内肿物,管腔狭窄;胃肠道间质瘤表现为胃肠道壁黏膜下肿物,向胃肠腔内外生长,增强明显强化。

复习题 • • • •

1. 简述食管癌的 X 线表现。

2. 简述胃溃疡的 X 线表现。

3. 简述胃良性溃疡与恶性溃疡的 X 线鉴别诊断。

4. 简述进展期胃癌的 X 线表现。

5. 简述结直肠癌的 X 线表现。

6. 简述胃肠道间质瘤的 CT 表现。

第 八 章

肝脏、胆系、胰腺和脾

学习目标

1. 掌握肝脏、胆系、胰腺和脾的正常影像学表现，基本病变影像学表现，常见疾病的影像学表现，包括肝海绵状血管瘤、肝细胞癌、肝转移瘤、肝脓肿、胆石症、胆囊癌、胆管癌、胰腺炎、胰腺癌。

2. 熟悉肝硬化、脂肪肝、肝囊肿、肝炎性假瘤、胆囊炎、胰腺囊性肿瘤、脾肿瘤、脾脓肿、脾梗死的影像学表现。

3. 了解各种影像检查技术在肝脏、胆系、胰腺和脾应用的适应证和优缺点。

肝脏、胆系、胰腺和脾的影像学检查以超声和 CT 为主要方法，超声适用于普查和动态观察，CT 是诊断的主要方法。不典型的病例，可应用 MRI 和血管造影检查协助诊断。影像方法的选择尚需结合临床，例如肝内胆管结石和胆囊结石，超声较 CT 敏感，而胆总管下段结石，则 CT 较超声更准确；对于判断肝硬化不典型增生结节是否癌变，肝细胞特异性对比剂 MRI 检查较超声和 CT 更准确。

第一节 肝 脏

一、检 查 技 术

（一）X 线检查

1. 普通 X 线检查　有腹部透视和腹部平片，因肝脏缺乏天然对比，观察的效果欠佳，临床应用较少。

2. 肝血管造影　采用 Seldinger 技术行股动脉穿刺插管，将导管选择性插至肝总动脉或超选择性插至肝固有动脉或左、右肝动脉，用高压注射器注射对比剂后，分别获取肝动脉期、毛细血管期和实质期等血管造影图像。把导管插入脾动脉或肠系膜上动脉延迟造影，对比剂经脾静脉或肠系膜上静脉回流到门静脉，称间接门静脉造影。目前数字减影血管造影（DSA）技术已普遍应用于血管造影，消除了骨骼和软组织影的重叠，血管显示更清晰。

（二）超声检查

肝脏超声检查无需特殊准备，为保证图像质量，检查当天可空腹。扫查体位常规取仰卧位，根据需要亦可取右前斜位、左侧卧位、半坐位、坐位、站立位或俯卧位。探头可经右侧肋间、右肋缘下、剑突下进行扫查，扫查切面有纵切面、横切面、矢状切面和斜切面。肝脏超声检查过程中必须移动、转动或侧动探头，改变声束方向，并按一定的扫查顺序对肝脏进行连续扫查，避免遗漏。上述扫查方法可获取肝脏的二维图像。彩色多普勒血流显像检查可显示肝内血管的彩色血流。应用超声对比显像剂则能观察肝内病变的供血情况。

（三）CT检查

1. 检查前准备　为了减少胃肠道内容物对检查的干扰，肝脏CT检查前应充分做好胃肠道的准备。除急诊外，扫描前4～8小时应禁食；扫描前一周不做胃肠钡剂造影。为区分正常胃肠道与腹部软组织密度病变，检查前30分钟口服2%～3%的碘溶液或2.5%的等渗甘露醇溶液500～800ml，检查前10分钟再服200ml。等渗甘露醇溶液不被胃肠道吸收，对消化道管壁及黏膜显示清楚，现广泛应用于消化道的CT检查。

2. 平扫　平扫是指不用对比剂增强或造影的扫描。扫描体位常规取仰卧位，层厚和层距10mm，小病灶局部可加扫2～5mm薄层。多层螺旋CT常采用薄层容积扫描。扫描范围自膈顶扫至肝右叶下缘。

3. 增强扫描　增强扫描是指静脉注射水溶性有机碘对比剂后的扫描。增强的方法是经肘前静脉注入对比剂，用量为1.5～2ml/kg体重，总量80～120ml，注射流率为2～3ml/s。肝脏具有肝动脉和门静脉双重血供，而许多小的肝脏肿瘤是以肝动脉供血为主，只有动脉期才能显示病变，为了提高肝脏小肿瘤的检出率及了解肿瘤的血供情况，平扫检查后应常规行螺旋CT多期增强扫描。多期增强扫描包括动脉期、门脉期和实质期等。静脉开始注射对比剂后30～40秒为动脉期，60～70秒为门脉期，110～120秒为实质期。多层螺旋CT容积扫描数据可进行二维和三维重组，立体显示肝脏正常结构与病变的关系。

（四）MRI检查

1. 检查前准备　检查前患者禁食4～8小时，检查前30分钟口服0.5mmol/L的Gd-DTPA 500～800ml，检查前10分钟再服200ml，使胃肠道充盈显影。

2. 平扫　平扫是指不用对比剂增强或造影的检查。患者仰卧在检查床上，常规成像方位有轴位和冠状位，层厚和层距6～7mm，小病灶可用4～5mm薄层，轴位检查范围自膈顶至肝右叶下缘。常规采用SE序列，包括T_1WI和T_2WI，必要时加用脂肪抑制技术。

3. 增强扫描　增强扫描是指静脉注射顺磁性对比剂后的检查。常用的对比剂是Gd-DTPA。增强的方法是经肘前静脉注入对比剂，常用剂量为0.1mmol/kg体重，用量15～20ml，注射流率是2～2.5ml/s。注射对比剂后可进行快速成像序列多期增强扫描，包括动脉期、门脉期和实质期等，各期的扫描时间与CT相同。增强扫描使正常组织与病变组织之间的信号强度差异增大，有利于病变的检出。亦可进行增强MR血管成像，获取清晰的肝动脉、门静脉和肝静脉的血管图像。应用于肝脏的对比剂还有超顺磁性氧化铁（superparamagnetic iron oxide，SPIO）和钆塞酸二钠（gadolinium ethoxybenzyl diethylenetriamine pentaacetic acid，Gd-EOB-DTPA）。SPIO能被肝脏的网状内皮系统的Kupffer细胞（库普弗细胞）摄取，在T_2WI或T_2^*WI上肝实质信号明显下降，不含Kupffer细胞的病变组织信号相对升高，提高病变的检出率。Gd-EOB-

DTPA 能被正常肝细胞特异性摄取，在 T_1WI 上呈高信号，肝细胞功能异常或不含正常肝细胞的病变组织呈低信号，有利于病变的检出和定性。

二、正常影像学表现

（一）肝脏正常 X 线表现

1. 腹部平片　通过观察右膈和肝下缘情况，可大致了解肝脏外形、大小和轮廓。

2. 肝血管造影　肝动脉造影动脉期清晰显示肝动脉的分支，正常肝动脉呈树枝状，由肝门到肝实质边缘管径逐渐变细，边缘整齐，走行自然，分布均匀。毛细血管期显示多数细小的毛细血管。实质期显示肝实质密度普遍均匀性增高，动脉影消失。静脉期可见肝内静脉显影，由第二肝门处汇入下腔静脉。门静脉造影显示脾静脉和肠系膜上静脉汇合为门静脉主干，门静脉主干在肝门处又分为门静脉左支和右支进入肝脏，门静脉边缘光滑，走行自然。

（二）肝脏正常超声表现

正常肝脏外形呈楔形，肝实质呈弥漫小点状中等度均质回声，回声强度稍高于脾而低于胰腺。肝脏表面光滑、锐利，肝包膜呈一光滑、连续的细线样高回声。正常肝右叶的前后径为 8~10cm，最大斜径为 12~14cm。肝左叶厚度小于 6cm，长度小于 9cm。超声可显示门静脉的三级分支和肝右、肝中、肝左静脉。门静脉壁较厚，回声较强；肝静脉壁较薄，回声较弱。血管腔内无回声。根据血管的位置可较准确地区分肝叶和肝段。除在第一肝门部外，正常肝内动脉和肝内胆管二维超声一般难以显示。

彩色多普勒超声可探查肝脏血管的血流方向、血流速度和流量、频谱形态，进一步确定血管的类型。

（三）肝脏正常 CT 表现

在 CT 的不同层面上，肝脏的形态不同，靠近膈面的层面呈类圆形，靠近肝门的层面呈楔形，靠近肝下部的层面呈半月形。平扫肝实质的密度均匀，CT 值介于 50~70Hu 之间，略高于脾的密度，肝内门静脉和肝静脉呈条状、分支状或类圆形的低密度影。在肝内有三条低密度的裂隙将肝脏分为左外叶、左内叶和右叶。CT 检查根据肝静脉和门静脉主支的位置可以较好地区分各个肝叶和肝段。肝左静脉左侧是左外叶，肝中静脉与肝左静脉之间是左内叶，肝中静脉与肝右静脉之间是右前叶，肝右静脉后方是右后叶。通过门静脉主支则可进一步将肝叶划分为肝段。Ⅰ段即尾状叶，围绕在下腔静脉的内方和前方；左外叶以门静脉左支为界，其上方是Ⅱ段，下方是Ⅲ段；左内叶自成一段，即Ⅳ段；右前叶在门静脉右支平面上方的是Ⅷ段，下方的是Ⅴ段；右后叶在门静脉右支平面上方的是Ⅶ段，下方的是Ⅵ段。

增强扫描肝实质明显强化，CT 值可达 80~120Hu。肝脏是肝动脉和门静脉双重供血，肝动脉供血占 20%~25%，门静脉供血占 75%~80%。增强后动脉期扫描，肝实质尚未明显强化，强化的肝动脉清晰可见；门脉期扫描，肝实质明显均匀强化，门静脉和三条肝静脉亦明显强化，密度高于肝脏实质的强化密度。CT 上于第二肝门处可清晰显示三条肝静脉分别从不同方向汇入下腔静脉。在胰腺头颈部交界处，脾静脉和肠系膜上静脉汇合成门静脉后向右上方斜行进入肝门，再分为门静脉左支和右支进入肝内。在肝门处，门静脉右前方是胆管，左前方是肝固有动脉。正常情况下肝内小胆管不能显示。CT 的三维重组图像可清晰显示肝脏及其血管的立体解剖结构。

（四）肝脏正常 MRI 表现

MRI 显示肝脏的横断面解剖形态与 CT 相同，MRI 还可从冠状和矢状面观察肝脏的解剖形态。常规应用 SE 序列扫描时，正常肝实质为一均匀中等信号的器官，在 T_1WI 及 T_2WI 上信号强度与胰腺相仿，但 T_1WI 上肝实质信号高于脾，而 T_2WI 上信号低于脾。正常肝内血管可表现为黑色流空信号影，但由于血流缓慢血管内亦可产生信号，主要见于 T_2WI 像。MRI 对肝内门静脉、肝静脉和肝段下腔静脉的显示率达 90%~100%，MR 血管成像能在同一幅图像上同时显示肝静脉、门静脉和下腔静脉的全貌，但对肝动脉的显示率较低。

Gd-DTPA 增强扫描，肝实质的强化形式与 CT 相同，在 T_1WI 强化肝实质的信号明显高于平扫，同时肝内血管也明显强化。肝内胆管内含胆汁，在 T_1WI 呈低信号，T_2WI 呈高信号；增强扫描不强化。

三、基本病变影像学表现

（一）肝脏大小和形态改变

肝脏增大，腹部平片表现为右膈升高、肝脏下缘下移。超声、CT 和 MRI 显示肝脏体积增大，肝叶饱满，边缘变钝，肝脏的前后径和上下径超过正常。

肝脏萎缩，可见肝脏体积缩小，肝外缘与腹壁的间隙扩大，肝裂增宽，肝门脂肪间隙增大。

肝脏形态改变，表现肝叶比例失调，常见的是右叶缩小，左叶和尾状叶增大；肝脏表面凹凸不平呈波浪状。

（二）肝脏弥漫性病变

肝细胞的弥漫性变性、坏死，肝细胞的再生、代谢异常、肿瘤浸润或弥漫性纤维化等均可表现为肝脏的弥漫性病变。常见的病因有病毒性肝炎、肝硬化、脂肪肝、糖原贮积症、白血病、淋巴瘤等。肝脏弥漫性病变常见表现为肝脏体积的弥漫性增大或缩小。同时，超声检查显示肝实质回声增粗、不均质，回声增高等。CT 检查显示肝实质密度增高或减低，密度均匀或不均匀，边界清楚或模糊。MRI 检查显示肝实质弥漫性信号异常，信号增高或减低，信号均匀或不均匀；某些疾病的信号异常有一定的特征性，例如肝脏含铁血黄素沉着症在 T_1WI 和 T_2WI 肝实质均呈普遍性低信号。

（三）肝脏局灶性病变

肝脏局灶性病变有局灶性实性病变、局灶性囊性病变和局灶性囊实性病变，例如肝细胞癌、肝囊肿和肝囊腺癌。病变多呈圆形或类圆形，单发或多发，大小不等，边界清楚或模糊。超声检查显示局灶性低回声、等回声、高回声和混杂回声。CT 检查显示局灶性低密度、等密度、高密度和混杂密度。MRI 检查显示局灶性低信号、等信号、高信号和混杂信号。增强检查，病变可有不同程度的实质性强化、边缘强化或无强化，强化可均匀或不均匀。例如肝细胞癌动脉期瘤灶呈全瘤不均匀强化，致其回声／密度／信号高于正常肝实质，而门脉期的回声／密度／信号低于正常肝实质；肝转移瘤动脉期病灶边缘可见环形强化；肝囊肿增强后病灶无强化。

（四）肝血管异常

肝脏血管异常包括肝动脉、门静脉和肝静脉的异常，分先天发育异常和后天病理性异常。先天发育异常包括起源异常、走向和分布异常、大小异常和汇合异常等，例如肝右动脉起源于肠系膜上动脉。病理性异常有血管增粗或变细、阻塞中断、狭窄和充盈缺损、侵蚀破坏、推压移位、动静脉瘘等。例如肝细胞癌可见供血动脉增粗，肿瘤内血管狭窄、僵硬和闭塞，静脉早显，静脉内癌栓表现静脉内充盈缺损。通过血管造影和超声、CT 和 MRI 增强扫描均可了解肝血管的异常情况，CT 和 MRI 血管三维重组技术可得到血管的立体图像，诊断效果类似血管造影。

四、疾 病 诊 断

（一）肝硬化

肝硬化（cirrhosis of liver）是肝细胞弥漫性变性、坏死，然后出现纤维组织增生和肝细胞的结节状再生，导致肝小叶结构和血液循环的重构，引起肝变形、变硬和门静脉高压。常见的病因是病毒性肝炎和酒精中毒。

【影像学表现】

X 线：①食管钡餐检查显示食管和胃底静脉曲张；②动脉造影显示肝动脉分支变细变少、扭曲；脾静脉和门静脉主干扩张。

CT：①肝脏体积改变：肝硬化早期肝体积可正常或增大，中晚期因纤维组织增生明显而使肝体积显著缩小；②肝脏形态、轮廓改变：肝表面呈分叶状或波浪状，肝叶比例失调，常见肝右叶萎缩，肝左叶和尾状叶代偿性增大，肝叶缩小致肝门和肝裂增宽；③肝脏密度改变：肝实质密度常弥漫性或不均匀减低，再生结节平扫可呈等、稍低或稍高密度，增强扫描显示无动脉供血；④其他改变：可伴有脾大，腹水和胃底、食管静脉曲张等门静脉高压征象。

MRI：①肝脏的形态、大小和门静脉高压改变与 CT 相同；②信号异常：T_1WI 肝脏增生的纤维组织可呈网格状低信号，再生结节呈等信号或稍高信号；T_2WI 增生的纤维组织和再生结节均呈低信号；不成熟的增生纤维组织含水量较多，在 T_1WI 上为低信号，T_2WI 及 T_1WI 增强表现为网格状高信号。

超声：①肝脏的形态、大小和门静脉高压改变与 CT 相同；②回声异常：肝实质内回声不均匀，弥漫性增高，可呈网格状；较大的再生结节呈结节状低回声；③肝内血管走行欠清晰，肝静脉变细或粗细不均。

【诊断和鉴别诊断】

早期肝硬化影像学检查缺乏特征性，中晚期肝硬化根据肝脏形态、大小、密度、信号、回声和门静脉高压表现，可明确肝硬化诊断。不典型的再生结节需与小肝细胞癌鉴别。

（二）脂肪肝

脂肪肝（fatty liver）是脂肪在肝细胞内过量沉积，根据病变的范围分为局灶性和弥漫性脂肪肝。病理学表现肝大质软，切面呈淡黄色；镜下见肝细胞内有大量脂滴。

【影像学表现】

CT：平扫：①肝实质局灶性或弥漫性低密度，密度低于脾，密度均匀，无更低密度区；②肝内血管影呈等密度或稍高密度；③相对正常的肝组织在周围低密度脂肪肝的衬托下呈高密度，称为"肝岛"。增强扫描：①病变部位肝实质强化密度低于正常肝和脾；②强化的肝内血管大小、走向和分布正常，血管未见受压、移位或破坏征象，血管密度高于病变的肝实质。

MRI：①轻度脂肪肝，肝实质信号无明显变化；②重度脂肪肝，在 T_1WI 和 T_2WI 肝实质呈稍高信号，STIR 序列上稍高信号消失；因脂肪和水中的氢质子共振频率不同，进行化学位移成像的同相（in-phase，IP）和反相（out-phase，OP）位成像，可显示肝脏脂肪浸润，在反相位图像上，肝脏脂肪浸润的信号强度比同相位的信号强度明显下降，此为脂肪肝的特征表现。

超声：①肝实质回声增高，称之为"光亮肝（bright liver）"，肝回声水平明显高于肾实质回声水平，即"肝肾对比征"阳性；②肝边缘圆钝，严重时肝内血管明显变细而显示减少，肝内血管内回声显示欠清。

【诊断和鉴别诊断】

根据超声检查肝实质回声普遍性增高、CT 检查肝实质局灶性或弥漫性密度减低和 MRI 同相位、反相位的肝实质信号变化，而肝内血管大小、形态和分布正常，即可诊断脂肪肝。有时局灶性脂肪肝 CT 平扫难与肝脏其他局灶性病变鉴别，增强后根据血管的表现和强化特点可以作出鉴别诊断。

（三）肝海绵状血管瘤

肝海绵状血管瘤（cavernous hemangioma of liver）是肝脏最常见的良性肿瘤。女性多于男性，以 30～60 岁多见。临床多无症状，肿瘤较大可出现上腹闷胀、钝痛。肿瘤破裂可引起急腹症症状或内出血症状。

肿瘤以单发常见，仅 10% 多发，瘤体大小不等。病理学上肿瘤由异常扩张的血窦组成，内衬以单层的内皮细胞，部分肿瘤内有血栓或（和）钙化。

【影像学表现】

X 线：肝动脉造影：①动脉早期肿瘤边缘出现斑点状、棉花团状显影；②实质期肿瘤呈全瘤显影，肿瘤染色呈爆米花状；③静脉期肿瘤显影依然存在；④肿瘤染色持续时间较长、呈"快进慢出"改变为其特征；⑤瘤内无肿瘤血管，无动静脉短路。

CT：平扫：①肝实质内圆形或类圆形低密度灶；②小病灶内密度均匀，大病灶内可见边界清楚的更低密度区。多期增强扫描：①肿瘤的强化表现具有特征性，典型的表现是动脉期肿瘤边缘出现小结节状或小斑片状强化，强化密度近似同层主动脉密度；门脉期瘤内边缘部的强化灶增多、增大，且强化范围向中央扩展，强化密度高于同层肝实质；增强 5 分钟后肿瘤大部分或全瘤强化，强化密度逐渐降至稍高于或等于肝实质（图 8-1-1）。②少数肿瘤表现为中央先强化，强化范围由中央向边缘扩展。③小的血管瘤亦可表现为动脉期全瘤强化。④瘤内的血栓机化表现为增强无强化，始终呈低密度。

血管瘤的强化持续时间较长，呈"快进慢出"的强化特点。

MRI：① T_1WI 肿瘤多呈圆形或类圆形均匀低信号，T_2WI 肿瘤呈均匀性高信号；②随着回波时间延长，肿瘤信号强度逐渐增高，在肝实质低信号背景衬托下，肿瘤呈边界锐利的高信号，称为"灯泡征"，是肝海绵状血管瘤 MRI 平扫的特征性表现；③增强扫描肿瘤的强化形式与 CT 增强相同，动脉期肿瘤边缘部开始强化，门脉期肿瘤强化范围由边缘向中央扩展，最后呈全瘤强化（图 8-1-2）。

超声：①肿瘤呈圆形或类圆形，边界清楚；②肿瘤≤3cm 时多呈均匀性高回声，肿瘤＞3cm 时声像图呈多样性，可以呈高回声、低回声、等回声或混合性回声，周边可见高回声环状结构，内部可见管道样结构（图 8-1-3）；③肿瘤较大并靠近前腹壁，检查时探头加压可见肿瘤变形，前后径缩小，回声降低；④彩色多普勒检查少数肿瘤内可显示条状或点状动脉样和静脉样血流信号。

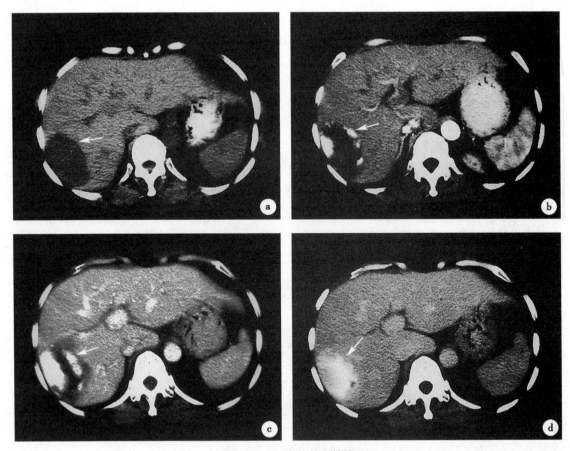

图 8-1-1 肝海绵状血管瘤

CT 检查：a. 平扫，肝右叶见一类圆形低密度病灶(↑)，密度均匀；b. 增强扫描动脉期，病灶边缘出现小结节状和小斑片状强化(↑)，强化密度近似同层主动脉；c. 增强扫描门脉期，病灶边缘部的强化灶增多、增大(↑)，强化范围向中央扩展；d. 延时扫描，病灶呈全瘤强化(↑)，强化密度高于肝实质，强化呈"快进慢出"特点

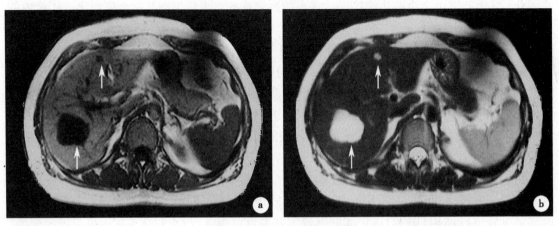

图 8-1-2 肝多发海绵状血管瘤

MRI 检查：a. T₁WI 肿瘤呈类圆形均匀低信号(↑)；b. T₂WI 肿瘤呈均匀高信号(↑)，在肝实质低信号背景衬托下，呈"灯泡征"

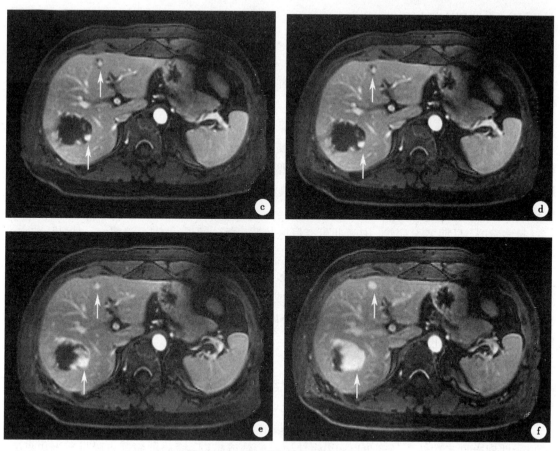

图 8-1-2　肝多发海绵状血管瘤（续）

c. 增强扫描动脉期, 肿瘤边缘部见小结节状强化(↑); d. 增强扫描门脉期, 肿瘤边缘部的结节状强化范围扩大(↑); e 和 f 延时扫描, 肿瘤的强化范围进一步扩大, 呈大部分强化(↑)

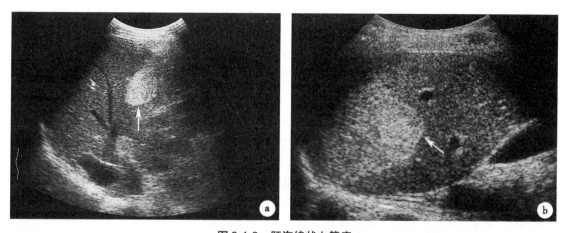

图 8-1-3　肝海绵状血管瘤

超声检查: a. 小血管瘤(↑), 高回声, 无声晕; b. 血管瘤直径大于 5cm, 内部不均匀高回声, 周围见高回声环状结构(↑)

【诊断和鉴别诊断】

肝海绵状血管瘤的影像征象具有一定特征，影像学检查多能明确诊断。依据增强扫描瘤内对比剂的充盈呈"快进慢出"表现，以及肿瘤边缘先强化，随着时间延长强化范围由边缘向中央扩展，最后呈全瘤强化的特点，可以与肝细胞癌、肝转移瘤、肝局灶性结节增生和肝炎性假瘤等鉴别。

（四）肝细胞癌

肝细胞癌（hepatocellular carcinoma）是肝脏最常见的原发恶性肿瘤，占原发性肝癌的 90%。好发于 30～60 岁，男性多于女性。与慢性乙型肝炎和肝硬化相关，肝硬化再生结节演变为肝细胞癌需经多个阶段，即再生结节 - 低度不典型增生结节 - 高度不典型增生结节 - 早期肝细胞癌。

起病隐匿，早期多无症状，中晚期可有肝区疼痛、食欲减退、腹胀、消瘦、乏力和肝肿大，晚期出现黄疸和恶病质等。甲胎蛋白（AFP）检查多呈阳性。

病理学上分三型：结节型，单个癌结节直径 <5cm；巨块型，肿块直径≥5cm；弥漫型，小癌结节弥漫分布全肝。单个癌结节的直径 <3cm 或 2 个癌结节直径之和 <3cm 为小肝癌。

肝细胞癌常侵犯门静脉和肝静脉形成血管内癌栓和引起肝内外血行转移，侵犯胆管引起阻塞性黄疸，通过淋巴系统转移至肝门和腹膜后淋巴结。

【影像学表现】

X 线：肝动脉造影：①动脉期显示肿瘤供血动脉增粗，瘤内肿瘤血管，瘤周血管受压、移位和分离，动静脉瘘；②毛细血管期显示肿瘤染色、湖状充盈；③肝实质期显示肿瘤充盈缺损。

CT：平扫：①肝实质内圆形或类圆形低密度肿块，病灶内密度不均匀，肿瘤坏死、囊变或脂肪变性瘤内见多数性更低密度区；②病灶边界清楚或模糊，瘤周肿瘤假包膜呈环形更低密度影，称"晕圈征"。肝细胞癌是肝动脉供血的富血供肿瘤，而肝实质仅 20%～25% 是肝动脉供血，75%～80% 是门静脉供血。螺旋 CT 多期增强扫描：①动脉期肿瘤呈全瘤均匀性或不均匀性强化，强化密度高于同层肝实质、低于同层主动脉，巨块型瘤内有强化的肿瘤血管；②门脉期和实质期肿瘤强化密度低于同层肝实质；肿瘤强化呈"快进快出"的特点（图 8-1-4）。增强扫描动脉期肝硬化再生结节内显示小结节强化，即"结中结"，需考虑早期肝细胞癌。肿瘤转移征象：①子癌灶，肿瘤周围肝实质出现强化形式与肿瘤相同的结节状异常密度灶；②静脉内癌栓，显示门静脉、肝静脉和下腔静脉内充盈缺损；③肿瘤侵犯胆管，显示胆管内软组织肿块和肝内胆管扩张；④淋巴结转移，显示肝门和腹膜后淋巴结增大。

MRI：平扫：① T_1WI 肿瘤多呈稍低信号，信号不均匀，瘤内有斑点状高信号或更低信号灶，代表肿瘤的出血、脂肪变性、坏死或囊变；② T_2WI 肿瘤呈稍高信号，信号不均匀，瘤内有斑点状高信号，形成"镶嵌征"；③瘤周的肿瘤假包膜在 T_1WI 呈低信号。增强扫描：①动脉期肿瘤呈全瘤均匀性或不均匀性强化，信号高于正常肝实质；②门脉期和实质期肿瘤强化信号低于正常肝实质（图 8-1-5）；③ MRI 亦可显示肿瘤侵犯静脉、胆管和淋巴结增大。用肝细胞性对比剂钆塞酸二钠增强后肝细胞期扫描，正常肝实质呈高信号，肿瘤呈低信号。

超声：①小肝细胞癌多显示为均匀低回声；结节型和巨块型回声不均匀，呈高低不等的混杂回声（图 8-1-6），瘤内可见镶嵌样结构即"瘤中瘤征"；②肿瘤边缘假包膜呈环形低回声，即声晕；③在无回声的血管腔内出现实质性回声物为静脉内癌栓；④肿瘤侵犯胆管显示胆管内癌栓和肝内胆管扩张；⑤彩色多普勒血流成像瘤内的肿瘤血管呈树枝状、提篮状和短棒样；

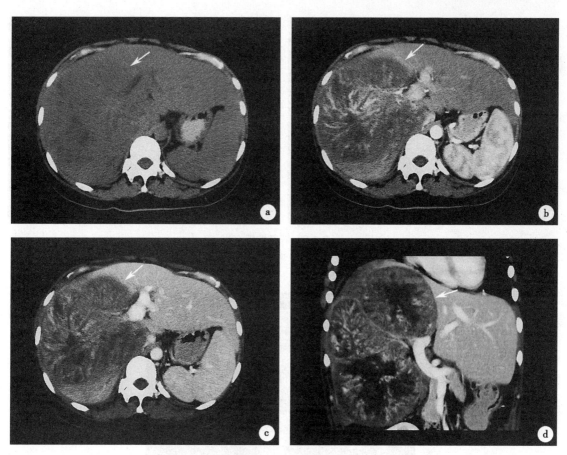

图 8-1-4　肝细胞癌

CT 检查：a. 平扫，显示肝右叶团块状低密度（↑），密度不均匀；b. 增强扫描动脉期，肿瘤呈全瘤不均匀性强化（↑），强化密度高于同层肝实质、低于同层主动脉，瘤内有强化的肿瘤血管；c. 增强扫描门脉期，肿瘤强化密度低于同层肝实质（↑），强化呈"快进快出"的特点；d. 冠状重组图像，清晰显示肿瘤与门静脉的关系（↑）

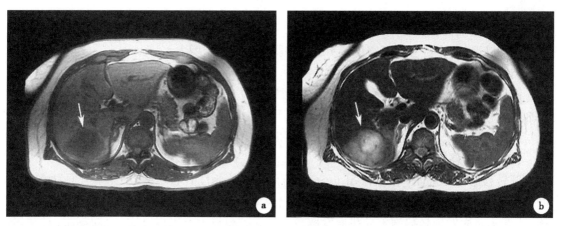

图 8-1-5　肝细胞癌

MRI 检查：a. T_1WI 肿瘤呈稍低信号（↑），瘤内有片状更低信号，代表肿瘤的坏死；b. T_2WI 肿瘤呈稍高信号（↑），信号不均匀，形成"镶嵌征"

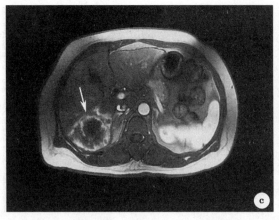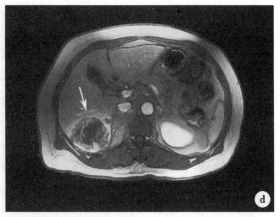

图 8-1-5 肝细胞癌（续）

c. 增强扫描动脉期,肿瘤(↑)呈不均匀性强化;d. 增强扫描门脉期,肿瘤(↑)强化信号低于正常肝实质

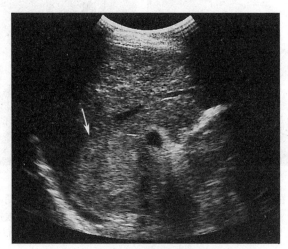

图 8-1-6 肝细胞癌

超声检查:肿瘤内部回声不均匀,周围见声晕(↑)

⑥超声造影肿瘤的强化呈"快进快出"的特点,即动脉期肿瘤迅速增强,静脉期和延迟期瘤内增强回声减退;⑦少数患者超声可显示肝门和腹膜后淋巴结增大。

【诊断和鉴别诊断】

肝细胞癌的影像征象具有一定的特征,影像学检查多能作出诊断。依据增强扫描瘤内对比剂的充盈呈"快进快出"表现,瘤内密度、信号或回声不均匀,瘤周有肿瘤假包膜等特征,可以与肝血管瘤、肝转移瘤、肝局灶性结节增生和肝炎性假瘤等鉴别。

（五）肝转移瘤

肝转移瘤(secondary tumors of liver)是肝脏常见的恶性肿瘤之一,临床多有原发瘤病史。肝转移瘤常为多发。临床早期多无症状,仅出现原发瘤的症状,多在检查原发瘤时发现肝转移,少数为首先发现转移瘤再寻找原发瘤。中晚期肿瘤较大可出现肝大,上腹闷胀、钝痛,腹水和消瘦等。

病理学上肿瘤多为转移癌,少数为转移性肉瘤。

【影像学表现】

X 线：肝动脉造影表现取决于肿瘤的血供：①富血供的瘤灶，瘤内可见肿瘤血管，实质期肿瘤染色，有中心性坏死的肿瘤显示池状充盈；②乏血供的瘤灶，无肿瘤染色，实质期在正常染色的肝实质衬托下显示结节状充盈缺损。

CT：平扫：①肝内多发或单发圆形或类圆形低密度灶；②瘤灶内有中心性更低密度区，其病理基础是肿瘤坏死、囊变；③瘤灶内见斑点和斑片状高密度，是肿瘤出血或钙化。增强扫描：①瘤灶的强化形式与血供有关，以边缘部环形强化和无明显强化多见，少数呈全瘤强化；②边缘部环形强化的特点是动脉期瘤灶边缘呈环形强化，强化密度高于正常肝实质、低于同层主动脉，门脉期环形强化范围不扩大，密度可低于、等于或稍高于正常肝实质（图 8-1-7）；③瘤灶中心的坏死、囊变区无强化；④瘤灶中心圆形无强化区和瘤灶边缘的厚环强化，称为"厚环征"；⑤无明显强化的瘤灶在动脉期和门脉期的密度均低于正常肝实质，增强后病灶显示更清楚；⑥全瘤强化的强化形式与肝细胞癌相似。

MRI：①肝内多发或单发圆形或类圆形病灶，T_1WI 多呈均匀或不均匀低信号，T_2WI 呈稍高信号；②瘤灶中央的坏死液化区 T_1WI 呈类圆形更低信号，T_2WI 呈类圆形高信号，称为"靶

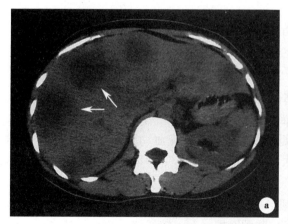
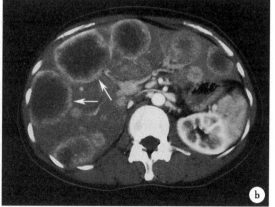
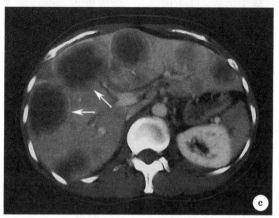

图 8-1-7　肝转移瘤

CT 检查：a. 平扫，肝实质内多发圆形或类圆形低密度病灶（↑），有中心性更低密度区；b. 增强扫描动脉期，瘤灶边缘部环形强化（↑），强化密度高于正常肝实质、低于同层主动脉；c. 增强扫描门脉期，强化环（↑）密度低于正常肝实质

征",是肝转移瘤的特征性 MRI 表现;③部分瘤灶周围 T_2WI 呈一高信号环,称为"光环征";④增强扫描瘤灶的强化形式与 CT 增强相似,多数呈边缘环形强化或不均匀强化。

超声:①肝内多发或单发结节状病灶,边界清楚;②瘤灶内回声具有多样性,可呈高回声、低回声或混合回声等;③瘤灶边缘有一低回声环;④瘤内的高回声和边缘的低回声环构成"牛眼征"和"环靶征",这是肝转移瘤的特征性超声表现。

【诊断和鉴别诊断】

肝内多发结节病灶,病灶内有中心性坏死,出现"环靶征"等,结合有原发恶性肿瘤病史,影像学检查多能诊断肝转移瘤。肿瘤明显坏死、囊变,需与肝脓肿和肝囊肿鉴别;血供丰富的肝转移瘤需与肝细胞癌、肝血管瘤和肝局灶性结节增生鉴别。

（六）肝脓肿

肝脓肿(abscess of liver)分为细菌性和阿米巴性,以前者多见。感染途径有血源性、胆源性和直接感染。脓肿可单发或多发,可单房或多房。临床有肝大,肝区疼痛,寒战,高热等。实验室检查血白细胞增高。

病理学上脓肿中心部为坏死肝组织和脓液,脓肿壁为增生的肉芽组织,壁周肝组织充血、水肿和大量炎症细胞浸润。

【影像学表现】

X 线:①右膈轻度升高,运动减弱;②可有轻度胸膜反应和积液;③脓腔内含有气体则肝区出现气液平面。

CT:平扫:①肝内单发或多发圆形或类圆形低密度病灶,边界清楚或模糊;②内部密度均匀或不均匀,部分脓腔内可见气体或气液平面;③脓肿壁密度高于脓腔、低于周围肝实质,脓肿壁周围有一环形的低密度水肿带。增强扫描:①脓腔无强化,脓肿壁呈环形强化,壁外的水肿带增强早期呈低密度、晚期则发生强化,邻近的肝实质因炎性充血动脉期有明显强化;②强化的脓肿壁和无强化的脓腔、壁周低密度的水肿带组成"环靶征";③早期肝脓肿有多发的小坏死液化灶,增强扫描呈"蜂房样"强化。

MRI:平扫:①肝内单发或多发圆形或类圆形病灶,边界清楚;② T_1WI 脓腔呈均匀或不均匀性低信号,脓肿壁信号高于脓腔、低于肝实质,脓肿壁周围有一较低信号的水肿带;③ T_2WI 脓腔呈高信号,脓肿壁呈稍高信号,壁周的水肿带亦呈高信号;④部分脓腔内有气体影;⑤增强扫描脓肿壁呈环形强化,脓腔无强化。

超声:①肝内单发或多发的低回声、无回声或强回声病灶;②脓腔内部回声与脓液的黏稠度有关,可呈无回声或在无回声内悬浮点状回声;③脓腔内气体引起强回声伴后方声影或后方长带状强回声;④脓肿壁较厚,呈高回声,内壁不光滑;⑤早期肝脓肿表现为实性肿块,呈低回声或混合回声,内部回声不均匀,边界模糊,与周围肝实质分界不清。

【诊断和鉴别诊断】

影像检查发现肝内厚壁的囊性病灶,病灶内有气体或气液平面,增强扫描有"环靶征"或"蜂房样"强化,结合临床患者有明确感染体征,多能明确肝脓肿诊断。但影像学检查难以区分细菌性和阿米巴性脓肿,需结合临床病史和病原学检查。

（七）肝炎性假瘤

肝炎性假瘤(inflammatory pseudotumor of the liver)是致炎性因子引发的肝脏局部以组织炎症细胞浸润和纤维组织增生为主要病理特征的瘤样病变。

病因不明,可能与感染或自身免疫性疾病有关。常见于中年人。多数患者无临床症状,少数出现低热,右上腹疼痛。AFP、HBsAg 检测阴性,肝功能正常。肿块大小一般在 3cm 以下,呈圆形或类圆形,包膜完整。病理学表现多种多样,可见浆细胞、淋巴细胞、泡沫样组织细胞、嗜酸性细胞等慢性炎症细胞浸润以及纤维基质增生,可有凝固性坏死。

【影像学表现】

X 线:普通 X 线检查无明确阳性征象,难以检出病变。

CT:平扫:①肝实质内圆形或类圆形低密度病灶;②病灶边界清楚或模糊。增强扫描:①病灶边缘部环形强化,中央无强化,提示病灶边缘有炎症细胞浸润和纤维组织增生,中央为凝固性坏死;②病灶中央明显强化,边缘部有环形低密度带,延迟期环形低密度带逐渐强化,呈等密度或高密度,提示病灶为炎性肉芽组织(图 8-1-8);③病灶呈不均匀强化,提示病灶内大量炎性肉芽组织并散在分布凝固性坏死;④病灶周围肝实质动脉期明显强化,门脉期和延迟期强化密度等于肝实质,提示周围肝实质炎性充血。

MRI:平扫:①肝实质内圆形或类圆形异常信号病灶,病灶 T_1WI 呈稍低信号,T_2WI 呈稍高信号;②病灶信号均匀或不均匀,原因是凝固性坏死、纤维组织增生以及不同的炎症细胞浸

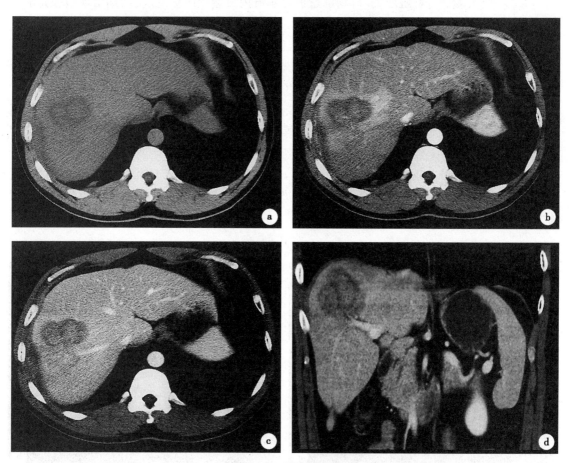

图 8-1-8 肝炎性假瘤

CT 检查:a. 平扫,肝内类圆形低密度病灶,密度较均匀;b. 增强扫描动脉期,瘤灶中央明显强化,边缘呈环形低密度,周围肝实质明显强化;c. 增强扫描门脉期,病灶进一步强化;d. 增强扫描门脉期冠状重组图像,病灶显示清楚

润。增强扫描:病灶的强化形式与CT相似。

超声:①肝脏形态轮廓无明显改变,病变区以外肝组织回声无异常;②病灶呈圆形或类圆形,境界较清楚,一般无包膜及声晕,陈旧性病变常有纤维组织导致的厚壁假包膜回声;③病灶回声多种多样,常呈不均匀低回声;有大片坏死并纤维组织增生时呈不均匀低回声;伴纤维结缔组织明显增生时呈中等回声;含大量淋巴细胞时呈均匀低回声;病变大者呈中至强回声,回声不均匀。

【诊断和鉴别诊断】

影像学检查发现肝内病灶边缘部或中央强化,强化持续时间较长,同时病灶周围肝实质充血,应考虑肝炎性假瘤的诊断;如影像征象缺乏特征,需与胆管细胞癌、肝转移瘤等鉴别,经消炎治疗后随访复查病灶缩小,则提示为肝炎性假瘤。

(八) 肝囊肿

肝囊肿(liver cyst)是肝内胆管先天发育异常形成的囊性病变。可单发或多发,大小从几毫米至十几厘米,囊壁较薄,囊液清澈。临床多无症状,巨大囊肿有右上腹胀痛。

【影像学表现】

X线:巨大囊肿有肝脏增大,肝动脉造影显示肝内血管受压移位,实质期出现边缘光滑的无血管区。

CT:平扫:①肝内单发或多发圆形水样低密度(CT值0~10Hu)病灶,密度均匀,边界清楚、锐利;②囊肿合并出血则囊内密度增高。增强扫描:①囊肿无强化;②在周围强化肝实质衬托下囊肿显示更清楚,囊壁较薄而不能显示(图8-1-9)。

MRI:平扫:①肝内单发或多发圆形病灶,边界清楚、锐利;② T_1WI 病灶呈均匀水样低信号,囊肿合并出血或囊液蛋白含量较高时呈等信号或高信号;③ T_2WI 病灶呈均匀水样高信号。增强扫描:囊肿无强化。

超声:①肝内单发或多发圆形无回声暗区,边缘光滑,囊壁薄,与周围肝实质分界清楚,囊肿后壁和后方回声增强;②囊肿合并出血、感染时囊内回声不均匀,出现回声光点悬浮或条索状高回声。

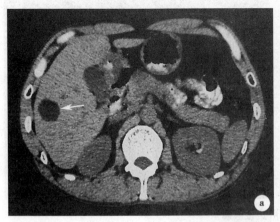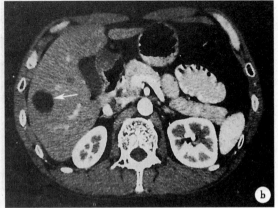

图 8-1-9 肝囊肿

CT检查:a. 平扫,显示肝右叶单发水样低密度病灶(↑),密度均匀,边界清楚、锐利;b. 增强扫描动脉期,病灶(↑)未见强化

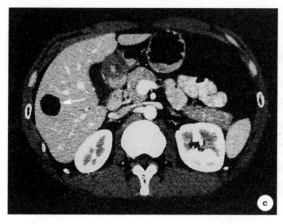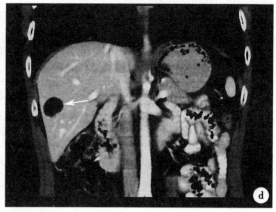

图8-1-9　肝囊肿（续）

c. 增强扫描门脉期，病灶仍未见强化，在周围强化肝实质衬托下病灶（↑）显示更清楚；d. 冠状重组图像，病灶清楚显示（↑）

【诊断和鉴别诊断】

影像检查发现肝内囊性病灶，增强扫描无强化，多能诊断肝囊肿。肝囊肿合并出血、感染时，需与肝脓肿、囊性肝转移瘤和肝包囊虫病等鉴别。肝脓肿和囊性肝转移瘤都有较厚的囊壁，增强扫描囊壁有强化。肝包囊虫病有流行病区居住史，囊壁常见钙化，囊内有子囊和头节。

第二节　胆　系

一、检　查　技　术

（一）X线检查

常用的检查方法有经皮肝穿胆道造影（percutaneous transhepatic cholangiography，PTC）、内镜逆行性胆胰管造影（endoscopic retrograde cholangio-pancreatography，ERCP）和T形引流管造影。目的是明确阻塞性黄疸的梗阻部位和原因，并可引流胆汁，减轻黄疸。

PTC是在透视下经皮肝穿直接把穿刺针插入肝内胆管，然后注入碘对比剂使肝内外胆管显影。ERCP是在透视下把内镜插入到十二指肠降部，然后将导管插入十二指肠乳头，再注入碘对比剂使胆、胰管显影。T形引流管造影是利用术后放置的T形引流管直接注入碘对比剂使胆管显影。

（二）超声检查

为保证图像质量，患者检查前应禁食8小时以上，使胆囊和胆管内充盈胆汁。扫查体位常用仰卧位。探头经右肋缘下和右侧肋间进行斜切面和横切面扫查，可得到胆囊和肝内外胆管图像。右肋下缘斜切面扫查时可嘱患者深吸气后屏气，胆囊随之下移，显示更清楚。为显示胆总管长轴，必要时采用左侧卧位。彩色多普勒血流显像可鉴别肝内血管和扩张胆管，对了解胆系肿瘤的血供亦有重要作用。

（三）CT 检查

1. 检查前准备　检查前准备与肝脏相同。临床疑为肝外胆管结石时，为了防止高密度对比剂与结石混淆，可口服 2.5% 的等渗甘露醇溶液（阴性对比剂）充盈胃肠道，在含阴性对比剂胃肠道的衬托下，易于发现和确定高密度的肝外胆管结石。

2. 平扫　扫描体位常规取仰卧位，层厚和层距 10mm，胆囊和胆总管下段病灶常用 2～5mm 薄层扫描。多层螺旋 CT 常采用薄层容积扫描。扫描范围自膈顶扫至胰头钩突部。

3. 增强扫描　增强扫描的方法与肝脏增强扫描相同。增强扫描可观察胆系病变的强化情况，有利于小病变的显示，在强化的肝脏、胰腺组织的衬托下，扩张的胆管显示更加清楚。多层螺旋 CT 容积扫描数据可进行二维和三维重组，立体显示扩张胆管与病变的关系。

（四）MRI 检查

胆系的 MRI 检查方法与肝脏相同，患者仰卧在检查床上，常规检查方位为轴位，必要时加行冠状位和矢状位。层厚和层距 10mm，胆囊和胆总管下段病灶常用 5mm 薄层，检查范围自膈顶至胰头钩突下缘。常规采用 SE 序列，包括 T_1WI 和 T_2WI。病变定性困难时可进行增强扫描。

磁共振胆胰管成像（MRCP）检查是利用 MR 水成像技术，清晰显示胆胰管形态，检查过程中不需注射对比剂。

二、正常影像学表现

（一）胆系正常 X 线表现

正常胆囊在 X 线造影片上显示为密度均匀、轮廓光滑的致密影，位于右第十二肋附近，分为底部、体部、漏斗部和颈部。

肝内胆管呈树枝状分布，纤细整齐，逐级汇合成左、右肝管，再汇合成肝总管，肝总管与向肝门部走行的胆囊管汇合成胆总管。胆总管走行于十二指肠球部的后方，先向内下然后再向外下走行，与胰管汇合成 Vater 壶腹，斜行进入十二指肠降部，入口部肠壁有一隆起称十二指肠乳头。

（二）胆系正常超声表现

胆囊为梨形或椭圆形无回声结构，因透声良好后方回声多增强。胆囊长径 7～9cm，宽径 3～4cm。胆囊壁为单层的高回声带，轮廓光滑清晰，厚度 2～3mm。

超声不能显示正常的肝内胆管，肝门部肝外胆管位于门静脉前方，纵切面管腔呈长管状均质无回声，管壁为平滑的线状高回声，横切面呈小圆形无回声影。超声能较清晰地显示十二指肠上方的肝外胆管。

（三）胆系正常 CT 表现

胆囊位于肝右叶和左内叶之间的胆囊窝内，亦可位于肝的右下缘，位置与体型和张力有关。CT 平扫胆囊呈一密度均匀的囊状影，CT 值接近于水，胆囊壁多不能清楚显示。胆囊在横断面的宽径小于 4～5cm。增强扫描胆囊腔内胆汁无强化，但胆囊壁有强化，此时胆囊壁清晰显示，厚 1～2mm。如胆囊处于收缩状态，胆囊壁可稍厚。

正常情况下肝内胆管一般不显示，但如果 CT 分辨力较高，在薄层增强扫描则可显示近肝门的肝内胆管，直径 1.5～2mm。平扫肝总管和胆总管多可显示，呈小的圆形低密度影；增强扫描胆管壁强化，管壁厚约 1mm，此时胆管显示更加清楚。

（四）胆系正常 MRI 表现

MRI 显示胆囊形态和位置与 CT 相同。胆囊内胆汁在 T_1WI 呈均匀低信号，T_2WI 呈均匀高信号。胆囊壁在 T_1WI 呈等信号，T_2WI 常不能显示。增强扫描，胆囊壁强化明显，显示较清楚。

正常情况下 MRI 平扫难以显示肝内胆管。肝外胆管内含胆汁，在 T_1WI 呈低信号，T_2WI 呈高信号，横断面呈圆形，冠状面呈长管形，边界清楚。MRCP 则可清楚显示胆系解剖全貌，所见与胆系造影检查相似。

三、基本病变影像学表现

（一）胆囊大小、形态、数目和位置异常

胆囊的宽径和长径超过正常范围为胆囊增大。常见于胆囊炎和胆囊管阻塞。胆囊的宽径和长径小于正常范围为胆囊缩小，胆囊缩小常伴有胆囊壁增厚。胆囊壁增厚可以为弥漫性或局限性，炎症性增厚多为弥漫性，肿瘤性增厚多为局限性。弥漫性增厚的胆囊壁超声检查可有回声分层现象，呈高、低、高回声；CT 增强扫描增厚的胆囊壁有明显强化，部分可见分层强化；MRI 检查增厚的胆囊壁 T_1WI 呈低信号，T_2WI 呈高信号。胆囊形态和数目异常多见于先天发育异常，例如双胆囊、胆囊分隔、胆囊缺如等。胆囊位置异常可以是先天发育异常或疾病所致，例如胆囊位于肝左叶为先天发育异常；肝硬化后肝左内叶明显萎缩，肝裂增宽，胆囊可移位于肝右叶前缘表面。

（二）异常钙化

胆囊和胆管的异常钙化可以发生在壁内和腔内。壁内钙化多见于炎症，例如慢性胆囊炎可见胆囊壁钙化。腔内钙化多为胆结石。胆囊结石腹部平片表现为右上腹边缘高密度而中间为低密度的阴影，多发时则如石榴子样。超声检查胆囊结石表现为强回声伴后方声影，位置可随体位而改变。CT 检查胆结石常表现为高密度影。MRI 检查胆结石在 T_1WI 和 T_2WI 一般为低信号，亦可为混杂信号或高信号。

（三）胆管扩张

胆管的宽径超过正常范围为胆管扩张。胆管扩张有先天性和后天性，局限性和弥漫性。例如 Caroli 病为先天性肝内胆管节段性囊状扩张。后天性胆管扩张多为胆管或周围病变导致胆管阻塞所致，阻塞近端的胆管表现普遍性扩张。常见原因是结石和肿瘤，距离阻塞处越近，胆管扩张越明显，距离阻塞处越远，胆管扩张越轻，扩张的胆管在阻塞部中断。引起胆管扩张的原因不同，胆管扩张的形态和程度也不同。结石和炎症引起的胆管扩张多呈"枯枝征"，肿瘤引起的胆管扩张多呈"软藤征"。扩张的胆管 X 线造影检查显示为胆管局限性或普遍性扩张；超声检查显示为粗管状无回声；CT 检查显示为扩大的圆形或管状低密度影，增强检查无强化；MRI 检查显示为扩大的圆形或管状结构，T_1WI 为低信号，T_2WI 为高信号，MRCP 能立体显示扩张胆管的全貌。

（四）胆管狭窄

胆管的宽径小于正常范围为胆管狭窄。炎症、结石和肿瘤等均可引起胆管狭窄，狭窄以上的胆管有不同程度的扩张。炎症性和肿瘤性狭窄伴有管壁增厚，但炎症性狭窄的病变范围

较长,管壁增厚较均匀,边缘光滑。肿瘤性狭窄的病变范围相对较局限,管壁增厚不均匀,表面不光滑。胆管结石和胆管肿瘤均可引起胆管局限的偏心性或向心性狭窄。胆管狭窄 X 线胆系造影检查显示狭窄处胆管腔变小或闭塞。超声检查显示无回声的扩张胆管在狭窄处管腔变小、闭塞,闭塞处有异常强回声或高回声团,管壁增厚。CT 检查显示扩大的圆形或管状低密度管腔突然或逐渐变小、闭塞,管腔变小段即为狭窄处,闭塞处可见高密度结石影或软组织密度肿块影。MRI 检查同样能显示胆管的狭窄和闭塞,闭塞处 T_2WI 可见低信号结石影或稍高信号软组织肿块影;MRCP 所见与 X 线胆系造影检查相似。

(五)充盈缺损

充盈缺损为胆管(囊)腔内病变或胆管(囊)壁病变向腔内突出所致,X 线胆系造影检查时病变所占据的部分不能被对比剂充填,形成局部充盈缺损区。胆管(囊)腔内病变多为胆结石,胆管(囊)壁病变多为肿瘤。X 线胆系造影检查胆管(囊)结石表现为圆形或类圆形充盈缺损,表面光滑;结石完全阻塞胆管时梗阻端呈半圆形表面光滑的充盈缺损,而肿瘤所致者多为偏侧性且表面不光滑。超声检查在无回声的胆囊或胆管内出现强回声光团伴后方声影的是胆结石,出现低或等回声软组织肿块的是肿瘤。CT 检查胆结石表现为腔内高密度影;肿瘤表现为腔内软组织密度影,增强有强化。MRI 检查 T_2WI 和 MRCP 胆汁呈高信号,在高信号胆汁的衬托下,胆结石表现为低信号的充盈缺损,肿瘤表现为软组织信号的充盈缺损。

四、疾病诊断

(一)胆石症

胆石症(cholelithiasis)按结石成分不同分为胆色素结石、胆固醇结石和混合性结石,以后两者多见。按结石部位分为肝内胆管结石、肝外胆管结石和胆囊结石。胆结石的成因与胆汁成分改变、胆汁淤积和感染等有关。临床症状有右上腹绞痛、消化不良、上腹饱胀等。

【影像学表现】

X 线:腹部平片可显示胆囊阳性结石,其边缘致密,中间透明,中心处常有一个致密点,可呈圆形、多面形或石榴子样。胆系造影检查胆结石表现为胆管或胆囊内充盈缺损,胆囊结石的充盈缺损可随体位改变移动。结石引起梗阻导致胆管扩张。

CT:①根据结石成分不同分为高密度结石、等密度结石和低密度结石;②胆管结石分布与胆管走向一致,单发或多发,形状呈圆形、多面形、环形或泥沙状(图 8-2-1);③高密度结石平扫即可发现;④低密度结石需做胆系造影 CT 才能显示,表现为胆管或胆囊内充盈缺损,胆囊结石位置还可随体位改变而移动;⑤结石引起胆管梗阻可见近侧胆管扩张;⑥胆总管结石周围有低密度的胆汁环绕可呈环靶征或半月征。

MRI:①胆结石在 T_1WI 和 T_2WI 上大多呈无信号或低信号,T_2WI 在高信号胆汁的衬托下结石表现为低信号的充盈缺损;②少数胆结石在 T_1WI 上可呈混杂信号或高信号;③ MRCP 可以直观显示胆结石的大小、形态、位置和数目,并能准确评估胆管扩张形态、程度和梗阻部位。

超声:①胆结石的超声征象是胆管或胆囊内强回声团伴后方声影,这是诊断胆结石的可靠依据(图 8-2-2);②胆囊结石改变体位检查可见强回声团随体位改变而移动;③胆管结石引起梗阻时,可见梗阻以上胆管扩张;④胆总管下段结石因消化道气体的干扰,超声的敏感性不高;

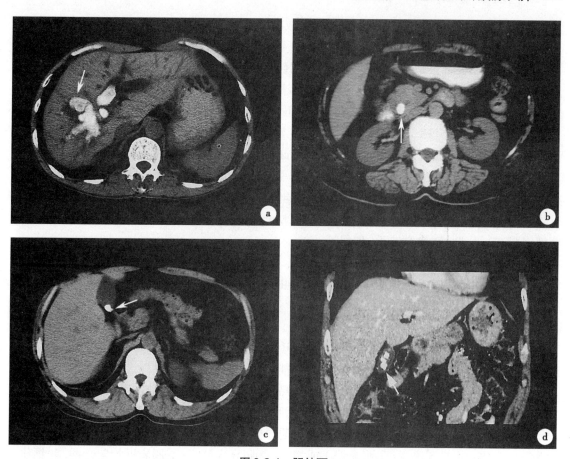

图 8-2-1　胆结石

CT 检查：a. 肝内胆管结石，结石(↑)分布与胆管走向一致；b. 胆总管结石，结石(↑)位于胆总管下段；c. 胆囊结石(↑)；d. 胆囊结石(↑)冠状重组图像

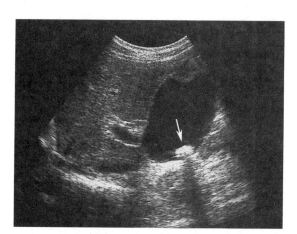

图 8-2-2　胆囊结石
超声检查：胆囊结石(↑)呈强回声，伴声影

⑤胆囊多发结石时,与胆囊壁前方的强回声形成宽大的声影,使结石后方、胆囊壁显示不清。

【诊断和鉴别诊断】

胆结石的影像特点是超声表现强回声光团伴后方声影;CT 显示胆管或胆囊内圆形、多面形或石榴子样高密度影;MRI T_2WI 显示胆管或胆囊内无信号或低信号充盈缺损;根据上述征象可诊断胆结石。胆管结石引起梗阻时,需与胆管肿瘤引起的梗阻鉴别。

（二）胆囊炎

胆囊炎(cholecystitis)分为急性胆囊炎(acute cholecystitis)和慢性胆囊炎(chronic cholecystitis)。急性胆囊炎多由梗阻、感染和化学刺激等原因引起。慢性胆囊炎的病因与急性胆囊炎相同,亦可为急性胆囊炎反复发作迁延而来,常伴发胆囊结石。急性胆囊炎临床症状有右上腹疼痛、发热、恶心呕吐、胆囊区压痛、反跳痛、墨菲征(Murphy sign)阳性。慢性胆囊炎临床症状有上腹部饱胀、嗳气、呃逆、食欲缺乏、便秘等。

病理学上急性胆囊炎有胆囊黏膜充血水肿、胆囊肿大、胆囊壁增厚,严重者可出现胆囊积脓、坏疽和穿孔等。慢性胆囊炎有胆囊壁纤维组织增生和慢性炎症细胞浸润,胆囊壁增厚,黏膜萎缩,胆囊缩小或增大。

【影像学表现】

X 线:①腹部平片可显示胆囊阳性结石,胆囊壁钙化,胆囊内或胆囊壁积气;②静脉胆系造影胆囊不显影,胆囊显影延迟、较淡,收缩功能不良。

CT:急性胆囊炎:①胆囊增大,胆汁密度增高或结石,偶见胆囊积气;②胆囊壁增厚,厚度大于 3mm;③胆囊周围水肿表现为胆囊周围脂肪间隙密度增高并有条索状密度增高影,胆囊周围积液;④增强扫描胆囊壁黏膜层和浆膜层明显强化,而黏膜下层和肌层强化较弱,胆囊壁呈分层状强化。慢性胆囊炎:①胆囊缩小或增大;②胆囊内结石;③胆囊壁均匀性增厚、钙化;④增强扫描胆囊壁强化密度均匀;⑤慢性胆囊炎急性发作征象与急性胆囊炎相同。

MRI:急性胆囊炎:①胆囊增大,胆囊壁增厚;②胆囊周围水肿和积液在 T_1WI 呈低信号和 T_2WI 呈高信号;③偶见胆囊积气;④增强扫描胆囊壁强化征象与 CT 相同。慢性胆囊炎:①胆囊壁均匀性增厚;②胆囊增大或缩小;③可见胆囊结石和胆囊壁钙化。

超声:急性胆囊炎:①胆囊肿大;②胆囊壁弥漫性增厚,部分可见壁内分层现象,由外至内呈高回声 - 低回声 - 高回声三层结构,中间低回声层是黏膜下水肿;③胆囊腔内积脓可见腔内充满密集的细小或粗大斑点回声,呈云雾状;④彩色多普勒显示胆囊壁血流信号增多;⑤胆囊积气显示腔内散布强回声气体,后方的声影区内见多重反射;⑥胆囊周围积液显示胆囊旁出现无回声区。慢性胆囊炎:①胆囊腔缩小;②胆囊壁增厚,呈单层高回声,轮廓欠平滑,内壁毛糙;③胆囊壁钙化;④胆囊结石。

【诊断和鉴别诊断】

根据典型影像学表现,结合临床和实验室检查,大部分急、慢性胆囊炎可明确诊断。部分不典型的慢性胆囊炎需与胆囊癌鉴别,胆囊癌的囊壁增厚更明显,多为不均匀性,表面不规则,突入囊腔内可形成软组织肿块。

（三）胆囊癌

胆囊癌(carcinoma of gallbladder)是胆系常见的恶性肿瘤,约占胆系恶性肿瘤的 65%,女性多见,易发年龄为 60~70 岁,可能与胆囊结石和慢性胆囊炎长期刺激、感染、代谢紊乱等有关。临床症状有右上腹持续性疼痛,右上腹包块,黄疸和消瘦等。

病理学上 80%～90% 为腺癌，少数为腺鳞癌和鳞癌，大体病理见胆囊壁增厚、变硬和腔内软组织肿块。

【影像学表现】

X 线：① PTC 和 ERCP 可显示胆囊癌有无侵犯胆管；②动脉造影显示胆囊动脉增粗、变硬，胆囊壁内有异常血管，肿瘤内有肿瘤血管和肿瘤染色。

CT：①胆囊壁呈不规则形增厚，厚薄不一，黏膜面凹凸不平；②胆囊壁向腔内突出的乳头状结节，结节基底部胆囊壁明显增厚（图 8-2-3）；③胆囊窝部软组织肿块，为病变晚期，肿瘤已侵犯胆囊的全部并向胆囊外侵犯；④胆囊癌侵犯肝脏表现为胆囊窝邻近的肝实质密度下降，胆管梗阻说明胆囊癌已侵犯胆管；⑤增强扫描肿瘤明显强化；⑥肝门和胰腺周围淋巴结增大。

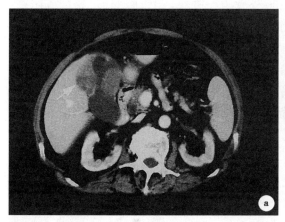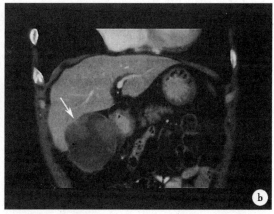

图 8-2-3 胆囊癌

CT 检查：a. 轴位增强扫描胆囊壁不规则形增厚，厚薄不一，局部形成软组织肿块（↑）；b. 冠状重组图像，胆囊壁不规则形增厚，胆囊腔内多个软组织肿块（↑）

MRI：①胆囊壁不规则形增厚和胆囊腔内软组织肿块，T_1WI 多呈稍低信号或等信号，T_2WI 为稍高信号；② T_2WI 胆囊周围脂肪层消失或邻近肝实质出现带状高信号，提示肿瘤向周围侵犯；③肝门和胰腺周围淋巴结增大。

超声：按肿瘤的形态和生长方式分为五型：①息肉型为突入胆囊腔内的乳头状或结节状等回声或偏低回声肿块，表面平滑，内部回声均质；②肿块型为宽基底的低回声或等回声实性肿块，内部回声不均质，表面不规整；③厚壁型为胆囊壁广泛性或大部分不均匀性增厚，呈不规则形低回声或混合回声；④混合型为同时具有肿块型和厚壁型的超声表现；⑤弥漫型为胆囊腔被肿瘤完全充填，囊腔消失，肿块内部回声粗杂混乱，高低回声混杂。超声亦可显示胆管扩张，肝内转移和肝门、胰周和腹主动脉旁淋巴结增大。彩色多普勒检查胆囊壁和胆囊肿块内可检测到高速血流信号。

【诊断和鉴别诊断】

根据胆囊壁不规则形增厚和胆囊腔内软组织肿块，可诊断胆囊癌。对显示胆囊癌侵犯邻近器官和淋巴结转移，CT 和 MRI 优于超声。厚壁型胆囊癌需与慢性胆囊炎鉴别，胆囊癌的囊壁明显不规则形增厚，厚薄不均匀，而慢性胆囊炎囊壁为均匀性增厚，厚薄一致。息肉型或结节型胆囊癌需与胆囊息肉和腺瘤鉴别，根据胆囊壁有无侵犯和病变的形态、大小多能区分良恶性病变。

（四）胆管癌

胆管癌（cholangiocarcinoma）这里指发生于肝外胆管的癌瘤。好发于 50～70 岁男性，以肝门部多见。病因未明，可能与结石、胆汁淤积、胆管感染有关。临床有进行性黄疸、消瘦、食欲下降和陶土样便等。

病理学上腺癌约占 80%，其次为鳞癌。肿瘤可沿胆管壁浸润生长，亦可形成软组织肿块突向腔内。

【影像学表现】

X 线：PTC 与 ERCP：①胆管内不规则形充盈缺损；②管腔不规则形狭窄或鼠尾状狭窄；③管壁僵硬；④梗阻部以上胆管扩张呈"软藤样"。

CT：①胆管壁不规则形增厚，胆管内或（和）外软组织肿块，胆管腔变形、狭窄或闭塞；②梗阻部位以上的胆管扩张呈"软藤样"，扩张的胆管在梗阻部位突然中断；③增强扫描增厚的胆管壁和软组织肿块明显强化（图 8-2-4）；④可见肝内转移，肝门区、腹膜后淋巴结增大。

MRI：①胆管壁增厚，胆管内和（或）外软组织肿块和胆管扩张；②增厚的胆管壁和软组织肿块 T_1WI 呈稍低信号或等信号，T_2WI 呈稍高信号；③增强扫描病变明显强化；④ MRCP 清晰显示胆管扩张的程度、范围和梗阻部位的形态特点，扩张胆管呈"软藤样"，梗阻端狭窄呈残根

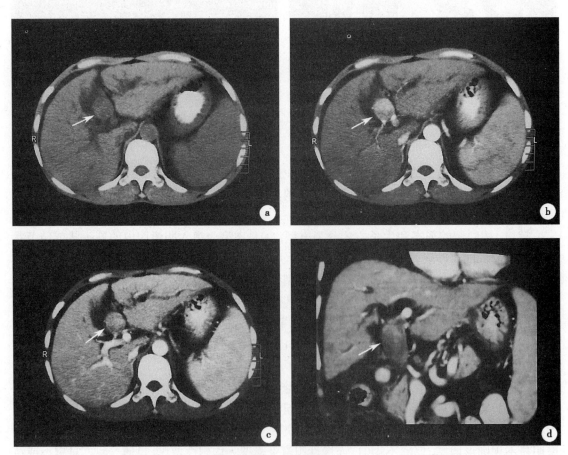

图 8-2-4　胆管癌

CT 检查：a. 平扫，肝门部胆管内见一软组织肿块（↑）；b. 增强扫描动脉期，软组织肿块（↑）明显强化；c. 增强扫描门脉期，软组织肿块（↑）仍明显强化；d. 冠状重建图像，显示胆管癌（↑）上下侵犯范围

状或不规则形；⑤可见肝内转移，肝门区、腹膜后淋巴结增大。

超声：①胆管扩张，扩张胆管的远侧有结节状或乳头状等、高回声或不规则形高回声肿块堵塞在管腔内，胆管腔实变，回声不均；②胆管壁不整，胆管壁增厚，回声增高，管腔闭塞；③扩张胆管在肿块或管腔闭塞处突然中断；④可见肝内转移或肝门、胰周淋巴结增大。

【诊断和鉴别诊断】

根据胆管扩张突然中断，胆管壁不规则形增厚和胆管内和（或）外软组织肿块，可明确胆管癌的诊断。胆管癌引起的胆管扩张需与胆结石引起的胆管扩张鉴别，在梗阻部位有结石的影像征象则支持胆管结石的诊断，如有软组织肿块或胆管壁不规则形增厚则支持胆管癌的诊断。

第三节　胰　　腺

一、检　查　技　术

（一）X 线检查

常用的检查方法有腹部平片、上消化道钡餐、ERCP 和血管造影。腹部平片了解胰腺区有无钙化。上消化道钡餐检查了解胰头病变与胃、十二指肠的关系。ERCP 是在内镜观察下将细导管插入胰管，透视下注射 60% 泛影葡胺 2～3ml，使胰管显影，直接显示胰管的形态和位置，判断胰腺病变的良恶性。血管造影检查了解胰腺病变的供血情况及病变与血管的关系。

（二）超声检查

为保证图像质量，患者检查前应禁食 8 小时以上，以减少胃肠内容物和气体的干扰。如空腹后胃内仍有多量的气体导致胰腺显示不清时，可口服 500～800ml 水，利用充满液体的胃为透声窗，有利于胰腺的显示。扫查体位常用仰卧位、侧卧位、半卧位、坐位和俯卧位，采用不同体位的目的是减少胃肠内气体的影响，更好地显示胰体、胰尾和胰头。扫查方法是仰卧位探头置于剑突下，首先在第 1～2 腰椎平面做横断面扫查，并上下移动探头，亦可采用左高右低斜行扫查，目的是观察胰腺长轴形态的全貌。纵断面扫查显示胰腺的短轴，作为横断面扫查的补充。检查过程中根据需要改变扫查体位。内镜超声检查则直接把探头置于胃腔后壁，消除了胃内气体的干扰，胰腺显示更清晰。彩色多普勒血流显像检查可观察胰腺的血供及胰腺与周围血管的关系。

（三）CT检查

检查前准备与肝脏的检查前准备相同。扫描体位常规取仰卧位，层厚和层距 3～5mm。多层螺旋 CT 采用薄层容积扫描。扫描范围自肝门至十二指肠水平部下缘。先平扫，后行增强扫描。增强扫描对比剂注射的方法和扫描时间与肝脏基本相同，常规行胰腺的双期增强扫描，即胰腺的动脉期和实质期，有利于胰腺病变的显示和观察胰腺与周围血管及淋巴结的关系。

（四）MRI检查

胰腺的 MRI 检查方法与肝脏基本相同，患者仰卧在检查床上，常规扫描方位有横断面和冠状面。层厚和层距 5mm，检查范围自肝门至十二指肠水平部下缘。常规采用 SE 序列，包括 T_1WI 和 T_2WI，脂肪抑制技术可以更好地显示胰腺的正常解剖结构及病灶。对病变定性困难时可进行增强检查，包括动脉期和实质期等。MRCP 检查能清晰显示主胰管及部分分支的形态。

二、正常影像学表现

（一）胰腺正常 X 线表现

腹部平片临床上很少使用，胰腺为中等密度，与腹内其他脏器无密度差别，故胰腺轮廓不能显示，只能观察有无钙化或结石。ERCP 直接显示胰管形态，正常胰管大多从胰头至胰尾向左上斜行，管径逐渐变细，一般不超过 3～5mm，边缘光滑整齐，自主胰管有分支分出，有时可见较细的副胰管，位置多高于主胰管。血管造影显示胰腺的供血动脉和引流静脉。

（二）胰腺正常超声表现

剑突下横断面扫查显示胰腺的长轴，声像图上以肠系膜上静脉为界区分胰头与胰体，以脊柱的左侧缘为界区分胰体与胰尾，胰体横行于腹主动脉前方，胰尾靠脾门。胰腺形态呈蝌蚪形或长条状，前后径在胰头小于 2～3cm、在胰体尾小于 1.5～2.5cm，部分正常人胰尾部局限性肥大。胰腺边缘平滑整齐，内部回声为均一的点状回声，比肝实质回声稍高，老年人胰腺回声增高。胰管不超过 2mm，内腔平滑。

（三）胰腺正常 CT 表现

胰腺长约 15cm，横跨第 1～2 腰椎之前，分为胰头、胰颈、胰体和胰尾。胰头位置略低于胰腺体部，横断面上呈圆形，胰头向左下延伸部分为钩突，呈楔形。胰颈部为头体交界处，略窄于体部。胰腺体部位于腹腔动脉前方，脾静脉紧贴胰体后缘。胰尾指向脾门，高于胰头及十二指肠。

胰腺的前后径上限在胰头 3cm、胰体 2.5cm、胰尾 2cm，随着年龄的增长胰腺逐渐缩小，而胰管则增宽，判断胰腺的大小要注意年龄的因素。胰腺外形平滑而连续，边界清楚。胰腺的密度均匀，CT 值低于肝脏；老年人胰腺萎缩并脂肪浸润，胰腺密度欠均匀。增强扫描动脉期胰腺明显强化，实质期强化密度下降，胰腺头、体和尾部的强化程度基本一致。胰管可以显示或不显示，由胰头到胰尾胰管逐渐变细，宽度通常小于 3mm。

（四）胰腺正常 MRI 表现

正常胰腺平扫 T_1WI 呈稍高信号，T_2WI 呈稍低信号，信号强度与正常肝脏信号相似。脂肪抑制技术使胰腺周围脂肪信号受到抑制，胰腺呈较高信号，显示更清楚。胰管内含非流动性液体，T_2WI 和 MRCP 表现为细管状高信号，形态和大小与 CT 所见相同。胰腺血供丰富，增强扫描动脉期表现为均匀一致的显著强化，实质期强化逐渐减退。增强扫描可清楚显示胰腺与周围血管的关系。

三、基本病变影像学表现

（一）胰腺大小、形态和边缘改变

胰腺体积增大可以是局限性或弥漫性。肿瘤、囊肿等多表现为局限性增大，边缘轮廓清楚或模糊。急性胰腺炎多表现为弥漫性增大，边缘轮廓不清。胰腺体积缩小多为弥漫性，常见于慢性胰腺炎，胰腺表面不光滑呈波浪状或锯齿状。小的胰腺肿瘤胰腺大小和形态可正常。

（二）胰管改变

胰管改变有狭窄、闭塞和扩张，常见原因是慢性胰腺炎、胰管结石和胰腺肿瘤。慢性胰腺炎引起的胰管扩张常表现为串珠状或粗细不均。胰腺癌引起的胰管扩张常表现为均匀扩张。胰管和胆总管同时扩张称为"双管征"，常见于胰头和壶腹部肿瘤。扩张的胰管超声检查显示为粗管状无回声；CT 检查显示为扩大的圆形或管状低密度影，增强无强化；MRI 检查显示为扩大的圆形或管状影，T_1WI 为水样低信号，T_2WI 为水样高信号；ERCP 和 MRCP 可清楚显示扩张胰管的形态。

（三）胰腺肿块

胰腺的肿块有囊性、实性和囊实性。胰腺囊肿为囊性肿块，超声显示为囊状无回声；CT 显示为囊状低密度，增强无强化；MRI 常显示为 T_1WI 水样低信号，T_2WI 水样高信号。胰腺癌为实性肿块，超声显示胰腺内低回声肿块；CT 显示胰腺内等或稍低密度肿块，增强后强化密度低于正常胰腺实质；MRI 显示胰腺内肿块 T_1WI 为稍低信号或等信号，T_2WI 为稍高信号。胰腺囊腺瘤和囊腺癌为囊实性肿块。

（四）胰周组织和血管改变

急性胰腺炎症可引起胰周脂肪间隙密度、信号和回声改变及胰周积液。胰腺肿瘤向周围浸润可见胰周脂肪间隙消失和淋巴结增大，胰周血管被肿瘤推移、包埋和侵蚀。

四、疾病诊断

（一）胰腺炎

1. 急性胰腺炎　急性胰腺炎（acute pancreatitis）是胰蛋白酶外溢引起胰腺及胰腺周围组织自身消化的疾病。临床表现有上腹部剧痛并向肩背部放射、腹胀、恶心呕吐、发热、黄疸，严重者有休克。实验室检查血尿淀粉酶升高。诱因有暴饮暴食、酒精中毒和胆系病变等。病理学分为急性水肿型胰腺炎和急性出血坏死型胰腺炎。前者有胰腺充血、间质水肿和炎症细胞浸润，胰腺肿大，胰周和腹腔少量积液；后者胰腺有不同程度的出血、坏死，胰周脂肪坏死，胰周和腹腔积液明显。

【影像学表现】

X 线：可见胃肠道积气、扩张和积液，胸腔少量积液。

CT：①胰腺体积不同程度弥漫性增大，密度稍低或正常，水肿型胰腺炎密度均匀，出血坏死型胰腺炎则密度不均，内见低密度的坏死区或高密度的出血区；②部分水肿型胰腺炎体积增大不明显，需结合临床和实验室检查才能诊断；③胰腺边缘不清，肾前筋膜增厚；④增强扫描胰腺实质强化，坏死出血区无强化（图 8-3-1）；⑤多伴有胰周和胰外积液，常积聚于胰周、小网膜囊、腹膜后和腹腔内，积液未能及时吸收，被纤维组织粘连包裹则形成假囊肿；⑥积液、坏死组织和蜂窝织炎合并感染则形成脓肿，脓腔内可见气体影，脓肿壁较厚；增强扫描脓肿壁明显强化；⑦血管受累可形成血栓或假性动脉瘤。

MRI：①胰腺体积不同程度弥漫性增大，边缘模糊，胰腺实质 T_1WI 呈低信号，T_2WI 呈高信号；②胰腺有坏死、出血时，T_1WI 脂肪抑制胰腺实质信号不均匀，出血区表现为高信号；③增强扫描胰腺强化不均匀，坏死区无强化呈低信号；④胰周积液在 T_1WI 呈低信号，T_2WI 呈高信号；⑤假性囊肿在 T_1WI 呈低信号，T_2WI 呈高信号，信号不均匀，边缘可见囊壁；⑥脓肿表现脓腔内信号不均匀，脓肿壁较厚，增强脓肿壁明显强化。

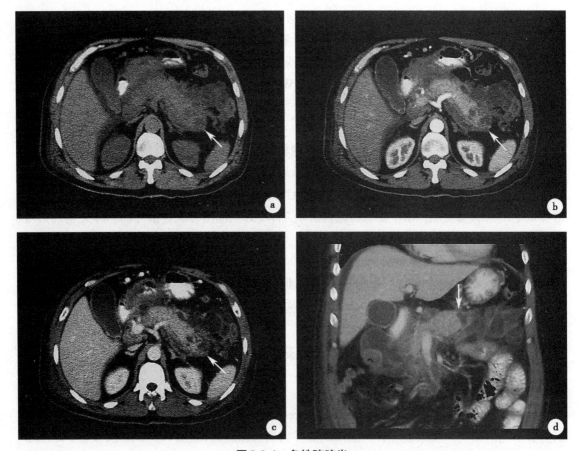

图 8-3-1　急性胰腺炎

CT 检查：a. 平扫，胰腺体积弥漫性增大（↑），胰腺边缘不清，胰周脂肪间隙密度增高；b 和 c. 增强扫描动脉期和实质期，胰腺实质强化密度低于正常，胰尾部见一无强化坏死区（↑）；d. 冠状重组图像，清楚显示坏死区（↑）

　　超声：①胰腺弥漫性肿大，以前后径增大为主，边缘模糊；②水肿型胰腺内部呈均一低回声，出血坏死型内部呈高低混合回声；③胰周积液显示为胰周液性暗区。

【诊断和鉴别诊断】

　　急性胰腺炎临床病史、症状和体征明确，血尿淀粉酶升高，结合影像学表现诊断不难。影像学检查可明确胰腺炎的类型、程度、病变范围和有无并发症，这对治疗方案的选择和预后的评估有重要价值。

　　2. 慢性胰腺炎　慢性胰腺炎（chronic pancreatitis）是由急性胰腺炎反复发作造成胰腺进行性破坏的疾病。临床有上腹部疼痛、厌油腻和脂肪泻、腹胀、继发性糖尿病等。

　　病理学上可见胰腺弥漫性纤维化，质硬、呈结节状。腺泡和胰岛组织萎缩、消失。胰管扩张，胰管内结石或胰腺间质弥漫性钙化。

【影像学表现】

　　X 线：①腹部平片胰腺区可见散在钙化或结石；② ERCP 示胰管狭窄和扩张，呈串珠状，胰管内结石，分支胰管增粗，胆总管下端狭窄。

　　CT：①胰腺体积正常、缩小或增大；②胰管串珠状扩张，胰管内结石，胰腺实质钙化；③胰腺假囊肿表现为单发或多发囊状低密度病灶，囊壁光滑、可有钙化；④胰周筋膜增厚，其中以左肾前筋膜增厚最常见；⑤部分病例可见梗阻性胆管扩张。

MRI：①胰腺体积正常、缩小或增大，胰管串珠状扩张，胰周筋膜增厚；②胰腺由于纤维化在 T_1WI 和 T_2WI 均表现为低信号，增强扫描强化不明显；③假囊肿在 T_1WI 呈均匀性低信号，T_2WI 呈均匀性高信号，增强扫描囊肿内无强化；④如囊肿合并出血或感染时，则 T_1WI 呈高信号或混杂信号。

超声：①胰腺体积正常、缩小或增大；②胰腺形态僵硬、饱满、边缘不整，胰腺实质回声粗糙，胰腺钙化灶呈斑点状强回声；③胰管呈不规则形扩张，粗细不均；④胰腺结石表现为扩张的胰管内见点块状强回声伴后方声影；⑤胰腺假囊肿的囊壁较厚而不规则。

【诊断和鉴别诊断】

根据胰腺钙化、结石，胰管狭窄、扩张，假囊肿和胰周筋膜增厚，即可诊断为慢性胰腺炎。胰腺局部增大的慢性胰腺炎需与胰腺癌鉴别。

（二）胰腺癌

胰腺癌（pancreatic carcinoma）是胰腺最常见的恶性肿瘤。多见于40岁以上男性，以腺癌多见。按部位分为胰头癌、胰体癌、胰尾癌和全胰癌，以胰头癌多见，占60%～70%。病理学上肿瘤为少血供，常有坏死，呈浸润生长。胰腺癌的临床症状与肿瘤部位和进展程度有关，有腹痛、上腹部不适、黄疸和腰背痛等。

【影像学表现】

X线：低张十二指肠造影：①十二指肠内侧壁黏膜皱襞变平、破坏或消失，肠壁僵硬；②十二指肠曲扩大，内缘出现弧形压迹，呈反"3"字征；③胃窦部大弯侧受压向前上移位。ERCP：①主胰管不规则狭窄或阻塞，管壁僵直；②主胰管扭曲和受压移位。PTC：出现梗阻性黄疸时，PTC显示胆总管下端梗阻。

CT：①胰腺局部或弥漫性增大，边缘不规则，胰腺肿块平扫呈等或稍低密度；②增强后肿块强化不明显，密度低于明显强化的正常胰腺实质，呈低密度肿块（图8-3-2）；③肿瘤坏死瘤内可见更低密度区；④小胰腺癌胰腺轮廓未见变化，平扫较易漏诊；⑤胰头癌引起胆总管下段

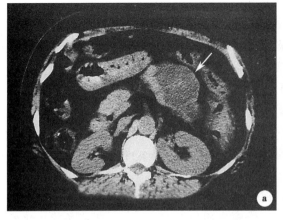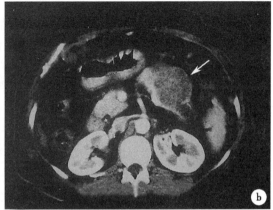

图8-3-2　胰腺癌

CT检查：a. 平扫，胰尾部见一稍低密度软组织肿块（↑）；b. 增强扫描胰尾部软组织肿块（↑）强化不明显，密度低于正常胰腺实质

梗阻致胆管和胰管均扩张,形成"双管征",扩张胆总管在胰头部突然中断,胰尾部可继发潴留性囊肿;⑥胰尾部癌直接侵犯脾表现为胰腺与脾分界不清,脾密度下降;⑦胰周、腹膜后和肝门区淋巴结转移显示为淋巴结增大,密度增高,增强扫描明显强化或环形强化;⑧胰腺癌侵犯邻近血管时,增强扫描可见血管被肿块包埋、不规则狭窄和闭塞。

MRI:①胰腺局部或弥漫性增大;②平扫胰腺肿块 T_1WI 呈稍低信号或等信号,瘤内的坏死区呈不规则形更低信号;T_2WI 呈稍高信号,且信号不均匀,瘤内的坏死区呈不规则形高信号;③增强扫描肿瘤强化不明显,多为低信号,正常的胰腺实质明显强化呈高信号,肿瘤显示更加清楚;④扩张的胰管和胆管在 T_1WI 为水样低信号,T_2WI 为水样高信号,呈"双管征";⑤ MRCP 可立体显示胆胰管扩张程度和梗阻部位;⑥胰周、腹膜后和肝门区淋巴结转移 T_1WI 在高信号脂肪的衬托下呈低信号,增强检查 T_1WI 脂肪抑制则呈稍高信号。

超声:①胰腺局限性或弥漫性肿大,胰腺内低回声肿块,边界不清,形态不规则,回声均匀或不均匀,后方可见回声衰减;②肿瘤坏死液化瘤内可见液性暗区;③肿瘤侵犯或压迫胆总管可见胆管扩张,扩张胆管在胰头区的低回声肿块处突然中断;④肿瘤侵犯血管可见胰周血管被推移、压迫、变形和包埋,血管内癌栓显示为管腔内实性回声;⑤胰周、肝门区和腹膜后淋巴结转移显示淋巴结增大,内部呈低回声;⑥肿瘤侵犯邻近器官则显示器官表面的浆膜界面消失;⑦超声内镜对胰腺癌显示的准确性更高。

【诊断和鉴别诊断】

根据典型影像学表现即可诊断胰腺癌,影像学检查对胰腺癌的分期和手术评估亦有较大的价值。胰腺癌需与局部肿大的慢性胰腺炎鉴别,慢性胰腺炎肿块内常有假性囊肿和钙化,较少侵犯胆管,胰管的扩张呈串珠状,可见肾周筋膜增厚。而胰腺癌常见胆管和胰管扩张呈"双管征",胰周血管被侵犯和包埋,胰周淋巴结转移。

（三）胰腺囊性肿瘤

胰腺囊性肿瘤(cystic tumor of pancreas)发生率占胰腺肿瘤的 10%～15%。病理上分为浆液性囊腺瘤和黏液性囊性肿瘤。

浆液性囊腺瘤(serous cystadenoma)是一种少见的胰腺良性肿瘤,老年女性多见。肿瘤边界清楚,直径 2～25cm,平均 10cm 左右。切面呈蜂房状,肿瘤由无数小囊构成,单囊直径小于2cm,内含透明液体。浆液性囊腺瘤一般无症状,无恶性变倾向。

黏液性囊腺瘤(mucous cystadenoma)和囊腺癌(cystadenocarcinoma):黏液性囊腺瘤常有恶性变可能,是潜在恶性肿瘤,目前把黏液性囊腺瘤和囊腺癌统称为黏液性囊性肿瘤。多见于 40～60 岁的女性,常发生在胰体尾部。肿瘤常较大,直径在 2～30cm,为单囊或几个大囊组成,囊内充满黏液,囊腔内有纤维分隔。肿瘤直径 1～3cm 多为良性,直径超过 5cm 需考虑恶性可能,直径超过 8cm 则多为恶性。

【影像学表现】

X 线:普通 X 线平片价值不大。囊肿压迫胃肠道时钡剂造影可显示胃肠道被推移。

CT:

1. 浆液性囊腺瘤 ①肿瘤呈圆形或卵圆形肿块,包膜光滑、菲薄,中心纤维瘢痕和纤维分隔使囊肿呈蜂房样,囊内含低密度液体;②中央纤维瘢痕和分隔有时可见不规则条状钙化或日光放射状钙化,高度提示浆液性囊腺瘤可能;③增强扫描肿瘤的蜂房状结构显示更清晰。

2. 黏液性囊腺瘤和囊腺癌 ①肿瘤为单囊或几个大囊;②囊壁厚度不均匀、囊内有线状菲薄分隔，囊壁可有壳状或不规则形钙化，可见乳头状结节突入囊腔；③恶性者囊壁常较厚；④增强扫描显示囊壁、分隔、壁结节强化（图 8-3-3）。影像学表现鉴别肿瘤的良恶性有一定的难度，囊壁显示不均匀增厚和壁结节提示恶性可能性大，有转移病灶则为恶性的可靠依据。

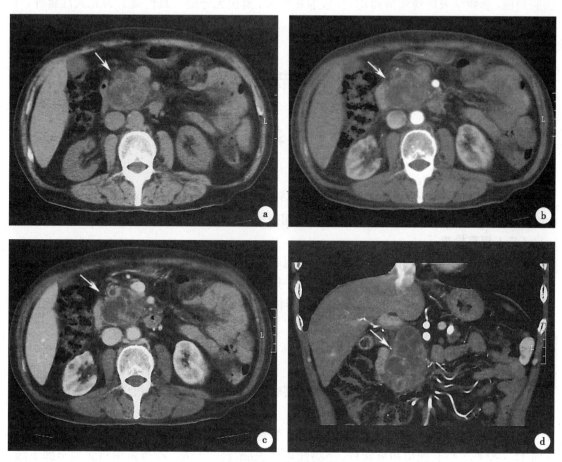

图 8-3-3　胰腺囊腺癌

CT 检查：a. 平扫，胰头部见类圆形肿块，呈囊实性（↑）；b. 增强扫描动脉期，胰头部肿块（↑）实性成分不均匀强化，囊性成分不强化，囊壁较厚，囊内分隔厚薄不均匀；c. 增强扫描实质期，胰头部肿块（↑）实性成分进一步强化，囊性成分无强化，肠系膜上静脉、上动脉受压移位；d. 冠状重组图像，胰头部囊实性肿块不均匀强化（↑）

MRI：

1. 浆液性囊腺瘤　①肿瘤边界清楚，瘤内呈蜂房状，T_1WI 呈低信号，T_2WI 呈高信号；② T_2WI 肿瘤包膜和瘤内纤维分隔呈低信号，肿瘤中央纤维瘢痕和钙化也呈低信号。

2. 黏液性囊腺瘤和囊腺癌　①肿瘤呈单囊或多囊，为圆形或卵圆形，T_1WI 呈混合的低、高信号，T_2WI 呈高信号；②囊壁较厚，多有纤维分隔，可有乳头状结节突入囊腔；③囊内含黏液、出血和坏死组织，与肝组织相比，T_1WI 信号可低、可高；④与周围脂肪相比，T_2WI 信号可高或稍高；⑤肿瘤为多囊时，各囊腔信号强度可不同，可能与囊内出血和蛋白含量有关；⑥如囊壁显示乳头状结节，提示恶性可能性大。

超声：①肿瘤边缘光滑、囊壁增厚，囊壁回声增强；②肿瘤外周呈分叶状，瘤内呈分隔或多房改变；③囊内呈无回声区，边缘显示乳头状突出的强回声团；④囊壁可见点状钙化斑，后方有声影,呈囊实性改变。超声难以区分囊腺瘤和囊腺癌。

【诊断和鉴别诊断】

胰腺囊性肿瘤需与胰腺假性囊肿、真性囊肿鉴别。胰腺假性囊肿继发于胰腺炎,多位于胰腺周围,影像学表现囊壁薄而均匀,没有壁结节,囊内无分隔。真性囊肿为先天性囊肿,壁菲薄、无强化。

第四节　脾

一、检查技术

(一)X线检查

腹部平片对脾的显示效果欠佳,临床应用较少。脾动脉造影的插管方法与肝动脉造影的插管方法相同,注射对比剂后,分别于不同时相摄片,直至脾静脉和门静脉显影为止。

(二)超声检查

检查前一般不需特殊准备。扫查体位常用右侧卧位和仰卧位。在右侧卧位探头置于左侧第9~11肋间显示脾的纵切面,仰卧位探头置于左侧腋中、后线肋间隙显示脾的冠状切面,扫查时探头向两侧侧动,测量脾的上下径和前后径。彩色多普勒血流显像检查可观察脾血管和血流。

(三)CT检查

检查前准备和扫描技术与肝脏扫描相同。先平扫,后行增强扫描。扫描范围自膈顶至脾下缘。对于小病灶,采用5mm薄层扫描或薄层容积扫描有利于病灶的检出。

(四)MRI检查

检查前准备和扫描技术与肝脏扫描相同。普通检查发现病灶后应行增强检查以协助病灶的定性。检查方位有轴位和冠状位,小病灶可用5mm薄层扫描,检查范围自膈顶至脾下缘。超顺磁性氧化铁对比剂T_2WI检查可使脾实质信号明显下降,病变组织信号相对升高,提高了病变的检出率。

二、正常影像学表现

(一)脾正常X线表现

腹部平片临床上很少使用,脾为中等密度,与腹内其他脏器密度无差别。在脂肪组织和充气胃肠的对比之下,脾显示为一略呈新月形的软组织影,边缘光滑。脾动脉造影可显示脾动脉的大小、走向以及脾染色后的大小、形态和位置。

(二)脾正常超声表现

肋间扫查脾呈半月形,包膜平滑。内部呈细小光点中等回声,回声均匀,回声水平与肝接近。脾外侧缘呈弧形,内侧缘凹陷,脾门处有脾动、静脉进出。正常脾的上下径为10~11cm;脾门处脾静脉内径小于0.8cm,由2~6条分支汇合而成;脾动脉内径0.3~0.4cm,进入脾门后分出2~3条分支。彩色多普勒超声可显示脾动脉和脾静脉的血流方向和参数。

（三）脾正常 CT 表现

脾的形态与层面有关，上部和下部呈新月形，中部（脾门）呈内缘凹陷的半圆形或椭圆形，脾边缘可有分叶或切迹。CT 测量脾长径小于 15cm，前后径约 7cm，厚约 4cm，随着年龄的增大脾可以缩小。脾密度均匀，略低于正常肝脏的密度。增强扫描动脉期，脾强化密度不均匀呈龟背状表现，随着时间的推移，在门脉期和实质期脾的强化密度逐渐变为均匀。增强扫描脾门处可见脾动、静脉显影。

（四）脾正常 MRI 表现

脾的大小和形态与 CT 所见相同。脾血窦丰富，T_1WI 信号均匀，信号强度稍低于肝脏，在腹腔内高信号脂肪的衬托下其轮廓显示清楚。T_2WI 信号亦均匀，信号强度明显高于肝脏。增强检查脾各期强化表现与 CT 相同。脾门血管呈黑色流空信号，增强后可见强化。

三、基本病变影像学表现

（一）脾位置和数目改变

脾数目异常有多脾、副脾和无脾，位置异常有异位脾。变异的脾其超声回声、CT 密度和 MRI 信号均与正常脾相同，增强的强化表现亦与正常脾相同。

（二）脾肿大

脾的大小超过正常范围为脾肿大。脾肿大有弥漫性肿大和局限性肿大，弥漫性肿大多见于肝硬化门静脉高压、白血病等，局限性肿大多见于脾肿瘤、脾囊肿等。

（三）脾肿块

脾的肿块有囊性和实性。脾囊肿和脓肿为囊性肿块。脾囊肿超声检查显示为囊状无回声；CT 检查显示为囊状低密度；MRI 检查显示为 T_1WI 水样低信号，T_2WI 水样高信号。脾脓肿超声检查显示脓腔为无回声，内常有散在点状回声，脓肿壁为边缘部较强回声带；CT 检查显示脓腔为均匀低密度，脓肿壁为边缘部稍低密度带，增强呈环形强化；MRI 检查显示 T_1WI 脓腔为低信号，脓肿壁为稍低信号带，T_2WI 脓腔为高信号，脓肿壁为稍高信号带，增强脓肿壁呈环形强化。脾血管瘤、淋巴瘤和转移瘤等为实性肿块，脾实性肿块超声检查可表现为低回声、等回声或高回声；CT 检查可表现为低密度、等密度或高密度；MRI 检查可表现为稍低信号、等信号或高信号，增强检查肿块表现为轻度到明显强化。

四、疾病诊断

（一）脾肿瘤

脾肿瘤（splenic tumor）临床较少见，有良性肿瘤和恶性肿瘤。良性肿瘤常见的有血管瘤、淋巴管瘤和错构瘤，恶性肿瘤常见的有淋巴瘤和转移瘤。良性肿瘤临床多无症状，淋巴瘤可有发热、淋巴结增大、脾大和左上腹痛等。

【影像学表现】

1. 血管瘤

（1）CT：①平扫脾内圆形或类圆形低密度或等密度肿块，密度多数均匀，边界清晰；②增强扫描动脉期病灶边缘出现结节状强化，随着时间的延长，强化范围逐渐由边缘向中心扩展，最后病灶完全强化呈等密度；强化形式与肝海绵状血管瘤相似。

（2）MRI：①平扫脾内圆形或类圆形异常信号，边界清晰，T_1WI 呈均匀性低信号，T_2WI 呈均匀性显著高信号，瘤内的纤维组织在 T_1WI 和 T_2WI 均呈低信号；②增强扫描动脉期病灶边缘出现小结节状强化，随着时间的延长，强化范围逐渐由边缘向中心扩展，最后病灶完全强化。

（3）超声：①脾内边界清楚的高回声光团；②彩色多普勒小病灶内无血流信号，较大的病灶内可有低速血流信号，瘤周可见血管绕行。

2. 恶性淋巴瘤

（1）CT：①平扫脾弥漫性增大或脾内见单发或多发大小不等低密度肿块，边界不清；②增强扫描肿瘤轻度强化，在周围明显强化的脾实质衬托下，肿瘤边界变清楚，瘤内可见坏死所致的更低密度区（图 8-4-1）；③可伴有腹膜后淋巴结增大。

（2）MRI：①脾弥漫性增大或脾内见单发或多发大小不等肿块，边界不清，T_1WI 呈等信号和低信号、混杂信号，T_2WI 呈稍高信号；②增强检查病灶轻度强化，周围脾实质明显强化，肿瘤呈相对较低信号；③可伴有腹膜后淋巴结增大。

（3）超声：显示脾弥漫性肿大，内部呈均匀低回声或脾内见单发或多发低回声肿块，边界清。

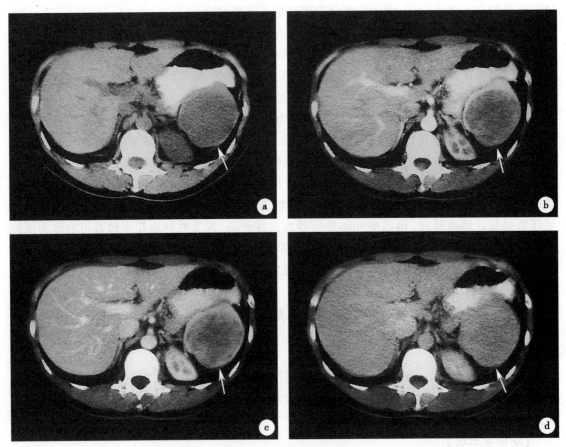

图 8-4-1　脾恶性淋巴瘤

CT 检查：a. 平扫，脾见一低密度肿块（↑），边界不清；b. 增强扫描动脉期，肿瘤（↑）轻度不均匀强化，强化密度低于脾实质；c. 增强扫描门脉期，肿瘤（↑）强化密度仍低于脾实质；d. 增强延时扫描，肿瘤（↑）强化密度略低于脾实质，强化密度均匀

【诊断和鉴别诊断】

影像学检查对脾肿瘤的定位诊断较明确，血管瘤的影像征象较具特征性，可作出定性诊断。恶性淋巴瘤的影像征象不具特征性，诊断需结合临床和实验室检查。

（二）脾脓肿

脾脓肿（splenic abscess）是细菌侵入脾形成的局限性化脓性感染。感染途径有血源性感染、脾周感染或外伤使病原菌直接感染脾。临床上有发热和左上腹疼痛等症状。病理学改变是脓肿壁由肉芽组织和炎症细胞组成，中心是坏死液化的脓液，呈单房或多房，壁外有水肿带。

【影像学表现】

X线：可见左上腹肿块，左膈升高、活动度下降，可伴有左侧胸腔积液。

CT：①平扫脾内可见单发或多发圆形或椭圆形低密度病灶，边缘清楚或模糊；②增强扫描脓肿壁有环形强化，壁周围见一环形的低密度水肿带，有延迟强化；③有时脓腔内见液气平面。

MRI：①脾内可见单发或多发圆形或椭圆形异常信号区；②脓腔 T_1WI 呈低信号，T_2WI 呈高信号；脓肿壁 T_1WI 信号高于脓腔、低于脾实质，T_2WI 信号高于脾实质、低于脓腔；③ Gd-DTPA增强后脓肿壁呈环形强化；④有时脓腔内见气体影。

超声：①脾增大，脾实质内有单发或多发异常回声，边界模糊；②早期病灶呈低回声，脓肿坏死液化后表现为无回声或混合回声，脓肿壁较厚；③彩色多普勒显像检查，脓腔内无血流信号显示。

【诊断和鉴别诊断】

根据典型的影像学特点和临床表现可明确诊断。脾脓肿常需与脾囊肿和血管瘤等鉴别：增强后脾囊肿无囊壁强化；血管瘤可见边缘小结节强化，延迟扫描呈全瘤强化。

（三）脾梗死

脾梗死（splenic infarction）是指脾动脉分支栓塞导致局部脾组织的缺血坏死。脾梗死的原因常见的有血液病、瘀血性脾增大、血栓脱落和肝动脉栓塞术后等。脾梗死可单发或多发，形态常呈楔形，尖端指向脾门。临床上脾梗死多无症状，有时可出现左上腹疼痛、发热等。病理学上分缺血性梗死和出血性梗死，梗死区有大量含铁血黄素沉着。梗死区坏死组织逐渐被纤维瘢痕组织取代，使脾局部轮廓凹陷。

【影像学表现】

X线：选择性脾动脉造影可见脾动脉分支中断，局部见一尖端指向脾门的三角形无血管区。

CT：①平扫脾内单发或多发的楔形或三角形低密度病灶，基底位于脾的外缘，尖端指向脾门，边缘清楚或模糊；②增强后病灶无强化，病灶与明显强化的脾实质分界更清楚；③陈旧性梗死灶因纤维瘢痕收缩，脾轮廓局部凹陷，致脾呈分叶状表现。

MRI：①脾内单发或多发楔形异常信号区，基底位于脾的外缘，尖端指向脾门，边缘清楚；②梗死区的信号强度与梗死时间的长短有关，急性或亚急性梗死区在 T_1WI 呈低信号，T_2WI 呈高信号；③慢性梗死区是纤维瘢痕和钙化组织，在各种 MRI 序列上均呈低信号；④ MRI 增强检查梗死区无强化。

超声：①脾内单发或多发楔形低回声区，基底位于脾的外缘，尖端指向脾门；②梗死区坏死液化时，呈无回声和假性囊肿表现；③彩色多普勒显像，梗死区无血流信号。

【诊断和鉴别诊断】

根据病变区呈楔形改变，尖端指向脾门，病灶内无血供的特点即可诊断为脾梗死。不典型的脾梗死需与脾脓肿鉴别，脾脓肿的脓肿壁增强扫描可见明显强化，壁外尚见一水肿带，这些征象均有别于脾梗死。

（冯仕庭　郑可国）

学习小结

本章介绍了肝脏、胆系、胰腺和脾的检查技术、正常影像学表现、基本病变影像学表现和常见疾病的影像学表现。

肝脏基本病变影像学表现包括：①肝脏大小和形态改变；②肝脏弥漫性病变；③肝脏局限性病变；④肝血管异常。肝脏疾病诊断介绍了肝硬化、脂肪肝、肝海绵状血管瘤、肝细胞癌、肝转移瘤、肝脓肿、肝囊肿和肝炎性假瘤。疾病的影像学特点：肝海绵状血管瘤强化表现"快进慢出"；肝细胞癌强化表现"快进快出"；肝转移瘤表现边缘环形强化；肝脓肿强化表现"环靶征"或"蜂房样"。

胆系基本病变影像学表现包括：①胆囊大小、形态、数目和位置异常；②异常钙化；③胆管扩张；④胆管狭窄；⑤充盈缺损。胆系疾病诊断介绍了胆石症、胆囊炎、胆囊癌和胆管癌。疾病的影像学特点：胆石症 CT 平扫表现高密度病灶，超声表现强回声团伴后方声影；胆囊炎表现胆囊壁弥漫性增厚并胆囊周围积液；胆囊癌表现胆囊壁不规则形增厚和胆囊腔内软组织肿块；胆管癌表现胆管壁不规则形增厚和管腔内软组织肿块。

胰腺基本病变影像学表现包括：①胰腺大小、形态和边缘改变；②胰管改变；③胰腺肿块；④胰周组织和血管改变。胰腺疾病诊断介绍了胰腺炎、胰腺癌和胰腺囊性肿瘤。疾病的影像学特点：急性胰腺炎表现胰腺体积弥漫性增大，胰周积液；慢性胰腺炎表现胰腺钙化，胰管狭窄、扩张，假囊肿和胰周筋膜增厚；胰腺癌表现胰腺少血供肿块并胰管、胆管扩张；胰腺囊性肿瘤表现胰腺囊实性肿块。

脾基本病变影像学表现包括：①脾位置和数目改变；②脾肿大；③脾肿块。脾疾病诊断介绍了脾肿瘤、脾脓肿和脾梗死。疾病的影像学特点：脾血管瘤强化表现"快进慢出"；脾恶性淋巴瘤表现脾少血供肿块；脾脓肿表现脓肿壁环形强化；脾梗死表现尖端指向脾门的楔形无血供病灶。

复习题

1. 简述肝细胞癌的 CT 表现。
2. 简述肝海绵状血管瘤超声、CT 和 MRI 表现。
3. 简述胆囊癌的 CT 诊断要点。
4. 简述急性胰腺炎的 CT 表现。

第 九 章

泌尿系统和腹膜后间隙

学习目标 ▮▮

1. 掌握泌尿系统和腹膜后间隙的正常影像学表现,基本病变影像学表现,常见疾病的影像学表现,常见疾病包括肾结石、输尿管结石、膀胱结石、肾癌、肾盂癌、膀胱癌、肾囊肿和多囊肾、肾上腺嗜铬细胞瘤、腹膜后良性肿瘤、腹膜后恶性肿瘤。

2. 熟悉肾和输尿管先天性异常、肾和输尿管结核、肾血管平滑肌瘤、肾上腺转移瘤、肾上腺腺瘤、肾上腺意外瘤、腹膜后淋巴瘤、腹膜后纤维化的影像学表现。

3. 了解各种影像检查技术在泌尿系统和腹膜后间隙应用的适应证和优缺点。

泌尿系统和腹膜后间隙的影像学检查方法包括常规 X 线、CT、MRI 和超声检查。影像学检查对这些疾病的诊治具有很高的价值,常是确诊的主要依据。但由于这些检查方法对不同疾病的显示和诊断能力各异,故应明确它们各自的诊断价值和限度。并依据临床诊治的需要,优选并综合运用这些检查方法,方能经济、快捷地作出准确诊断。

腹部平片仅用于检查泌尿系阳性结石。排泄性尿路造影既可显示肾盂、输尿管和膀胱的解剖学形态,又可大致评估肾功能,故仍是泌尿系疾病常用的检查方法。

超声与 CT 检查是泌尿系统及腹膜后间隙病变最常用的检查方法,已广泛用于泌尿系统疾病诊断。对多数泌尿系统及腹膜后间隙病变,包括肿瘤、结石、炎症、外伤和先天性畸形,超声和 CT 检查均有很高的价值,不但能作出准确诊断,且能明确病变范围,因而有助于临床治疗,此外,肾动脉 CTA 检查也已成为肾性高血压的主要筛查方法。

MRI 检查主要用于泌尿系统其他影像检查难以确定病变的诊断和鉴别诊断。MRI 检查也常用于泌尿系统先天性畸形、肿瘤、炎症和外伤等病变的诊断,尤其是对恶性肿瘤例如肾细胞癌,不但可通过 DWI 检查进一步明确诊断,且可较为准确显示病变范围、血管有无侵犯和瘤栓,有助于肿瘤的分期和治疗。MRU 在显示泌尿系统梗阻性疾病方面也具有独特优势。

第一节　肾和输尿管

一、检 查 技 术

（一）X线检查

1. 腹部平片　常规摄取仰卧前后位片，主要用于检查泌尿系统阳性结石。

2. 尿路造影　根据对比剂引入的途径分为排泄性尿路造影和逆行性尿路造影。

（1）排泄性尿路造影：排泄性尿路造影（excretory urography）又称静脉肾盂造影（intravenous pyelography，IVP）。其应用依据是某些有机碘如泛影葡胺或碘苯六醇等的水溶液于静脉注入后，几乎全部由肾小球滤出而进入尿液中，如此可显示肾盏、肾盂、输尿管和膀胱的内腔。

造影前，应清洁肠道、限制饮水并行碘过敏试验。检查时取仰卧位，先摄取腹部平片。其后于静脉内注入 60% 泛影葡胺或碘苯六醇（300mgI/ml）20ml（儿童酌减），2 分钟内注毕。注药时下腹部使用压迫带，暂时阻断输尿管。注药后 1～2 分钟摄片，显示肾实质影像；15 分钟分别摄取双侧肾区片，若肾盏、肾盂显影良好，则去除压迫带；25 分钟，摄取全腹片，此时输尿管和膀胱亦显影。

（2）逆行性尿路造影：逆行性尿路造影（retrograde urography）是在行膀胱镜检查时将导管插入输尿管内，于透视下缓慢注入对比剂以使肾盏、肾盂和输尿管显影的方法。

3. 腹主动脉造影和选择性肾动脉造影　腹主动脉造影（abdominal aortography）和选择性肾动脉造影（selective renal arteriography）通常采用经股动脉的 Seldinger 技术，前者是将导管顶端置于腹主动脉的肾动脉开口上方的造影方法，后者则是将导管置于一侧肾动脉内的造影方法。

（二）超声检查

肾与输尿管检查，常规应用凸阵或线阵式探头，频率 3.5MHz。检查肾脏的体位可为俯卧、侧卧或仰卧位，偶用站立位，经背、侧腰或腹部途径扫查。检查输尿管可取侧卧或仰卧位，沿输尿管走行区扫查。

（三）CT检查

1. 平扫　常规取仰卧位。检查范围要包括全部肾脏，若需同时观察输尿管，则需向下扫描至输尿管的膀胱入口处。层厚 10mm 或 5mm，连续扫描；多层螺旋 CT 采用薄层容积扫描。

2. 增强扫描　肾与输尿管应常规行增强扫描。方法是于静脉内快速注射水溶性有机碘对比剂 60～100ml，在注药后 1 分钟内、2 分钟时扫描双侧肾区，并于 5～10 分钟后扫描肾和输尿管区，可分别观察肾皮、髓质强化程度的变化及肾盂和输尿管的充盈情况。

3. CTU　注射对比剂后 30～60 分钟行全腹和盆腔扫描，此时尿路充盈高密度对比剂，经 MIP 重组即可获得类似 X 线尿路造影图像，可旋转观察，称为 CT 尿路造影（CT urography，CTU）。

（四）MRI检查

1. 平扫　常规用 SE 序列，行横断面 T_1WI 和 T_2WI 检查，必要时辅以冠、矢状面 T_1WI 检查或脂肪抑制 T_1WI 检查。

2. 增强扫描　顺磁性对比剂 Gd-DTPA 可由肾小球滤出。于静脉内快速注入该对比剂

（0.1～0.2mmol/kg 体重）后，行 T_1WI 或 T_1WI 并脂肪抑制技术检查。

3. MRU　磁共振尿路造影（MR urography，MRU）的原理是尿液中游离水的 T_2 值要明显长于其他组织，故在重 T_2WI 呈高信号，而背景结构为低信号，应用最大强度投影（MIP）行三维重组，即可获得犹如 X 线尿路造影的图像。

二、正常影像学表现

（一）肾和输尿管正常 X 线表现

1. 腹部平片　前后位片上，于脊柱两侧显示双侧肾轮廓，其边缘光滑，内部密度均匀。肾的长轴自内上斜向外下。侧位片上，肾影与脊柱重叠，肾上极略偏后。正常输尿管不能显示。

2. 尿路造影　正常排泄性尿路造影于注药后 1～2 分钟，可见肾实质均匀显影；15 分钟肾盏和肾盂显影。肾盏包括肾小盏和肾大盏。肾小盏分为与肾乳头相邻的穹隆部及与肾大盏相连的漏斗部；肾大盏有 2～4 个，一个肾大盏和数个肾小盏相连，其基底部连于肾盂。肾大、小盏的数目、形态有很大差异，两侧也常不对称。肾盂多呈喇叭状，也可为分支状或壶腹状，边缘光整。输尿管充盈对比剂后显影，其上连肾盂，下连膀胱，全长约 25cm。输尿管腔边缘光滑，走行柔和，可有扭曲。输尿管有三个生理性狭窄区，即与肾盂相连处、通过骨盆缘处及进入膀胱处。正常逆行性尿路造影具有上述相似表现，唯注射压力过高会造成对比剂的肾脏回流。

3. 腹主动脉造影与选择性肾动脉造影　肾动脉期，见肾动脉主干至分支逐渐变细，边缘光整；肾实质期，表现肾实质弥漫性显影，其中皮质显影可较髓质明显；肾静脉期，肾静脉显影。

（二）肾和输尿管正常超声表现

正常肾脏形态与扫查途径有关，可呈豆形、圆形或卵圆形。肾被膜为高回声线，清晰、光滑。肾窦表现为不规则密集的高回声区，位于肾中央偏内侧。肾实质位于肾被膜与肾窦之间，肾皮质及伸入肾锥体之间的肾柱均呈低回声，肾锥体则呈数个圆形或三角形更低回声区。CDFI 显示肾内动脉、静脉呈指状分布。正常输尿管由于肠腔内气体的干扰而难以显示。

（三）肾和输尿管正常 CT 表现

平扫，在脊柱两侧，可见正常肾脏为圆形或椭圆形均匀软组织密度影，边缘光滑、锐利，不能分辨肾皮、髓质。肾的中部层面显示肾门内凹，朝向前内；肾血管呈窄带状软组织影，自肾门行至腹主动脉和下腔静脉。肾窦呈脂肪性低密度，其中常可显示水样密度的肾盂。自肾盂向下连续层面追踪，可见位于腰大肌前缘处呈点状软组织密度的腹段输尿管。增强扫描，强化表现分为三个期相：①皮质期，肾血管和肾皮质明显强化，强化的肾皮质还向肾实质内伸入，形成所谓的肾柱，而髓质仍为较低的密度，因而可清楚分辨出肾的皮髓质；②实质期，髓质强化程度类似或略高于皮质，皮、髓质分界不再清晰；③肾盂期，肾实质强化程度下降，而肾盏和肾盂充盈碘对比剂明显强化。

CTU 的表现与排泄性尿路造影相仿，肾盏、肾盂、输尿管和膀胱清晰显示，并可进行多角度观察。

（四）肾和输尿管正常 MRI 表现

正常肾脏形态学表现类似 CT 所见。其信号特征因检查序列而异：T_1WI 肾皮质包括肾柱的信号强度高于髓质；T_2WI 皮、髓质均呈较高信号，其中髓质信号常更高。肾窦脂肪组织在

T_1WI 和 T_2WI 分别呈高信号或中等信号。肾血管通常为低或无信号影。Gd-DTPA 增强扫描，肾脏的强化表现类似 CT 增强扫描。正常腹段输尿管在 T_1WI 和 T_2WI 均呈点状较低信号影。

MRU 检查时，正常含尿液的肾盂、肾盏、输尿管和膀胱为高信号，周围软组织等背景结构为极低信号，犹如静脉肾盂造影所见并可多角度观察。

三、基本病变影像学表现

（一）肾脏数目、大小、形态和位置的异常

超声、CT 或 MRI 检查易于发现肾脏数目、大小、形态和位置的异常。单纯肾脏数目、大小或位置的改变并不常见，主要见于肾的先天性发育异常。肾脏的形态改变较为常见，多合并肾脏大小的改变，当并有局部增大时，常为肾实质肿块所致。

（二）肾脏肿块

肾脏肿块易由超声、CT 或 MRI 检查发现，表现为异常回声、密度或信号强度的病灶，常见于各种类型的肾脏肿瘤、囊肿、脓肿和血肿。因肿块的病理性质各异，而各具不同的影像表现特征。例如肾肿瘤常表现为肾实质内不规则形肿块，回声不均匀并有低回声区，或呈混杂密度，或为不均匀 T_1WI 低信号、T_2WI 高信号，并有明显不均匀强化；肾囊肿的典型表现为形态规则的圆形或卵圆形病灶，边缘光整，呈均匀无回声或无强化的水样密度或信号强度。

（三）异常钙化

腹部平片、超声和 CT 检查易于发现肾区和输尿管的异常钙化灶，MRI 检查对显示和确定异常钙化灶并不敏感。异常钙化在超声检查时表现为强回声光团伴后方声影，腹部平片和 CT 显示为不同形态的高密度灶。主要为肾盂和输尿管结石，也可见于肾脏钙质沉着症、肾结核、肾细胞癌、肾囊肿和肾动脉瘤等。

（四）肾盂、肾盏和输尿管异常

较常见的异常表现是肾盂、肾盏和（或）输尿管扩张、积水，多为梗阻所致，病因常为结石或肿瘤，后者于梗阻处可同时发现肿块性病变。肾盏肾盂受压变形多为肾内肿块所致，而较大的肾周病变也可间接压迫肾盂、肾盏，使之移位、变形。肾盏肾盂破坏表现肾盏、肾盂边缘不规则乃至正常结构完全消失，主要见于肾结核、肾盂癌和侵犯肾盏肾盂的肾细胞癌等。肾盏肾盂或输尿管内充盈缺损可见于结石、肿瘤或血块。此外，一些先天性发育异常还可造成肾盏肾盂和输尿管的数目、形态和位置异常。

（五）肾血管异常

超声、CT 增强、MRI 增强、腹主动脉造影和选择性肾动脉造影检查可清楚发现肾血管异常。常见的是肾动脉异常，多为不同病因所造成的肾动脉管腔不规则狭窄、甚至闭塞。

四、疾病诊断

（一）肾和输尿管结石

肾和输尿管结石（renal and ureteral stone）是泌尿系统常见病，也是尿路结石的主要发生部位。结石是由草酸钙、磷酸钙、尿酸盐和胱氨酸盐等多种化学成分构成，其中多以某一成分为主。典型临床表现为肾绞痛并镜下血尿。

【影像学表现】

不同成分尿路结石中，多数可由 X 线平片显示，称为阳性结石，少数结石例如以尿酸盐为主者则难由平片发现，故称为阴性结石。但有相当比例的阴性结石可由 CT 或超声查出。

1. 肾结石　腹部平片，典型肾结石表现为桑葚状、珊瑚状或分层的高密度钙化灶（图 9-1-1），侧位片与脊柱影重叠。CT 平扫即可发现位于肾盏和肾盂内的高密度结石，CT 值常超过 100Hu。超声检查，表现为肾窦区内的点状或团状强回声伴后方声影。

2. 输尿管结石　多为肾结石下移所致，易见于三个生理性狭窄处。腹部平片和 CT 平扫表现为输尿管走行区内米粒大小的致密钙化影，CT 还能显示结石上方尿路有不同程度扩张。当难以确定钙化是否位于输尿管内时，可行尿路造影或 CT 增强扫描，以显示输尿管。超声检查，于扩张输尿管的下端可探及强回声灶伴后方声影。MRI 对钙化不敏感，但 MRU 可显示结石所致的梗阻上方尿路扩张积水，有时还能发现梗阻处的低信号结石影。

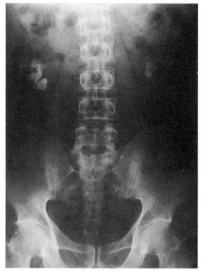

图 9-1-1　双肾结石

前后位腹部平片，双肾区可见珊瑚状高密度钙化影

【诊断和鉴别诊断】

肾和输尿管结石通常以腹部平片作为初查方法，表现典型者易于诊断。如确诊有困难，可行 CT 或超声检查。

（二）肾癌

肾癌（renal carcinoma）即肾细胞癌（renal cell carcinoma，RCC），亦称肾腺癌（renal adeno-carcinoma）等，是肾脏最常见的原发恶性肿瘤，约占 85%。RCC 多发生在 40 岁以后，男女比例为 3 : 1。通常为散发，但某些疾病和家族中，RCC 发生率增加，如 Hippel-Lindau 病、结节性硬化和肾透析后，且可为双侧性。临床上典型表现为无痛性血尿（60%）、胁腹部痛（50%）和肾区肿块（30%）；少数患者可有副肿瘤综合征，包括高血压、红细胞增多症或高血钙等；此外，1/3 的患者无症状，而意外被检出。

RCC 源于近曲肾小管上皮细胞，多发生在肾上或下极，呈实性肿块，血运多较丰富，内常有出血、坏死，偶有钙化，周边可有假性包膜。组织学上，根据已知的基因突变和组织学表现，RCC 分为透明细胞癌、乳头状细胞癌、嫌色细胞癌、集合管癌和未分类癌五个亚型。其中富血供的透明细胞癌多见（70%），而预后相对较好的乏血供乳头状细胞癌（10%～15%）和嫌色细胞癌（<5%）等少见。肿瘤易发生在肾脏上下两极，表现为肾实质内肿块，周围可有假性包膜，血供多较丰富（主要指透明细胞癌），较大者易发生出血和坏死，进展期肿瘤常侵犯肾周组织器官、肾静脉和下腔静脉，并发生局部淋巴结转移和（或）远处转移。

影像学检查是 RCC 检出、诊断和分期的重要手段，对 RCC 进行肿瘤分期有助于临床治疗方案选择和预后评估，目前多采用 Robson 分期：

Ⅰ期：肿瘤限于肾被膜内。

Ⅱ期：肿瘤至肾外（可累及肾上腺），但限于肾筋膜内。

Ⅲ期：肾静脉瘤栓和（或）局部淋巴结转移。

Ⅳ期：肾筋膜外相邻器官侵犯或远处转移。

【影像学表现】

X线：平片或尿路造影可显示肾轮廓改变或肾盏、肾盂变形、移位，但不能确定病变的性质。DSA检查，肿瘤可致邻近血管移位，并出现杂乱的肿瘤血管和血池。目前，DSA主要用于较大RCC的术前栓塞。

CT：①平扫，RCC表现为肾内大小不等的肿块，呈类圆形或分叶状。小者密度均匀，可略低于、等于或略高于相邻的肾实质；大者明显突向肾外，且密度多不均匀，内有不规则低密度区，代表陈旧性出血、坏死和囊变（图9-1-2a）；有10%～15%肿瘤的低密度区广泛而呈囊性表现，称为囊性肾癌；此外，有10%～20%的肿瘤内可见点状或不规则形钙化。②增强扫描，大多数肿瘤在皮质期呈明显不均匀强化，但程度仍低于肾皮质，而于实质期表现为较低密度（图9-1-2b～d）；乏血供肿瘤在增强各期均无显著强化；囊性肾癌则仅有囊壁、内隔、附壁结节发生强化。③肿瘤进展，向外侵犯可致肾周脂肪密度增高、消失和肾筋膜增厚，进而侵犯邻近器官（图9-1-2f）；并可转移至肾血管和腹主动脉周围淋巴结；肾静脉和下腔静脉发生瘤栓时，显示血管增粗，增强扫描时显示腔内充盈缺损（图9-1-2e）。

MRI：①T_1WI肿瘤信号强度多低于肾皮质；T_2WI呈混杂高信号；②病灶周边可见低信号薄环，为假性包膜，具有一定特征；③增强各期表现类似CT所见，在进展期RCC，MRI同样可检出肿瘤的局部侵犯、淋巴结转移和肾静脉内瘤栓。

超声：①肾切面失常，表面有隆起，肾内可见边缘不光整肿块，有或无包膜；②肿块呈强弱不等的回声或混合型回声，内可有液性无回声区；③血管内瘤栓致腔内有散在或稀疏回声；④淋巴结转移呈低回声结节，位于肾血管和腹主动脉周围；⑤CDFI显示肿块周边和内部有丰富的血流信号。

【诊断和鉴别诊断】

CT检查，RCC常有上述典型表现，结合临床资料，诊断并不困难，并可进行肿瘤分期。诊断较困难的是少数囊性肾癌，需与并发感染、出血的肾囊肿鉴别；乏血供肾癌需与肾淋巴瘤鉴别；有明显肾盂侵犯的肾癌需与向肾实质侵犯的肾盂癌鉴别；仔细观察分析病灶及周边影像表现，尤其是增强检查各期所见，常有助于这些病变间的鉴别，诊断困难者则需穿刺活检甚至于手术方能确诊。

（三）肾盂癌

肾盂癌（renal pelvic carcinoma）在肾恶性肿瘤中居第二位，占8%～12%。病理上，移行细胞癌占80%～90%，常呈乳头状生长，又称乳头状癌。肿瘤可向下种植至输尿管和膀胱。肾盂癌好发于40岁以上男性，典型临床表现为无痛性全程血尿，可并有胁腹部痛，大的肿瘤或并有肾积水时，还可触及肿块。影像学检查是确诊肾盂癌的主要方法。

【影像学表现】

X线：尿路造影检查显示：①肾盂肾盏内有固定不变的充盈缺损，形态不规则；②可并有肾盂肾盏不同程度扩张、积水；③肿瘤侵犯肾实质则致相邻的肾盏移位、变形。

CT和MRI：①表现为肾窦区肿块，周围肾窦脂肪受压，大者可致其完全消失，并侵入邻近肾实质；②CT平扫肿块密度高于尿液并低于肾实质；③在MRI的T_1WI和T_2WI肿块信号强度分别高于和低于尿液；④引起肾盂肾盏梗阻时出现肾积水改变；⑤CT增强检查，肾窦肿块仅有轻度强化，延迟扫描时肿瘤表现为强化肾盂肾盏内的充盈缺损；⑥CT和MRI检查还可

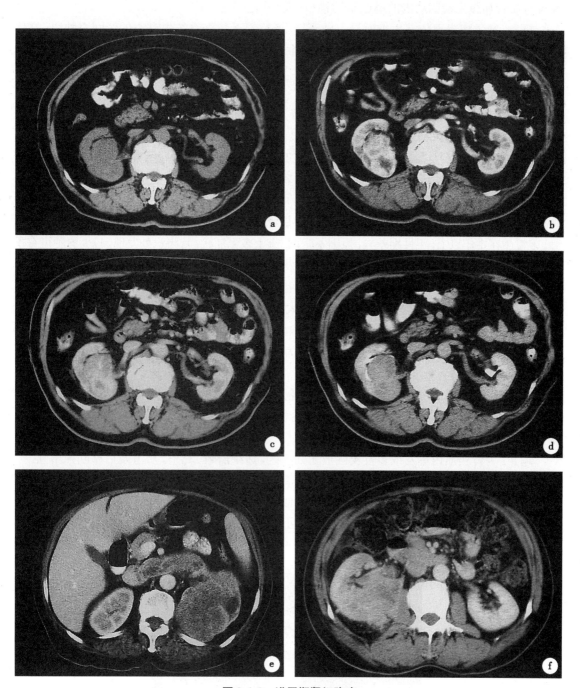

图 9-1-2　进展期肾细胞癌

CT 检查：a～d. 右肾细胞癌，平扫表现为右肾后唇略低密度实性肿块，突向肾窦（a）；增强检查皮质期，肿瘤明显不均匀强化，密度接近肾皮质，坏死区无强化（b）；实质期，周围肾实质强化，肿块密度开始下降（c）；肾盂期，肿块呈相对低密度，肿块突入肾窦内，肾盂受压（d）；e. 左肾细胞癌并左肾静脉和下腔静脉内瘤栓，表现管径增粗，内有充盈缺损；f. 右肾细胞癌，侵犯肾周间隙，并浸润腰大肌发现肾血管和腹主动脉周围的淋巴结转移和(或)其他脏器转移。

超声：肾盂癌表现依其大小而异。肿瘤较小时，显示集合系统内有小的低回声肿块；瘤体较大时，则造成肾盂回声分离并可见较大的低回声肿块，其后无回声增强。CDFI，瘤体内无或仅有少许血流信号。

【诊断和鉴别诊断】

影像学检查，肾盂癌的诊断依据是发现肾盂肾盏内肿块，其中尿路造影检查能敏感地发现较小的肿瘤，而 CT、MRI 和超声检查则能显示较大肿瘤并明确其范围和有否转移。肾盂癌应与肾盂内阴性结石及血块鉴别。阴性结石 CT 平扫密度明显高于肾盂癌且增强扫描无强化，超声呈强回声伴后方声影；血块超声检查内部多呈细光点，短期复查有明显变化。

（四）肾囊肿和多囊肾

肾的囊性病变有多种类型。其中最常见的是肾单纯性囊肿(simple cyst of kidney)简称肾囊肿，多发生在中年以上，无性别差异，原因不明，临床上多无症状，常为意外发现，较大囊肿可有季肋部不适或可触及肿块。病理上肾囊肿可以单发或多发，大小自数毫米至数厘米。囊内为浆液，壁薄而呈半透明状，囊内偶有分隔。多囊性肾病变(polycystic kidney disease)简称多囊肾，系遗传性病变，病理上成人型多囊肾表现双肾有多发大小不等囊肿，早期囊肿间仍有正常肾实质，晚期全部肾实质几乎完全为大小不等的囊肿所替代，囊内容为尿液及浆液，可并有出血。约 1/2 病例合并多囊肝。通常在 30～50 岁出现症状，表现为腹部肿块、高血压和血尿等，晚期可死于肾衰。

【影像学表现】

1. 肾囊肿　CT 和 MRI：肾囊肿典型表现为肾实质内单发或多发类圆形病灶，分别呈均匀水样低密度和尿液样信号强度，边缘光滑锐利，壁薄而难以显示。大的囊肿常向肾外突出。增强扫描，病变无强化。

超声：为肾实质内单发或多发类圆形无回声区，边缘清晰、光整，后方及后壁回声增强。

2. 多囊肾　CT、MRI 和超声：双肾常呈多分叶状增大，其内布满多发大小不等的类圆形病灶。病灶边缘、密度、信号强度和回声均类似于肾囊肿，其中部分病灶内常有出血，而呈高密度、T_1WI 和 T_2WI 高信号、或内有散在点状回声表现(图 9-1-3)。常合并多囊肝，肝实质内可见多发大小不等、难以计数的囊性病变。

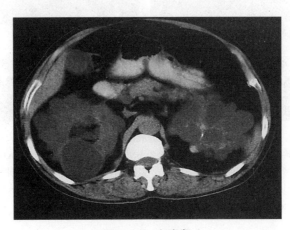

图 9-1-3　多囊肾
CT 平扫，双肾实质多发大小不等低密度病灶，边缘光
滑，部分囊壁钙化，部分囊内出血呈高密度

【诊断和鉴别诊断】

CT、MRI 或超声检查，绝大多数肾囊肿和多囊肾具有如上典型表现，诊断不难。双侧多发肾囊肿需与多囊肾鉴别。后者系遗传性疾病，多表现双肾分叶状增大，其中部分病灶内有出血，且常并有多囊肝表现，一般不难鉴别。肾囊肿偶发生出血或感染，称之为复杂性囊肿（complicated cyst），影像学检查显示其壁增厚，内部密度、信号强度和回声均失去肾囊肿的典型表现，有时难与囊性肾癌鉴别。

（五）肾血管平滑肌脂肪瘤

肾血管平滑肌脂肪瘤（renal angioleiomyolipoma）是较为常见的肾良性肿瘤。病理上，其为无包膜的错构瘤性肿块，由不同比例的血管、平滑肌和脂肪组织构成，大小可自数毫米直至 20 余厘米。肿瘤一般为孤立性，常见于 40～60 岁女性；约有 20% 肿瘤并有结节性硬化，且常为双肾多发性肿瘤。临床上常无症状或因出血发生腹痛。

【影像学表现】

CT 和 MRI：肾血管平滑肌脂肪瘤表现为肾实质内单发或多发不均质肿块，边界清楚。较大肿瘤常突向肾外。肿块内含有脂肪性低密度或信号灶为其特征，应用 MRI 脂肪抑制技术，这种脂肪灶的高信号转变为低信号；增强扫描，肿块内的非脂肪部分发生明显强化（图 9-1-4）。并发出血时，瘤内或周边有出血性密度或信号区，可延伸至肾周间隙。

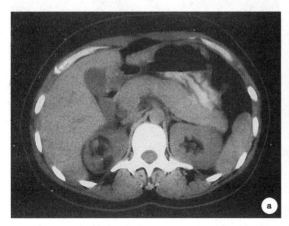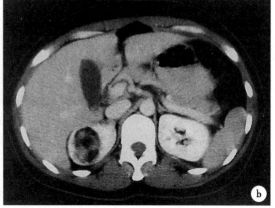

图 9-1-4　右肾血管平滑肌脂肪瘤

a. CT 平扫，右肾实质内可见混杂密度肿块，内有脂肪性低密度灶及软组织密度影；b. CT 增强扫描，肿块内软组织部分强化

超声：肾实质内可见一密集高回声点团块，后方无声影。CDFI 显示较大肿块的周边和内部有少量短线状动脉血流信号。

【诊断和鉴别诊断】

CT 和 MRI 检查，肾血管平滑肌脂肪瘤内常有显著量的脂肪成分，根据这一特征，易于明确诊断。诊断困难者是脂肪含量很少的肿瘤，常不易与肾癌鉴别。另一是发生在肾上极的血管平滑肌脂肪瘤需与肾上腺髓脂瘤鉴别，两者均含有脂肪成分，此时显示肾上极完整与否有助于鉴别，不完整者提示为肾血管平滑肌脂肪瘤。

对肾血管平滑肌脂肪瘤，超声检查多可明确诊断，诊断困难时可进一步行 CT 和 MRI 检查。

（六）肾和输尿管先天性异常

肾和输尿管先天性发育异常较为常见且类型繁多,这与泌尿系统胚胎发育过程复杂有关。其中较为常见的类型有肾盂、输尿管重复畸形,即重复肾(duplication of kidney)、异位肾(ectopic kidney)、肾缺如(renal agenesis)和马蹄肾(horse-shoe kidney)等。临床表现不同,可无症状或因并发梗阻、感染或结石而出现相应症状。影像学检查是发现和确诊肾、输尿管先天性异常的主要方法。

【影像学表现】

1. 肾盂、输尿管重复畸形　即一侧或双侧肾分为上、下两部分,各有一肾盂和输尿管。排泄性尿路造影、CTU 和 MRU 检查均能清楚地显示这种异常,通常上方的肾盂肾盏较小。

2. 异位肾　为肾在胚胎发育中未上升、上升不足或过度所致,多位于盆腔内,少数位于膈下,甚至后纵隔内。排泄性尿路造影、CT 和 MRI 增强检查、超声均能发现这种异常,异位侧肾床内无肾结构,而异位肾的表现类似正常肾,唯位置有所不同(图 9-1-5)。

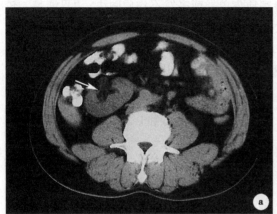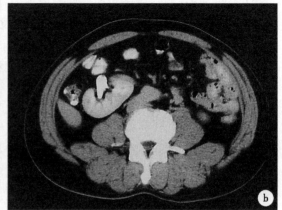

图 9-1-5　异位肾

a. CT 平扫,右肾区未见肾影,右下腹部可见 C 形软组织结构(↑); b. CT 增强扫描,右下腹部软组织结构强化方式与正常肾脏相同

3. 肾缺如　为肾未发育,临床上均为单侧性,亦称孤立肾。排泄性尿路造影检查,缺如侧无肾盂肾盏显示,但不能与其他原因所致的肾不显影鉴别。CT、MRI 和超声检查,显示缺如侧肾床内无肾影,而为肠管、脂肪或胰腺等结构占据,无异位肾表现,健侧肾代偿性增大,据此可明确诊断。

4. 马蹄肾　为两肾上极或下极的融合畸形,以下极融合多见,其形态如马蹄状。尿路造影显示双肾位置低,肾轴在下极融合时自外上斜向内下,肾盂位于前方,而肾盏指向后方,可并有肾积水。CT、MRI 和超声检查,均可于脊柱前方发现连接两肾下极或上极的肾实质,其密度、信号强度及回声表现均同正常肾实质。

【诊断和鉴别诊断】

对于不同类型的肾、输尿管先天性异常,尿路造影、CT、MRI 和超声检查的价值各异。如肾盂、输尿管重复畸形时,排泄性尿路造影即可明确诊断;而对于肾缺如,则以超声或 CT 检查的效果为佳。肾、输尿管先天性异常的影像诊断多无困难,但当一种检查技术诊断有困难时,应辅以其他检查方法,可提高诊断的可靠性。

（七）肾和输尿管结核

肾结核（renal tuberculosis）多来自血源性感染，初始主要在肾皮质，其后感染累及髓质，形成干酪化坏死灶和结核性脓肿。脓肿破溃造成肾盏、肾盂溃疡和肉芽组织形成。病变向下蔓延则引发输尿管结核（ureteral tuberculosis），致其管壁增厚、僵直和管腔狭窄。肾和输尿管结核可发生钙化，肾结核广泛钙化时，肾功能完全丧失，称为肾自截。临床上，肾和输尿管结核主要表现为尿频、尿痛和脓血尿，常并有消瘦、乏力和低热等症状。

【影像学表现】

X 线：尿路造影检查：①结核病灶限于肾实质内时，可表现正常；②当坏死灶与肾小盏相通，感染波及肾小盏时，显示其边缘不整如虫蚀状，并肾实质内有一团对比剂与之相连；③病变进展致肾实质、肾盏和肾盂广泛破坏时，排泄性尿路造影常不显影，逆行性尿路造影显示肾盏、肾盂和广泛坏死灶共同形成一个大而不规则的空腔。输尿管结核典型表现为输尿管僵直和多发性不规则形狭窄与扩张，而呈笔杆状、串珠状改变。

CT 和 MRI：早期可发现肾实质内低密度或异常信号灶，边缘不整，增强检查可有对比剂进入肾实质空洞内；病变进展时，肾盂和输尿管壁明显增厚和强化，部分乃至全部肾盏肾盂不规则形扩张。CT 检查还可敏感地发现结核灶内的细小钙化。MRU 检查显示输尿管僵硬及串珠状改变。

超声：肾和输尿管结核表现因病期而异，缺乏特征。

【诊断和鉴别诊断】

临床上，肾和输尿管结核的确诊主要依赖尿中查出结核分枝杆菌和相应的临床表现。影像学检查不但利于临床诊断，且可显示病变的侧别、范围和病期，其中以尿路造影和 CT 为主要检查方法，尤为前者能较早地发现肾盏、肾盂及输尿管改变。

第二节　膀　胱

一、检　查　技　术

（一）X 线检查

包括 X 线平片和膀胱造影检查。前者可用于检查膀胱结石；后者通常为排泄性尿路造影的组成部分，可了解膀胱大致情况，而逆行性膀胱造影可用于检查膀胱瘘。

（二）CT 检查

1. 平扫　需在膀胱充盈状态下进行，并应在检查前 2～3 小时内分次口服稀释对比剂以充盈盆腔内肠管，层厚 10mm 或 5mm，连续扫描。

2. 增强扫描　方法是静脉内快速注入对比剂后的即刻和 30～60 分钟分别行病变区扫描，期间要求患者憋尿。

（三）MRI 检查

1. 平扫　常规行 SE 序列横断面和矢状面 T_1WI 和 T_2WI 检查。一般用体部表面线圈，联合应用直肠内表面线圈的相控阵技术，可提高影像的空间分辨力及信噪比。

2. 增强扫描　平扫发现膀胱壁病变，尤为肿块性病变时，应行 Gd-DTPA 增强扫描检查。

（四）超声检查

膀胱检查可采用经腹部或直肠腔内途径进行，前者应用凸阵式探头，后者选用单平面或双平面直肠探头。

二、正常影像学表现

（一）膀胱正常 X 线表现

X 线平片检查，正常膀胱呈软组织密度，与盆腔其他结构缺乏对比，不能分辨。膀胱造影能够显示膀胱腔，其大小、形态取决于充盈程度。充盈较饱满的膀胱呈椭圆形，横置在耻骨联合上方，边缘光滑、整齐，密度均匀。膀胱顶部可略凹，为乙状结肠或子宫压迹。若膀胱未充满，其粗大的黏膜皱襞致边缘呈锯齿状。

（二）膀胱正常超声表现

正常充盈膀胱，腔内为均匀液性无回声区，周边的膀胱壁为高回声带，厚 1～3mm。经直肠的腔内超声检查明显提高了膀胱壁的分辨力，黏膜和浆膜层为高回声线，肌层为中等回声带。

（三）膀胱正常 CT 表现

平扫，膀胱的大小和形态与充盈程度相关。一般呈圆形或椭圆形，充盈较饱满的膀胱呈类方形。膀胱腔内尿液呈均匀水样低密度。在周围低密度脂肪组织及腔内尿液的对比下，膀胱壁表现为厚度均匀的薄壁软组织密度影，内、外缘均光整。增强扫描，早期显示膀胱壁强化；30 分钟后的延迟扫描，膀胱腔呈均匀高密度，若对比剂与尿液混合不均，则出现液 - 液平面。

（四）膀胱正常 MRI 表现

横断面上膀胱形态同 CT 所见，矢状面上呈泪滴状。膀胱腔内尿液富含游离水，在 T_1WI 呈均匀低信号和 T_2WI 呈均匀高信号。膀胱壁表现为厚度一致的薄壁环状影，在 T_1WI 和 T_2WI 均与肌肉信号类似；在 T_2WI 由于化学位移性伪影，可致一侧壁呈线状高信号，而对侧壁则出现线状低信号影，勿误为病变。增强 MRI T_1WI 检查，膀胱内尿液含对比剂而发生强化，然而需注意当对比剂浓度较高时，反可呈低信号表现。

三、基本病变影像学表现

（一）膀胱大小、形态异常

大膀胱和小膀胱系指膀胱体积或容量显著大于或小于正常者，前者常为各种原因的尿道梗阻所致；后者主要见于慢性炎症或结核病所造成的膀胱挛缩。膀胱形态不规则，呈囊袋状突出，是膀胱憩室表现。

（二）膀胱壁增厚

可为弥漫性增厚或局限性增厚。弥漫性增厚多为膀胱各种类型炎症或慢性梗阻所致；局限性增厚见于膀胱肿瘤或某些类型炎症，也可为膀胱周围肿瘤或炎症累及膀胱所致。

（三）膀胱内团块

各种成像检查均可显示与膀胱壁相连的腔内团块影，其既可为膀胱肿瘤，也可为血块或结石。它们常有不同的表现特征，多不难鉴别。呈菜花状或带蒂的肿块，为较高回声、与膀胱壁等密度或在 T_2WI 上信号强度高于正常膀胱壁，且 CT、MRI 增强早期有显著强化，为膀胱肿瘤常见表现。膀胱腔内团块,变换体位检查时可以移动,提示为结石或血块。若病变在超声上呈强光团伴后方声影,CT 上呈均匀或分层状钙化,MRI 为极低信号,为膀胱结石表现;而可移动团块在超声上呈较多光点或光点群,CT 上为较高密度,提示为血块。

四、疾 病 诊 断

(一)膀胱结石

膀胱结石(bladder calculus)分原发和继发两种,前者形成于膀胱,后者由肾结石或输尿管结石下降所致。膀胱结石主要见于男性,多为 10 岁以下儿童和老龄人。若结石阻塞膀胱出口,则致上方尿路扩张,膀胱壁增厚形成小梁,也可发生假性憩室。临床表现排尿疼痛、尿流中断、尿频、尿急和血尿等。

【影像学表现】

X 线:平片检查,膀胱结石多为阳性结石,表现为耻骨联合上方圆形或横置椭圆形致密影,单发或多发,大小不等,边缘光滑或毛糙,密度均匀、不均或分层。变换体位摄片,结石多有一定动度。膀胱憩室内结石偏于一侧且位置固定。

CT:平扫结石表现为膀胱腔内局灶性高密度钙化影,即使为阴性结石,密度也显著高于其他病变。

MRI:结石在 T_1WI 和 T_2WI 多呈极低信号影。

超声:结石表现为膀胱腔内强回声团伴后方声影,常随体位改变而移动。

若结石造成膀胱出口梗阻,超声、CT 或 MRI 检查还可显示由于小梁形成所致的膀胱壁弥漫性不规则形增厚,也可发现假性憩室。

【诊断和鉴别诊断】

膀胱结石根据其位置和表现特征,通常不难诊断。平片表现不典型的阳性结石需与其他盆腔钙化鉴别,例如前列腺钙化、子宫肌瘤钙化及静脉石等,超声和 CT 检查均易鉴别。对于膀胱内阴性结石,超声和 CT 检查根据病变的回声和密度、可动性和无强化表现,也易与膀胱内血块及膀胱肿瘤鉴别。

(二)膀胱肿瘤

膀胱肿瘤(tumor of urinary bladder)易发生在 40 岁以上男性,有多种组织学类型,可为上皮性或非上皮性肿瘤。上皮性肿瘤最常见,约占全部膀胱肿瘤的 95%,其中绝大多数为恶性,即膀胱癌。非上皮性肿瘤少见。临床上,除膀胱镜检查外,影像学检查亦是膀胱肿瘤确诊的重要手段,对恶性肿瘤尚可显示病变的范围,有利于肿瘤的分期和治疗。

1. 膀胱癌　膀胱癌(bladder carcinoma)多为移行细胞癌,少数为鳞癌和腺癌。移行细胞癌常呈乳头状生长,故又称乳头状癌,肿瘤自膀胱壁突向腔内,常侵犯肌层;部分移行细胞癌及鳞癌和腺癌呈浸润性生长,造成膀胱壁局限性增厚。膀胱癌易发生在三角区及两侧壁,表面凹凸不平并可有溃疡,少数肿瘤并有钙化。肿瘤晚期形成较大的肿块,内常有坏死,并可侵犯膀胱周围组织和结构及发生局部淋巴结和(或)远处转移。临床主要表现是无痛性肉眼血尿,常并有尿频、尿急和尿痛等膀胱刺激症状。

【影像学表现】

X 线:膀胱造影检查,乳头状癌表现为自膀胱壁突向腔内的大小不等的结节状或菜花状充盈缺损,表面多凹凸不平;浸润性生长的非乳头状癌显示局部膀胱壁僵硬而不规则。

CT 和 MRI:膀胱癌的密度和信号强度不同于腔内的尿液和膀胱周围的脂肪组织,因而能清楚显示,表现为:①自壁突向腔内的结节、分叶或菜花状肿块,部分肿瘤只显示局部膀胱壁不规则形增厚;②增强扫描早期,肿块有显著强化;③延迟扫描,腔内充盈对比剂而表现为充盈缺损(图 9-2-1);④肿瘤侵犯膀胱周围脂肪时,其密度和信号强度发生改变甚至出现肿块影;⑤精囊受累,显示精囊角消失和受累精囊增大;⑥当肿块部分或全部包绕子宫或直肠时,说明这些器官已受累;⑦盆腔和(或)腹主动脉周围淋巴结增大,常提示已发生淋巴结转移。

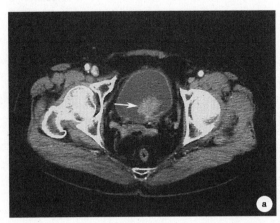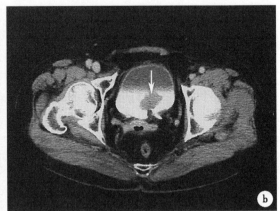

图 9-2-1 膀胱癌

a. CT 增强早期,膀胱左后壁可见突入腔内的菜花状肿块(↑),边缘不规则,明显强化;b. CT 增强延迟期,膀胱腔部分充盈高密度对比剂,肿块呈低密度充盈缺损(↑),可见与膀胱壁相连的蒂

超声:显示膀胱壁不规整,并有结节状、菜花状中等回声团块突入腔内,其可为广基或带蒂。直肠内超声检查,在肿瘤早期,与病变相连的膀胱壁回声正常;当肿瘤侵犯肌层时,显示局部膀胱壁增厚且层次不清、连续性中断。

【诊断和鉴别诊断】

影像学检查时,膀胱癌需与膀胱内阴性结石、血块及其他类型膀胱肿瘤鉴别。阴性结石和血块也表现为与膀胱壁内缘相连的肿块影,但变换体位检查两者多可移动,且阴性结石在CT 和超声检查时分别呈较高密度和后方伴声影的强回声灶,而血块在随诊检查时其形态和大小可有明显改变,据此鉴别并不难。较困难的是膀胱癌与膀胱其他类型肿瘤的鉴别,往往需膀胱镜并活检方可确诊。影像检查发现膀胱癌时,应行肾盂和输尿管检查,因为膀胱癌有可能为上尿路的肾盂癌和(或)输尿管癌的种植而来。

2. 膀胱非上皮性肿瘤 膀胱非上皮性肿瘤(nonepithelial neoplasm)少见,其中相对常见的有良性平滑肌瘤、恶性平滑肌肉瘤及横纹肌肉瘤,也可为嗜铬细胞瘤、淋巴瘤或转移瘤。

【影像学表现】

膀胱造影、CT、MRI 和超声:均可发现膀胱肿块。多数膀胱非上皮性肿瘤的影像学表现缺乏特征,仅有少数肿瘤具有某些征象可提示诊断。例如:MRI 检查,膀胱平滑肌瘤在 T_1WI 和 T_2WI 均表现为低信号肿块,若内有较大的坏死灶则提示为平滑肌肉瘤;膀胱嗜铬细胞瘤在 T_2WI 呈以高信号为主的肿块。

【诊断和鉴别诊断】

影像学检查,虽能发现膀胱非上皮性肿瘤,但定性诊断多较困难。仅部分肿瘤依据临床和影像学表现,有可能推断肿瘤性质。例如:患者高血压发作与排尿有关,此时膀胱肿块可诊为嗜铬细胞瘤;发生在婴幼儿膀胱三角区的较大肿块,有可能为横纹肌肉瘤;MRI 上 T_1WI 和 T_2WI 以低信号为主的病变,可能为平滑肌瘤或平滑肌肉瘤。其余膀胱非上皮性肿瘤难以定性,也不能与常见的膀胱癌鉴别,需活检方能确诊。

第三节　肾　上　腺

肾上腺常见病变是肾上腺增生和肾上腺肿瘤,CT、MRI 和超声均可用于肾上腺检查,其中 CT 是主要检查方法。

一、检　查　技　术

(一)超声检查

检查肾上腺选用线阵或凸阵式探头。常规仰卧位经肋间、侧腰部或腹部扫查肾上腺,也可俯卧位经背部行纵切和横切扫查。

(二)CT检查

1. 平扫　用 5~10mm 层厚扫描或 2~3mm 薄层并靶扫描技术,多层螺旋 CT 采用薄层容积扫描,后者有利于功能性小病变的显示。

2. 增强扫描　某些病变例如肾上腺增生、萎缩或髓脂瘤,平扫即可确诊。但多数肾上腺病变尤为肿块者,需行 CT 增强扫描。

(三)MRI检查

1. 平扫　常规行 SE 序列横断面 T_1WI 和 T_2WI 检查,必要时加行冠状或矢状面 T_1WI 检查。层厚 3~5mm。常规检查后,根据病变显示情况,可再选用脂肪抑制技术或梯度回波同相位(in phase, IP)与反相位(opposed phase, OP)技术进行检查,以确定病变内的脂肪成分或含脂情况。

2. 增强扫描　多数肾上腺肿块性病变需行增强扫描,方法是静脉注入 Gd-DTPA 后即行 T_1WI 或 T_1WI 并脂肪抑制技术检查。

二、正常影像学表现

(一)肾上腺正常超声表现

正常肾上腺形态因扫查方位而异,可为三角形、新月状或倒 Y、倒 V 形。腺体前后界为高回声,腺体本身回声则较低,但由于腺体较小,常难以显示腺体本身回声。

(二)肾上腺正常CT和MRI表现

正常肾上腺在周围脂肪组织的对比下能够清楚显示。右肾上腺位于肝右叶内侧缘与右膈肌脚之间,前方毗邻下腔静脉;左肾上腺位于左肾上极前内方,前外侧毗邻胰腺,内侧邻近左膈脚。横断面上,右肾上腺可为斜线状、倒 Y 或倒 V 形,左侧者多呈倒 V、倒 Y 或三角状(图 9-3-1)。正常肾上腺边缘光整;侧支厚度小于 10mm,面积小于 150mm²;其密度和信号强度分别类似于肾脏和肝实质。

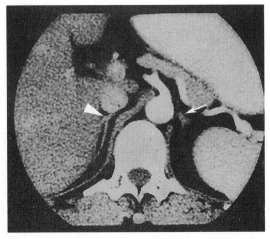

图 9-3-1 正常肾上腺
CT 增强扫描,肾上腺强化,右肾上腺呈倒 V 形(△),
左肾上腺为三角形(↑)

三、基本病变影像学表现

(一)肾上腺大小的改变

肾上腺增大常为双侧性,表现为腺体弥漫性增大,侧支厚度和(或)面积超过正常值,然其形态、回声、密度和信号强度同正常肾上腺。双侧肾上腺增大常见于库欣综合征的肾上腺皮质增生和引起性征异常的先天性肾上腺皮质增生。肾上腺体积变小,侧支变细,但形态正常,代表肾上腺萎缩,主要见于自体免疫性的特发性肾上腺萎缩和垂体下丘脑病变所致的继发性肾上腺萎缩。

(二)肾上腺肿块

绝大多数肾上腺肿块为肿瘤性病变。根据肿块的影像学表现,结合临床相关的症状、体征和实验室检查,多能确定病变的性质。

1. 肿块的大小 肿块的大小对诊断有一定的帮助,通常良性肿瘤尤其是功能性者一般较小,直径多在 3cm 以下,而恶性肿瘤或非功能性肿瘤常常较大,直径多在 5cm 以上,甚至超过 10cm。

2. 肿块的单侧或双侧性 肾上腺肿块多为单侧性。若为双侧性,则常见于肾上腺转移瘤,但也可为双侧性嗜铬细胞瘤或双侧性肾上腺腺瘤,甚至是双侧性肾上腺结核的干酪化期。

3. 肿块的回声、密度和信号强度 不同性质的肿块具有不同的组织结构,因而反映肿块组织结构的回声、密度和信号强度常常有助于肿块的定性诊断。肿块为均一液性无回声,或呈水样低密度或信号强度、且无强化,是肾上腺囊肿的典型表现;肿块呈均匀低回声,或密度类似于水,信号强度在 T_1WI 和 T_2WI 均与肝实质类似,增强检查肿块发生强化并有快速廓清的特点,常见于各种类型肾上腺腺瘤;肿块表现为高回声,CT 和 MRI 检查显示肿块内有脂肪灶,则是肾上腺髓脂瘤的特征性表现;肿块表现为混杂回声、混杂密度或信号强度,内有代表液化、坏死的无回声灶或无强化灶,常见于较大的肾上腺肿瘤,包括肾上腺皮质癌、转移瘤或嗜铬细胞瘤,也可为肾上腺结核的干酪化期。

四、疾 病 诊 断

(一)肾上腺增生

肾上腺增生(adrenal hyperplasia)主要发生在肾上腺的皮质。依增生组织结构的不同,临床上可产生不同表现:①库欣综合征(Cushing syndrome),肾上腺增生所致者占库欣综合征70%～85%,是由于垂体肿瘤、增生和其他部位肿瘤过度分泌促肾上腺皮质激素(ACTH),从而导致肾上腺皮质增生并产生过量皮质醇;临床上常发生在中年女性,表现向心性肥胖、满月脸、皮肤紫纹,血和尿皮质醇增高。②原发性醛固酮增多症,即 Conn 综合征,增生所致者占其中 5%～35%;本病易发生在中年女性,主要表现高血压、肌无力、血钾减低和血、尿醛固酮增高。③先天性肾上腺皮质增生,是由于合成皮质醇的酶发生先天性缺陷,致肾上腺产生过量的性激素,从而导致男性假性性早熟和女性假两性畸形。

【影像学表现】

CT:显示双侧肾上腺弥漫性增大,侧支厚度大于 10mm 和(或)面积大于 150mm^2,但密度和形态仍维持正常。有时在弥漫增大肾上腺的边缘可见一个或多个小结节影,并与肾上腺等密度。

MRI 和超声:显示肾上腺明显弥漫性增大,其形态学表现类似 CT 检查所见,信号和回声表现同正常肾上腺。

【诊断和鉴别诊断】

肾上腺增生影像学诊断时,应明确以下两点:①肾上腺增生时,影像学检查可显示正常,这是由于肾上腺增生虽有组织学和功能的异常,但仍维持正常大小,因而难由影像学查出;例如,CT 检查时,库欣综合征中约 50% 肾上腺增生不能发现异常。②影像学检查发现双侧肾上腺弥漫性增大时,虽能提示肾上腺增生的诊断,但难以确定其性质,需结合临床表现和实验室检查,才能确定为库欣综合征或 Conn 综合征中的肾上腺增生,或为先天性肾上腺皮质增生。

(二)肾上腺肿瘤

肾上腺肿瘤较常见,组织学类型也较多,可分为功能性或非功能性、良性或恶性、单侧或双侧肿瘤。其中较常见者为肾上腺腺瘤、肾上腺转移瘤和肾上腺嗜铬细胞瘤,此外,还有肾上腺皮质癌和肾上腺髓脂瘤。

1. 肾上腺腺瘤　肾上腺腺瘤(adrenal adenoma)发生于肾上腺皮质,依其是否具有分泌功能及其类型,分为库欣腺瘤、Conn 腺瘤和无功能腺瘤。腺瘤通常为单侧性,直径多在 3cm 以下,非功能性者可较大。有完整包膜,其内含丰富的脂质。库欣腺瘤在库欣综合征中占 15%～30%;Conn 腺瘤在原发性醛固酮增多症中占 65%～95%;无功能性腺瘤的发生率约为 1%,临床上无症状,多为影像学检查时意外发现。

【影像学表现】

CT:表现为肾上腺类圆形或椭圆形肿块,边缘光滑。大小不等,其中 Conn 腺瘤直径多为

2cm 以下，库欣腺瘤多为 2～3cm，而无功能腺瘤常更大。腺瘤密度均匀，自水样低密度至类似肾脏密度；增强扫描，肿块呈均匀轻至中等强化（图 9-3-2）。动态增强表现快速强化和迅速廓清。此外，在库欣腺瘤，还可显示同侧腺体残部和对侧肾上腺萎缩。

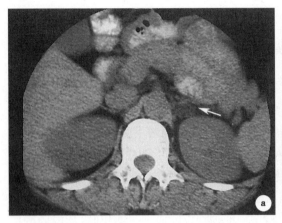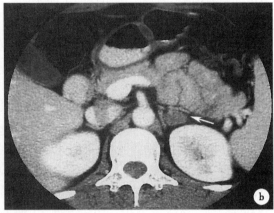

图 9-3-2 左肾上腺 Conn 腺瘤

CT 检查：a. 平扫，左肾上腺类圆形水样低密度结节（↑）；b. 增强扫描，左肾上腺结节轻度均匀强化（↑）

MRI：腺瘤在 T_1WI 和 T_2WI 信号强度分别类似或略高于肝实质，由于富含脂质，因而在反相位像上信号强度有明显下降。

超声：表现为肾上腺类圆形低或弱回声肿块。

在库欣综合征或 Conn 综合征患者，若影像学检查发现肾上腺肿块并具有上述表现，可诊断为库欣腺瘤或 Conn 腺瘤。诊断困难的是无功能腺瘤，其应与肾上腺其他无功能性肿瘤例如转移瘤或皮质癌等鉴别，MRI 的反相位检查，肿块信号强度明显减低是腺瘤的表现特征，据此可明确诊断。

2. 肾上腺转移瘤　肾上腺转移瘤（adrenal metastasis）较为常见，原发瘤多为肺癌，也可为乳腺癌、甲状腺癌、肾癌或消化系统恶性肿瘤。转移瘤常为双侧性，但也可为单侧性，较大肿瘤内常有坏死或出血灶。临床上，肾上腺转移瘤极少引起功能异常，因而，影像学检查是发现和诊断肾上腺转移瘤的主要方法。

【影像学表现】

CT 和 MRI：①肾上腺转移瘤表现为双侧或单侧肾上腺肿块，呈类圆形、椭圆形或分叶状，大小常为 2～5cm，也可更大；② CT 检查，肿块密度类似肾脏，均匀或不均匀，大的肿瘤内常有坏死性低密度灶；③ MRI 检查，T_1WI 和 T_2WI 肿块的信号强度分别低于和高于肝实质，其内可有明显 T_1WI 低信号、T_2WI 高信号的坏死灶，在反相位像肿块信号强度无下降；④增强 CT 和 MRI 检查，肿块强化均匀或不均匀。

超声：表现为双侧或单侧肾上腺肿块，边缘清楚，呈均匀中等回声或低回声，发生坏死时肿块内有不规则形无回声区。

【诊断和鉴别诊断】

肾上腺转移瘤时，CT、MRI 和超声检查均易发现双侧或单侧肾上腺肿块，但定性诊断在很大程度上依赖临床资料：①发现双侧肾上腺肿块并有明确原发瘤和（或）其他部位转移灶时，可诊为肾上腺转移瘤；②有双侧肾上腺肿块，但未发现原发瘤，需与其他双侧肾上腺肿块性病变鉴别,例如肾上腺结核或嗜铬细胞瘤等,依据临床资料,鉴别多无困难;③当为单侧肾上腺肿块时,无论有无原发瘤,诊断均较困难,此时 MRI 的反相位检查虽有助于与无功能腺瘤鉴别,但仍不能与其他无功能性肿瘤例如神经节细胞瘤或无功能皮质癌等鉴别,需随诊检查或行针吸活检以明确诊断。

3. 肾上腺嗜铬细胞瘤　肾上腺嗜铬细胞瘤(adrenal pheochromocytoma)是发生在肾上腺髓质的功能性肿瘤,产生和分泌儿茶酚胺。肾上腺是嗜铬细胞瘤的主要发生部位,约占 90%。嗜铬细胞瘤也称"10% 肿瘤",即约 10% 肿瘤位于肾上腺外,约 10% 为多发肿瘤及约 10% 为恶性肿瘤。病理上,肿瘤多有完整包膜,常较大,易发生坏死、囊变和出血。肿瘤可见于任何年龄,以 20～40 岁者居多。临床上,常依据典型表现,即阵发性高血压、头痛、心悸和多汗及 24 小时尿香草基扁桃酸(vanillylmandelic acid, VMA)(儿茶酚胺代谢产物)定量明显高于正常值,而拟诊为嗜铬细胞瘤。影像学检查的目的是发现肿瘤并确定其位置和数目,以便手术治疗。

【影像学表现】

CT 和 MRI:①肿瘤表现为一侧、偶为双侧肾上腺较大的圆形或椭圆形肿块,直径常为 3～5cm 或更大;②CT 检查,较小肿瘤密度均匀,类似肾脏密度,较大肿瘤常因坏死或陈旧性出血而密度不均;③MRI 检查,肿瘤在 T_1WI 信号强度类似肌肉,T_2WI 则呈明显高信号,当发生出血或坏死时其内有 T_1WI 高信号或 T_1WI 更低信号、T_2WI 更高信号灶;④无论 CT 或 MRI 增强检查,肿瘤实体部分均有明显强化。

超声:表现为单侧或双侧肾上腺区较大的类圆形肿块,呈实性低或中等回声,当并有出血、坏死时,其内有液性无回声区。

【诊断和鉴别诊断】

肾上腺嗜铬细胞瘤通常较大,影像学检查易于发现病变并能显示某些特征,例如瘤体较大、易有坏死、T_2WI 呈显著高信号等,但仅据影像学检查还不足以明确病变的性质,必须结合相应的临床和实验室表现,才能作出准确诊断。嗜铬细胞瘤诊断时,需注意以下几个问题:①临床高度怀疑嗜铬细胞瘤,而肾上腺区影像检查未发现异常时,应行其他部位尤为腹主动脉旁区检查,以寻找异位嗜铬细胞瘤;②当检查发现双侧肾上腺嗜铬细胞瘤时,应注意某些病变的可能性,例如多发性内分泌腺瘤病Ⅱ、Ⅲ型、家族性嗜铬细胞瘤病等;③影像学检查,恶性嗜铬细胞瘤本身表现并无特殊,仅有发现转移灶时,才能确定为恶性。

4. 肾上腺皮质癌　肾上腺皮质癌(adrenocortical carcinoma)少见,约 50% 肿瘤具有分泌功能,而产生相应的临床表现,其中以库欣综合征多见,偶为 Conn 综合征或肾上腺性性征异常综合征,余 50% 肿瘤无分泌功能。故肾上腺皮质癌的临床表现取决于有无分泌功能及其类型,此外,还常能触及到腹部肿块。病理上,肿瘤常较大,有包膜,内有出血及坏死灶。

【影像学表现】

CT、MRI 和超声:功能性和无功能性肾上腺皮质癌具有相似的表现,即均显示较大的肾上腺肿块,直径常超过 7cm,呈类圆形、分叶状或不规则形。由于肿瘤易发生坏死、出血,致其呈混杂性密度、信号强度和回声表现。增强 CT 或 MRI 检查,肿块呈不均匀性强化。此外,还常可发现肿瘤侵犯下腔静脉所致的瘤栓和(或)淋巴结、肝、肺等部位转移灶。

【诊断和鉴别诊断】

对于功能性肾上腺皮质癌,依据上述影像学表现,结合临床和实验室检查所见,可作出明确诊断。然而,无功能性肾上腺皮质癌的诊断多较困难,有时虽可提示为恶性肿瘤,但仍难与其他肿瘤例如单侧性肾上腺转移瘤等鉴别。

MRI 检查对于肾上腺皮质癌的鉴别诊断及其血管侵犯的显示，要优于 CT 和超声检查。

5. 肾上腺意外瘤　肾上腺意外瘤（adrenal incidentaloma）也称肾上腺偶发瘤，是指患者临床上无明确内分泌症状和体征，在其他原因行腹部影像学检查时意外发现的肾上腺肿块。肾上腺意外瘤主要包括肾上腺非功能性腺瘤、非功能性皮质癌、亚临床型功能性肿瘤、肾上腺神经节细胞瘤、肾上腺囊肿、髓脂瘤、转移瘤等，还有可能为非肿瘤性病变。病理表现取决于病变类型。临床上患者无内分泌症状和体征，实验室检查可正常或异常。

【影像学表现】

CT 和 MRI：肾上腺意外瘤的大小、形态、密度和信号强度根据其病理类型的不同而表现各异，影像学特征如反相位上肿块信号明显下降、动态增强检查呈快进快出（图 9-3-3）表现等可为肾上腺意外瘤的诊断提供重要信息。

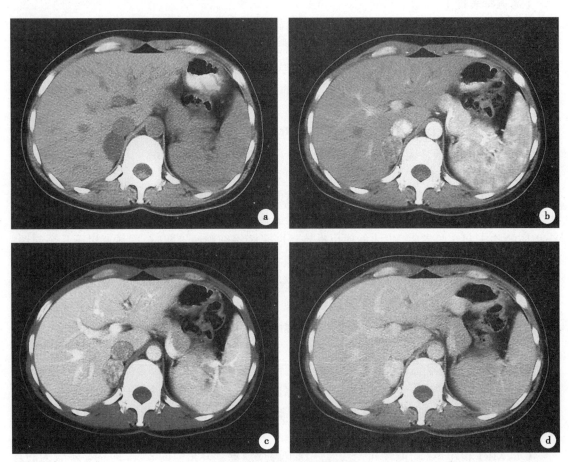

图 9-3-3　肾上腺无功能腺瘤

CT 检查：a. 平扫可见右肾上腺类圆形低密度结节，CT 值约 8.5Hu；b~d. 增强扫描 30 秒、1 分钟和 3 分钟，结节呈快速不均匀强化

【诊断和鉴别诊断】

肾上腺意外瘤的发现主要依赖超声和 CT 等影像学检查，其中 CT 的检出率及诊断准确率较高，MRI 的组织分辨力高，也有利于肿瘤的定性诊断。对肾上腺意外瘤的诊断和处理，应注

意：①依据肾上腺意外瘤的功能检查例如血、尿皮质醇，血醛固酮，24 小时尿儿茶酚胺及血钾等，确定肿瘤有无功能，对于肾上腺亚临床型功能性病变（库欣腺瘤、嗜铬细胞瘤），因亚临床型嗜铬细胞瘤可能因术中或术后的血压波动产生致残性或致死性后果，故在肾上腺意外瘤的诊断过程中应特别重视嗜铬细胞瘤的筛查；②应用 CT 和 MRI 检查评估肾上腺意外瘤的良、恶性，良性肿瘤边缘清楚、密度和信号均匀，恶性肿瘤边缘不规则、密度和信号不均匀，可有坏死、液化；CT 和 MRI 还可反映意外瘤的特征，例如非功能性腺瘤，而有助于其定性诊断。

第四节　腹膜后间隙

一、检查技术

腹膜后间隙的成像技术包括常规 X 线、超声、CT 和 MRI 等。MRI 检查在确定肿瘤性质、出血等方面优于 CT 检查，但对筋膜的显示则稍逊于 CT 检查。CT 检查和超声检查是腹膜后间隙首选和主要的检查方法，其次为 MRI 检查，腹部 X 线平片的应用价值较小。

（一）超声检查

腹膜后间隙位于深部，探头频率不宜过高，常用 3.5MHz。扇形或凸形探头能避开骨骼遮挡和胃肠气体干扰，显像效果好。超声检查宜在空腹状态下进行，若结肠积气较多，患者应先行排便或清洁灌肠。如为盆腔腹膜后病变，应适当充盈膀胱。扫查体位为仰卧位，可加做侧卧位、半卧位或站立位扫查，以观察病变的移动性及与肠道的关系。俯卧位经背侧扫查，可避开胃肠气体干扰。为了鉴别肿块是否固定于腹膜后间隙，还可采取胸膝卧位。

（二）CT 检查

CT 检查包括平扫和增强扫描，层厚 10mm 或 5mm，连续扫描；多层螺旋 CT 采用薄层容积扫描。扫描范围根据病变范围确定，可以包括上腹部、中腹部和下腹部等。三维重组技术可以立体显示病变的空间位置和与邻近脏器的解剖关系，有利于病变的定位诊断。

（三）MRI 检查

MRI 检查，因图像质量随技术进步已日趋改善，能够提供较多的信息，可以多方位成像，MRI 在腹膜后间隙疾病中的应用日益受到重视。

二、正常影像学表现

腹膜后间隙位于后腹部，是腹膜壁层与腹横筋膜之间的间隙及其内解剖结构的总称，上达膈下，下至盆腔入口，除疏松结缔组织、脂肪、淋巴和神经组织外，还包括许多重要的器官和结构。根据肾筋膜前后两层，即肾前筋膜和肾后筋膜以及两者在升、降结肠后融合形成的侧锥筋膜，将腹膜后间隙分为三个间隙，即肾旁前间隙、肾周间隙及肾旁后间隙。

（一）腹膜后间隙正常超声表现

1. 经胰腺长轴的横断面　胰腺、十二指肠降部、胆总管下段、门静脉、脾静脉以及肠系膜上动脉所占据的区域相当于腹膜后肾旁前间隙，腹主动脉和下腔静脉在肾周间隙。

2. 经腹主动脉长轴的纵断面　位于脊柱前面腹主动脉所在的部位相当于肾周围间隙。

腹腔动脉、肠系膜上动脉、十二指肠横部和胰体占据肾旁前间隙。

3. 经肾门的横断面　肾脏、输尿管、肾血管和腹主动脉所在的部位相当于肾周围间隙。

4. 经髂腰肌和髂血管的下腹横断面　显示脊柱前缘呈强回声带,脊柱两侧的腰大肌和腰方肌呈宽状弱回声,髂外动、静脉、输尿管均位于后腹膜与髂腰筋膜的间隙内。

（二）腹膜后间隙正常 CT 表现

CT 平扫,应用宽的窗技术,在腹膜后低密度脂肪的衬托下,可显示肾前和肾后筋膜,表现为纤细的软组织密度线影,两者向外融合为侧锥筋膜。

1. 肾旁前间隙　位于后腹膜与肾前筋膜之间,于胰腺平面两侧可交通,其余平面内侧与脊柱近似平行,外侧止于侧锥筋膜和胁腹壁。下方在髂嵴稍下平面与肾周、肾旁后间隙相通。其内主要为消化器官,包括胰腺、十二指肠降段、水平段及升段,升、降结肠以及供应肝、脾、胰腺和十二指肠的血管。

2. 肾周间隙　位于肾前筋膜与肾后筋膜之间,亦称肾脂肪囊,内含肾上腺、肾脏、肾脏血管及肾周的脂肪。肾筋膜上方与膈筋膜融合;外侧与侧锥筋膜融合;内侧肾前筋膜融于肠系膜根部围绕大血管的致密结缔组织中,肾后筋膜则与腰大肌和腰方肌筋膜相融;下方肾筋膜前后层与髂筋膜及输尿管周围的结缔组织疏松融合或相连,因此该间隙下部可与髂窝以及肾旁前、后间隙相通。

3. 肾旁后间隙　位于肾后筋膜与腹横筋膜之间,其中主要为脂肪组织。内侧止于肾后筋膜与腰肌筋膜融合处,外侧与侧腹壁的腹膜外脂肪层相连,下方于髂嵴稍下平面与肾旁前、肾周间隙相通,上方融于膈肌筋膜。

（三）腹膜后间隙正常 MRI 表现

腹膜后间隙解剖结构 MRI 横断面图像与 CT 基本相似,所不同的是 MRI 以信号强度作为图像灰度的基础。其主要组织信号特点为:脂肪在 T_1WI 和 T_2WI 图像均为高信号;肌肉和淋巴结 T_1WI 为等或稍低信号,T_2WI 呈稍低信号;大血管因流空效应而无信号,表现为黑色。故 MRI 图像上容易鉴别血管与软组织,尤其是淋巴结等,且 MRI 的多平面成像能更好地显示正常解剖。

三、基本病变影像学表现

腹膜后间隙内占据一定空间的病变,可将其所处间隙撑开,并使相邻脏器受压、移位,从而产生一些特定的影像学表现:①右侧肾旁前间隙病变,可使前方的升结肠、十二指肠降段向前移位;②左侧肾旁前间隙病变可将胰体、尾推向右前方(病变处于胰后方)或右后方(病变处于胰前方);③肾周间隙病变可使肾脏受压、推移,肾轴发生旋转。

炎症、外伤等病变可使腹膜后间隙内的脂肪组织被病变所致的水肿、蜂窝织炎、液化、坏死、出血、血肿等所取代,从而产生一系列的影像学表现。若病变区内有气体存在(来源于肾旁前间隙内的十二指肠、结肠穿孔或腹膜后间隙产气细菌感染),可显示腹膜后间隙积气征。肿瘤性病变依其组织类型和大体病理改变,表现为腹膜后不同密度的肿块影。腹膜后间隙依病变的内容,分为囊性和实性肿块。

（一）囊性病变

腹膜后常见的囊性病变有来自生殖泌尿道的囊肿、淋巴囊肿、皮样囊肿、血肿、脓肿等。

囊性肿块超声特征为常呈扁圆形、椭圆形或扁长圆形，囊肿有明显包膜，脓肿和血肿无明确的包膜。依囊内成分的不同，不同成像方法图像有不同。超声成像囊性病变多为无回声区，边缘光滑整齐，内部透声良好，脓肿和血肿内部有时可见弱回声区。除血肿外 CT 显示囊性肿块呈低密度，MRI 显示 T_1WI 低信号、T_2WI 高信号影。早期血肿在 CT 为高密度，随着时间的延长，其密度逐渐减低；MRI 随血肿时间的不同，其信号强度会出现有规律的变化。

（二）实性肿块

腹膜后良性肿瘤超声表现为无回声、低回声、中等回声；也可出现液平及分层现象；肿瘤有包膜，后方回声可增强或无明显变化；彩色多普勒血流信号稀少或无血流信号。恶性肿瘤超声特征为分叶状、结节状或不规则形；体积常较大；轮廓不整齐、凹凸不平；境界模糊不清，可见伪足样浸润；内侧缘多呈菜花样，形态不规则；肿瘤内部多为不均质回声，可出现钙化灶的强回声或片状无回声；无包膜或可见包膜连续中断，无侧壁声影，后方回声可有不同程度衰减；彩色多普勒可显示肿瘤周边或内部丰富的血流信号，并可测得高速的动脉血流；可有肝脏或腹膜后淋巴结等处转移。

原发性腹膜后恶性肿瘤，CT 显示大体有三种情况：平滑肌肉瘤因中心坏死，常呈近似于水样低密度；脂肪肉瘤由于分化程度不同，肿块内部含有不同程度脂肪成分；其他肿瘤，例如纤维肉瘤，大多呈实体性类似肌肉或软组织密度。原发性腹膜后恶性肿瘤的边缘可不清晰，邻近的脂肪组织和筋膜受侵，表现为脂肪结构消失、筋膜增厚不平整；严重者可侵入下腔静脉形成瘤栓。

MRI 有良好的组织分辨力，可以对脂肪、纤维化、坏死等病变进行诊断。脂肪表现为 T_1WI 和 T_2WI 高信号，脂肪抑制序列则变为低信号；纤维化时一般为 T_1WI 稍低信号、T_2WI 稍低信号，少数呈 T_1WI 稍低信号和 T_2WI 稍高信号；坏死可呈不规则形的 T_1WI 低信号、T_2WI 高信号。

四、疾病诊断

（一）腹膜后肿瘤

腹膜后肿瘤（tumor of retroperitoneal space）包括原发腹膜后肿瘤和转移瘤。前者指来自腹膜后间隙间质内的脂肪、肌肉、纤维、淋巴和神经等组织的肿瘤，但不包括腹膜后器官的肿瘤。后者指来源于腹膜后间隙以外器官和组织的肿瘤，并以睾丸肿瘤、恶性淋巴瘤及腹内脏器的原发肿瘤较常见，多数沿淋巴系统扩散，少数为肿瘤沿筋膜或间隙的直接蔓延。恶性淋巴瘤是全身性疾病，可首先或单独累及腹膜后淋巴结，亦可为其后扩散至腹膜后淋巴结。

1. 原发腹膜后恶性肿瘤

【影像学表现】

CT：可以明确肿瘤部位、范围及大小。常于后腹部呈巨大肿块，根据腹膜后间隙内脏器的移位以及病变与筋膜的关系，可显示腹膜后肿块及其部位，有可能判断肿瘤的病理结构及类型。①平扫肿块密度常常不均，其内可有坏死、囊变所致的低密度区；②某些肿瘤具有一定特征，例如，脂肪肉瘤依其表现可分为实体型、假囊肿型和混合型，肿瘤常呈侵袭性生长，其中混合型表现为不均匀密度并含有脂肪性低密度灶（图 9-4-1）；平滑肌肉瘤易发生坏死、囊变，内有广泛而不规则的水样低密度灶，甚至呈囊性表现；神经母细胞瘤内常有斑点状钙化，并易发

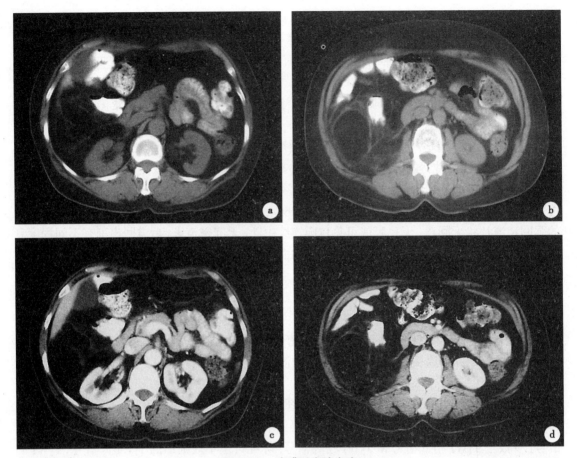

图 9-4-1 腹膜后脂肪肉瘤

腹部 CT 检查:a 和 b. 平扫(腹膜窗),右侧肾旁前间隙内见脂肪密度为主边界不清肿块,内可见索条状软组织密度影,升结肠被推压向左前方移位;c 和 d. 增强扫描,肿块内软组织索条轻度强化

生在婴幼儿或儿童;其余恶性肿瘤缺乏明显特征。③增强扫描,腹膜后恶性肿瘤多呈不均匀强化。④此外,CT 检查还可发现局部淋巴结和(或)肝、肺、骨等部位转移。

MRI:原发腹膜后恶性肿瘤形态学表现同 CT。通过 MRI 检查不同序列及技术,可以获得肿瘤组织结构的更多信息。分化良好的脂肪肉瘤,脂肪组织 T_1WI 和 T_2WI 均呈高信号灶而致肿块呈混杂信号,应用脂肪抑制技术,高信号灶的信号强度明显减低。平滑肌肉瘤 MRI 检查显示肿瘤具有侵袭性,易侵犯下腔静脉,肿块信号不均匀,T_1WI 以低至中等信号为主,T_2WI 以中至高信号为主,坏死区则在 T_2WI 呈明显高信号。纤维组织细胞肉瘤在 T_2WI 呈较高信号,病灶内既无脂肪信号灶,也无坏死导致的局灶性 T_1WI 低信号和 T_2WI 高信号灶,增强检查出现强化。其他恶性肿瘤少有特征,常呈混杂信号肿块,增强检查表现为不均匀强化。

【诊断和鉴别诊断】

腹膜后巨大肿块常是这些肿瘤的共同表现,当发现肿块浸润周围结构,包绕腹部大血管和(或)发现转移灶时,可确定为恶性肿瘤。部分原发腹膜后恶性肿瘤依据特征的影像学表现,有可能作出定性诊断。例如分化良好的脂肪肉瘤、平滑肌肉瘤有可能根据上述影像学表现提示诊断。神经母细胞瘤易发生钙化,并可为 CT 检查显示,结合患者为婴幼儿或儿童,也常能作出诊断。其余腹膜后恶性肿瘤影像学表现多缺乏特征,难以确定性质,当肿瘤较小且无明确转移和浸润时,难与腹膜后良性肿瘤鉴别。

2. 腹膜后良性肿瘤

【影像学表现】

CT:腹膜后良性肿瘤常呈圆形或椭圆形肿块;边界清楚,与邻近结构多有明确分界;脂肪瘤呈均匀低密度;畸胎瘤呈多种成分的囊实性肿块,包括脂肪组织低密度、水样低密度、软组织密度及高密度钙化灶(图 9-4-2);神经源性良性肿瘤包括神经纤维瘤、神经鞘瘤和副神经节瘤(腹主动脉旁异位嗜铬细胞瘤),通常位于脊柱两旁,多表现为边界清楚的软组织肿块,其密度可从水样密度到肌肉密度,增强检查肿瘤实体部分强化。

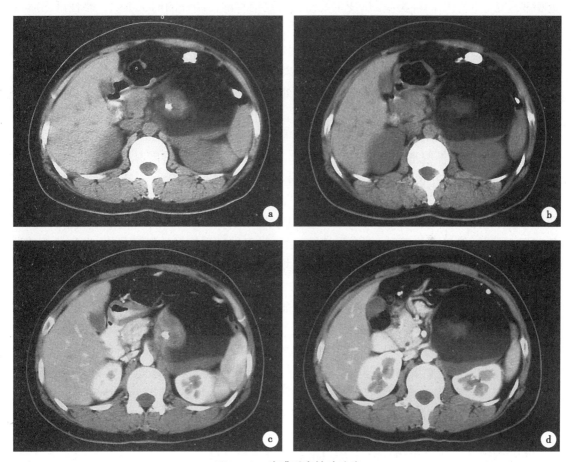

图 9-4-2　腹膜后囊性畸胎瘤

腹部 CT 检查:a 和 b. 平扫,胰腺体尾部左后方可见类圆形混杂密度囊实性肿块,内含低密度脂肪、水样密度并形成液-液平面,右侧壁可见不规则钙化灶及软组织密度结节;c 和 d. 增强扫描,软组织结节轻中度强化

MRI:腹膜后良性肿瘤的形态学表现与 CT 所见类似。脂肪瘤具有特征性 MRI 表现,呈均匀脂肪信号,即 T_1WI 高信号和 T_2WI 中高信号,且信号强度与皮下脂肪相同,并可为脂肪抑制序列所抑制。畸胎瘤内含有多种组织成分,通过不同成像序列,可识别出其内含脂肪、囊液、软组织和钙化,增强扫描囊壁及实体部分可强化。异位的腹主动脉旁嗜铬细胞瘤表现类似肾上腺嗜铬细胞瘤,即 T_2WI 呈显著高信号并且实体部分有明显强化。

超声：多单发，呈圆形、椭圆形、梭形或哑铃形，回声光滑，也可呈小块状、乳头状、息肉状。肿瘤内部回声可能是无回声、低回声、中等回声，回声均匀，也可出现液平线及分层现象。有包膜，后方回声可增强或无明显变化。彩色多普勒血流信号稀少或无血流信号。

【诊断和鉴别诊断】

腹膜后某些良性肿瘤例如脂肪瘤、皮样囊肿、畸胎瘤等的表现具有特征性，多能作出定性诊断。另有一些肿瘤虽表现不具特征性，但根据病变位置、临床表现，也可作出提示性诊断，例如位于脊柱两旁的肿瘤常为神经源性肿瘤，若患者有嗜铬细胞瘤的临床表现，则可诊为异位嗜铬细胞瘤。其余肿瘤缺乏特征表现，影像学定性困难，需活检或手术才能确诊。

3. 腹膜后淋巴瘤　淋巴瘤（lymphoma）是原发于淋巴结或淋巴组织的恶性肿瘤，分为霍奇金和非霍奇金淋巴瘤两种类型，病变主要侵犯淋巴结和淋巴结外的网状组织。恶性淋巴瘤占全身恶性肿瘤的4%左右。腹膜后淋巴瘤多为全身淋巴瘤的一部分，但也可单独发生或为首先受累部位。受累淋巴结多有增大，质地均匀，有时可有小的坏死灶。淋巴瘤易发生在中年以上男性，常以无痛性、进行性浅表淋巴结肿大就诊，病变进展可出现发热、贫血、食欲缺乏、体重下降和局部压迫等症状，深部淋巴结及多处脏器组织也可受累。

【影像学表现】

CT：①显示腹膜后淋巴结增大；②初期，淋巴结以轻至中度增大为主，表现为腹膜后某一区域多个类圆形或椭圆形软组织密度结节影，边界清楚；③病变进展时，受累淋巴结明显增大，或相互融合成分叶状团块，其内可有多发不规则形小的低密度区；④当以腹主动脉和下腔静脉后方淋巴结肿大为主时，将腹主动脉和下腔静脉向前推移（图9-4-3），致其显示不清，呈所谓"主动脉淹没征"；⑤ CT检查还能发现盆腔、肠系膜、纵隔或表浅部位的淋巴结增大及其他脏器例如肝、脾受累的表现；⑥增强扫描，增大淋巴结呈无特异性轻度强化，发生坏死的淋巴结内可见无强化的偏心性低密度灶；此外，增强扫描还能进一步鉴别增大的淋巴结和血管影，并可显示血管被包绕和移位情况。

MRI：①显示局部多个增大的淋巴结或融合成团的增大淋巴结，T_1WI为等或稍低信号，略高于肌肉而低于脂肪；T_2WI呈稍高信号，明显高于肌肉信号，并与周围脂肪信号类似；②脂肪抑制技术淋巴结仍呈较高信号，有助于检出小的病变淋巴结；③有坏死的淋巴结信号不均匀；④不用对比剂即能区别增大淋巴结与血管并显示血管被包绕、移位情况；⑤另外，可以鉴别淋巴瘤治疗后的肿瘤残留、复发与纤维化，若为纤维化则T_1WI和T_2WI均表现为低信号灶。

超声：脊柱及腹膜后大血管周围，尤其在腹主动脉前方、两侧呈现大小不等的圆形或椭圆形病灶，内部呈均匀的无回声或弱回声，边界清晰，轮廓光整，后方回声无明显增强，或稍有增强。邻近的数个较大淋巴瘤粘连融合成团时，轮廓常呈分叶状，境界较为模糊。随病变进展，整个腹腔及腹膜后可布满小至中等大小的圆形及椭圆形无回声区和弱回声区。大部分恶性淋巴瘤内血流较丰富，分布走向紊乱，可测到流速较高的动脉血流。部分增大淋巴结内血流丰富，肿瘤内不规则分布粗短血流。亦有少数增大淋巴结内仅见稀少点状或条状血流。腹膜后恶性淋巴瘤常可挤压周围大血管而使之变窄、移位。

【诊断和鉴别诊断】

对于已确诊的淋巴瘤，检查腹膜后淋巴结是否受累，根据上述表现不难明确诊断。当淋巴瘤仅累及腹膜后淋巴结时，依据影像学表现也可提示诊断，但应与腹膜后原发肿瘤和淋巴结转移瘤鉴别，仔细观察肿块表现和累及的范围及发现原发肿瘤，均有助于鉴别，确诊困难时

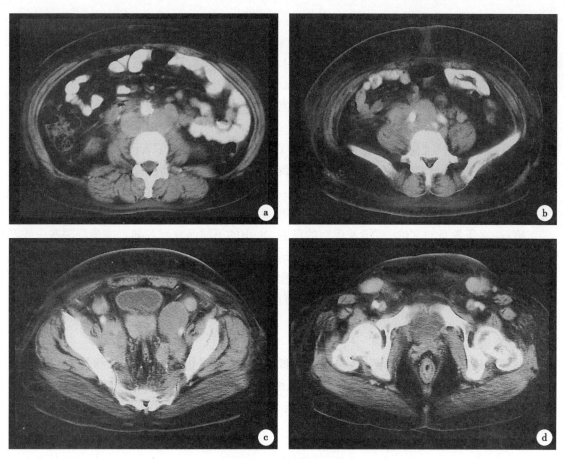

图 9-4-3　腹膜后淋巴瘤

腹部 CT 增强血管期：脊柱前方（a 和 b），双侧盆壁（c）和双侧腹股沟（d）可见多发不规则形轻度强化软组织肿块，包绕腹主动脉和髂动脉并使腹主动脉向前移位（a）

常需穿刺活检证实。本病也需与 Castleman 病鉴别，Castleman 病又称巨淋巴结增生症或血管滤泡性淋巴组织增生，为一种少见病，病因尚不明确，临床上以无痛性淋巴结肿大为其突出特点；发生于腹部者以腹膜后最为常见，CT 平扫病变边界多清楚锐利，多数密度较均匀；增强扫描病变常有明显强化，强化程度几乎与主动脉同步，延迟扫描可持续中等度强化，与淋巴瘤的表现明显不同。此外，当腹膜后淋巴瘤放疗或化疗后随诊时，影像学检查可观察病变淋巴结缩小情况，并可判断有无肿瘤复发，其中 MRI 检查效果最佳，且常能鉴别治疗后纤维化与肿瘤残存或复发。

（二）腹膜后纤维化

腹膜后纤维化（retroperitoneal fibrosis，RPF）是一种不常见的疾病。临床上，几乎任何年龄都可发病，但多见于 40～60 岁男性。病因不明，约 70% 为特发性，可能与自身免疫或某些药物，如甲基麦角类药物有关，亦可能与某些感染如结核、梅毒，原发和转移瘤、主动脉瘤、外伤、出血以及放疗、外科手术等有关。大多数患者无明显症状，少数可有非特异性腰、背部痛和体重下降。当病变累及输尿管时，产生尿路梗阻症状，直肠、乙状结肠发生狭窄则有排便障碍。少数病例由于下腔静脉受累导致下肢水肿或深静脉血栓形成。

【影像学表现】

CT：①病变常呈片状、板状或边界清楚的软组织密度肿块，包绕腹主动脉、下腔静脉和输尿管，以致腹主动脉、下腔静脉、甚至髂总动脉显示不清；②增强扫描病变强化的程度与其活动性有关，活动期病变由于含有丰富的毛细血管网而有明显强化；腹主动脉和下腔静脉能清楚显示，可有受压表现，但通常无明显向前移位；③可发现肾盂及上段输尿管积水和下段输尿管狭窄移位表现。

MRI：腹膜后纤维化的 MRI 诊断略优于 CT 及超声，其形态学表现类似 CT 检查所见。T_1WI 病变的信号强度类似腰大肌；T_2WI 可与腰大肌信号相同或呈较高信号，前者反映病变处于静止期，系胶原形成所致，具有一定特征性；后者则说明病变处于活动期。增强检查，病变发生明显强化。不用对比剂增强，MRI 检查即能显示腹部大血管受累范围及变窄程度。

超声：视所累及的部位、范围及病变的形态、大小的不同而表现各异。病变局限在中线及脊柱旁区，多位于肾水平下方，并可向下扩展达髂总动脉水平。可见到腹膜后低回声斑块，边界不清晰，包绕腹主动脉或下腔静脉。侵犯输尿管时可见肾脏及输尿管积水扩张，输尿管向中线移位。髂动脉周围见低回声团块包绕，但在显示输尿管及判断输尿管受侵情况方面不如 CT 与 MRI。

【诊断和鉴别诊断】

根据腹膜后纤维化的临床特征及上述影像学表现，不难作出诊断。诊断时，本病需与具有融合表现的淋巴瘤或转移瘤鉴别，前者常造成腹主动脉明显前移，后者可查出原发瘤灶，且增强 CT 和 MRI 检查两者的强化程度均不及活动期的腹膜后纤维化，有助于鉴别。此外，相关临床表现的差异也有助于病变鉴别。

（张雪君　孙浩然）

学习小结

本章介绍了泌尿系统与腹膜后间隙的检查技术、正常影像学表现、基本病变影像学表现和常见疾病的影像学表现。

肾与输尿管基本病变影像学表现包括：①肾脏数目、大小、形态和位置异常；②肾脏肿块；③异常钙化；④肾盂、肾盏和输尿管异常；⑤肾血管异常。肾与输尿管疾病诊断介绍了：肾和输尿管结石、肾癌、肾盂癌、肾囊肿和多囊肾、肾血管平滑肌脂肪瘤、肾和输尿管先天性异常、肾和输尿管结核。疾病的影像学特征：肾及输尿管结石可见高密度影；肾癌表现为大小不等的肿块，呈类圆形或分叶状，增强检查肿块明显强化但密度低于肾皮质；肾盂癌表现肾窦区肿块，CT 密度高于尿液并低于肾实质；肾囊肿超声为边界清楚的无回声区，CT 为低密度。

膀胱基本病变影像学表现包括：①膀胱大小和形态异常；②膀胱壁增厚；③膀胱内团块。膀胱疾病诊断介绍了：膀胱结石、膀胱癌和膀胱非上皮性肿瘤。疾病影像学特点：膀胱癌表现自壁突向腔内的结节状、分叶状或菜花状肿块，早期肿块强化，晚期膀胱腔内充盈对比剂时呈充盈缺损。

肾上腺基本病变影像学表现包括：①肾上腺大小和形态改变；②肾上腺肿块。肾上腺疾病诊断介绍了：肾上腺增生、肾上腺腺瘤、肾上腺转移瘤、肾上腺嗜铬细胞瘤和肾上腺皮质癌。疾病影像学特点：肾上腺嗜铬细胞瘤增强扫描表现肿瘤实体部分明显强化。

腹膜后间隙基本病变影像学表现包括：①囊性病变；②实性病变。腹膜后间隙疾病诊断介绍了：腹膜后良性肿瘤、腹膜后恶性肿瘤、腹膜后淋巴瘤和腹膜后纤维化。疾病影像学特点：腹膜后良性、恶性肿瘤不同类型具有典型表现，良性常呈圆形或椭圆形肿块，边界清楚；恶性肿瘤平扫肿块密度不均匀，增强扫描明显强化；淋巴瘤表现"主动脉淹没征"。

复习题

1. 简述肾癌的 CT 和 MRI 表现。
2. 简述肾盂癌的影像学表现。
3. 简述肾囊肿的影像学表现。
4. 简述膀胱癌的影像学表现。
5. 简述肾上腺嗜铬细胞瘤的影像学表现。
6. 简述腹膜后畸胎瘤的影像学表现。
7. 简述腹膜后恶性肿瘤的影像学表现。
8. 简述腹膜后淋巴瘤的影像学表现。

第 十 章

生殖系统和乳腺

学习目标

1. 掌握各种影像检查方法在生殖系统与乳腺疾病中的应用价值及各部位常见疾病典型影像学表现,包括子宫肌瘤、子宫癌、卵巢肿瘤、前列腺增生、前列腺癌、乳腺纤维腺瘤、乳腺增生及乳腺癌等。

2. 熟悉生殖系统及乳腺正常影像学表现及基本病变影像学表现。

3. 了解各种影像学检查方法的基本原理。

影像学检查对于生殖系统疾病的诊治具有很高的价值。其不仅是发现疾病的重要手段,且多能结合临床表现作出准确的定性诊断。女性生殖系统的影像学检查以超声作为首选和主要方法,必要时再辅以 MRI 和 CT 检查,对于妊娠和育龄期妇女应慎用 CT 和 X 线检查。对于男性生殖系统疾病,主要影像学检查方法是超声、CT 和 MRI;超声可作为疾病的筛选方法,CT 或 MRI 多可确定病变性质,其中 MRI 检查能较早地发现病变,并能明确病变范围,这对于肿瘤特别是恶性肿瘤的分期及疗效观察尤为重要。

乳腺疾病是妇女常见病、多发病,影像学检查是其重要的诊断手段。目前,乳腺影像学检查主要以 X 线摄影及超声检查为主,两者具有较好的优势互补性,已成为乳腺疾病检查的最佳组合。MRI 和 CT 检查因各具优势,特别是 MRI 对于疾病的进一步定性及敏感的检出病灶等具有优势,可成为 X 线及超声检查的重要补充方法。

第一节　女性生殖系统

一、检　查　技　术

女性生殖系统的影像学检查应以超声作为首选和主要方法,必要时再辅以 MRI 和 CT 检查。由于胎儿和性腺对 X 线辐射很敏感,易受损伤,故应慎用 X 线和 CT 检查。

(一) X 线检查

1. 子宫输卵管造影　子宫输卵管造影(salpingography)是经子宫颈口注入对比剂以显示子宫和输卵管内腔的检查方法。具体操作是在透视下注入水溶性有机碘剂,待子宫和输卵管腔充盈后即摄片,并需间隔一定时间重复摄片,以观察输卵管是否通畅。

2. 盆腔动脉造影 应用 Seldinger 技术行股动脉插管,导管置于相应动脉内进行造影检查,可显示子宫动脉、卵巢动脉。但目前 CTA 或 MRA 的广泛应用,在诊断血管病变或观察病变血供中起主要作用,DSA 造影术主要用于介入治疗。

(二)超声检查

可经腹壁直接进行扫查,膀胱需适度充盈,以推开肠管,使子宫和附件清楚显示;也可经阴道超声检查,无需充盈膀胱;彩色多普勒血流显像,则能显示子宫和卵巢病变的血流情况。

(三)CT 检查

检查前 2~3 小时,需分多次口服 2.5% 等渗甘露醇 1000ml,以充盈肠管和识别盆腔肠管。检查时,膀胱应为充盈状态。扫描范围通常自髂嵴至耻骨联合水平。平扫发现病变后,尤为肿块性病变,应行增强检查,即静脉内快速团注非离子型碘对比剂后,再行病变区扫描。

(四)MRI 检查

常规行 SE 序列 T_1WI 和 T_2WI 的横断面及矢状面检查。其中 T_2WI 检查非常重要,能显示子宫各解剖带,并易于发现病变。当平扫显示病变后,应静脉内注入顺磁性对比剂 Gd-DTPA,再行增强 MRI 检查。

二、正常影像学表现

(一)女性生殖系统正常 X 线表现

1. 子宫输卵管造影 正位观察,正常子宫腔呈倒置三角形:底边在上为子宫底,上部两侧为子宫角,并与输卵管相连。宫腔两侧壁及宫底光滑整齐,其下端与宫颈管相连,子宫颈管内因黏膜皱襞存在而呈羽毛状表现。两侧输卵管自子宫角向外下走行,呈迂曲柔软的致密线状影。复查片显示盆腔内弥散弧线状致密影,提示对比剂进入盆腔,说明输卵管通畅。

2. 盆腔动脉造影 正常子宫动脉自髂内动脉发出后,先向下行,并发出分支供应宫颈和阴道,其后沿子宫侧缘转向上行,并不断发出螺旋状小分支进入子宫肌。卵巢动脉迂曲下行,主要供应卵巢。

(二)女性生殖系统正常超声表现

纵向扫查,子宫体为均质中等回声,宫腔呈线状高回声,子宫内膜的厚度和回声则与月经周期有关。子宫颈回声较宫体回声稍强,其内可见呈带状高回声的宫颈管。阴道呈线状高回声。

横断扫查,子宫底部呈三角形,体部为横置椭圆形,其中心为高回声的宫腔。正常子宫大小随发育、未产、经产、绝经及体型而异。正常卵巢通常位于宫体外上方或侧方,两侧位置也不一定对称。卵巢的切面呈杏仁状,成人卵巢大小约为 $3.0 \times 2.5 \times 2.0cm$,内部回声略高于子宫,卵泡呈圆形无回声区,成熟卵泡直径可达 1.5~2.0cm 并突向卵巢表面。正常输卵管一般很难显示。

(三)女性生殖系统正常 CT 表现

平扫,主要显示子宫形态及大小,子宫呈横置梭形或椭圆形软组织密度影,中心小的低密度区为宫腔。子宫颈为圆形或椭圆形的软组织结构,横径小于 3cm。

增强扫描,子宫肌明显均匀强化,中心低密度宫腔显示更为清楚。正常卵巢在育龄期有时显示,呈类圆形低密度影,直径多为 2～3cm,位于子宫体两侧,而输卵管常无法识别。

(四) 女性生殖系统正常 MRI 表现

T_1WI 检查,主要显示子宫及阴道外形,内部结构显示不清楚。在周围高信号脂肪组织的对比下,正常宫体、宫颈和阴道表现为均匀软组织信号影,其形态同 CT 检查所见。

T_2WI 检查,能清楚显示子宫和阴道各部解剖:①宫体自内向外有三层信号,中心高信号代表宫内膜及宫腔分泌物,中间薄的低信号带即联合带为子宫肌内层,周围是中等信号的子宫肌外层(图 10-1-1a);②宫颈自内向外有四层信号,即高信号的宫颈管内黏液,中等信号宫颈黏膜,低信号的纤维性基质,中等信号的宫颈肌层;③阴道只有两种信号,即高信号的阴道内容物和低信号的阴道壁;④在育龄期,正常卵巢常可识别,呈类圆形混杂信号,周边排列着高信号的卵泡,中心为低至中等信号的基质(图 10-1-1b)。

增强扫描,子宫内膜和子宫肌外层强化显著,而联合带强化程度较低。

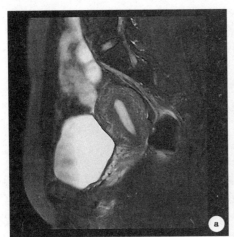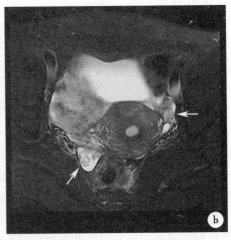

图 10-1-1　正常子宫和卵巢 MRI

a. T_2WI 矢状面,宫体自内向外有三层信号,中心高信号代表宫内膜及宫腔分泌物,中间薄的低信号带即联合带为子宫肌内层,周围是中等信号的子宫肌外层;b. T_2WI 横断面,子宫两侧可见正常卵巢(↑)

三、基本病变影像学表现

(一) 子宫大小和形态改变

子宫大小和形态异常多见,超声、CT 或 MRI 检查易于发现子宫大小、形态改变。单纯子宫大小、形态异常而不并有回声、密度或信号强度改变者较为少见,主要为各种类型先天性子宫异常,例如幼稚子宫、双角子宫、双子宫等,同时可伴有宫腔改变。更常见的子宫大小和形态异常多合并有子宫肿块。

(二) 宫腔异常

子宫先天性发育异常、子宫内炎性病变或子宫内肿瘤等均可致宫腔大小或(和)形态发生改变,例如宫腔大小或形态改变,但边缘清楚,常见先天性发育异常;而宫腔变形且边缘不整,常见于炎性病变;宫腔内圆形充盈缺损,为黏膜下肌瘤或息肉;宫腔内恶性肿瘤则形成边界不清楚肿块,并侵犯黏膜层或肌层。超声或 MRI 检查能较好地显示子宫腔内结构。

（三）子宫肿块

子宫肿块主要见于各种类型良、恶性肿瘤。其中边界清楚、含有钙化、呈低等回声或低信号的肿块常提示为良性子宫肌瘤；而边界不清、无包膜的混杂低回声或中等信号的肿块多提示为恶性子宫肿瘤。

（四）卵巢肿块

女性盆腔肿块主要源于卵巢，超声、CT 和 MRI 检查对确定盆腔肿块是否来自卵巢有很大帮助，当双侧卵巢显示正常时，即能除外肿块来自卵巢，反之，则提示肿块源于卵巢。肿块内组织成分不同决定影像学回声、密度及信号改变，常见卵巢肿瘤为囊性或囊实性肿块。

四、疾 病 诊 断

（一）子宫肌瘤

子宫肌瘤（uterine leiomyoma）是女性生殖系统最多见的良性肿瘤，好发于 30～50 岁，占绝经期前妇女的 70%～80%。病理上肿瘤由漩涡状排列平滑肌细胞组成，并有不等量的纤维组织，可发生多种类型退行性变，例如钙化、透明变性、液化坏死等。肌瘤常多发，也可单发；依其部位分为黏膜下、壁内和浆膜下型。子宫肌瘤的临床表现与肌瘤的部位和大小密切相关，主要为月经过多和盆部肿块，也可造成不孕或出现压迫症状。影像学检查是诊断子宫肌瘤的主要方法。超声检查常作为筛查手段，能发现大多数子宫肌瘤，然而难以识别较小的肌瘤。MRI 能准确发现肌瘤，并显示其大小、位置和数目，利于临床治疗方案的选择。

【影像学表现】

超声：表现为：①子宫增大，形态失常；②瘤体呈圆形低回声或等回声或强回声，大者可回声不均匀，周边有假性包膜，后方常有声衰减；③子宫内膜移位和变形。

CT：表现为：①子宫增大、分叶状改变、局灶性密度减低和宫腔偏位，但不具特征；②约 10% 子宫肌瘤发生钙化，若发现肿块内有聚集颗粒状钙化，则有一定诊断意义；③增强检查肌瘤可有不同程度强化，多略低于正常子宫肌的强化。

MRI：组织分辨力高，能发现较小的肌瘤。肌瘤 MRI 表现：①在 T_1WI 与子宫肌等信号；②在 T_2WI 呈明显均匀低信号，边界清楚；③增强扫描肌瘤强化程度与正常子宫肌壁基本相同（图 10-1-2）。依据肿瘤与子宫各解剖带的关系，易于准确定位。发生退行性变的肌瘤因退变类型不同而信号强度各异。肌瘤的周边有时可见高信号环状影，代表扩张的淋巴管、静脉或水肿。

【诊断和鉴别诊断】

子宫肌瘤影像诊断要点：子宫外形增大，瘤体边界清楚，瘤体回声、密度或信号略低于正常肌壁，增强扫描瘤体强化程度与正常肌壁基本相同。肌瘤需与子宫腺肌病鉴别，两者临床表现相似，影像学检查均显示子宫增大。然而，在腺肌病时，超声检查显示肌壁不对称增厚，由于出血和瘢痕致病变回声不均匀且边界不清；MRI T_2WI 病变也呈低信号，致联合带局限或弥漫性增厚，但其边缘模糊，而不同于边缘清楚的肌瘤。

（二）宫颈癌

宫颈癌（cervical carcinoma）是我国女性生殖系统最常见的恶性肿瘤。临床上，宫颈癌常见于 45～55 岁。接触性出血是宫颈癌早期的主要症状，晚期则发生不规则阴道出血和白带增

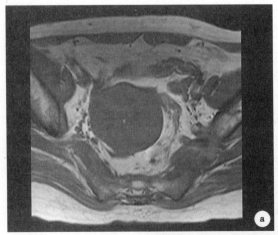
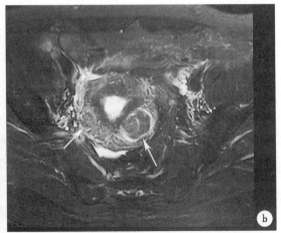
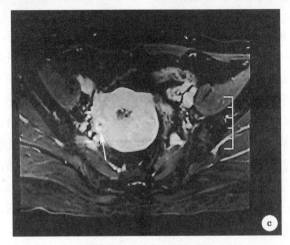

图 10-1-2 子宫肌瘤 MRI

a. T₁WI 横断面,子宫呈等信号,未见明确肿块;b. T₂WI 横断面,显示子宫肌壁后部两侧各见一类圆形低信号肿块(↑),边界清楚,周围见轻度水肿带;c. 增强扫描,肌壁内肿块与正常子宫肌层强化程度相同,右后病灶内点状坏死呈低信号(↑)

多。肿瘤侵犯盆腔神经可引起剧烈疼痛,侵犯膀胱和直肠则发生血尿和便血。妇科检查,可见宫颈糜烂及菜花或结节状肿物。病理上宫颈癌多为鳞状上皮癌,约占 90%,余为腺癌或腺鳞癌。宫颈癌临床分期:Ⅰ期,肿瘤完全局限于宫颈;Ⅱ期,肿瘤延伸超过宫颈,但不达盆壁和阴道下 1/3;Ⅲ期,肿瘤延伸至盆壁或阴道下 1/3;Ⅳ期,肿瘤延伸超过真盆腔或侵犯膀胱、直肠。影像学检查主要目的是明确肿瘤侵犯范围、有无转移,有助于临床分期诊断,以及治疗方案的选择。

【影像学表现】

超声:①早期肿瘤较小时,声像图可无异常;②中晚期肿瘤侵犯宫颈基质时,显示宫颈体积增大,形态不规则,边缘模糊;③宫颈回声不均匀,内有不规则形强回声斑和无回声区;④当肿瘤侵犯宫体或宫外其他器官时,则出现相应器官的回声异常。

CT:①肿瘤局限于宫颈,宫颈增大,直径大于 3.5cm;②增强扫描,肿瘤的强化程度要低于残存的宫颈组织;③宫颈癌浸润宫旁组织,显示肿瘤侵犯超过子宫颈范围,子宫颈间质环断裂,子宫颈外侧缘不整或模糊;④晚期肿瘤侵犯盆壁、膀胱和直肠等可出现相应的密度及形态改变,并可有腹膜后淋巴结增大或其他脏器转移表现。

MRI:具有良好的软组织分辨力,1cm 左右的肿瘤即可明确显示,并能观察到是否有宫旁浸润。表现为:①肿瘤局限于宫颈部间质浸润,表现为子宫颈正常或增大,不对称增厚及结节状突起;T_2WI 可见子宫颈内不均匀高信号影;②肿瘤超越宫颈部向阴道、子宫峡部及周围组织浸润,T_2WI 低信号阴道壁出现局限性高信号时应考虑有宫颈癌阴道浸润;③宫颈癌累及盆壁、膀胱及直肠;④盆腔淋巴结大于 1cm 时应考虑有淋巴结转移;⑤DWI 检查,肿瘤及周围组织浸润 DWI 信号增高,ADC 值降低,且转移性淋巴结也呈高信号,DWI 可较敏感地显示病灶的范围及 ADC 定量测定可对治疗效果进行评估。

【诊断和鉴别诊断】

宫颈癌诊断要点:①宫颈癌的定性诊断主要依靠临床检查及活检病理诊断,影像检查主要适用于肿瘤的分期诊断;②宫颈增大、密度、回声或信号改变;③进展期宫颈癌侵犯宫旁组织、盆壁或周围器官受侵及淋巴结转移。

(三)子宫内膜癌

子宫内膜癌(endometrial carcinoma)是女性生殖系统常见恶性肿瘤,发病率仅次于宫颈癌。发病的峰值年龄为 55～65 岁。主要症状是阴道不规则出血,特别是绝经后女性,出现白带增多并血性和脓性分泌物。病理上腺癌占绝大多数,为 80%～95%。临床上子宫内膜癌分期为:Ⅰ期,肿瘤限于子宫体;Ⅱ期,肿瘤侵犯子宫颈;Ⅲ期,肿瘤侵犯至宫外,但范围限于真盆腔;Ⅳ期,肿瘤侵犯膀胱、肠管或发生远处转移。子宫内膜癌早期诊断的主要依据是涂片、活检、刮宫等细胞学和组织学检查,影像学检查的价值在于明确肿瘤的局部侵犯范围和有否转移,有利于临床分期和治疗。

【影像学表现】

超声:子宫增大,弥漫性肿瘤可见子宫内膜不均匀增厚,可达 6mm 以上,向下可延伸至宫颈管,绝经后妇女的子宫内膜厚度小于 5mm 者可排除内膜癌。局限性者仅累及部分内膜,呈团块状回声;肿瘤发生坏死、出血时,其内有不规则形无回声区;当侵犯肌层时,呈无包膜回声。

CT:早期内膜癌 CT 平扫难以发现病变,增强扫描,癌肿强化程度低于邻近正常肌层而可以区分,表现为低密度肿块,边界多不清楚。由于缺乏区分内膜与肌层连接带的解剖结构,CT 对肌层浸润深度的评估价值有限,但 CT 在确定淋巴结及远处转移方面有一定价值。

MRI:①子宫内膜增宽,内膜腔扩大,在高信号的内膜腔中混有结节状的中等或低信号区,较大的肿块由于坏死、出血等原因而显示不同的信号强度,增强扫描肿块不均匀强化(图 10-1-3);②DWI 病灶呈高信号,ADC 值降低,可更准确地评价肿瘤浸润的深度;③MRI 分期诊断,即子宫肌受累的深度、有无宫颈侵犯和宫外延伸,利于临床治疗和判断预后。

【诊断和鉴别诊断】

子宫内膜癌的诊断主要依靠刮宫和细胞学检查,影像学检查的目的是确定肿瘤范围、观察治疗效果及判断肿瘤有否复发。MRI 检查最有价值,其能较好显示内膜及肿块、肿瘤浸润深度及周围组织侵犯等。子宫内膜癌应与子宫腺肌病鉴别;子宫腺肌病内膜异位于肌壁内,病灶边界不清楚,易与子宫内膜癌混淆,后者由于出血和瘢痕致病变信号或回声不均,MRI T_2WI 病变也呈低信号,DWI 信号并不增高,ADC 值测定也有利于鉴别,子宫腺肌病为良性病变,不具有侵犯和转移征象。

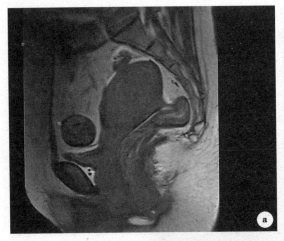
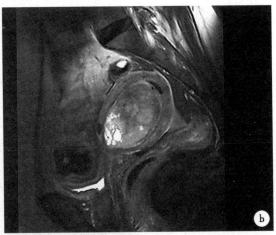
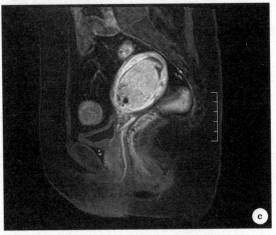

图 10-1-3　子宫内膜癌 MRI

a. T$_1$WI 矢状位,子宫外形增大;b. T$_2$WI 示肿块信号稍高,内见斑片囊变坏死更高信号影,结合带消失;c. 增强扫描,肿块明显强化,部分信号不均匀

（四）子宫输卵管炎症

子宫输卵管炎是导致妇女不孕的主要原因之一,占不孕症的 20%~50%。子宫输卵管炎症可为非特异性或结核性。病理上,非特异性炎症的急性期表现为子宫、输卵管充血、水肿和积脓,慢性期发生粘连和闭塞;结核性者则发生干酪样坏死和溃疡,进而形成输卵管僵直、狭窄和粘连,宫腔粘连和变形。临床上,非特异性炎症急性期表现下腹痛、高热和白带增多,慢性期为腰背痛、坠胀感和月经失调。结核性炎症只有一般感染体征,常有不育。子宫输卵管炎症的主要检查方法是子宫输卵管造影和超声检查,前者还有分离粘连的作用,CT 和 MRI 检查价值不大,极少应用。

【影像学表现】

子宫输卵管造影:①非特异性慢性输卵管炎:表现管腔粗细不均,多为双侧性;发生完全梗阻时则近端扩张积液(高密度对比剂积聚),且复查照片显示对比剂不能进入腹腔;宫腔受累显示边缘不整。②子宫输卵管结核:表现为子宫腔边缘不规则,凹凸不平,子宫变形;双侧输卵管壁不规则,凹凸不平似锈铁丝状或烧粉条状,或呈串珠状改变,引起完全性或不完全性输卵管梗阻。

超声：在非特异性炎症的急性期，可见宫旁有长形囊性肿块，壁厚而毛糙，内为无回声并有散在点状回声，提示输卵管积脓可能；慢性期，表现为腊肠状无回声肿块，壁薄而光滑，内可有带状分隔回声，壁和分隔无血流信号。

【诊断和鉴别诊断】

子宫输卵管炎症诊断要点：①输卵管管腔粗细不均匀，管腔狭窄或闭塞时，对比剂不能进入盆腔，即输卵管不通；②子宫腔受累则显示边缘不整、宫腔变窄或变形；③特异性或非特异性炎症的鉴别，结核性的管腔不规则形狭窄程度较非特异性炎症明显，非特异性炎症狭窄近端常扩张积水，病因诊断常须结合临床表现或病原学诊断。

（五）卵巢肿瘤

卵巢肿瘤常见，是女性盆腔肿块的重要原因，其中良性者常为卵巢囊腺瘤和畸胎瘤，恶性者多为卵巢囊腺癌。

卵巢囊腺瘤分为浆液性和黏液性，两者分别占卵巢全部肿瘤的23%和22%。病理上肿瘤为多房或单房性，囊壁和内隔均较薄且光滑，内为稀薄或黏稠的液体。卵巢囊性畸胎瘤占全部卵巢肿瘤的10%～20%。肿瘤呈囊性，内含皮脂样物、脂肪、浆液、牙齿或骨组织。

卵巢囊腺癌也可为浆液性和黏液性。其中浆液性者多见，占卵巢恶性肿瘤的40%～60%。病理上瘤内有多发大小不等的囊变区，囊壁有明显乳头状突起。肿瘤可发生局部侵犯，种植性转移和淋巴转移。

卵巢肿瘤的主要临床症状是盆腹部肿块，恶性者常并有腹水、消瘦、贫血等表现。影像学检查是卵巢肿瘤主要诊断方法之一，尤对晚期恶性肿瘤，能较准确地显示肿瘤范围，有利于临床分期和治疗。

卵巢肿瘤的首选影像检查方法是超声，而CT和MRI检查对于病变细节、毗邻关系和累及范围的显示效果较佳。

【影像学表现】

1. 卵巢浆液性囊腺瘤（serous cystadenoma of ovarium）和黏液性囊腺瘤（mucinous cystadenoma of ovarium） CT、MRI和超声：①肿瘤一般较大，直径常超过10cm，典型者呈多房性囊性肿块；②壁和内隔薄而均匀，黏液性者壁可较厚，可有壁结节；③囊内呈液体性密度、信号强度或回声；④囊内液体含蛋白量较高时，CT或MRI T_1WI 可表现密度或信号增高。

2. 卵巢囊性畸胎瘤（cystic teratoma of ovarium） CT、MRI和超声：可发现特征性表现：① CT和MRI肿块呈混杂密度或信号，内有脂肪性密度或信号灶，CT还可见钙化、牙齿或骨组织；②超声检查，表现为液性无回声肿块内有线状、团状高回声或出现"面团征（囊内壁处的高回声团，由脂类颗粒聚集而成）"，可有脂-液分层表现。

3. 卵巢浆液性囊腺癌（serous cystadenocarcinoma of ovarium）和黏液性囊腺癌（mucinous cystadenocarcinoma of ovarium） CT、MRI和超声：①肿块形态多不规则，同时具有囊性和实性部分；②CT和MRI增强扫描，肿块实性部分强化；③CDFI显示肿块内有丰富的血流信号；④常有腹水，大网膜转移时形成扁平状实性肿块（网膜饼），腹膜和肠系膜处也可有多发转移性结节；⑤黏液性囊腺癌发生种植性转移时，形成腹腔假性黏液瘤，表现为盆、腹腔内低密度肿块，当位于肝脏外缘处时，呈分隔状表现，致肝表面形成多个扇形压迹；⑥此外，还可发现盆腔、腹膜后和腹股沟淋巴结转移和肝内转移。

【诊断和鉴别诊断】

卵巢囊腺瘤诊断要点：盆腔内较大的分房性囊性肿块，壁和内隔薄而均匀，其内呈液体密度、信号或回声，增强扫描囊壁或壁结节可强化；需与各种类型的卵巢囊肿鉴别，后者通常为囊肿大小不等，多为单房性、壁薄、无分隔。此外，卵巢囊腺瘤需与囊腺癌鉴别，囊腺癌不但有囊性部分，常有不规则形的实性肿块，增强扫描实体部分可明显强化，同时伴有腹水、腹膜及系膜等多处转移征象。

（六）先天异常

女性生殖系统先天性畸形的发生率为 0.1%～0.5%。其中以子宫先天性畸形常见，可为单角子宫、双角子宫（完全性、部分性或鞍形子宫）、双子宫、纵隔子宫（完全性、部分性）。此外，也可发生单侧或双侧卵巢发育不良或缺如、输卵管重复畸形等。临床上，表现为不孕、流产和早产。影像学检查是发现女性生殖系统先天性畸形并确定其类型的主要方法。首选检查方法应为 MRI，其诊断准确率高，且不受并存的子宫肌瘤等病变的影响，还可发现有无卵巢异常及并存的肾畸形。不具备 MRI 设备的单位，可选择超声或子宫输卵管造影检查。

【影像学表现】

X 线：子宫输卵管造影通过显示子宫腔的异常改变，可发现大多数子宫畸形，如单角子宫、双子宫等；然而不能显示子宫的外形，因而限制了某些类型畸形的判断，如纵隔子宫与双角子宫的鉴别。此外，子宫腔粘连也限制了造影检查的应用。

超声：超声检查能显示子宫外形和内膜，可发现和诊断出大多数子宫畸形（图 10-1-4），同时还可发现卵巢缺如等异常。

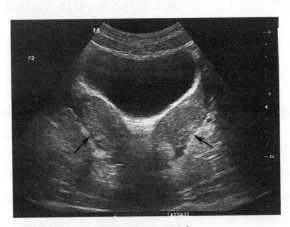

图 10-1-4　双子宫
超声检查，膀胱后方左右两侧各见一边界清楚中等回
声结构(↑)，为双子宫

CT：可发现先天性无子宫和较小的幼稚子宫及双子宫。然而，由于 CT 检查不能确切显示宫腔形态，因而无助于发现局限于腔内的子宫畸形，如纵隔子宫。

MRI：能清楚显示子宫外形及内部各解剖带及宫腔，同时发现有无卵巢异常及并存的肾畸形、输卵管重复畸形等，是目前最佳显示女性生殖系统先天性畸形的方法。

【诊断和鉴别诊断】

超声和 MRI 检查均能较好地显示子宫腔内外结构形态，对于各种子宫先天性畸形能作出准确诊断,特别是 MRI 检查可清楚显示子宫壁各层,且不受并存子宫肌瘤、腺肌瘤病等病变的干扰,同时可发现合并卵巢缺如等畸形。

五、妊娠和优生优育

超声检查方便,通常对胎儿和母体均无损伤,能实时动态成像并可多次随诊观察,因而是目前产科领域中应用最广的影像学检查方法,其他检查则较少应用。超声检查能确定早期妊娠,评估胎儿生长、发育情况;并能发现某些胎儿先天性畸形及胎盘位置异常等,是产前最佳的检查方法。

(一)早期妊娠

早期妊娠为受孕至第 12 周末,超声检查表现如下:①子宫随孕龄而逐渐增大;②宫腔内见孕囊;③胚胎约在孕 6 周时显示,为孕囊内点状或不规则形小团块状回声,孕 6～7 周可显示原始心管的搏动,孕 7 周后出现胎动,孕 10 周后可见胎儿轮廓及胎头,孕 11～12 周显示胎儿的躯干、脊柱和长骨(图 10-1-5);④胎盘于孕 8～9 周可显示。

依据增大子宫内有孕囊回声可作出早期妊娠诊断,需与宫腔内积血或积液等假性妊娠鉴别,应结合临床资料或动态观察。

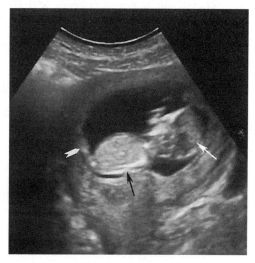

图 10-1-5 孕 12 周胎儿
超声检查子宫腔可见羊水形成液性暗区,胎头(白箭)、脊柱(黑箭)和四肢长骨(箭头)

(二)妊娠与胎儿异常

1. 流产和死胎 流产声像图表现为:①孕囊皱缩,边缘形态不规则或不完整;②孕囊下移至子宫下段或宫颈;③随诊时,子宫和孕囊不增大。死胎的表现是:①胎心和胎动消失;②相隔一周孕囊无增大;③若在孕 14 周后,显示胎头、胸腹部的皮肤、皮下组织呈双线状回声;④胎儿的颅骨重叠、变形,脊柱弯曲过度甚至成直角;⑤多普勒超声显示胎儿、脐带内无血流信号。

2. 葡萄胎 声像图表现:①子宫增大;②宫腔内充满密集不均匀高回声点及蜂窝状暗区,或为弥漫、明亮的粗大高回声斑,形如"落雪状";③宫腔内无胎儿结构,部分性葡萄胎除蜂窝状表现外,尚可见胎儿结构和部分胎盘回声;④子宫两侧可见圆形或椭圆形无回声区,其内可有间隔状光带,壁薄而光滑,此为合并的卵巢黄素囊肿,见于 25%～60% 的葡萄胎患者。

3. 异位妊娠 最常见的是输卵管妊娠。输卵管妊娠多发生在壶腹部,其次为峡部,声像图多表现为:①子宫可稍增大或正常大小,宫腔未见孕囊,附件区见边界清或不清的混合回声或低回声团,有时可探及存活的胚芽回声;② CDFI 显示丰富的环状血流信号,若胚芽存活则可见红蓝相间闪烁的心管搏动;③输卵管发生破裂时,于子宫直肠陷窝乃至全腹可探及到液性暗区。

4. 胎儿畸形 胎儿畸形有多种类型,超声检查对诊断有重要价值。

（1）神经系统畸形：包括无脑、露脑畸形、脊柱裂、脑积水、小头畸形等，超声表现如下：

无脑、露脑畸形：正常颅骨光环消失，无正常脑组织回声或脑组织漂浮在羊水内。

脊柱裂：矢状切面正常胎儿脊柱呈平行的两条强回声光带，脊柱裂时强回声带连续中断，合并脊髓脊膜膨出时可见囊性包块。隐性脊柱裂产前超声常难发现。

脑积水：侧脑室增宽，轻度脑积水时双顶径和头围可正常，重度者则明显超过正常值范围，脉络丛呈"悬挂征"。

（2）消化系统畸形：包括先天性食管闭锁、先天性十二指肠闭锁等。

先天性食管闭锁：胎儿的上腹部探查不到无回声的胃泡或胃泡小，孕中晚期可有羊水过多表现。

先天性十二指肠闭锁：胎儿的上、中腹可见两个并列的无回声区，称为"双泡征"，分别代表扩张的胃和十二指肠近端，有羊水过多表现。

（3）泌尿系统畸形：包括肾缺如、肾积水等。

肾缺如：可为单侧或双侧性，孕中期后在脊柱的一侧或两侧探查不到肾脏回声，双侧肾缺如者在盆腔内无膀胱回声显示，常并有羊水过少。

肾积水：胎儿肾积水多为单侧性，由于输尿管狭窄所致，表现患侧肾脏集合系统扩张，呈无回声，部分病例并输尿管积水。

（4）骨骼系统畸形：包括先天性软骨发育不良和成骨发育不全等。

先天性软骨发育不良：该畸形主要造成胎儿长骨短小畸形。表现胎儿头颅增大，胸腔狭窄，四肢长骨极度短小。

成骨发育不全：是膜化骨发育障碍。表现胎儿颅骨非常薄，常有塌陷，胸部变形并有多发肋骨骨折，四肢长骨也常有骨折。

除上述畸形外，还有心血管畸形、腹壁缺损、膈疝、胎儿肿瘤等病变，超声检查有助于发现以上异常。

（三）前置胎盘

正常胎盘呈特殊回声结构，可以识别，其附着于子宫腔前壁、后壁或侧壁上，下缘与子宫颈内口尚有一段距离。前置胎盘可分为：①中央性前置胎盘，显示子宫颈内口完全为胎盘覆盖，子宫下段的前后壁均有胎盘分布，胎儿与膀胱距离增加；②部分性前置胎盘，胎盘覆盖部分子宫颈内口；③边缘性前置胎盘，显示胎盘边缘达宫颈内口边缘，但无覆盖。

第二节　男性生殖系统

影像学检查在男性生殖系统疾病诊断中具有较高的价值。影像学检查的目的是发现病变，进行定性诊断，对恶性肿瘤还能进一步明确病变范围和确定有否转移，有利于肿瘤分期和治疗。

一、检查技术

男性生殖系统影像学检查的主要方法是超声、CT 和 MRI 检查。然而，这些方法对不同病变和病期的诊断价值各异，应用时需特别注意。例如，超声除作为前列腺和精囊疾病的初查方法外，也是睾丸肿瘤的主要检查方法；对于前列腺癌尤为早期者，应以 MRI 检查作为主要方法；而在进展期恶性肿瘤，CT 和 MRI 检查有助于肿瘤的分期诊断以及药物治疗后疗效评价。

（一）超声检查

超声检查前列腺和精囊可经腹壁、会阴、直肠腔内或尿道四种途径进行。临床超声诊断中以经腹壁及经直肠腔内扫查最为常用，前者需充盈膀胱，取仰卧位检查。直肠腔内途径检查，前列腺显示更为清晰，需清洁肠道并适度充盈膀胱，取膀胱截石位或仰卧位检查。

（二）CT 检查

1. 平扫　行盆腔横断面检查，体位、胃肠道准备和膀胱充盈情况等同女性盆腔检查。扫描范围一般自髂嵴至耻骨联合下缘水平，并根据病情适当扩大检查范围。

2. 增强扫描　主要用于病变的定性及定位诊断，鉴别盆腔内髂血管影与增大淋巴结。检查方法同女性盆腔增强扫描。

（三）MRI 检查

常规行 SE 序列 T_1WI 和 T_2WI 检查，其中横断面和矢状面 T_2WI 并脂肪抑制检查技术尤为重要。常规用体部表面线圈，若用直肠腔内表面线圈则能提高前列腺的成像质量。应用 3.0T 或更高场强的磁共振设备，磁敏感性高、组织分辨力好，不需直肠专用线圈也可获得前列腺的优质图像。

磁共振波谱（MRS）是利用不同化合物中的氢质子具有不同的共振频率，以检测正常组织和病变组织的代谢产物，从而进行疾病诊断的检查方法。常用于前列腺癌的诊断及治疗后疗效评估。

扩散加权成像（DWI）是反映活体器官或组织中水分子的不规则随机运动，DWI 能够从分子运动的角度反映组织的分子及细胞的生物学特性，当疾病致水分子弥散受限时，DWI 可呈高信号，其定量指标表观扩散系数（ADC）降低。因此，可对疾病进行早期诊断。

MRI 动态增强扫描（dynamic contrast-enhanced MRI，DCE-MRI）是应用 MRI 三维容积快速梯度回波 T_1WI 序列，经肘静脉注射对比剂后进行快速 20～30 次扫描，甚至更多的反复扫描，获得相当于器官血流容积灌注成像，对数据进行后处理可评估组织对对比剂的摄取量，是研究肿瘤微血管特性的有效技术。所获得的参数可进行病变的半定量（时间 - 信号强度曲线）和定量诊断。

二、正常影像学表现

（一）男性生殖系统正常超声表现

经腹横断扫查，于高水平断面可见正常前列腺略呈三角形，边缘钝，两侧对称，呈略低回声，可见移行区尿道周围组织（称为内腺或前列腺前组织）及与外腺的关系。直肠的纵向扫查，可显示直肠前壁、前方的精囊、前上方的膀胱及前下方的前列腺。成人正常睾丸纵断面为卵圆形，大小约 2cm×3cm×4cm，呈均匀中等或稍低回声，边缘光滑，睾丸周边有一细窄的高回声环，为包膜（由鞘膜、白膜及血管膜组成），睾丸纵隔呈线条状或斑片状高回声，位于中央靠后外侧，属正常结构。附睾头紧邻睾丸上极，呈三角形，回声与睾丸相似；附睾体、尾位于睾丸的背侧及下极，回声较弱，容易被漏检。CDFI 可显示睾丸动脉。

（二）男性生殖系统正常 CT 表现

正常精囊和前列腺形态在周围低密度脂肪组织的对比下，能够清楚显示。精囊位于膀胱底的后方，呈"八"字状软组织密度影。在精囊前缘与膀胱后壁之间为尖端向内的低密度脂肪间隙，称为精囊角。前列腺紧邻膀胱下缘，横断面上呈椭圆形软组织密度影。腺体随年龄而增大：年轻人腺体的平均上下径、前后径和横径分别为 3cm、2.3cm 和 3.1cm；老龄者，则分别为 5cm、4.3cm 和 4.8cm。

（三）男性生殖系统正常 MRI 表现

常规 MRI 扫描：T_1WI 腺体呈均匀低信号，不能分辨内部各区，但 T_1WI 扫描对前列腺外周低信号包膜显示清楚。T_2WI 由于组织结构和含水量的差异，可清楚地分辨腺体内各区，其中位于腺体中心的移行带和中央带呈低信号，而位于外后部的外周带为高信号，最外的环状低信号线影代表前列腺被膜。正常精囊内含有液体，故 T_1WI 呈低信号和 T_2WI 呈高信号表现。

DWI：正常前列腺各区 DWI 呈较均匀的等信号，ADC 测定值（B 值为 1000）一般在 $1.2 \times 10^{-3}mm^2/s$ 以上。

MRS：正常前列腺组织内含有高浓度的枸橼酸盐（citrate，Cit），为腺体组织产生和分泌；此外，还含有胆碱（choline，Cho）及其化合物与肌酸（creatine，Cr），其中前者与细胞膜的合成与降解有关，而后者参与能量代谢。在前列腺各解剖带，这些代谢物的含量有所差异：外周带的 Cit 波峰最高，含量（Cho＋Cr）/Cit 的比值约为 60% 左右，且随年龄增长无明显改变。中央腺体的 Cit 含量较低，但其波峰不应低于 Cho；随年龄增长，Cit 波峰由于腺体增生而增高。

DCE-MRI：动态增强扫描，正常腺体呈逐步强化表现，即时间 - 信号曲线呈逐渐上升型曲线（即 I 型曲线）。

三、基本病变影像学表现

（一）前列腺增大

超声、CT 和 MRI 检查均易发现前列腺增大，表现前列腺横径 >5cm 或在耻骨联合上方 2cm 层面仍可显示前列腺。可为均匀对称性增大或为非对称性不规则形增大。均匀对称性增大多见于前列腺增生，但少数早期前列腺癌也可为此表现，超声检查发现前列腺外周带内有低回声或 MRI 检查 T_2WI 病灶呈低信号及功能 MRI 定量检查改变等，有助于早期前列腺癌诊断。非对称性不规则形增大主要见于前列腺癌，除形态、大小改变外，其回声、密度和信号强度亦发生改变。

（二）精囊肿块

精囊肿块可为精囊囊肿、脓肿或原发、继发肿瘤。超声、CT 和 MRI 检查，根据肿块的回声、信号强度和密度，常能作出进一步鉴别。单侧精囊增大可为囊肿、脓肿或肿瘤等。精囊肿块呈液性回声、水样密度和信号强度时，为精囊囊肿或脓肿；而肿块呈实性回声、软组织信号强度和密度并有强化时，常为精囊肿瘤。

（三）睾丸肿块

超声和 MRI 检查能够发现睾丸肿块，常见原因为睾丸肿瘤。不同类型肿瘤的回声、信号强度各异，从而有可能作出定性诊断。

四、疾 病 诊 断

（一）前列腺增生

前列腺增生（prostatic hyperplasia）是老年人的常见病变，40 岁以前很少发生，50 岁以上发生率约为 50%，而 60 岁以上则高达 75% 左右。病理上前列腺增生主要发生在移行区，腺体组织和基质组织有不同程度增生，周围可形成假性包膜。当增大移行区压迫邻近尿道和膀胱出口时，导致不同程度的膀胱梗阻。主要临床表现是尿频、尿急和夜尿增加，随病情加重，出现尿流变细、中断，甚至发生尿潴留。

前列腺增生临床主要诊断依据是症状和直肠指检，影像学检查的目的是评价前列腺增大的程度及与前列腺癌鉴别。

【影像学表现】

超声：①前列腺对称性增大，径线超过正常值上限；②增大的前列腺边界清楚，被膜回声连续；③内腺呈瘤样增大，外腺萎缩，两者分界清晰，内腺回声较外腺偏低，内腺区有时可见单发或多发的类圆形高回声结节，有时可见强回声后方伴声影的钙化灶；④由于前列腺增大致排尿阻力增加，致膀胱壁增厚，内缘处有多发小梁形成的突起。

CT：①耻骨联合上方 2cm 或更高层面仍可见前列腺或（和）前列腺横径超过 5cm；②增大的前列腺密度无改变，边缘光滑锐利；③增强扫描增大的前列腺呈较均匀强化。

MRI：① T_1WI 增大的前列腺呈均匀低信号；② T_2WI 外周带显示受压变薄，但仍维持正常较高信号（图 10-2-1）；移行带和中央带体积明显增大，当以腺体增生为主时，呈多发结节状不均匀高信号，若基质增生明显，则以中等信号为主；在受压外周带与增大的移行带和中央带之间可见一低信号环影；③ DWI 增生腺体常呈等信号，ADC 值降低不明显；④ MRS 检查，增生的移行带由于腺体增生 Cit 峰明显升高，Cho 峰和 Cr 峰变化不明显，即 CC/C 比值不大；⑤ DCE-MRI 增生的腺体呈逐步强化表现，即时间 - 信号曲线呈逐渐上升型曲线（即 I 型曲线）。

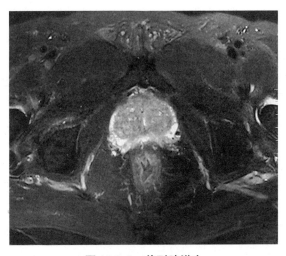

图 10-2-1 前列腺增生

MRI T_2WI 脂肪抑制横断面，显示前列腺移行区和中央区体积增大、信号不均匀，周围高信号带明显受压变薄

【诊断和鉴别诊断】

前列腺增生诊断要点：①老年人常见疾病，好发于 60 岁以上；②前列腺移行带和中央带体积增大，外周带受压变薄、但信号或回声仍高，两者边界清楚；③ DWI 增生的腺体呈等信号、MRS 测定 CC/C 比值不大、MRI 动态增强扫描腺体呈逐步强化表现。前列腺增生应与限于被膜内的前列腺癌进行鉴别，两者均可表现为前列腺对称性增大，CT 和超声检查常难以鉴别，但 MRI 检查则有较高的鉴别价值。

（二）前列腺癌

前列腺癌（prostate cancer）是老年人常见的恶性肿瘤，其中 95%～99% 为腺癌。肿瘤主要发生在前列腺的外周带，占 70%～80%。早期（$T_{1\sim2}$ 期），肿瘤限于被膜内；中晚期（$T_{3\sim4}$ 期），肿瘤突破被膜并侵犯周围脂肪、精囊和其他相邻结构，以及发生淋巴转移和血行转移。临床上早期症状类似前列腺增生，晚期发生局部疼痛并出现转移体征。前列腺癌诊断的主要依据是直肠指检可触及前列腺硬结、前列腺特异抗原（PSA）增高和相应的影像学表现，最终确诊需穿刺活检或手术病理。

前列腺癌的影像学检查通常以超声为筛选方法，但其对早期肿瘤的诊断及准确的分期有一定的限度；CT 对早期病灶的检出价值不大，对中晚期肿瘤的定位及分期诊断有一定价值。MRI 检查对早期病灶检出具有较高的敏感性及特异性，并有助于确定活检的位置，以及明确病变的范围和进行分期，指导临床制订治疗方案。

【影像学表现】

超声：①早期前列腺癌常呈低回声结节，少数为等回声或非均质回声增强病灶，病变边界多模糊不清，较大者可致局部被膜外突，但无特异性；②在进展期前列腺癌，前列腺呈不规则分叶状增大；被膜不完整，回声连续性中断；内部回声强弱不均，内外腺结构境界不清，CDFI 显示局部血流信号增加；邻近器官出现受累表现，例如膀胱颈部呈不规则形增厚、隆起，膀胱直肠窝或直肠壁出现肿块回声。

CT：①早期前列腺癌结节局限于包膜内，前列腺组织与肿瘤组织强化程度类似，密度无异常改变，因而 CT 无助于早期前列腺癌的诊断；②对于进展期前列腺癌，能够显示肿瘤的被膜外侵犯，表现正常前列腺形态消失，代之为较大的分叶状肿块；肿瘤侵犯精囊，造成精囊不对称、精囊角消失和精囊增大；膀胱受累时，膀胱底壁增厚，以致出现突向膀胱腔内的分叶状肿块；可发现盆腔淋巴结转移及远处器官或骨转移。

MRI：①在 T_2WI 高信号的外周带出现低信号结节；②在 DWI 前列腺癌的肿瘤区由大量堆积的肿瘤细胞构成，间质少，恶性上皮细胞与腺体不规则排列，内部结构改建明显，影响水分子扩散；同时，肿瘤细胞核大，大的核质比也影响分子的扩散运动，导致肿瘤区水分子的运动能力明显降低，即病灶呈高信号，ADC 值降低；目前认为，当 B 值为 1000 时，ADC 值 $< 0.95 \times 10^{-3} mm^2/s$，诊断敏感性及特异性超过 90%；③在 MRS 检查，Cho 峰明显增高，Cit 明显降低，CC/C 比值大于 1.0；④动态增强扫描病灶呈速升速降的强化表现，即呈Ⅲ型时间 - 信号曲线（图 10-2-2）。

当前列腺癌突破被膜并侵犯周围脂肪或（和）相邻结构时，MRI 具有组织分辨力高、多方位成像等特点，可较好地显示前列腺周围神经血管束、精囊、膀胱、直肠、盆底肌侵犯及盆腔淋巴结、骨转移情况，可准确地进行肿瘤的分期诊断。

【诊断和鉴别诊断】

前列腺癌诊断要点：①肿瘤主要发生在前列腺的外周带；②肿瘤限于被膜内超声或 CT 诊

断比较困难；③ MRI T₂WI、DWI、MRS 及动态增强扫描能较好地显示病灶及定量诊断。前列腺癌需与前列腺增生及膀胱底部肿瘤鉴别。前列腺癌早期限于被膜内时，应与前列腺增生鉴别，MRI 检查依据常规 MRI T₂WI 高信号的外周带出现低信号结节影，DWI 结节信号增高或

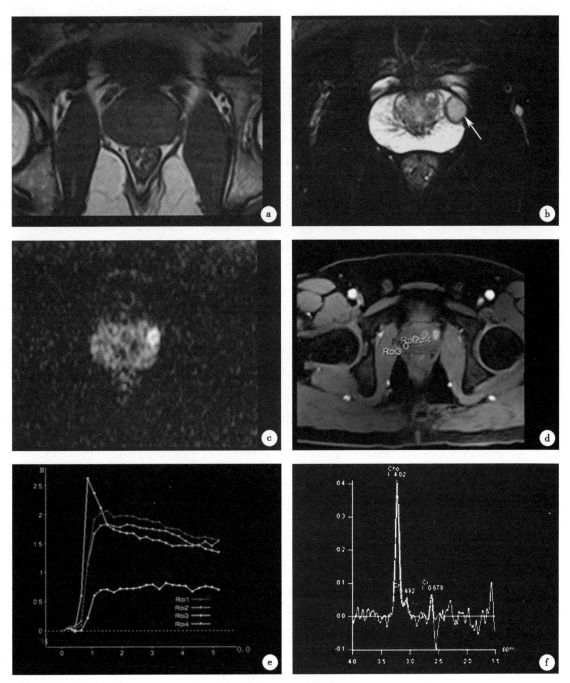

图 10-2-2　前列腺癌 MRI

a. T₁WI 轴位，前列腺外形未见异常，信号均匀，左侧外周带似见结节影；b. T₂WI 脂肪抑制轴位，前列腺左侧外周带显示低信号结节（↑）；c. DWI 病灶呈高信号；d. 动态增强后处理取不同区域 ROI；e. 取值的各区域时间 - 信号曲线，蓝色曲线为病灶曲线，呈速升速降（Ⅲ型曲线）表现；f. MRS，Cho 峰明显升高、Cit 峰明显降低

ADC 值降低、动态增强扫描等，能较好地区别前列腺癌与前列腺增生。膀胱肿瘤时，超声和 MRI 的矢状及冠状面检查显示肿瘤的主体位于膀胱，有利于与前列腺癌鉴别。

（三）睾丸肿瘤

睾丸肿瘤（testicular tumor）绝大多数为恶性，其中 90%～95% 为生殖细胞肿瘤，主要是精原细胞瘤，以及胚胎癌、绒毛膜上皮癌等。肿瘤易发生腹膜后淋巴结转移，亦可血行转移至肝、肺等部位。睾丸良性肿瘤少见，主要为成熟型畸胎瘤。睾丸肿瘤多发生在青中年，表现为一侧睾丸肿块，也可起于隐睾。影像学检查对睾丸肿瘤的定性有一定帮助，尤利于转移灶的发现，还可用于监控疗效。

【影像学表现】

超声：①患侧睾丸增大，多无正常睾丸回声；②精原细胞瘤的边界清楚，回声不均，有粗大点状回声，CDFI 显示血运丰富、为动脉血流频谱、流速快；③胚胎癌多为边界清楚的较大肿块，呈混杂回声；④畸胎瘤或畸胎癌时，内部回声极不均匀，有液化、坏死性无回声区和钙化所致的强回声后方伴声影。

CT：①睾丸局部肿块；②增强扫描肿块均匀或不均匀强化；③畸胎瘤或畸胎癌常密度不均匀，出现钙化或脂肪为其典型表现；④恶性睾丸肿瘤的腹膜后淋巴结转移和远处转移征象。

MRI：①睾丸精原细胞瘤质地均匀，很少有坏死和出血，因而 T_1WI 与正常睾丸组织成等信号，而 T_2WI 信号则低于正常睾丸组织；②胚胎癌或绒毛膜上皮癌易有出血、坏死而致信号不均匀；③成熟畸胎瘤表现为内含脂肪成分的混杂信号肿块；④恶性睾丸肿瘤的腹膜后淋巴结转移和远处转移征象。

【诊断和鉴别诊断】

睾丸肿瘤诊断要点：①睾丸肿瘤绝大多数为恶性，即精原细胞瘤；②患侧睾丸增大，正常结构消失；③恶性肿瘤局部侵犯及转移征象；④畸胎瘤含脂肪或钙化诊断比较明确。睾丸肿瘤应与其他睾丸肿块鉴别，包括睾丸血肿、脓肿、炎症等。这些病变在临床上有不同表现，影像学检查可显示各自特征。例如，睾丸血肿超声检查为液性无回声区，CT 为高密度；睾丸脓肿可有气影；睾丸炎与附睾炎多同时发生，超声呈弥漫性低回声。

第三节 乳 腺

乳腺疾病是妇女常见病、多发病，影像学检查是其重要的诊断手段。在众多乳腺影像学检查方法中，由于成像原理不同，各种检查方法各有所长和不足，需根据病情和设备条件选择最恰当的影像学检查方法或最佳的组合。目前，乳腺影像学检查主要以 X 线摄影及超声检查为主，两者具有较好的优势互补性，已成为乳腺疾病检查的最佳组合。MRI 和 CT 检查因各具优势，可成为 X 线及超声检查的重要补充检查方法。

一、检 查 技 术

（一）X 线检查

乳腺 X 线检查（mammography）操作简单，价格相对便宜，诊断比较准确，特别是对乳腺内钙化、尤其乳腺癌的微小钙化的检出率很高，已成为乳腺疾病的主要影像学检查方法。由于乳腺腺体组织随月经周期变化而有所变化，因此乳腺 X 线检查的最佳时间为月经后 1～2 周。摆位和对乳房施加适当的压迫是乳腺 X 线摄影技术中的重要部分。乳腺常规 X 线摄影应包括双侧乳腺，以利于对比。患者通常取立位。内外斜位（mediolateral oblique，MLO）和头尾位（craniocaudal，CC）是两个常规投照位置，必要时辅以侧位（lateral）、外上 - 内下斜位（superolateral-to-inferomedial oblique，SIO）、外内斜位（lateromedial oblique，LMO）、局部压迫（spot compression）摄影及全乳或局部压迫放大摄影等。内外斜位所暴露出的乳腺组织最多，特别是对一些深位病变显露较好。头尾位对较浅表的乳腺内、外侧病变显示比较清晰，但所包括的乳腺组织较少，深部病变易被漏掉。侧位投照是最常用的附加体位，它与头尾位结合可对乳腺病变进行精确定位。外上 - 内下斜位和外内斜位对位于乳腺内上病变显示最好。

乳腺导管造影（galactography）适用于有乳头溢液的患者。为经乳腺导管在乳头的开口注入对比剂使乳腺导管显影的 X 线检查方法。通过乳腺导管造影可发现导管系统病变。

（二）超声检查

超声检查能清晰显示乳腺内各层结构，对乳腺疾病的诊断也是一种非常有价值的影像学检查方法。另外，与乳腺 X 线检查相比，超声检查无射线辐射，因此是年轻、妊娠或哺乳期妇女乳腺病变的首选检查方法。患者一般取仰卧或侧卧位，在检查侧肩下放置一硬枕，并抬起上臂，充分暴露乳房。乳腺超声检查一般采用 7.5～10MHz 的高频线阵型探头，检查时在乳房表面皮肤涂匀偶合剂，将探头置于乳腺区顺序进行横切、纵切和斜切扫查，同时注意两侧乳腺对比观察。除常规二维超声检查外，频谱多普勒和彩色多普勒血流成像（CDFI）检查能够反映乳腺病变内部及周围的血流状况，对病变的诊断及鉴别诊断有一定的帮助。另外，乳腺超声弹性成像技术能够客观定量评估乳腺病变的硬度，也为病变尤为小病变的诊断和鉴别诊断提供了新的信息，可明显提高对常规二维超声图像表现不典型的乳腺病变诊断的准确性。

（三）CT 检查

常规 CT 检查的射线剂量比 X 线摄影大，检查费用亦高，不宜作为乳腺疾病的常规检查手段，但部分患者行胸部 CT 检查时包括到双侧乳腺和腋下，胸部平扫 CT 检查能够发现较明显的乳腺病变，并可检出乳腺癌的腋窝、纵隔淋巴结转移及肺转移。患者一般取仰卧位，与常规胸部扫描体位相同。乳腺 CT 检查扫描范围自双乳下界至腋窝。扫描层厚根据情况而定，当肿物较大时，可常规取 10mm 层厚，肿物较小或不明显时，选择小于 5mm 层厚为宜。增强 CT 检查一般采用静脉团注法，注入碘对比剂 80～100ml，注射后行不同时相快速动态扫描。

（四）MRI 检查

MRI 软组织分辨力高，对发现乳腺病变具有较高的敏感性，且无射线辐射，非常适合作为乳腺的检查手段。但 MRI 检查较费时且费用相对较高，目前主要用于常规 X 线和超声检查定性困难、乳腺癌保乳手术前和乳腺假体并发症的评估等。由于乳腺腺体组织随月经周期变化而变化，因此乳腺 MRI 检查最佳时间为月经后 1～2 周。患者俯卧于检查床上，双乳自然悬垂于特制的乳腺相阵列表面线圈的双孔内。扫描方位可采用横断面或矢状面。最常用的成像序列包括自旋回波序列、快速自旋回波序列、反转恢复序列和梯度回波序列等。扫描层厚一般不大于 5mm，无层间距。范围要包括全部乳腺，必要时包括腋窝。单纯乳腺 MRI 平扫检查除能对囊、实性病变作出可靠诊断外，在定性诊断方面与 X 线检查相比并无显著优势，故应常规行 MRI 增强扫描。MRI 增强扫描常用的对比剂为 Gd-DTPA，所用剂量为 0.1～0.2mmol/kg 体重,采用静脉内团注法,扫描技术采用能够同时兼顾高时间分辨力和高空间分辨力的快速成像序列 T_1WI 动态增强扫描。DWI 检查亦常应用于乳腺检查,能够反映乳腺良、恶性病变组织内水分子受限程度的差异,根据测得病变的表观扩散系数鉴别乳腺良、恶性病变,与动态增强 T_1WI 成像相结合可提高乳腺 MRI 诊断的准确性。

二、正常影像学表现

(一)乳腺正常 X 线表现

乳腺是一终身变化的器官,乳腺发育情况、年龄、月经周期、妊娠、经产情况、哺乳以及内分泌等多种因素均可对乳腺 X 线表现产生影响,所以,判断时除应注意运用双侧对比外(在大多数情况下,两侧乳房的影像表现基本对称),尚需密切结合年龄、生育史、临床及体检所见。正常乳腺各结构 X 线表现分述如下:

1. 乳头　乳头位于锥形乳腺的顶端和乳晕的中央,密度较高,大小不一,但一般两侧等大。

2. 乳晕　乳晕呈盘状,位于乳头周围,乳晕区皮肤厚度为 1～5mm,较其他部位的皮肤稍厚。

3. 皮肤　皮肤呈线样影,厚度均匀,但在下后方邻近胸壁返折处的皮肤略厚。皮肤的厚度因人而异,为 0.5～3mm。

4. 皮下脂肪层　通常表现为皮肤下方厚度为 5～25mm 透亮的低密度带,其内交错、纤细而密度较淡的线样影为纤维间隔、血管和悬吊韧带。皮下脂肪层厚度随年龄及胖瘦不同而异,年轻致密型乳腺此层较薄,肥胖者则此层较厚,脂肪型乳腺的皮下脂肪层与乳腺内脂肪组织影混为一体(图 10-3-1)。

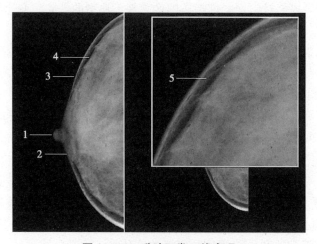

图 10-3-1　乳腺正常 X 线表现

1. 乳头;2. 乳晕;3. 皮肤;4. 皮下脂肪层;5. 悬吊韧带

5. 纤维腺体组织　X 线上的所谓纤维腺体影是由许多小叶及其周围纤维组织间质重叠、融合而成的片状致密影,边缘多较模糊。通常纤维腺体组织的 X 线表现随年龄增长而有较大变化:①年轻女性或中年未育者,因腺体及结缔组织较丰富,脂肪组织较少,X 线表现为整个乳腺呈致密影,称为致密型乳腺(图 10-3-2a);②中年女性随着年龄增加,腺体组织逐渐萎缩,

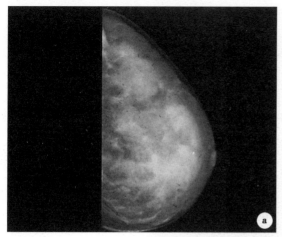
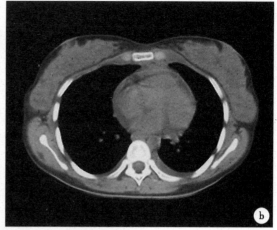
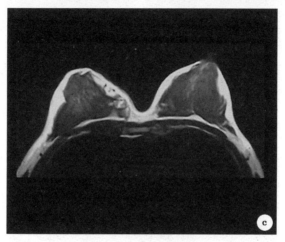

图 10-3-2　致密型乳腺
a. X 线平片；b. CT 平扫；c. MRI

脂肪组织增加，X 线表现为散在片状致密影，其间可见散在的脂肪透亮区；③生育后的老年女性，整个乳腺大部或几乎全部由脂肪组织、乳导管、残留的结缔组织及血管构成，X 线上较为透亮，称为脂肪型乳腺（图 10-3-3a）。

6. 乳导管　正常人有 15～20 支输乳管即乳导管，开口于乳头，呈放射状向乳腺深部走行。X 线平片有时可显示大导管，起自乳头下方，呈线样放射状向乳腺深部走行，也可表现为均匀密度的扇形影而无法辨认各支导管。X 线平片乳导管表现的线样影同纤维组织构成的线样影难以鉴别，可统称为乳腺小梁（breast trabeculae）。乳腺导管造影能清楚显示大导管及其分支导管。

7. 乳腺后脂肪　乳腺后脂肪位于乳腺纤维腺体层后方、胸大肌前方，与胸壁平行，X 线平片表现为线样透亮影，厚度 0.5～2mm，向上可达腋部。在 X 线片上，乳腺后脂肪的显示率较低。

8. 血管　X 线平片在乳腺上部的皮下脂肪层内多能见到线状静脉影，静脉的粗细因人而异，一般两侧大致等粗。未婚妇女静脉多较细小，生育及哺乳后静脉增粗。乳腺动脉在致密

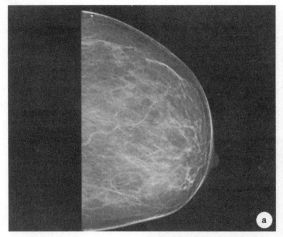
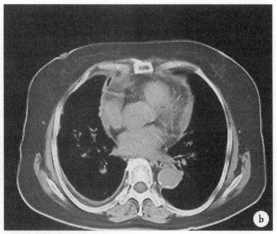
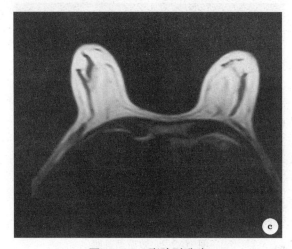

图 10-3-3 脂肪型乳腺
a. X 线平片；b. CT 平扫；c. MRI

型乳腺多不易显示，在脂肪型乳腺有时可见迂曲走行的动脉影。动脉壁钙化时，呈双轨或柱状表现。

9. 淋巴结　乳腺内淋巴结一般不能显示，偶尔可呈圆形结节影，直径多小于 1cm。X 线平片常见的淋巴结多位于腋前或腋窝软组织内，根据其走向与 X 线投照的关系可呈圆形、椭圆形或蚕豆状的环形或半环形影，边缘光滑。淋巴结的一侧凹陷部称为"门"，表现为低密度区，此处有较疏松的结缔组织，血管、神经和淋巴管由此进出淋巴结。正常淋巴结大小差异较大，当淋巴结内含有大量脂肪即脂肪化时可至数厘米。

由于正常乳腺的 X 线表现个体间差异很大，缺乏恒定的 X 线类型，目前尚无统一的分型标准。国内外许多学者对正常乳腺均进行过分型。美国放射学会提出的乳腺影像报告和数据系统（breast imaging reporting and data system，BI-RADS）将乳腺分为 4 型：脂肪型（乳腺内几乎全部为脂肪组织，纤维腺体组织 <25%）（图 10-3-3a）、少量纤维腺体型（乳腺内散在纤维腺体组织占 25%～50%）、多量纤维腺体型（乳腺呈不均匀致密表现，纤维腺体组织占 51%～75%）、致密型（乳腺组织非常致密，纤维腺体组织 >75%）（图 10-3-2a）。这种分型的主要意义在于说明

X线对不同乳腺类型中病变检出的敏感性不同,对发生在脂肪型乳腺中病变的检出率很高,而对发生在致密型乳腺中病变的检出率则有所降低。

（二）乳腺正常超声表现

1. 乳头 乳头位于乳房前表面中心,其大小、回声因年龄、发育阶段及经产情况而异。通常表现为边界清楚的中低回声类圆形结节。

2. 皮肤 皮肤表现为稍强回声的平滑光带,厚度0.5～3mm,边缘光滑、整齐。

3. 皮下脂肪层和悬吊韧带 皮下脂肪层回声较低,内有散在的条索状或三角形的强回声光带为悬吊韧带。

4. 纤维腺体组织和乳导管 乳房深部为乳腺腺叶和乳导管。腺叶呈分布较均匀中等强度的光点或光斑,其内可见低回声脂肪组织和条状、斑片状中等回声的纤维组织;放射状切面扫查易于显示自乳头基底呈放射状分布的乳导管长轴,导管短轴面则为圆形或椭圆形,呈液性暗区,排列不整,但大小相似。

5. 乳腺后脂肪 介于纤维腺体层和胸肌之间,与胸壁平行,乳腺后脂肪回声较低。

6. 胸大肌及肋骨 胸大肌位于乳腺后脂肪间隙的深层,呈均匀实体性低回声(图10-3-4)。胸肌深层的肋骨呈强回声,后方有声影,肋软骨为边界清晰的椭圆形低回声区。

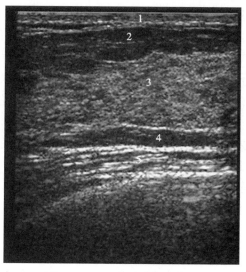

图10-3-4 正常乳腺超声表现
1.皮肤;2.皮下脂肪层;3.纤维腺体层;4.乳后脂肪;5.胸肌及肋骨层

7. 乳腺血管 二维声像图中腺体内血管呈管状无回声区,静脉较动脉位置表浅。频谱多普勒和彩色多普勒血流成像(CDFI)能够显示乳腺血流信号,并可测得各种参数值。

8. 淋巴结 正常淋巴结在二维声像图上呈圆形或卵圆形,形态规则,界限清楚,表面光滑整齐,淋巴结门呈强回声。

（三）乳腺正常CT表现

正常乳腺的CT平扫表现与乳腺X线表现类似,但CT的密度分辨力高,可通过调节窗宽和窗位,观察不同密度结构,清晰地显示乳头、皮肤、皮下脂肪层及悬吊韧带等,这些结构CT

表现与 X 线平片类似,并可通过测量获得不同正常组织的 CT 值。增强扫描则可观察乳腺的血供情况。

1. 脂肪组织　乳腺脂肪组织在 CT 上清晰可辨,呈较低密度,CT 值在 $-80\sim-110Hu$ 之间。对乳腺后脂肪间隙的显示 CT 明显优于 X 线平片。

2. 纤维腺体组织和乳导管　纤维腺体组织在 CT 上表现为片状致密影,其内可见斑点或斑片状低密度的脂肪岛。纤维腺体的 CT 值随年龄和生理变化而不同,为 $10\sim30Hu$。乳腺实质类型不同,CT 表现亦有所差异:致密型乳腺(图 10-3-2b)呈一致性致密影,缺乏组织间层次对比;脂肪型乳腺(图 10-3-3b)密度较低,层次对比较为清晰;而中间混合型表现则介于脂肪型与致密型之间。增强 CT 扫描,正常纤维腺体显示轻度强化,CT 值增加 $10\sim20Hu$。大导管在 CT 上表现为乳头下呈扇形分布的致密影,多难以辨认出各支乳导管。

(四)乳腺正常 MRI 表现

乳腺 MRI 表现因所用脉冲序列不同而有所差别。

1. 脂肪组织　通常在 T_1WI 及 T_2WI 均呈高信号,在脂肪抑制序列呈低信号,增强后几乎无强化。

2. 纤维腺体组织和乳导管　在 T_1WI 纤维和腺体组织通常不能区分,纤维腺体组织表现为较低或中等信号,与肌肉组织大致呈等信号。在 T_2WI 腺体组织表现为中等信号(高于肌肉,低于液体和脂肪)。在 T_2WI 脂肪抑制序列腺体组织表现为中等或较高信号。乳腺类型不同,MRI 表现亦有所差异:致密型乳腺(图 10-3-2c)的纤维腺体组织占乳腺的大部或全部,在 T_1WI 表现为低或中等信号,在 T_2WI 表现为中等或较高信号,周围是高信号的脂肪组织;脂肪型乳腺(图 10-3-3c)主要由高信号的脂肪组织构成,残留的部分索条状乳腺小梁在 T_1WI 和 T_2WI 均表现为低或中等信号;中间混合型乳腺的表现介于脂肪型与致密型之间,在高信号的脂肪组织中夹杂有斑片状的中等信号纤维腺体组织。动态增强 T_1WI 扫描时,正常乳腺实质通常表现为轻度、渐进性强化,增强幅度不超过强化前信号强度的 1/3,如在经期或经前期也可呈中度甚至重度强化表现。乳导管最终汇集于乳头,如有导管系统扩张时以 T_2WI 矢状位观察较清晰。

3. 皮肤和乳头　增强后乳腺皮肤可呈程度不一渐进性强化,皮肤厚度大致均匀。乳头亦呈轻至中等程度渐进性强化表现,双侧大致对称。

三、基本病变影像学表现

(一)基本病变 X 线表现

1. 肿块　肿块可见于良性及恶性病变(图 10-3-5)。对于肿块的分析应包括形状、边缘、密度和大小。肿块的形状分为圆形、卵圆形、分叶状及不规则形,按此顺序,良性病变的可能性依次递减,而恶性病变的可能性依次递增。边缘特征可以是边缘光滑、清晰、模糊、小分叶和毛刺,肿块边缘清晰、光滑、锐利者多属良性病变,而小分叶、边缘模糊及毛刺多为恶性征象,但表现为边缘模糊时需注意是否是与正常组织重叠所致,此时行局部压迫点片有助于明确判断。密度分为高密度、等密度、低密度和含脂肪密度,一般良性病变呈等密度或低密度,多与正常腺体密度近似,而恶性病变密度多较高,极少数乳腺癌亦可呈低密度,含脂肪密度肿块仅见于良性病变,例如错构瘤、脂肪瘤和含脂囊肿等。

2. 钙化　乳腺良、恶性病变均可出现钙化。通常良性钙化多较粗大,形态可呈颗粒状、爆

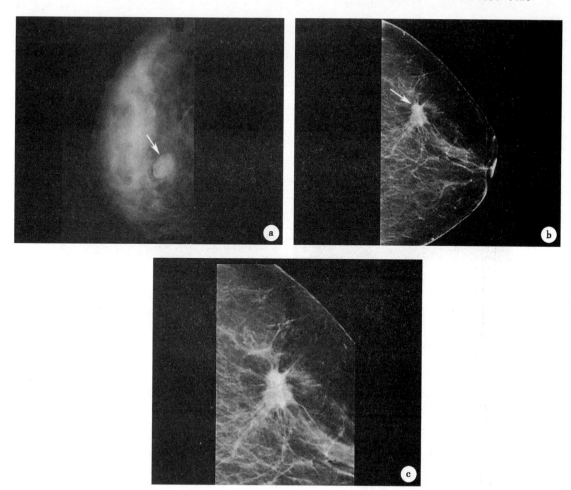

图 10-3-5　乳腺良性肿块（纤维腺瘤）和恶性肿块（乳腺癌）伴钙化 X 线表现
a. 乳腺良性肿块（纤维腺瘤）X 线表现，肿块（↑）呈卵圆形，轮廓清晰，边缘光滑，密度均匀并近似腺体密度，肿块周围可见部分晕圈征；b. 乳腺恶性肿块（乳腺癌）伴钙化 X 线表现，肿块（↑）形状不规则，边缘毛刺，肿块内伴细小模糊钙化；c. 为图 b 病变局部放大图

米花样、粗杆状、蛋壳样、圆形、新月形或环形（图 10-3-6a），密度较高，分布比较分散；而恶性钙化形态多呈细小砂粒状、线样或线样分支状，大小不等，浓淡不一，分布上常密集成簇或呈线性及段性走行，钙化可单独存在或位于肿块内（图 10-3-6b）。钙化的形态和分布是鉴别良、恶性病变的重要依据。大多数临床隐性乳腺癌多依据钙化作出诊断。依据美国放射学会提出的 BI-RADS 诊断系统，将乳腺钙化表现类型分为典型良性，中间性和高度可疑恶性三类。

　　3. 结构扭曲　乳腺实质与脂肪间界面发生扭曲、变形、紊乱，但无明显肿块，可见于乳腺癌，也可见于良性病变，例如慢性炎症、脂肪坏死、手术后瘢痕、放疗后改变等，应注意鉴别。此征象易与乳腺内正常重叠纤维结构影相混淆，需在两个投照方位上均显示时方能判定。对于结构扭曲，如能除外手术后或放疗后改变，应建议活检以除外乳腺癌。

　　4. 局限性不对称致密　与以前 X 线片比较，发现新出现的局限致密区或两侧乳腺对比有不对称局限致密区，特别是当致密区呈进行性密度增高或扩大时，应考虑浸润性癌的可能，需行活检。

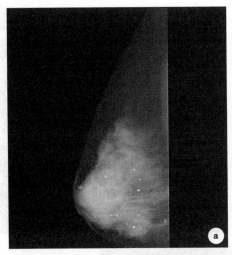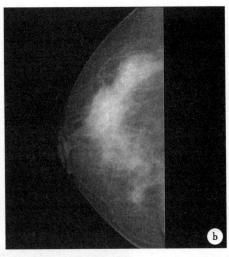

图 10-3-6 乳腺良性和恶性钙化 X 线表现

a. 乳腺良性钙化，乳腺内多发大小不等粗颗粒状钙化，部分呈中空状，密度较高，散在分布；

b. 乳腺恶性钙化，乳腺内多发细小砂粒状钙化，密度较淡，沿乳导管方向走行

5. 导管征 表现为乳头下一或数支乳导管增粗、密度增高、边缘粗糙。可见于乳腺恶性病变，但非特异性，也可出现在部分良性病变中。

6. 晕圈征 表现为肿块周围一圈薄的透亮带，有时仅显示一部分，为肿块推压周围脂肪组织形成。常见于良性病变，例如囊肿性病变或纤维腺瘤，但有时也可见于恶性肿瘤。

7. 局限性皮肤增厚和凹陷 多见于恶性肿瘤，由于肿瘤经皮下脂肪层而直接侵犯皮肤，或由于血供增加、静脉淤血及淋巴回流障碍等原因造成皮肤局限性增厚并向肿瘤方向回缩，即酒窝征（dimpling sign），但也可为手术后瘢痕。

8. 乳头回缩 乳头后方的癌瘤与乳头间有浸润时，可导致乳头回缩、内陷，即漏斗征（funnel sign），但也可见于先天性乳头发育不良。判断乳头是否有内陷，必须是标准的头尾位或侧位片，即乳头应处于切线位。

9. 血供增多 多见于恶性肿瘤，由于血供增加，可在乳腺内出现增多、增粗和迂曲的异常血管影。

10. 腋下淋巴结增大 病理性淋巴结增大一般呈圆形或不规则形，外形膨隆，边界模糊或毛刺，密度增高，淋巴结门的低密度脂肪结构影消失。淋巴结增大可为乳腺癌转移所致，也可为炎性反应。

11. 乳导管改变 乳腺导管造影可显示乳导管异常改变，包括导管扩张、截断、充盈缺损、受压移位、走行僵直、破坏、分支减少和排列紊乱等。

（二）基本病变超声表现

1. 肿块 确认肿块需在两个不同方位切面上均可显示。对肿块的分析应包括形状、边缘、界限、纵横径线比、内部回声、后方回声及侧方声影等表现，并观察 CDFI 血流情况。

（1）良性肿块：多表现圆形或卵圆形，边缘光滑锐利，界限清楚，横径通常大于纵径，有时可见包膜回声，内部为均匀或比较均匀的低回声，肿块后方回声正常或增强（图 10-3-7a），常有侧方声影；CDFI 显示肿块通常无血流或血流较少。含液体的囊性肿块表现为边缘整齐锐利的无回声液性暗区，肿块后方回声增强。

（2）恶性肿块：形态多不规则，纵径通常大于横径，边缘特征可表现为模糊、成角、微分叶或毛刺，无包膜回声，内部呈不均匀低回声，肿块后方回声衰减（图10-3-7b），但也可表现为后方回声正常或增强，侧方声影少见，常有周围组织浸润；CDFI显示病变内有较丰富的高阻血流。

2.钙化　超声对钙化的显示不及X线摄影直观。钙化呈强回声光点或光团伴后方声影。超声对低回声肿块内的微小钙化灶可清晰显示（图10-3-7b），但对纤维腺体组织内的微小钙化显示较难，因此对于超声上表现为乳腺结构紊乱同时有微小钙化时，须多切面连续观察，以了解微小钙化的分布情况，如钙化呈沿乳导管走行方向分布，则高度提示导管内癌的可能性。超声对较大的或堆积成团、后方伴声影的钙化灶显示并无困难。

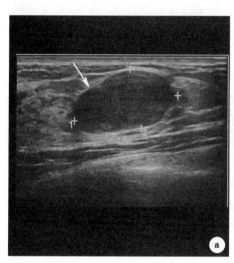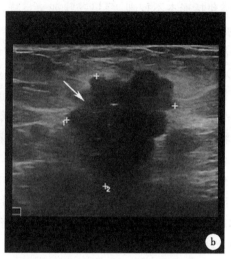

图10-3-7　乳腺良性肿块（纤维腺瘤）和乳腺恶性肿块（乳腺癌）超声表现
a.乳腺良性肿块（纤维腺瘤），肿块（↑）呈低回声，边界清楚，边缘光滑，长轴方向与皮肤层平行（横径大于纵径），肿块后方回声增强；b.恶性肿块（乳腺癌），肿块（↑）呈低回声，形态不规则，纵径大于横径，边缘不光滑，内部回声不均匀，可见多发点状强回声钙化，病变周围可见强回声晕，邻近结构受牵拉而纠集，部分后方组织回声衰减

3.结构紊乱　乳腺结构紊乱表现为腺体增厚，内部呈强弱不等的网格状回声及片状低回声，可见于乳腺良、恶性病变。

4.乳导管改变　乳导管扩张时，可见管径增粗，如增粗的导管内出现肿块则提示导管内占位性病变。

5.淋巴结增大　对增大淋巴结的观察应包括形态、内部回声和血流情况等。转移性淋巴结多表现为单个或多个结节，形态不规整，边缘不光滑，皮、髓质分界不清且回声均较低，强回声淋巴结门结构消失；CDFI显示血流信号丰富。

（三）基本病变CT表现

1.肿块　乳腺良、恶性肿块的形态学表现与X线相同。此外，CT的密度分辨力高，可以发现较小的病变，根据CT值测量还可对囊肿、肿块内的脂肪以及出血、坏死进行判断。CT增强扫描，良性肿块可呈中度强化，CT值常增高30～40Hu；恶性肿块多有明显强化，CT值常增高50Hu以上。

2.钙化　乳腺良、恶性病变钙化的CT表现与X线相同，但对非常细小钙化灶的显示，CT不及X线摄影。

3. 乳头内陷及局部皮肤增厚和凹陷　当乳腺癌浸润乳头或表面皮肤时，CT检查同样可显示乳头内陷或局部皮肤增厚，密度增高，并向肿瘤方向凹陷。

4. 乳腺后间隙消失及淋巴结增大　恶性肿瘤侵及胸壁肌肉时，乳腺后间隙消失；有淋巴结转移时，在腋窝及胸骨后可见增大的淋巴结。这些异常表现在乳腺常规X线摄影多难以显示。

（四）基本病变 MRI 表现

通常，MRI 对乳腺病变的分析应包括形态学表现、信号强度及内部结构，尤其是动态增强后病变强化分布方式和血流动力学表现特征，如早期强化率和时间 - 信号强度曲线类型等。

1. 形态学表现　对于肿块性病变，良、恶性的形态学分析与X线平片相似，形态学提示恶性的表现包括形态不规则，呈星芒状或蟹足样，边缘不清或呈毛刺样；反之，形态规则、边缘光滑锐利则多提示为良性病变。但小的病变和少数病变可有不典型表现。对于形态学呈非肿块性强化表现的分析，通常概括为以下几种类型：①导管样强化（指向乳头方向的线样强化，可有分支）或段性强化（呈三角形或锥形强化，尖端指向乳头，与导管或其分支走行一致）多提示恶性病变，特别是导管原位癌（ductal carcinoma in situ, DCIS）；②区域性强化（非导管走行区域的大范围强化）；③多发区域性强化（两个或两个以上的区域性强化）；④弥漫性强化（遍布于整个乳腺的广泛散在强化），多发生在绝经前妇女（表现随月经周期而异）和绝经后应用激素替代治疗的女性，多提示为良性增生性改变。

2. 信号强度、内部结构及强化分布方式　平扫：① T_1WI 病变多呈低或中等信号，T_2WI 病变信号强度则依据其细胞、纤维成分及含水量不同而异；②一般良性病变内部信号强度多较均匀，但约 64% 的纤维腺瘤内可有胶原纤维形成的分隔，其在 T_2WI 表现为低或中等信号强度；③恶性病变内部可有液化、坏死、囊变或纤维化，甚至出血，可表现为高、中、低混杂信号。动态增强扫描：①良性病变的强化多均匀或呈弥漫斑片样强化；②良性肿块的强化多由中心向外围扩散，呈离心样强化（图10-3-8），或为均匀渐进性强化；③恶性肿块的强化多不均匀或呈边缘环状强化，强化方式多由边缘强化向中心渗透，呈向心样强化（图10-3-9）；④非肿块性的恶性病变，多呈导管样或段性强化。

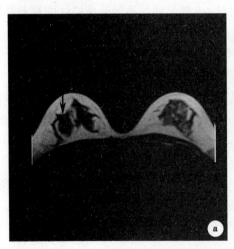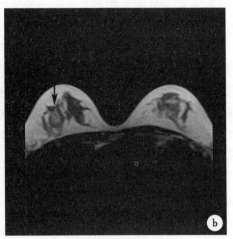

图 10-3-8　右乳良性肿块（纤维腺瘤）**MRI 表现**

a 为 MRI 增强前，b、c 和 d 分别为 MRI 增强后 1.5 分钟、3 分钟、7.5 分钟，动态增强扫描显示病变（↑）信号强度随时间延迟呈渐进性升高，形态规则，边缘光滑

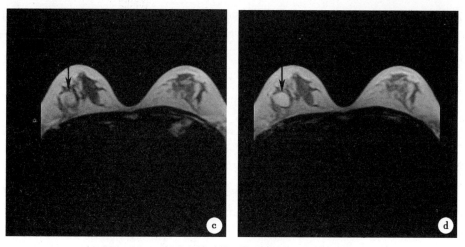

图 10-3-8 右乳良性肿块（纤维腺瘤）MRI 表现（续）

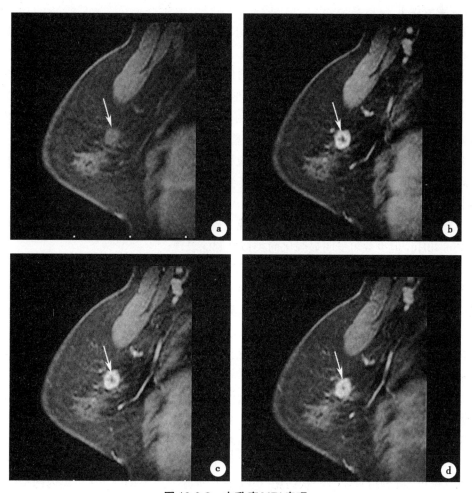

图 10-3-9 右乳癌 MRI 表现

a. MRI 矢状面增强前，b、c 和 d 分别为 MRI 矢状面增强后 1 分钟、2 分钟和 8 分钟；右乳肿物（↑）边缘呈小分叶，动态增强早期肿物呈不均匀强化且以边缘强化明显，随时间延长肿物强化由边缘环形强化向中心渗透而呈向心样强化

311

3. 动态增强血流动力学表现　通常乳腺恶性病变动态增强时信号强度趋向快速明显增高且快速下降（快进快出），而良性病变则表现为缓慢、延迟的渐进性强化，于强化晚期时相，病变的信号强度仍具有上升趋势。

四、疾 病 诊 断

（一）乳腺纤维腺瘤

乳腺纤维腺瘤（fibroadenoma）是最常见的乳腺良性肿瘤，是由乳腺纤维组织和腺管两种成分增生共同构成的良性肿瘤。组织学上可表现为以腺上皮为主要成分，也可表现为以纤维组织为主要成分，多数肿瘤以纤维组织增生为主要改变。多发生在 40 岁以下妇女，可为一侧或两侧，也可多发，多发者约占 15%。临床症状常为偶然发现的乳腺肿块，多不伴疼痛及其他不适，少数可有轻度疼痛，为阵发性或偶发性，或在月经期明显。触诊时多为类圆形肿块，质地实韧，表面光滑，边界清楚，活动度好，与皮肤无粘连。

【影像学表现】

X 线：①通常表现为圆形或卵圆形肿块，亦可呈分叶状，边缘光滑整齐，密度近似正常腺体密度，有时肿块周围可见晕圈征（图 10-3-5a）；②部分在 X 线片上可见钙化，可位于肿块的边缘或中心，呈粗颗粒状、分支状或斑点状，钙化可逐渐发展，相互融合成为大块状钙化或骨化，占据肿块的大部或全部；③ X 线检出率因肿瘤的发生部位、大小、病理特征、钙化情况及乳腺本身类型而异，如发生在致密型乳腺中，由于纤维腺瘤的密度近似于周围正常腺体组织，缺乏自然对比而呈假阴性，此时行超声或 MRI 检查有助于正确诊断。

超声：①多表现圆形或卵圆形，边缘光滑锐利，界限清楚，横径通常大于纵径，有时可见包膜回声，内部为均匀的低回声，肿块后方回声正常或增强（图 10-3-7a），常有侧方声影；②如有钙化，则其后方可出现声影；③ CDFI 显示肿块内通常无血流或血流较少。

CT：①平扫的形态学表现基本与 X 线表现相同；②增强扫描，常呈轻、中度均匀强化，CT 值增高 30~40Hu，但少数可呈明显强化而类似乳腺癌表现。

MRI：表现与其组织成分有关。①平扫 T_1WI 肿瘤多表现为低信号或中等信号，边界清晰，圆形、卵圆形或分叶状，大小不一；② T_2WI 依肿瘤内细胞、纤维及水的含量不同而表现为不同的信号强度；肿瘤内结构多较均匀，信号一致；约 64% 的纤维腺瘤内可有胶原纤维形成的分隔，其在 T_2WI 表现为低或中等信号强度；③ DWI 检查，纤维腺瘤的 ADC 值多较高；④动态增强 MRI 检查，大多数纤维腺瘤表现为缓慢渐进性的均匀强化或由中心向外围扩散的离心样强化（图 10-3-8），少数强化类型有时难与乳腺癌鉴别，所以准确诊断除依据强化程度、时间 - 信号强度曲线类型外，还需结合病变形态学表现进行综合判断。

【诊断和鉴别诊断】

乳腺纤维腺瘤的诊断要点是：①患者多为 40 岁以下的年轻女性，无明显自觉症状，常为偶然发现；② X 线上表现为类圆形肿块，边缘光滑、锐利，可有分叶，密度均匀且近似或稍高于正常腺体密度，部分可见粗颗粒状钙化；③部分纤维腺瘤在 MRI T_2WI 可见内部呈低或中等信号分隔的特征性表现；④ MRI 增强扫描，大多数纤维腺瘤表现为缓慢渐进性的均匀强化或由中心向外围扩散呈离心样强化。

纤维腺瘤需与常见的乳腺癌鉴别。乳腺癌患者年龄多在 40 岁以上，常有相应的临床症状；X线上乳腺癌的肿块形态不规则，边缘不光滑，有毛刺，密度较高，钙化多细小；MRI动态增强扫描，肿块信号强度趋向于快速明显增高且快速减低，强化方式多由边缘向中心渗透呈向心样强化，DWI大多数乳腺癌ADC值较低。

（二）乳腺增生

乳腺增生是乳腺组织在雌、孕激素周期性作用下发生增生与退化的过程，是女性乳腺多见的一类临床综合征。有关此类疾病的病理诊断标准及分类，尚不统一，故命名较为混乱。一般组织学上将乳腺增生描述为一类以乳腺组织增生和退行性变为特征的病变，伴有上皮和结缔组织的异常组合，包括囊性增生、小叶增生、腺病和纤维性病，其中囊性增生病包括囊肿、导管上皮增生、乳头状瘤病、腺管型腺病和大汗腺样化生，它们之间有依存关系，但不一定同时存在。乳腺增生多发生在30～40岁患者，多为双侧发病，临床症状为乳房胀痛和乳腺内多发性"肿块"，症状常与月经周期有关，以经前期明显。

【影像学表现】

X线：因乳腺增生成分不同而表现各异：①通常表现为乳腺内局限性或弥漫性片状、棉絮状或大小不等的结节状影，边界不清（图10-3-10a～d）。②反复增生退化交替的过程中，可出现组织退化、钙盐沉积，表现为边界清楚的点状钙化，大小从微小钙化至直径2～4mm钙化，轮廓多光滑、清晰，单发、成簇或弥漫性分布，若钙化分布广泛且比较散在，易与恶性钙化区别，若钙化较局限而成簇，则易被误诊为恶性钙化。③小乳管高度扩张形成囊肿时，表现为大小不等圆形或卵圆形影，密度较纤维腺瘤略淡或近似，边缘光滑、锐利；因部分囊肿密度近似于纤维腺瘤，有时X线片难以准确区分乳腺囊肿和纤维腺瘤，需结合临床、超声或MRI检查才能鉴别。④乳腺囊肿如有钙化多表现为囊壁线样钙化。

超声：①乳腺腺体增厚，结构紊乱，内部回声不均匀，回声光点增粗；②如有乳导管囊性扩张或形成囊肿，可见管状分布或类圆形大小不等的无回声区，边界清晰，后方回声增强。

CT：①平扫可见乳腺组织增厚，呈片状或块状多发致密影，密度略高于周围腺体，在增厚的组织中可见条索状低密度影；②有囊肿形成时，表现为圆形或椭圆形水样密度区，密度均匀，无强化。

MRI：①平扫T_1WI，增生的导管腺体组织表现为中等信号，与正常乳腺组织信号相似；②T_2WI信号强度主要依赖于增生组织内含水量，含水量越高信号强度亦越高；③动态增强扫描，多数病变表现为多发或弥漫性斑片状或斑点状轻至中度的渐进性强化，随着强化时间的延长，强化程度和强化范围逐渐增高和扩大（图10-3-10f～h、j～l），强化程度通常与增生的严重程度成正比，增生程度越重，强化就越明显，严重时强化表现可类似于乳腺恶性病变，正确诊断需结合其形态学表现；④当导管、腺泡扩张严重，分泌物潴留时可形成大小不等囊肿，T_1WI呈低信号，T_2WI呈高信号（图10-3-10e、i）；少数囊肿因液体内蛋白含量较高，T_1WI亦呈高信号；囊肿一般不强化，少数囊肿如有破裂或感染时，其囊壁可有强化。

【诊断和鉴别诊断】

乳腺增生的诊断要点是：①患者多为30～40岁，病变常为双乳，临床症状与月经周期有关，乳腺胀痛和乳腺内"肿块"在经前期明显；②在X线和CT上，增生的乳腺组织多表现为弥漫性片状或结节状致密影；③动态增强MRI检查病变多表现为缓慢渐进性强化，随强化时间的延长强化程度和强化范围逐渐增高和扩大；④囊性增生中囊肿超声表现为大小不等无回声区，边界清楚，后方回声增强。

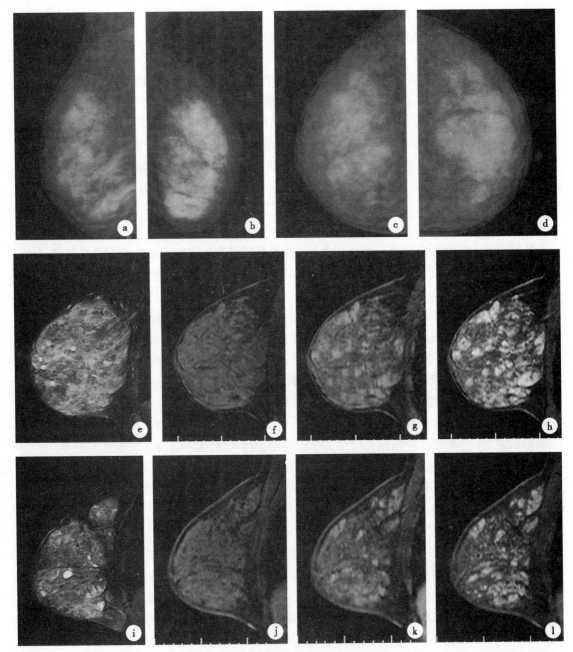

图 10-3-10　双乳增生 X 线和 MRI 表现

a 和 b. 右、左乳 X 线内外斜位；c 和 d. 右、左乳 X 线头尾位；显示双乳呈致密型乳腺，其内可见多发斑片状及结节状影，与腺体密度近似；e. 左乳 MRI 平扫矢状面脂肪抑制 T₂WI；f、g 和 h. 分别为左乳相同层面 MRI 平扫、动态增强后 1 分钟和 8 分钟；i. 右乳 MRI 平扫矢状面脂肪抑制 T₂WI；j、k 和 l. 分别为右乳相同层面 MRI 平扫、动态增强后 1 分钟和 8 分钟，显示双乳呈多量腺体型乳腺，平扫 T₂WI 双乳腺内多发大小不等液体信号灶，动态增强后双乳腺内弥漫分布多发点状及斑片状渐进性强化，随时间延长强化程度和强化范围逐渐增高和扩大

　　局限性乳腺增生，尤其是伴有结构不良时需与乳腺癌鉴别。局限性增生通常无血供增加、浸润及皮肤增厚等恶性征象，若有钙化，亦多较散在，而不同于乳腺癌那样密集，增生多为双侧性。动态增强 MRI 检查有助于两者的鉴别，局限性乳腺增生的信号强度多表现为缓慢渐进性增加，于强化晚期时相，病变的信号强度和强化范围逐渐增高和扩大，而乳腺癌的信号强度则呈快速明显增高且快速减低的表现。

　　囊性增生中的囊肿在 X 线片的表现难与纤维腺瘤鉴别，此时超声检查有助于两者的鉴别。

（三）乳腺癌

　　乳腺恶性肿瘤中约 98% 为乳腺癌。我国乳腺癌发病率较欧美国家为低，但近年来在大城市中的发病率呈逐渐上升趋势，已成为女性首位或第二位常见的恶性肿瘤。乳腺癌好发于绝经期前后的 40～60 岁妇女，仅约 1% 的肿瘤见于男性。临床表现为乳腺肿块、伴或不伴疼痛，可有乳头回缩、乳头溢血等，肿瘤广泛浸润时可出现整个乳腺质地坚硬、固定；腋窝及锁骨上有时可触及增大的淋巴结，也可发生纵隔淋巴结、肝脏、骨等转移而出现相应的症状和体征。乳腺癌通常为单发，但也可为多发、双侧性，或发生于副乳。病理学上通常将乳腺癌分为三类：①非浸润性癌；②浸润性非特殊型癌；③浸润性特殊型癌。

【影像学表现】

　　X 线：常见的 X 线表现包括肿块、钙化、肿块伴钙化、结构扭曲或结构扭曲伴钙化等。①肿块是乳腺癌常见的 X 线征象，在 X 线片显示率因乳腺类型及肿瘤病理类型而异，在脂肪型乳腺显示率高，而在致密型乳腺显示率则相对较低；肿块的形状多呈分叶状或不规则形，边缘多见毛刺或浸润，或兼而有之；肿块的密度通常高于同等大小的良性肿块，其内可伴多发细小钙化（图 10-3-5b、c）。②钙化是乳腺癌另一个常见的 X 线征象，钙化形态多呈细小砂粒状、线样或线样分支状，大小不等，浓淡不一，常呈簇状、线样或段样走行分布（图 10-3-6b）；钙化可单独存在，亦可位于肿块内或外；钙化的形态和分布是鉴别良、恶性病变的重要依据。③大多数导管原位癌是由乳腺 X 线检查发现特征性钙化而明确诊断，临床触诊并无肿块。④部分乳腺癌可表现为乳腺结构扭曲或局限性不对称致密。⑤与乳腺癌相伴随的异常征象包括导管征、血供增加、皮肤增厚和局限凹陷、乳头内陷和淋巴结肿大等。

　　超声：①肿瘤形态不规则，纵径通常大于横径，界限与正常组织分界不清，边缘可表现为模糊、成角、微分叶或毛刺，无包膜回声；②肿瘤内部多为不均匀的低回声，如有钙化可出现强回声光点，部分有声影（图 10-3-7b）；③肿块后方回声衰减，侧方声影少见；④ CDFI 显示病变有较丰富的高阻血流信号；⑤部分患者可探及患侧腋窝处回声较低的肿大淋巴结。

　　CT：乳腺癌的 CT 平扫表现与 X 线片基本相同，但对某些征象的显示各有优缺点。CT 增强扫描乳腺癌多有明显强化，且表现为"快进快出"类型，CT 值常增高 50Hu 以上，但少数良性肿瘤亦可有较明显强化，此时需结合病变的形态学表现综合判断。

　　MRI：①平扫 T_1WI 表现为低信号肿块，当病变周围有高信号脂肪组织围绕时，则轮廓清楚；若肿块周围为与之信号强度类似的腺体组织，则轮廓不清楚；肿块形态不规则，呈星芒状或蟹足样，边缘可见毛刺。② T_2WI 病变信号常不均匀且信号强度取决于肿瘤内部成分，成胶原纤维所占比例越大则信号强度越低，细胞和水含量高则信号强度亦高。③ MRI 动态增强扫描对病灶显示较平扫更清楚，且可发现平扫未能检出的肿瘤；病变的信号强度呈快速明显增高且快速减低，表现为肿块性病变的乳腺癌强化信号多不均匀或呈边缘强化，强化方式多由边缘强化向中心渗透而呈向心样强化（图 10-3-9）；表现为非肿块性病变的乳腺癌，可呈导管或段性分布强化,特别见于导管内原位癌。④在 DWI 大多数乳腺癌呈高信号,ADC 值较低。

【诊断和鉴别诊断】

乳腺癌的诊断要点是:①患者多为 40～60 岁的妇女,有相应的临床症状;②X 线片上,肿块形状不规则,边缘不光滑,边缘多有小分叶或毛刺,密度高;钙化常表现为细小砂粒状、线样或线样分支状,大小不等,浓淡不一,分布呈簇状、线样或段样走行;③ MRI 增强扫描,病变信号强度呈快速明显增高且快速减低;④ DWI 大多数乳腺癌 ADC 值较低。

乳腺癌需与纤维腺瘤鉴别,鉴别要点已在乳腺纤维腺瘤中叙述。

(龙莉玲　刘佩芳)

学习小结

本章介绍了生殖系统及乳腺常用的影像学检查技术、正常影像学表现、基本病变及各种常见疾病的典型影像学表现。

子宫肌瘤是女性常见良性肿瘤,超声检查是子宫肌瘤的首选检查方法;MRI 检查能较准确定位及定性诊断,肿块常位于子宫肌壁、黏膜下或浆膜层,其回声、密度或信号接近正常肌壁,病灶边界清楚,局部组织受压移位。子宫癌中以宫颈癌常见,影像学主要作用是进行肿瘤的分期诊断。卵巢肿瘤常见卵巢囊肿、囊腺瘤或囊腺癌,良性囊肿或囊腺瘤边界清楚,囊壁薄而均匀;而囊腺癌常见囊实性结构,实性部分明显强化,常伴有腹水、脏器及淋巴结转移等恶性征象。男性生殖系统比较常见的疾病是前列腺增生及前列腺癌,前列腺癌突破包膜后,影像学诊断比较容易,早期前列腺癌,MRI 检查具有优势。

乳腺纤维腺瘤 X 线片表现为类圆形肿块,边缘光滑、锐利,可有分叶,密度均匀且近似或稍高于正常腺体密度,部分可见粗颗粒状钙化,MRI 增强扫描大多数纤维腺瘤表现为缓慢渐进性的均匀强化或由中心向外围扩散的离心样强化。乳腺癌多表现为肿块形状不规则,边缘不光滑,多有小分叶或毛刺,密度高;钙化常表现为细小砂粒状、线样或线样分支状,大小不等,浓淡不一,分布呈簇状、线样或段样走行;MRI 增强扫描病变信号强度呈快速明显增高且快速减低,DWI 大多数乳腺癌 ADC 值较低。乳腺增生与乳腺癌特别是部分不典型乳腺癌的临床和影像学表现有部分重叠,两者较易相互误诊。

复习题

1. 简述正常前列腺各区及子宫壁各层的 MRI 表现。

2. 在子宫内膜癌的诊断中,如何选择影像学检查方法?其对疾病的诊断及治疗价值如何?

3. 影像学在卵巢肿瘤的发现和术前定性诊断起重要作用,如何选择各种检查方法,有何典型的影像学表现?

4. 在妊娠的监测中,常用什么影像学检查方法?

5. 简述乳腺纤维腺瘤影像学诊断要点。

6. 简述乳腺癌影像学诊断要点。

第十一章

骨骼肌肉系统

学习目标

1. 掌握骨关节的正常影像学表现,骨关节基本病变的影像学表现,常见疾病影像学表现,包括骨关节创伤、骨关节化脓性感染和骨关节结核;掌握良恶性骨肿瘤的影像学鉴别诊断要点。

2. 熟悉几种常见良性和恶性骨肿瘤的影像学表现,包括骨软骨瘤、骨囊肿、骨巨细胞瘤、成骨肉瘤和骨转移瘤。

3. 了解骨关节的 X 线、CT 和 MRI 检查方法的优缺点和应用价值。

骨骼肌肉系统影像学检查以 X 线平片为主要方法,尤其是骨骼和关节病变,X 线平片是首选和基本的影像学检查方法,但 X 线平片对早期骨破坏、解剖结构重叠较多部位(中轴骨)的病变、软组织病变的显示有一定的局限性。多层螺旋 CT(MSCT)的密度分辨力较高,扫描采集的容积数据可进行多种方式重组成像,对发现早期微小的骨质破坏非常敏感,三维重组图像可立体显示微小骨折及骨折端移位情况,对术前定位和复位效果评价非常直观有效,是传统 X 线检查的重要补充。MRI 具有很高的软组织对比度,可任意方向成像,能清晰地显示骨软组织病变的范围、内部结构及与邻近关节、血管神经的关系,可显示某些特异性的组织例如脂肪、出血等;增强扫描有助于鉴别骨关节病变的实质性部分、坏死和水肿区;动态增强扫描有助于鉴别良恶性骨肿瘤,亦有助于鉴别肿瘤有无复发。关节病变尤其是关节软骨、肌腱、韧带损伤,应首选 MRI 检查。核素骨扫描可一次性对全身骨骼进行检查,对骨病变非常敏感,但特异性不高,当临床怀疑有骨转移时,应进行核素骨扫描检查,有助于发现多发病灶。

第一节 骨和软组织

一、检查技术

(一)X 线检查

X 线:①X 线平片:优质的正侧位和特殊体位 X 线平片能清晰显示骨的微细结构,可以发现大多数骨骼及关节病变,例如骨质增生硬化、骨质破坏、骨膜反应、肿瘤骨、钙化等,结合临床表现，可对多数骨骼病变作出定性诊断；可以观察软组织内有无钙化、邻近骨骼变形、硬化、破坏等改变。特殊增感屏低电压摄片可以获得清楚的软组织图像，有利于显示软组织内肿块和水肿改变；传统 X 线平片密度分辨力低，骨松质破坏达 30%～40% 以上才可发现，对早期骨破坏、解剖结构重叠较多部位（中轴骨）的病变、软组织病变的显示有一定的局限性。②血管造影：是一种有创性 X 线检查方法，随着增强 CT 和 MRA 的不断发展，血管造影已很少用于诊断骨软组织肿瘤，仅当怀疑血管畸形或血管性肿瘤、血管肉瘤复发或恶性肿瘤介入放射治疗时，才行血管造影；血管造影可显示骨软组织肿瘤的肿瘤血管及对邻近大血管的侵蚀压迫。

（二）CT 检查

MSCT 多采用薄层容积扫描，采集的容积数据可进行横轴、冠状和矢状位等多层面成像和三维成像，因其密度分辨力高，可清晰显示骨和软组织病变，特别是对骨盆、脊柱、髋关节、肩关节等结构复杂部位能清楚显示，诊断信息丰富，是传统 X 线检查的重要补充。

CT 扫描可以显示骨、软组织病变的范围、大小、部位以及与邻近组织结构的关系，发现一些细小的病变，例如细微骨折、骨质破坏，明确软组织肿瘤的性质为囊性、实性、脂肪性等。CT 对钙化的检出非常敏感，可以显示钙化的范围及类型。碘对比剂增强扫描对原发骨内病变诊断有一定的帮助。当骨病变侵犯到软组织时，增强扫描有助于区分软组织病灶与正常肌肉。40% 原发性骨和软组织肿瘤增强显示更好。可以帮助外科医师立体地了解病变与关节周围组织结构的关系，这对制订外科手术计划非常重要。

CT 图像对病变的显示是基于对组织密度的分辨，其不足之处是对一些密度差别小的组织例如骨髓浸润性病变、早期的骨膜反应的评价仍有较大的局限性，对软组织病变的分辨亦有一定限度。

（三）MRI 检查

MRI 的主要优点在于软组织分辨力高和三维显示病灶。可以清晰地显示骨软组织病变的范围、内部结构及与邻近关节、血管神经的关系；可显示某些特异性的组织例如脂肪、出血等；对骨髓病变敏感；当 X 线平片无阳性表现而核素骨扫描发现局部"热病灶"时，行 MRI 检查可发现早期病变，甚至能检出核素扫描阴性的骨肿瘤病变。MRI 可以多方位、多层面成像显示病灶，避免了 X 线骨皮质等高密度结构伪影干扰，有利于恰当地评价病变。

骨关节系统 MRI 检查时正确的定位和使用合适的线圈非常重要，可以减少伪影，得到最佳的信噪比。扫描范围较大时，例如骨盆或需要包括下肢时通常使用正交体部线圈或多通道线圈。冠状位、矢状位可以详细的观察病变的纵向范围和发现骨肿瘤的"跳跃病灶（skip lesion）"。常用的扫描序列为 SE、GRE、IR，其中 T_1WI 显示组织的解剖结构较好，T_2WI 评价病变的范围、性质和内部结构较好。具有脂肪抑制效果的 STIR 序列在骨软组织系统病变的 MRI 检查中十分重要，该序列图像脂肪的信号强度近于零，从而降低了正常的骨髓脂肪信号，易于显示微细的骨髓和脂肪组织病变。由于病变组织周围的水肿在 STIR 图像呈高信号表现，故该序列有时夸大病变的侵犯范围。GRE 信噪比较高，成像时间短，对软骨的病变显示较好。Gd-DTPA 增强时，坏死区无强化，有助于鉴别骨关节病变的实质性部分、坏死和水肿区。动态增强扫描有助于鉴别良恶性骨肿瘤，亦有助于鉴别肿瘤有无复发。复发肿瘤常有强化，而瘢痕组织不强化或轻度强化，结合临床表现，MRI 通常能鉴别肿瘤复发还是瘢痕组织形成。MRI 流动血液因流空效应而呈无信号。MRA 利用流入性增强效应使血流呈高信号而显示血管。Gd-DTPA 增强 MRA 可显示更多的血管细节。MRA 可显示肿瘤供血血管、肿瘤对周围大血管压迫移位等改变。

MRI 缺点在于对轻微钙化的显示不如 CT，对发现骨肿瘤敏感但缺乏组织特异性，而且 MRI 应用的临床经验还有待积累，目前对骨肿瘤的定性还需结合 X 线平片所见。

（四）超声检查

超声检查在骨软组织病变中是一种辅助性检查方法，主要用于浅层软组织（包括肌腱、韧带和关节囊）、软骨和血管性病变的检查。超声检查可显示软组织肿块的大小，帮助确定囊性或实性病变。可区分软组织肿块与水肿，但超声亦缺乏组织特异性。超声能很好地显示小儿先天性髋关节脱位的程度，且无辐射损伤。多普勒超声可评价实性肿块内的血供和周围血管受压情况，监测骨软组织肿瘤辅助化疗的疗效。超声引导下针吸活检，可避开肿瘤的囊性部分和出血区域，有利于病理取材。

二、正常影像学表现

（一）骨的结构与发育

1. 骨的结构　骨组织是人体内最坚硬的结缔组织，构成和支撑人体的 206 块骨骼，按其形状的不同分为长管状骨、短管状骨、扁骨和不规则骨等四类。骨的结构分为骨膜、骨质和骨髓。

骨膜（periosteum）按其分布有骨外膜和骨内膜（endosteum）之分。骨外膜位于骨骼的最外层，与骨表面紧密相贴。骨外膜在组织学上分内外两层，外层是致密胶原纤维交织而成，内层是细胞层，在骨骼生长和修复时分化为成骨细胞。骨膜和骨表面由粗大的穿通纤维束又称夏贝纤维（sharpy fibers）连接，由外层经内层穿入骨质中。小血管也穿过骨外膜进入骨质提供血运，其通过的横行管道称为福克曼管（Volkmann tube）。骨内膜贴附在骨干内骨小梁的骨髓腔面，是薄层的含成骨细胞的结缔组织，来自骨髓的小血管穿过骨内膜向骨质内供血。正常的骨膜在影像学上是不能显示的。

骨质按其结构分为密质骨（compact bone）和松质骨（cancellous or spongy bone）两种。长骨的骨皮质（cortex）和扁骨的内外板为密质骨，主要由哈弗斯系统（Haversian system）组成。哈弗斯系统包括哈弗斯管和以哈弗斯管为中心的多层环形同心圆排列的骨板，哈弗斯管之间通过骨小管和伏克曼氏管相互沟通。密质骨由于骨结构密实，X 线片显影密度高而均匀；而在 MRI 图像由于缺乏能发生磁共振的氢原子核，在各序列图像均呈低信号影。松质骨由多数骨小梁（trabeculae of bone）组成，骨小梁自骨皮质向骨髓腔延伸，互相连接形成海绵状，骨小梁间充以骨髓（bone marrow）。骨髓组织含有不同的细胞，包括有各期的造血细胞、网状内皮细胞和脂肪细胞。在造血旺盛时以造血细胞为主称为红骨髓，多见于儿童期，尤以干骺端、扁骨和脊椎为著；正常成年人骨髓以脂肪细胞为主称为黄骨髓，造血作用相对减缓。X 线上松质骨的密度低于密质骨，且可见多数骨小梁交叉排列并按生物力线分布，骨髓组织则表现为低密度影；在 MRI 图像骨小梁呈低信号的细线条状影，其间的骨髓组织按年龄不同而信号不同，红骨髓呈 T_1WI 偏低、T_2WI 偏高信号影，黄骨髓因含脂肪成分在 T_1WI 和 T_2WI 均呈较高信号改变。骨髓据年龄分为四种类型：①婴儿型（1 岁以内），由于骨干和干骺端内含丰富红骨髓 T_1WI 表现为均匀低信号；②儿童型（1～10 岁），骨干出现较高信号，反映有红骨髓到黄骨髓的转变；③青少年（11～20 岁），远侧干骺端逐渐为黄骨髓替代，信号强度增高且不均匀；④成人型,长骨髓腔为相对均匀的高信号,反映以黄骨髓为主的特点。

2. 骨的发育 在胚胎期即开始进行,由胚胎中胚叶的间充质细胞发育而来。成骨的形式有两种,即膜内成骨(intramembranous bone formation)和软骨内成骨(endochondral bone formation)。膜内成骨是间充质细胞演变为成纤维细胞,形成原始结缔组织膜,在膜的一定部位开始成骨,成为骨化中心(ossification centers),再逐步扩大,完成骨的发育。软骨内成骨是由间充质细胞演变为软骨,形成软骨雏形并生长到一定体积时,开始形成原始骨化中心。在管状骨,软骨干中心的软骨细胞经历肥大、退变和死亡,血管入侵并由随之而来的成骨细胞的成骨活动而成骨,形成原始骨化中心。随着骨骼的发育,管状骨两端的软骨内以同样的方式形成继发骨化中心,也称为二次骨化中心。骨化中心不断扩大,最后全部骨化和融合,完成骨骼的发育。颅面骨是膜内成骨的骨骼。躯干骨、四肢管状骨、颅底骨和筛骨均属软骨内成骨。锁骨及下颌骨则兼有两种形式的骨化,亦称为混合性成骨。在以后的骨骼生长中,管状骨的长径生长是在骺软骨板中通过软骨内成骨的方式进行,横径生长则通过外骨膜以膜内成骨的方式添加性生长而完成。扁骨的生长仍按膜内成骨的方式不断长大和变厚。

骨骼在发育生长过程中不断增大,根据生理功能的需要,通过破骨细胞的骨质吸收活动进行改建塑型。骨质的吸收过程称为破骨。骨髓腔就是在骨发育过程中骨皮质内面骨吸收所形成。骨骼的发育、生长主要是以成骨和破骨的形式进行。骨组织的生长必须具备两个条件:一是由成骨细胞的作用形成细胞外的骨基质,骨细胞埋置于其中,形成骨样组织(osteoid tissue);二是矿物盐在骨样组织上的沉积。与此同时,还由破骨细胞作用进行骨的重吸收,以此维持正常骨组织代谢的平衡。如果成骨细胞活动、矿物盐沉积和破骨细胞活动发生变化,都将影响骨骼的发育。其中关系密切的有钙磷代谢、内分泌激素和维生素等。

关节的发生是在胚胎期间充质细胞形成软骨雏形后,由软骨雏形之间的间隙发育而来。在纤维性关节,间叶组织在软骨雏形之间形成纤维组织连接。在软骨性关节则分化为透明软骨或纤维软骨组织。在滑膜关节,软骨雏形之间的间叶组织的中央部分分化为松散的组织,以后发育为关节腔;而周边部分仍与周围的间叶组织相连并保持血供,以后发育为滑膜、关节囊以及其他的关节内结构。

(二) 长骨

1. 小儿骨 长管状骨是软骨雏形经软骨内成骨形成的,一般有3个以上的骨化中心,一个在骨干,另外的在两端。前者为原始或一次骨化中心,后者为继发或二次骨化中心。原始骨化中心在胚胎第5周后在骨干中央发生,骨化迅速进行。出生时,长骨骨干已骨化,除股骨远端的二次骨化中心已骨化外,大部分长骨的两端仍为软骨,即骺软骨(epiphyseal cartilage)。因此,小儿长管状骨的影像学解剖特点包括:①由原始骨化中心形成的骨干(diaphysis);②骨干的两端称为干骺端(metaphysis);③未骨化的骺软骨;④二次骨化中心出现后,骨化的部分称为骨骺(epiphysis),骨骺与干骺端之间的骺板(epiphyseal plate)软骨以及骨骺与关节面之间的关节软骨(articular cartilage)(图11-1-1)。

(1)骨干:管状骨周围由密质骨构成,为骨皮质,含钙多,X线表现为密度均匀致密影,外缘清楚,在骨干中部最厚,向两端逐渐变薄。骨干中央为骨髓腔,含造血组织和脂肪组织,X线表现为由骨干皮质包绕的无结构低密度半透明区。骨皮质内、外面(除关节囊内部分以外)均附有骨膜,骨膜为一菲薄的软组织,正常情况下影像学检查不能显示。

(2)干骺端:为骨干两端的较粗大部分,由松质骨形成,骨小梁彼此交叉呈海绵状,周边为

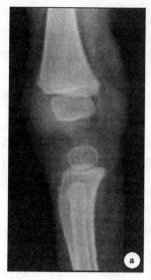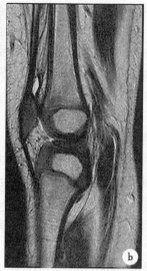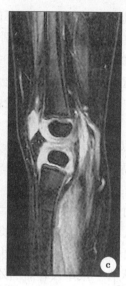

图 11-1-1　正常 1 岁儿童膝关节矢状位
a. X 线照片，显示骨骺和干骺端；b. MRI T$_2$WI 和 c. 压脂 T$_2$WI，显示骨骺以及周围的骺软骨

薄的骨皮质。顶端的横行薄层致密带影称为临时钙化带，是骺板软骨的软骨基质钙化和经软骨内成骨形成骨小梁的影像。临时钙化带下的骨小梁经重吸收改建塑型，并按生物力线排列成为干骺端的松质骨结构。临时钙化带随着软骨内成骨而不断向骨骺侧推移，骨骼不断增长。骨干与干骺端间没有清楚的分界线。

（3）骨骺：位于长骨未完成发育的骨端。在胎儿及儿童时期多为软骨，即骺软骨，在 X 线平片不显影，在 MRI 可见到中等信号强度的骺软骨。随着年龄增大，骺软骨以软骨内成骨的方式出现骨化，即二次骨化中心形成，习惯上称为骨骺。在骨化初期骺软骨可出现一个或几个二次骨骺，然后逐渐融合成一个。X 线表现为长骨端出现小点状骨性致密影，随年龄增长骨骺不断增大，形成松质骨，边缘由不规则变为光滑整齐。出现最早的是股骨下端和胫骨上端的骨骺，出生时已存在；出现最晚的是锁骨的胸骨端骨骺，16～18 岁出现。

（4）骺板（骺软骨盘）：随着骨骺与干骺端不断骨化，两者间的骺软骨逐渐变薄而呈板状时，则称为骺板或骺线（epiphyseal line）。因为骺板是软骨，X 线平片表现为骨骺与干骺端之间的横行透亮线。骺板不断变薄，最后骨骺与骨干融合，骺线闭合，骨的生长停止。X 线表现为骺线消失，骨骺与干骺端的骨皮质和骨小梁连成一体。

（5）骨端：有两种含义，一为短管状骨均为单骺骨，其没有骨骺的一端称为骨端；另一为成年人骨骺与干骺端闭合后形成骨端。

2. 骨龄　骨骼的生长发育，包括二次骨化中心（即骨骺）的出现、完全骨化并与干骺端闭合的过程都是与年龄发育同步，按一定的时间次序进行的。根据影像学显示骨骼的生长发育情况来推测被检查者的发育年龄，称为骨龄（bone age）。在临床工作中，将骨龄与患者的实际年龄作比较，可判断是否发育过早或延迟，有利于诊断一些影响骨骼正常发育的内分泌疾病和地方病，例如性早熟、垂体性侏儒和地方性甲状腺肿等。

根据正常男女人群骨骼二次骨化中心出现的时间范围，以及骨骺与干骺端闭合的时间范围，可制定一个正常骨龄标准。用骨龄估计身体的发育情况是有一定的限度和比较粗略的，其因种族、地区及性别而有所不同。此外，正常标准还有一个 2～3 岁变异范围。但骨龄的检查方法简便易行并能客观反映骨骼的发育情况，仍不失为一种有临床实用价值的指标。一般来说，女性的发育要比男性早 1～3 年，躯干双侧骨骼的发育速度是基本一致的。评价骨龄的观察部位随年龄大小而不同，一般 10 岁以前观察腕关节为主，参考肘关节；10～15 岁以肘、肩关节为主，参考骨盆和手指骨；15～20 岁以骨盆为主，参考肘、肩部；20～25 岁则为胸部和骨盆。

10 岁以前以腕骨为重点，一般是每岁出现一个腕骨，正常范围是年龄 ±2 个腕骨。10～15 岁观察肘、肩关节为主，一般 15 岁时肘、肩关节的全部骨骺均已出现，髂骨嵴的骨化中心已出现，手的第二指骨远端骨骺与骨干开始闭合；15～20 岁全身的骨骺均已全部出现，肘、肩部的骨骺已经闭合；25 岁以前，全身骨骺均已与干骺端闭合。

也有人根据儿童随年龄增长而出现的骨骺规律性 X 线形态变化来判断骨龄，这个方法比较准确，但因程序比较复杂，较少应用。

3. 成人骨　成年人骨骼的外形与小儿骨骼相似，但骨发育、生长完全。骺线闭合，骨骺与干骺端融合形成骨端。骨端有一薄层壳状骨板为骨性关节面，表层光滑。其外方覆盖的一层软骨，即关节软骨，X 线平片不能显示。成年长管状骨骨皮质较厚，密度高。骨端各部位所承受重力、肌肉张力以及功能活动不同，其骨小梁分布的比例和排列方向也不同。此外，在关节附近还常有光滑的籽骨附于骨骼附近的肌腱中，位置与数目有所差异。以手及足部为多见。

骨骼肌肉系统各种组织由于化学成分不同，MRI 图像产生不同的信号强度。含有氢质子较少的组织在 MRI 显示为低信号，包括骨皮质、纤维组织、韧带、肌腱。骨松质和髓腔的黄骨髓为脂肪组织，T_1WI 显示为高信号，T_2WI 信号强度较 T_1WI 略低，为略高信号，脂肪抑制 STIR 像为黑色低信号。红骨髓 T_1WI 和 T_2WI 均为灰色中等信号。骨膜 MRI 显示为低信号，由于与骨皮质紧密相连而无法区别。关节软骨在 T_1WI 为中等信号，T_2WI 为高信号。

4. 骨的生理　骨骼是不断进行新陈代谢活动的器官，这个生理过程十分复杂，影响的因素很多，主要表现为成骨和破骨、钙磷代谢方面。

（1）成骨和破骨：成骨是骨基质的形成和钙盐沉积于骨基质的过程。由成骨细胞形成细胞外骨基质，在此过程中起主要作用的是成骨细胞；骨盐（羟磷灰石结晶）在骨基质中沉积，主要受局部的钙离子和磷酸基的浓度以及碱性磷酸酶活性的影响。破骨是骨质（包括骨基质和骨盐）吸收和消失的过程，主要是破骨细胞活动的结果，受甲状旁腺功能的影响。

在正常生理情况下，成骨和破骨是同时进行又是相对平衡的。在生长发育期，成骨占优势，骨皮质增厚，骨小梁增粗增多；成年人的成骨和破骨相对平衡；老年人破骨占优势，骨质变得疏松和密度降低。

（2）钙和磷代谢：人体内的钙和磷绝大部分以结晶的形式集中在骨骼，因而骨是钙和磷代谢的重要环节，而钙和磷代谢的情况必然在一定程度上反映在骨骼的形态、密度、成分和组织结构上。钙和磷代谢受消化道功能、肾脏功能、维生素 D 和甲状旁腺激素的影响。

（3）影响骨代谢的因素：骨骼的新陈代谢过程十分复杂，主要受以下因素的影响：①成骨细胞和破骨细胞的数量和功能，是先天性因素；成骨细胞功能或数量不足，可引起成骨不全；破骨细胞功能或数量不足可导致石骨症和干骺续连症；②食物中钙和磷来源不足；③小肠的吸收功能和肾脏的排泄功能不良；④内分泌激素的影响，甲状旁腺激素起重要的作用；甲状旁腺激素的作用是维持正常的血钙浓度，主要通过抑制肾小管对磷的重吸收，刺激骨释放钙磷进入血液；直接作用于破骨细胞，发生破骨作用；促使小肠对钙和磷的吸收等方式发挥影响；此外，肾上腺皮质激素、垂体前叶分泌的生长激素、甲状腺素和性激素都对骨骼的代谢产生影响；⑤维生素 D、C 和 A 参与骨骼的代谢；维生素 D 促进小肠对钙的吸收和抑制肾脏对磷的重吸收；维生素 C 参与骨基质和碱性磷酸酶的形成；维生素 A 影响软骨细胞的退变过程；⑥正常的血供和神经功能，以及一定量的运动和承重对维持正常的骨代谢十分重要。

（三）脊柱

脊柱由脊椎（vertebra）和其间的椎间盘（intervertebral disc）所组成。

脊柱的发育在胚胎早期从每个体节的腹侧分出的间充质细胞形成生骨节，从两侧向脊索移动并包绕脊索，以后形成脊柱。到出生时，作为原始体轴的脊索逐渐退化，为脊柱所替代，仅有少量残余脊索形成椎间盘的髓核。脊柱一般是由 7 个颈椎，12 个胸椎，5 个腰椎，5 个骶椎和 4 个尾椎构成。颈、胸、腰椎各脊椎均可有一定程度的活动，胸、腰段脊椎的数目可因发育变异出现多一个或少一个，而骶椎与尾椎则分别融合成 1 块骶骨和 2～3 块尾骨。

每个脊椎分椎体及附件两部分（第 1 颈椎例外）。脊椎椎体呈短圆柱形，上下面以平直的终板为界，椎体内主要由松质骨构成。脊椎椎体由原始骨化中心发育而来，在 9～12 岁时在椎体的上下缘出现二次骨化中心，即骨骺环或环骺，在 25 岁前后与椎体融合。两侧的椎弓附件由椎弓根、椎弓板、棘突、横突和上、下关节突组成。出生时 X 线片可显示椎体和椎弓两半的骨化部分尚未联合，1 岁时椎弓的两半骨化部分联合成一体，至 6 岁左右椎体与椎弓的骨化部分联合。各个脊椎的椎体与椎弓附件围成椎管，容纳脊髓。

脊椎之间有两种重要的关节连接，即椎间小关节（facet joint）和椎间盘。由相邻两个脊椎的同侧椎弓附件的上、下两个关节突组成的椎间小关节，是由关节软骨、滑膜和关节囊构成的可动关节。椎间盘位于两个椎体之间，与椎体上下缘骨性椎体终板组成微动关节。椎体终板上附有一层纤维软骨，似长骨骨端的关节软骨，椎间盘中心包含一胶样、富有弹性的髓核，其周围为纤维环包绕，似一关节囊，椎间盘弹性强，有传递重力、缓冲压力、保护椎体和支持脊椎活动的作用（图 11-1-2）。

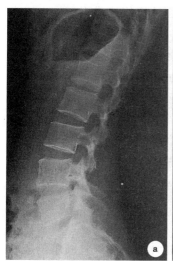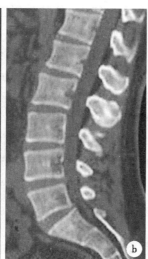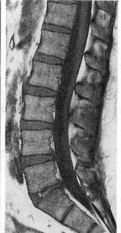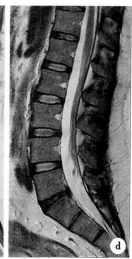

图 11-1-2 正常成人腰椎
a. X 线照片；b. MSCT 重组图像；c. MRI T$_1$WI；d. MRI T$_2$WI

脊椎顺列曲度在婴儿时只有两个弯曲。在站立行走后，脊柱即显示四个弯曲，近乎于成年人的生理曲度。正常成年人的脊椎生理曲度是颈椎段前突，以第 4 颈椎为甚；胸椎段后突，以第 7 胸椎为明显；腰椎段前突，以第 4 腰椎最前；骶椎及尾椎则明显后突，尤以女性为显著。

在 X 线正位片，椎体呈长方形，从上向下依次增大，主要由松质骨构成，纵行骨小梁比横行骨小梁明显，周围为一层致密的骨皮质环绕，轮廓光滑稍内凹。椎体两侧有横突影。在横突内侧可见长椭圆形环状致密线影，为椎弓根横断面影像，称椎弓环。在椎弓根的上下方为上下关节突的影像。椎弓板由椎弓根向后、内侧延续，在中线联合成棘突，投影于椎体中央的偏下方，呈尖端向上的三角形致密骨影，各椎棘突的形态和大小可略有不同。在 X 线侧位片，椎体也呈长方形，其上下缘与前后缘几乎成直角。椎弓附件居其后方。在椎体后方的椎管显示为纵行的半透亮区。椎弓板位于椎弓根与棘突之间。棘突在上胸段斜向后下方，不易观察，在腰段则向后突，易于显示。上下关节突分别起于椎弓根与椎弓板连接处之上、下方，下关节突在下个脊椎上关节突的后（内）方，以保持脊椎的稳定和不向前滑。脊椎小关节间隙为匀称的半透明影。颈、胸椎小关节在侧位片显示清楚，在腰椎以正位片较清楚，斜位片最为清楚。椎间盘的纤维软骨、髓核及周围的纤维环均为软组织密度，故呈宽度匀称的横行半透亮影，称为椎间隙（intervertebral space）。椎间孔是由相邻的椎弓根、椎体、关节突及椎间盘等结构环绕而成的椭圆形透亮影，内有脊神经和血管穿过。

MRI 可三维清楚显示脊椎的解剖结构和病变情况。脊椎的稳定是躯干正常运动功能的保障。按生物力学的分布将脊柱纵行分为前、中、后三柱的解剖结构，有利于评价脊椎的稳定性。前柱由前纵韧带、椎体和椎间盘的前 2/3 构成，中柱由椎体和椎间盘的后 1/3、后纵韧带构成，后柱由脊椎附件、黄韧带、椎间小关节和棘间、棘上韧带等构成。中柱是脊柱稳定的解剖学基础。

（四）软组织

骨骼肌肉系统中的软组织，包括肌肉、韧带肌腱、血管、神经和关节囊等。由于这些组织密度差别不大，缺乏明显的自然对比，X 线片无法分辨，仅可通过低密度的脂肪组织和较低密度的肌间疏松结缔组织勾勒出软组织结构的大致层次，观察受到较大的限制。对血管的观察可行血管造影，即将高密度水溶性对比剂注入血管内，使其与周围软组织形成明显的人工对比，从而显示局部血管的解剖结构。通过快速摄影或数字减影技术还可清晰显示动脉期、静脉期等不同时相表现，有利于显示病变征象。MRI 具有较好的软组织分辨能力，是目前显示软组织结构的最佳影像检查技术。肌肉组织在 T_1WI 和 T_2WI 均为低信号表现，肌腱韧带的信号较肌肉更低，血管结构可利用流空效应和流入增强技术清楚显示血管腔内改变和移位情况。在 T_1WI、T_2WI 均为高信号的脂肪组织的衬托下，各种软组织的正常结构和异常改变均可良好地显示。超声也可显示软组织的结构，尤其对血管和肌腱，是一种方便易行的影像检查方法。超声以其无辐射损伤和操作简便的特点，成为婴幼儿先天性髋关节脱位的首选影像检查方法。

三、基本病变影像学表现

骨骼的成骨和破骨这种新陈代谢过程受体内很多因素例如成骨细胞和破骨细胞的质和量、钙磷水平、内分泌激素等的影响，在生理情况下两者是平衡的。当成骨和破骨过程发生改变或病变本身直接成骨或破骨时，则出现病理情况。熟悉并仔细分析这些基本病变影像学表现及其病理学基础,结合临床资料是作出正确合理诊断的基础。

(一)骨质疏松

1. 概念 骨质疏松(osteoporosis)是指由于生理或病理的原因导致成骨减少或(和)破骨增加,引起一定单位体积的骨量减少,即骨组织的有机成分和无机成分均减少。组织学显示骨小梁稀疏变细,骨皮质变薄,其内的哈弗斯管增宽使骨皮质出现分层改变。化学分析显示每克骨组织的钙含量正常或接近正常。

2. 病因 骨质疏松分为普遍性和局限性。普遍性骨质疏松累及全身诸骨,多为更年期、老年性等生理因素和全身性疾病,例如内分泌疾病、代谢性疾病和成骨不全等所致。局限性骨质疏松与局部的神经血管功能障碍有关,例如失用性骨质疏松。

3. 影像学表现 X线片可见骨密度普遍性减低,骨皮质变薄或有分层松化现象,骨小梁稀疏变细,但边界清楚并仍按生物力线排列。严重的骨质疏松骨皮质变薄如铅笔描绘状,骨小梁吸收消失或在承重骨骼骨小梁减少、增粗。由于承重的缘故,脊椎椎体的上下缘受压内凹,呈鱼椎状改变,少数可呈楔形变,椎间隙相对增宽。脊柱改变以胸、腰椎交界部多见。

(二)骨质软化

1. 概念 骨质软化(osteomalacia)是指病理状态下,成骨过程中成骨细胞形成的有机成分即骨样组织正常而骨样组织的钙盐沉积障碍引起的骨质病变。组织学可见骨样组织堆积但钙化不全,以干骺端为明显。化学分析显示每克骨组织的含钙量少于正常。

2. 病因 主要见于各种影响钙盐沉积的疾病,例如儿童期的佝偻病、成年人的骨质软化症和肾性骨营养不良。

3. 影像学表现 X线片显示普遍性骨密度减低,骨皮质变薄和骨小梁变细,边缘模糊,后者是骨质软化区别于骨质疏松的要点。在儿童生长发育期,上述改变以干骺端和骨骺为明显,并出现干骺端呈喇叭口样变形,成骨活跃的临时钙化带模糊和密度减低。由于钙盐沉积不足导致骨骼硬度下降,严重者伴有承重骨骼畸形,例如O形腿和"三叶"状骨盆。假骨折线形成是骨质软化的一个特有的征象,表现为骨干的一侧出现1~2mm宽的透亮线,边缘光滑可有轻度硬化并与骨皮质垂直,多见于股骨上段和耻骨支,有时在胫骨和肱骨也可见到。

(三)骨质破坏

1. 概念 骨质破坏(bone destruction)是局部正常骨质被病理组织所取代,可发生在骨皮质和骨松质。是病变本身直接或间接引起破骨细胞活动增强的结果。

2. 病因 多见于炎症、肿瘤或肉芽肿等病变。

3. 影像学表现 X线片表现为局限性骨密度减低和正常骨结构消失。不同影像技术对骨质破坏显示的敏感性不同。X线检查是常用的基本检查,但是相对不敏感,松质骨破坏需超过30%~40%以上X线片才可显示。MRI是显示骨质破坏比较敏感的方法。根据X线片表现,骨质破坏征象可分为地图样、虫蚀状和筛孔状。依骨质破坏的表现可推断病变的侵犯位置和侵袭性。骨质破坏表现的形式与病变的生长方式和速度有关。生长速度慢的骨病变一般呈膨胀性、囊状或地图状骨破坏,边缘清楚伴有轻度的骨硬化。生长速度快的骨病变呈边缘不清楚的虫蚀状或筛孔状溶骨性骨破坏。一般来说,囊状或地图状骨破坏发生于松质骨,而筛孔状溶骨性骨破坏发生于骨皮质(图11-1-3)。

(1)地图样骨质破坏:X线片表现为骨内大片的正常骨质破坏消失,反映了松质骨的大范围骨质破坏。MRI T$_1$WI显示病变部位骨髓腔呈较低信号,与正常骨髓高信号形成良好对比。

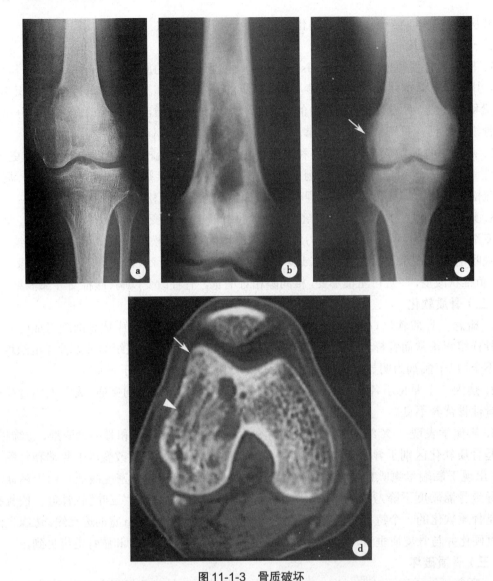

图 11-1-3　骨质破坏

a. 骨巨细胞瘤的囊状骨质破坏；b. 慢性骨髓炎的地图样骨质破坏；c 和 d. 虫蚀状及筛孔
状骨质破坏的 X 线和 CT 表现（d 图中短箭头为虫蚀状破坏，长箭为筛孔状破坏）

病变性质可结合其边缘改变进行评价。①病变发展缓慢，周围可见骨硬化边包绕，一般为良性病变例如内生性软骨瘤、肉芽肿和典型软骨黏液纤维瘤等；②边缘清楚锐利，周围无明显骨硬化，为生长相对缓慢的病变，例如良性软骨性病变和部分巨细胞瘤；③地图样骨质破坏区边缘模糊，表明肿瘤向周围骨质浸润性生长，主要见于部分巨细胞瘤、恶性肿瘤和骨转移瘤。

（2）虫蚀状骨质破坏：是发生于骨皮质的 3～5mm 大小的斑点状骨密度减低区，边界不清。多为进展迅速的病变，骨破坏与周围正常骨无明显分界，一般为恶性骨肿瘤和急性炎症所致。

（3）筛孔状骨质破坏：是发生于骨皮质内哈弗斯管和福克曼管周围的骨吸收破坏，多见于急性炎症、恶性骨肿瘤沿着哈弗斯管蔓延。骨皮质内可见多个 1～2mm 大小的点状或细条状骨密度减低影。MRI 骨皮质破坏在 T_1WI 表现为低信号皮质内出现中等信号灶，T_2WI 表现为偏高信号改变。

（四）骨质增生硬化

1. 概念　骨质增生硬化（hyperostosis and osteosclerosis）是指在生理和病理情况下，成骨增多或破骨减少，或两者兼而有之，造成单位体积内的骨量增加，即有机成分和无机盐均增多。化学分析显示每克骨质的含钙量正常。

2. 病因　骨质增生多数是局限性，炎症、创伤、承重改变、成骨性骨肿瘤和骨转移瘤及局部病变可引起反应性骨质增生；少数骨质增生累及全身多处骨骼，例如先天性石骨症、氟骨症；多数病变同时累及骨皮质和骨松质，但也有只侵犯骨皮质或骨松质的疾病，例如婴儿性骨皮质增生症，仅涉及骨松质的骨髓硬化症和氟骨症等。

3. 影像学表现　X 线表现为骨密度增高，骨皮质增厚密实，骨小梁增多增粗，骨髓腔变窄甚至消失，骨骼形态可发生增粗变形。

（五）骨膜增生

1. 概念　骨膜增生（periosteal proliferation）是指由于骨膜受到各种病变刺激而发生骨膜内层成骨细胞活动增加的成骨现象。组织学显示骨膜下成骨细胞增多，从骨膜到骨皮质，依次为钙化的骨样组织、幼稚骨小梁和成熟骨小梁。

2. 病因　多见于恶性骨肿瘤、部分良性骨肿瘤、炎症、创伤和骨膜下出血。

3. 影像学表现　X 线片可表现为线状、层状、葱皮状、花边状和日光放射状等。其表现与骨膜受到的病变刺激强弱和时间长短有关，并不表示病变的性质。各种病变中骨膜增生的表现不同。急性炎症和恶性骨肿瘤常为生长迅速的骨膜增生，表现为密度稍低的葱皮状、薄层状或放射状。骨膜增生的新生骨可被病变再破坏，表现为袖口状骨膜三角（Codman 三角），常见于恶性骨肿瘤例如骨肉瘤、软骨肉瘤、纤维肉瘤等，但也可见于急性化脓性骨髓炎。MRI 层状、放射状骨膜增生在 T_1WI 呈等、低信号，在 T_2WI 呈低信号，其下方往往可见偏高信号的软组织病变影。当肿瘤侵入骨膜下方早期未引起骨膜成骨时，T_2WI 即可出现偏高信号强度改变，而 X 线平片和 CT 难以显示。良性病变一般发展缓慢，骨膜增生为密度均匀、光滑的线状或花边状，可与骨皮质融合，致骨皮质增厚。

（六）骨内与软组织钙化

1. 概念　骨和软组织内的钙化是指局部钙盐代谢异常，钙化可发生于骨内，也可发生在软组织内。

2. 病因　可见于软骨性肿瘤、滑膜肿瘤和血管瘤等。

3. 影像学表现　X 线片和 CT 均可很好地显示钙化的形态和数量，表现为颗粒状、小环状致密影，软骨小叶的钙化呈环状或半环状结构。良性钙化多为边缘清楚的高密度影，而密度较低的边缘模糊的点状或不完整环状钙化多反映恶性病变的可能。致密钙化在 MRI 的 T_1WI 和 T_2WI 均为低信号，骨软组织内微细钙化则难以显示。

（七）骨质坏死

1. 概念　骨质的新陈代谢能力消失称为骨质坏死（bone necrosis）。病理可见死骨因缺血而苍白，组织学的证据是骨细胞死亡、骨陷窝空虚和骨髓液化萎缩。坏死的骨块称为死骨（sequestrum）。病变早期死骨的骨结构和钙盐含量无明显改变；随着病程发展，从邻近存活骨来的含丰富血管的肉芽组织包绕和长入死骨，随之而来的破骨细胞和成骨细胞进行死骨吸收和新骨形成的修复过程。

2. 病因　引起骨质坏死的原因很多，但直接的病因是血供中断。常见于慢性化脓性骨髓炎、结核、骨缺血性坏死和外伤骨折后并发症。

3. 影像学表现　X 线和 CT 均不能显示早期的死骨，只有肉芽组织生长包绕和吸收死骨时，或死骨被脓液包绕时，才能见到周围有一圈透亮带围绕着游离的高密度死骨。死骨的密度高是由于邻近活骨充血和骨密度减低衬托所致；亦可是未被吸收的死骨有新骨沉积或是死骨被压缩所致。骨皮质的死骨多数是大片的死骨，甚至可以是整段的骨干，而松质骨的死骨多为砂砾状的"骨砂"。MRI 可较敏感地显示骨坏死区，死骨在最早期骨内表现为 T_1WI、T_2WI 呈偏低信号影，正常骨髓与缺血死骨间出现"双线征"，增强扫描血供正常的骨髓强化而死骨不强化；当局部有肉芽组织出现时，富于血供的肉芽组织表现为骨内的 T_2WI 高信号区，以脂肪抑制的 T_2WI 序列显示明显，肉芽组织包绕死骨呈高信号的新月形带，死骨和周围的正常骨髓均呈低信号。但 MRI 对游离小死骨块的显示不如 X 线和 CT 敏感。

（八）骨矿物质沉积

1. 概念　重金属盐经血液循环进入人体后在骨骼内沉积，生长期主要沉积在生长较快的干骺端临时钙化带区。

2. 病因　由于重金属盐和卤素的慢性过度沉积，例如铅、磷、铋的中毒和氟骨症。

3. 影像学表现　重金属盐持续进入体内往往需经过一定的时间才能显示，主要表现为干骺端的一条横行高密度带，如重金属盐多次间歇性进入体内则形成多条横行的高密度线。在成年人重金属盐普遍性分布于全身骨，故不易显示。氟的过度沉积引起骨软组织的改变称为氟骨症。骨骼的改变主要表现为骨松质硬化。

（九）骨骼变形

骨骼变形（bone deformity）多与骨骼的大小改变并存，可累及一骨、多骨或全身骨骼。局部病变和全身性疾病均可引起，例如骨的先天性发育异常、创伤、炎症以及代谢性、营养性、遗传性、地方流行性和肿瘤性病变均可导致骨骼变形。局部骨骼增大可见于血供增加和发育畸形等病变，例如软组织和骨血管瘤、巨肢症和骨纤维异常增殖症等。全身性骨骼短小可见于内分泌障碍，例如垂体性侏儒等。骨骺和骺软骨板的损伤可使肢体缩短。骨肿瘤可导致骨局部膨大凸出。脊椎的先天畸形例如半椎体、蝴蝶椎可引起脊柱侧弯、后突。骨软化症和成骨不全可引起全身骨骼变形。

（十）软组织异常

软组织异常可表现为单纯软组织异常和同时并有邻近骨改变的软组织异常，均可出现下列征象。

1. 软组织肿胀（soft tissue swelling）　X 线和 CT 表现为软组织增厚，皮下脂肪组织内出现网条状的中等密度影，如并有出血则为高密度的斑片影，肌肉层次模糊；MRI 肌肉 T_2WI 信号强度增高，脂肪抑制 T_2WI 可见皮下脂肪和肌肉均呈边缘模糊的高信号改变。多见于炎症水肿和创伤。

2. 软组织肿块（soft tissue mass）　软组织肿瘤和恶性骨肿瘤侵犯软组织时，可形成软组织肿块。X 线表现为局部软组织肿胀，密度多增高。软组织肿块内可见钙化、骨化，周围软组织受压推移，但组织层次常保留。MRI 可很好地显示软组织肿块的范围、其内组织结构和周围组织受影响的情况。

3．软组织钙化或骨化（soft tissue calcification or ossification） X 线和 CT 显示软组织内出现高密度影，CT 值常在 80Hu 以上。

4．肌肉萎缩（muscular atrophy） 软组织变薄，脂肪成分增多，肌束变细小；横轴位可见肌肉束松散，肌肉内有脂肪浸润。

四、疾 病 诊 断

（一）骨与软组织创伤

在日常生活中由于意外或灾难性事故所引起的骨关节损伤较常见，包括骨折、关节脱位和软组织挫裂伤。影像学检查，特别是 X 线检查是诊断骨关节创伤的主要方法，其目的是：①确定有无骨关节损伤及其类型、程度和可能的并发症；②复位固定后了解整复情况，必要时在 X 线引导下进行骨折的整复；③定期复查观察骨折的愈合情况和有无合并症。

1．四肢骨折 在外来的直接或间接暴力的作用下，致骨结构及其附属组织的连续性和完整性发生中断称为骨折（fracture）。骨结构的断裂包括密质骨、松质骨、软骨的断裂和儿童期的骨骺分离。骨附属组织断裂包括骨内外膜、血管、神经、骨髓腔组织的断裂。产生骨折的原因包括：直接暴力打击、间接暴力的作用、长时间的应力积聚、肌肉的突然强烈收缩以及病变破坏了骨骼的正常结构后轻微外力引起的病理性骨折。患者多有明确的外伤史和准确的发病时间。骨折发生后，患肢局部持续性疼痛、肿胀、功能丧失，体检可发现局部有骨摩擦音和异常活动，根据受伤姿势和致伤外力的不同，可产生一些特殊的肢体畸形。

【影像学表现】

（1）骨折的基本影像学表现：①骨折线是骨折的直接征象，由于骨皮质和骨小梁发生中断和移位，在 X 线片和 CT 表现为低密度的透亮线影（图 11-1-4a），MRI 由于局部骨质断裂处的出血和渗出而出现中高信号强度线影；若骨皮质和骨小梁发生中断并重叠嵌入，则 X 线和 CT 表现为高密度的线影（图 11-1-4b），MRI 呈低信号强度的线影；②骨挫伤（bone bruise），又称为骨小梁微细骨折，多发生于关节面附近的松质骨内，其仅可由 MRI 检出异常的征象。病理为

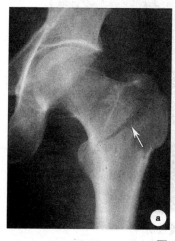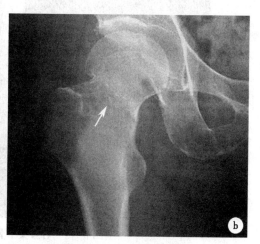

图 11-1-4 股骨颈骨折

a．股骨粗隆间低密度的透亮骨折线（↑）；b．股骨颈骨小梁重叠的致密骨折线（↑）

外力挤压引起的急性骨小梁断裂和骨髓水肿、出血。MRI 显示骨骼的轮廓仍基本保持完整，松质骨内出现边界模糊的斑片状 T_1WI 低信号和 T_2WI 及 STIR 序列高信号灶（图 11-1-5）；③软组织改变是骨折的间接征象，包括软组织肿胀和脂肪垫（线）移位；软组织肿胀是外伤引起的出血、水肿和渗出反应，X 线片表现为软组织增厚和层次模糊，MRI 可见局部软组织内出现边缘不清的 T_2WI 高信号改变，还可显示局部血管受压移位或中断改变；脂肪垫（线）移位是一些局部血肿或关节内出血或积液推挤引起附近脂肪结构移位。

（2）骨折的类型：根据骨折的程度分为完全性和不完全性。前者骨折线贯穿骨骼全径，后者则骨结构的连续性未完全中断，尚有部分骨皮质和骨小梁保持完整。根据骨折线的形状和走向，可将骨折分为线形、星形、横行、斜行和螺旋形骨折。复杂的骨折又可按骨折线形状分为 T 形、Y 形等骨折。根据骨碎片情况可分为撕脱性、嵌入性和粉碎性骨折。

（3）骨折的移位：是由于致伤暴力的推移和局部肌肉的强烈收缩和（或）痉挛所引起，主要

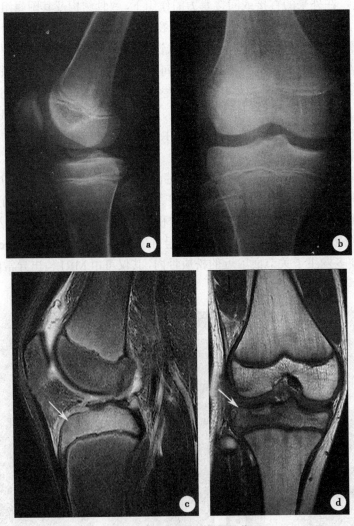

图 11-1-5　右膝关节骨挫伤
a 和 b. X 线照片未见异常；c. MRI 脂肪抑制 T_2WI 呈高信号改变（↑）；
d. MRI T_1WI 显示股骨外髁和胫骨平台外侧不规则低信号影（↑）

表现在骨折断端的对位和对线关系异常。对位表示两骨折端的对合情况，对线为骨折两端在纵轴上的关系。确定移位时，在长骨以骨折近端为中心，借以判断骨折远端的移位方向和程度。骨折端可发生内外或前后移位，上下断端亦可重叠或分离。骨折端还可有成角，即两断端纵轴形成大小不等的交角。此外，骨折还可发生旋转移位，断端围绕该骨纵轴向内或向外回旋。上述骨折断端的显著内外、前后和上下移位称为对位不良，而成角移位则称为对线不良。骨折的对位及对线情况与预后以及功能恢复关系密切，故应注意观察。X线摄影需包括正、侧位，而观察旋转移位，则需包括上下两个关节。在骨折复位后复查时，亦应注意骨折断端的对位与对线关系。

（4）儿童骨折：儿童的骨骼尚在发育生长中，骺软骨的存在、骨骼的柔韧性好和骨膜厚等生理解剖特点使儿童创伤有特殊的骨折类型，主要有青枝骨折（greenstick fracture）、骨骺分离和骨骺骨折。①青枝骨折，作用于长骨骨干的外力由于儿童骨骼的特点不易引起骨质完全断裂，X线片仅表现为局部骨皮质和骨小梁的扭曲，而不见骨折线或只引起骨皮质发生皱褶、凹陷或隆突；②骨骺分离，儿童长骨骨骺尚未与干骺端闭合，外力可经过骺板到达干骺端引起骨骺分离，即骺离骨折；X线片由于骨骺软骨不能显影，所以这种骨折并不能显示骨折线，只显示为骺线增宽，骨骺与干骺端对位异常；还可以是骨骺与干骺端的一部分同时撕脱（图11-1-6a、b）；MRI可显示分离的骨骺软骨与干骺端之间的间隙和移位情况，是骨骺创伤十分有效的影像学诊断方法（图11-1-6c、d）。③骨骺骨折，骨折线通过骨骺引起，骨折块往往连同干骺端的撕脱骨片一起向外侧移位。

（5）骨折的愈合：骨折愈合是一个从骨折后就开始的连续过程。骨折后形成局部的血肿，肉芽组织和新生血管从周围软组织长入吸收血肿，成骨细胞在肉芽组织上产生新骨称为骨痂，依靠骨痂使骨折断端连接并固定。

骨折初期，骨折端之间、骨髓腔内和骨膜下形成血肿，刺激骨内外膜形成骨膜新骨即骨痂，随着骨痂的形成和不断增多，骨折端不再活动，达临床愈合期。此后，骨痂增多，包括外骨膜生长的外骨痂和骨髓腔内骨膜生长的内骨痂，使骨折连接坚实，骨折线消失而成为骨性愈合。骨内膜产生的内骨痂对骨折的愈合十分重要，尤其是长骨端的关节囊内部分的骨折，由于该处没有外骨膜覆盖，骨折的修复完全靠内骨痂。机体为了适应负重和活动的需要，愈合的骨折还进行改建重塑，使骨小梁重新按生物力线分布排列，弯曲、变形处则经骨膜新生骨而补足，使骨骼恢复正常形态，但变形严重则不能恢复。

骨折愈合的速度与患者年龄、骨折类型及部位、营养状况和治疗方法有关。儿童骨折、肌肉丰富区骨折、嵌入性骨折愈合快；而老年人骨折、关节内骨折、骨折端移位严重、营养状态差或合并感染，则愈合慢甚至不愈合或出现并发症。

骨折愈合的并发症：①骨折延迟愈合或不愈合，由于复位不良、固定不佳、局部血供不足、全身营养代谢障碍、肌肉嵌入断端间和并发感染等都可引起；骨折延迟愈合的X线表现是骨痂出现延迟、密度低或不出现，骨折线消失迟缓或长期存在；不愈合的表现是骨折端为密质骨封闭，致密光整，或骨折端吸收变尖，断端间有明显间隙，有时可形成假关节。②骨折畸形愈合，可有成角、旋转、缩短和延长改变，轻者不影响外观与功能。③外伤后骨质疏松，骨折经固定后引起失用性骨质疏松，严重者则持续较久，且影响功能。④骨关节感染，见于开放性骨折或闭合性骨折手术复位后，如转为慢性感染，则较难治愈。⑤骨缺血性坏死，由于动脉供血中断所致，多见于关节囊内骨折。⑥关节强直，多因关节周围及关节内粘连所致，X线片显示关

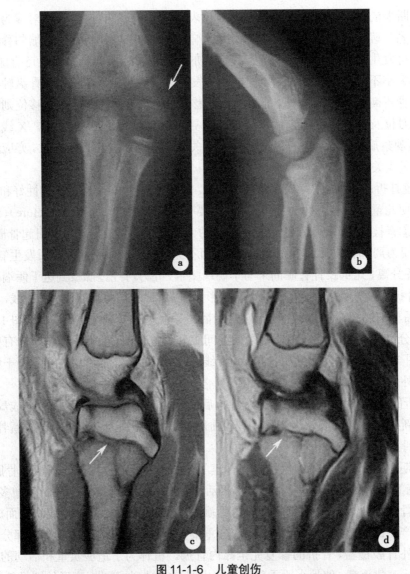

图 11-1-6　儿童创伤

a 和 b. 肘关节肱骨远端骺离性骨折，骨骺和干骺端骨折片向桡侧移位；c 和 d. 膝关
节胫骨近端全骺离性骨折，MRI T_2WI 和 T_1WI 显示骺骨线前份增宽，骨骺连同干骺
端的骨折片轻度后移位

节间隙依然存在，但可见骨质疏松和软组织萎缩。⑦关节退行性变，又称创伤性骨关节病，关
节内骨折或骨折畸形愈合可引起这种改变；X线片可见关节间隙变窄或宽窄不等，关节面凹凸
不平，并有骨质增生硬化，关节缘骨赘形成，MRI 还可显示关节软骨变薄和消失。⑧骨化性肌
炎，骨折后于软组织挫伤和血肿机化基础上形成较大范围的骨化，可引起局部疼痛和关节活
动受限。

（6）长骨常见部位的骨折

1）Colles 骨折：又称伸直型桡骨远端骨折。为桡骨远端 2～3cm 以内的横行或粉碎骨折，骨
折线可波及桡骨关节面。远侧骨折端向背侧和桡侧移位，侧位观呈"银叉"样畸形（图 11-1-7a）。

骨折时往往伴尺骨茎突骨折。

2）肱骨髁上骨折：多见于儿童。骨折线横过喙突窝和鹰嘴窝，远侧断端多向背侧移位（图 11-1-7b）。细微的肱骨髁上骨折可见肘关节囊上方的脂肪垫呈"八"字移位，仔细观察可见细小的骨小梁扭曲中断而肱骨远侧断端移位不明显。

3）股骨颈骨折：多见于老年人。骨折可发生于股骨头下、颈部或基底部。断端常有错位或嵌入。股骨头下骨折和股骨颈骨折在关节囊内，易引起关节囊的损伤，影响关节囊血管对股骨头及颈的血供，使骨折愈合缓慢，甚至发生缺血性坏死。

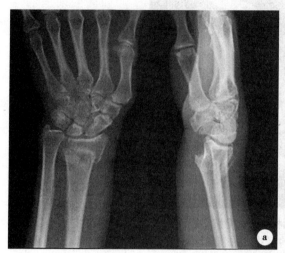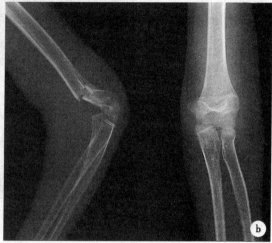

图 11-1-7　长骨常见部位骨折
a. 腕关节 Colles 骨折；b. 肘关节肱骨远端髁上骨折

2. **脊柱创伤**　脊柱骨折占全身骨折的 5%～6%。绝大部分是由间接暴力引起，患者多自高处跌落，足或臀部着地，或受重物落下冲击头肩部所致。由于强大的暴力冲击，使脊柱骤然过度前屈而致伤。少数是由直接暴力打击而致伤，例如车祸、跳水或地震塌方等。强烈的肌肉收缩也可引起脊椎发生骨折，例如腰方肌的猛烈收缩引起横突骨折。脊柱骨折常见于脊柱活动度较大的脊椎，例如颈椎 5、6，胸椎 11、12，腰椎 1、2 等部位，以单个椎体多见。脊柱损伤根据受伤时暴力的方向分为：①屈曲型损伤，最常见；②后伸型损伤，少见；③屈曲旋转型；④垂直压缩型。部分脊椎骨折可造成神经根或脊髓受压症状，因此应注意避免在临床或影像学检查和搬动中加重损伤。

【影像学表现】

脊柱创伤的基本影像学征象：①椎体压缩性骨折，是间接暴力致脊柱过度屈曲造成；X 线表现为椎体压缩变扁呈楔形，前缘压缩明显且骨皮质有中断、成角、嵌插，或椎体前上角出现撕脱小骨块，椎体内出现横行的致密骨折线；常伴棘间和棘上韧带的断裂，使棘突间隙增宽；严重时常并发脊椎后突成角、侧移，甚至发生椎体错位；CT 可以充分显示脊椎骨折、骨折类型、骨折片移位程度、椎管变形和狭窄以及椎管内骨碎片或椎管内血肿等；MRI 可以很好地显示椎体骨折的低信号骨折线和骨挫伤的 T_2WI 高信号影，以及合并的椎间盘突出和韧带撕裂，同时还可以观察脊髓挫裂伤和脊髓受压程度。②脊椎附件骨折，X 线片可发现关节突、横突和棘突的骨折线和椎间关节的脱位、绞锁改变，以及由于关节绞锁出现的关节突空虚现象；CT

较容易发现各种细微的附件骨折和椎间小关节脱位,例如椎弓根骨折、椎弓板骨折和横突骨折等(图 11-1-8)。③肌腱韧带的断裂和挫伤,脊柱的韧带包括前纵韧带、后纵韧带、棘间韧带和棘上韧带等,在 MRI 的各成像序列中均呈低信号,肌腱韧带损伤或断裂后失去正常的连续性且因水肿或(和)出血而表现为不同程度的高信号影。④脊髓神经根损伤,外伤骨折后脊膜囊和脊髓可受压、移位,脊髓挫伤在 T_2WI 脊髓内可见出血、水肿的高信号影,严重时甚至脊髓横断;MRI 还能观察到神经根撕脱和硬膜囊撕裂等情况。

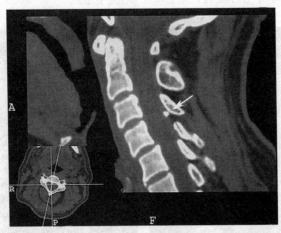

图 11-1-8　颈椎关节突骨折
MSCT 矢状重组显示第 4 颈椎上关节突骨折(↑)

(1) 屈曲型脊柱损伤:主要是椎体的压缩性骨折、棘上和棘间韧带的撕裂损伤。

(2) 后伸型脊柱损伤:以椎体前上、下角的撕脱性骨折,附件骨折,韧带撕裂为主。

椎体骨折还可分为爆裂性骨折和单纯压缩性骨折。爆裂性骨折表现为:①椎体垂直方向上的粉碎骨折,正常外形与结构丧失,骨折片向前后左右各个方向移位,致椎弓根间距增宽,相邻椎体后缘线不连续,脊柱的中柱结构损伤断裂;②椎体明显楔形变;③附件多发骨折,包括椎弓板垂直骨折、棘突骨折;④韧带损伤,后纵韧带不连续;⑤神经损伤(图 11-1-9)。单纯性压缩骨折仅表现为椎体楔形压缩、密度增高或出现高密度的骨折线。

【诊断和鉴别诊断】

脊柱创伤应注意与脊椎其他病变所致的椎体压缩变形鉴别。后者常见椎体或附件骨质破坏,波及椎间盘时可见椎间隙变窄,椎间盘破坏或消失,椎旁可见脓肿或软组织肿块等。结合临床病史不难鉴别。

脊柱结构比较复杂,脊髓、神经根位于其中,外伤后诊治不及时,常引起多种严重并发症。X 线平片由于前后结构重叠,征象观察受到较大的限制。因此,脊椎骨折应在 X 线平片的基础上进一步行 CT 或 MRI 检查。严重的脊柱损伤,尤其是合并神经功能障碍时,就诊时应直接进行 MRI 或 MSCT 检查以明确诊断,可避免反复搬动患者而可能加重损伤。

3. 椎间盘突出　椎间盘是由纤维环、髓核与软骨终板三部分构成,前方和侧方的纤维环最厚且最坚韧,并与坚强的前纵韧带紧密附着,后方的纤维环最薄,与后纵韧带疏松相连。椎间盘突出可因暴力或发生在椎间盘纤维环退变的基础上,纤维环发生破裂、胶状的髓核突出。由于以上解剖结构的原因,大多数病变均为后纤维环破裂,髓核向后突出压迫周围组织和神

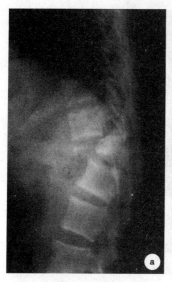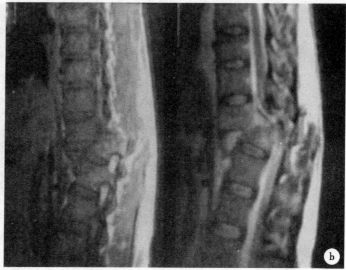

图 11-1-9　第 12 胸椎爆裂性骨折

a. X 线片显示椎体碎裂,脊柱中柱结构破坏,骨折片向后移位;b. MRI 示骨折和韧带断裂错位,脊髓肿胀,T_2WI 信号强度增高

经根,引发临床症状。

根据椎间盘损伤的位置和程度不同可分为:①椎间盘膨出(disc bulging),纤维环退变破裂,但没有髓核突出;②椎间盘突出(disc protrusion),纤维环部分破裂,髓核突出至纤维环的内层;③椎间盘韧带下脱出(subligamentous disc herniation),髓核经破裂的纤维环疝出至后纵韧带下;④椎间盘硬膜外脱出,是指疝出的椎间盘碎片穿过后纵韧带突至硬脊膜外;⑤此外,髓核亦可突破椎体终板疝入椎体内,称为 Schmorl 结节。

椎间盘突出多发生于青壮年,男性多见,常有外伤或反复慢性劳损史。可发生在颈椎,胸椎与腰椎,但以下段腰椎最常见。急性发病时,患部脊椎运动受限,局部疼痛并产生神经根压迫引致的放射性痛。

【影像学表现】

(1)椎间盘突出和脱出:①直接征象:CT 显示软组织密度的椎间盘向后局限性弧形突出,CT 值为 70～110Hu,局部的硬膜外脂肪或硬膜囊受压变形、移位;MRI 检查,由于正常椎间盘的髓核和纤维环的内侧部的水分较纤维环外侧部和后纵韧带为多,在 T_2WI 前两者呈高信号,而后两者呈低信号;椎间盘突出在矢状面图像,突出的椎间盘呈半球状或舌状向后方或侧后方突出,其信号强度与其主体部分一致;椎间盘脱出则可见稍高信号的髓核穿破纤维环突至后纵韧带下(图 11-1-10),若髓核穿过后纵韧带疝出至硬膜外则可见游离的髓核碎块位于后纵韧带后方;横断图像突出的椎间盘呈半弧形局限突出于椎体后缘,边缘光滑;CT 显示的硬膜外脂肪层受压、变形、消失以及硬膜囊受压和神经根鞘受压等均可在 MRI 得到更佳的显示,此外,MRI 还能直接显示脊髓和神经根受压。②间接征象:X 线平片可见椎间隙均匀或不对称性狭窄,特别是后宽前窄,椎体后缘出现骨赘。

(2)椎间盘膨出:CT 和 MRI 均可显示椎间盘的边缘均匀地超出相邻椎体终板的边缘,椎间盘后缘平直或呈对称性轻度前凹,硬膜外脂肪层清晰,硬膜囊无明显受压、变形。

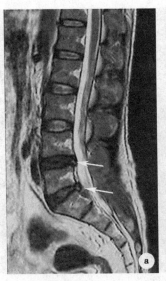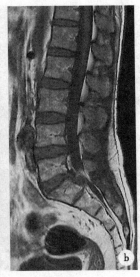

图 11-1-10　腰 4/5 和腰 5/ 骶 1 椎间盘脱出
a. MRI T₂WI 显示高信号的髓核向后突出至后纵韧带下(↑);
b. T₁WI 显示硬膜外脂肪受压、消失

（3）椎间盘退行性变：X 线片仅表现为椎间隙变窄和椎体缘的骨质增生和骨赘形成，少数患者可见椎间盘"真空"现象。MRI 因椎间盘水分丢失，矢状位可见 T₂WI 椎间盘的正常高信号消失，还可见椎间盘变扁和膨出改变。

【诊断和鉴别诊断】

椎间盘突出和脱出多有典型的影像学表现，CT 和 MRI 见到突出于椎间盘后方的类圆形椎间盘结构，硬膜外脂肪、硬膜囊、神经根受压移位，诊断多可成立，但有时不易区分椎间盘突出与脱出，而统称为椎间盘突出。不典型的须与以下病变鉴别：①硬膜外瘢痕，有手术史，病变位于硬膜囊和手术部位之间，MRI 信号低于椎间盘，增强扫描的强化较椎间盘明显；②椎管内硬膜外肿瘤，例如神经纤维瘤、淋巴瘤、转移瘤等可形成类似椎间盘突出样肿块，但其密度、信号不同于椎间盘，常有较明显的强化，并往往合并有椎骨的破坏或（和）椎间孔扩大；③化脓性脊椎炎的椎间隙变窄，常伴有骨破坏和骨增生硬化。

4. 肌腱与韧带创伤　多发生于急性创伤时，例如切割伤和撕裂伤，少数也可在慢性劳损的基础上发生变性甚至断裂。韧带肌腱断裂分部分性和完全性两种。部分断裂时损伤的韧带和肌腱内有出血和水肿与尚未断裂的纤维组织。完全断裂时韧带和肌腱的位置发生改变和断端及邻近结构出现出血和水肿。韧带和肌腱急性损伤后，局部肿痛明显，多伴皮下淤血，相应关节活动受限，完全断裂时施加外力可出现关节异常活动或肌腱韧带部位的空虚感，并可合并肌腱韧带附着处的撕脱骨折。关节附近的韧带损伤常合并有关节腔内出血或积液。肌腱与韧带创伤的影像学检查以 MRI 为首选。

【影像学表现】

正常的韧带和肌腱 CT 表现为带状或类圆形边缘清楚的软组织密度影，损伤后可见其边缘模糊、肿胀、失去正常形态甚至呈碎片状。伴有出血时可见韧带内和周围有不均匀的较高密度影。CT 还可以清晰地显示撕脱骨折。MRI 由于能直接显示肌腱和韧带，故诊断准确性较高。正常的肌腱韧带在 T_1WI、T_2WI 均为边缘清楚的条带状极低信号影，损伤后形态增粗、信号强度则有明显增高改变，部分性断裂以增粗改变为主，而完全性断裂则表现为肌腱韧带的连续性中断，断端回缩变短。

（二）骨与软组织感染

1. 化脓性骨髓炎　化脓性骨髓炎（pyogenic osteomyelitis）可分为急性和慢性，后者通常由急性期迁延不愈或治疗不彻底造成。细菌自身体其他部位的化脓感染灶进入血流而感染骨和骨髓，致病菌 87% 是金黄色葡萄球菌，溶血性葡萄球菌、链球菌、大肠埃希菌和肺炎双球菌也可发生感染，机体抵抗力差和外伤是重要的诱因。病理上感染部位有充血水肿、白细胞浸润、坏死和脓液形成。病变早期细菌随血流到达血运丰富而缓慢的干骺端，炎症和细菌栓子破坏骨血运，脓液通过骨皮质的哈弗斯系统蔓延至骨膜下形成骨膜下脓肿，导致骨血运破坏和大块死骨形成。本病好发于儿童和青少年的四肢长管状骨，急性期局部炎症反应和全身中毒症状明显，慢性期则局部炎症反复发作不愈，可有瘘管形成。在骨骼不同生长发育期，化脓性骨髓炎还有以下特点：①软组织肿胀和骨膜下脓肿，婴儿较儿童和成年人明显；②婴儿、成年人易蔓延至关节；③硬化性骨髓炎（sclerosing osteomyelitis），又称 Garre 骨髓炎和慢性局限性骨髓炎（Brodie 脓肿），是低毒性细菌感染所致，患者往往有患骨反复的、较轻的疼痛和压痛，多见于青少年和成年人。

【影像学表现】

（1）急性化脓性骨髓炎：发病 24 小时后 X 线片仅见局部软组织弥漫性肿胀，肌肉间隙模糊，患骨的形态、密度仍正常；骨质破坏多在起病后 7～14 天出现，表现为长管状骨干骺端松质骨内出现多发斑点状、边界模糊的虫蚀状骨质破坏，周围有少量淡薄的薄层状骨膜增生（图 11-1-11）；随着病情发展，局部骨密度减低明显，松质骨和骨皮质均出现骨质破坏，破坏区融合增大、增多，并且有轻度骨质增生，骨膜增生更加广泛，可有骨膜下脓肿形成，甚至可穿破增生骨膜形成 Codman 三角而进入软组织，同时局部骨皮质血运破坏导致大块死骨。病变进展向骨干方向蔓延。CT 平扫可发现早期的骨质破坏和骨膜增生。MRI 患骨的冠状扫描可早期发现骨髓水肿充血和软组织肿胀，T_1WI 骨髓的高信号为水肿的中低信号影所占据，T_2WI 呈高信号改变，病灶边缘模糊。

（2）慢性化脓性骨髓炎：多由急性化脓性骨髓炎而来，以骨膜下大块死骨形成和明显的骨质增生为特点。由于骨膜下脓肿增大、骨膜掀起和血栓性动脉炎，大块皮质骨甚至整段骨干坏死形成死骨。死骨的密度相对较高，其周围可见一圈由肉芽或脓液构成的透亮带围绕（图 11-1-12）。骨内膜增生硬化使髓腔变窄和闭塞。骨质增生和骨膜增生与骨皮质融合，均使患骨密度明显增高、骨干增粗变形。骨膜增生形成骨性包壳，包壳可再被破坏形成瘘孔和无效腔，甚至穿破软组织形成瘘道，是造成本病经久不愈的原因。X 线瘘道造影有助于了解无效腔情况。MRI 死骨在 T_1WI 和 T_2WI 均呈低信号，肉芽组织和脓液在 T_1WI 为低或稍高信号而在 T_2WI 呈高信号，瘘道内因含脓液常在 T_1WI 呈稍高信号而在 T_2WI 呈高信号，依层面方向不同可表现为点状或不规则粗细不均的索条影从骨内脓腔向皮肤表面伸延。

硬化性骨髓炎：是以骨质硬化为特征的慢性骨髓炎，X 线片表现局限或广泛的骨皮质增厚，骨髓腔变窄和消失，患骨密度增高，骨干轻度增粗变形，软组织一般无肿胀。

慢性局限性骨脓肿：慢性化脓性骨髓炎的一种特殊形式。好发于长骨干骺端中央部分的松质骨，少数可累及骨皮质。X 线表现为边缘明显硬化的圆形骨透亮区，硬化边与周围正常骨

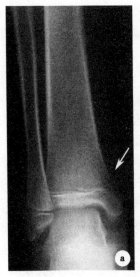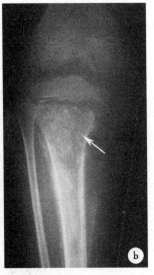

图 11-1-11　急性化脓性骨髓炎

a. 胫骨远端急性化脓性骨髓炎早期仅表现为局部轻度骨质疏松（↑）；b. 胫骨近端急性化脓性骨髓炎的典型表现，干骺端虫蚀状骨质破坏（↑）伴少量骨质增生和骨膜增生

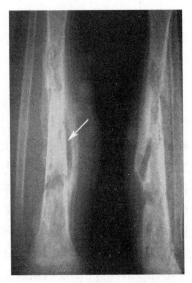

图 11-1-12　胫骨慢性化脓性骨髓炎

显示大块死骨并病理性骨折，周围明显骨质增生（↑）

组织分界不清，透亮区内多无死骨存在，局部骨膜增生和软组织肿胀不明显。CT 可更清楚地显示上述改变。MRI 可见病变呈圆形边缘清楚的 T_1WI 低信号、T_2WI 高信号灶，T_2WI 周围有较大范围边缘模糊的高信号水肿区。

【诊断和鉴别诊断】

急性化脓性骨髓炎须与骨肉瘤鉴别。前者急性起病，患肢大范围间断性的骨质破坏和周围的骨增生，一般鉴别不难。

慢性化脓性骨髓炎的特点为残存的骨破坏、大量的骨质增生和死骨形成。感染如仅限于骨膜下，则表现为骨膜增生，而无明显破坏，少数病例甚至类似恶性骨肿瘤或其他骨疾病，应注意鉴别。

2. 软组织感染　软组织感染多为外伤或皮肤破损溃疡引起。原发于软组织的感染局部红、肿、热、痛，甚至全身发热和血白细胞计数升高。急性期的病理基础主要是充血和水肿，继而可形成脓肿，脓肿可局限也可沿肌间隙扩散。

【影像学表现】

X 线和 CT：感染急性期的充血、水肿表现为皮下脂肪层模糊、密度稍增高，所累及的肌肉束增厚，肌间隙模糊。脓肿形成后，局部肿胀的软组织中可见边缘模糊的圆形或类圆形的分叶状块影，中央部分密度较低提示组织坏死液化。CT 增强后坏死灶周围出现环状强化带，代表肉芽组织形成的脓肿壁。

MRI：对软组织感染的急性炎症反应如充血、水肿等的发现敏感，为境界不清的片状或羽毛状的异常信号区，T_1WI 为低、等信号，T_2WI 为高信号；Gd-DTPA 增强后有不同程度较缓慢的强化，中央的不强化区为脓腔。随着病程的发展，邻近的骨骼可出现薄层骨膜增生，骨质侵犯不多见。

超声：软组织脓肿表现为边缘不规则的圆形或类圆形无回声区，并有细小的内部回声，与囊肿的薄壁、光滑的无回声区及肿瘤的边界不规整的均质性与非均质性实性回声有一定区别，结合临床可以确诊。

【诊断和鉴别诊断】

主要与软组织肿瘤鉴别，肿瘤的边界一般较感染清楚，临床症状没有炎症表现。

3. 长骨结核　骨结核（tuberculosis of bone）是以骨质破坏和骨质疏松为主的慢性病。多发生于儿童和青年，但近年来有所改变，可发生于任何年龄。本病是继发性结核病，原发病灶主要在肺部。结核分枝杆菌经血行到骨或关节，停留在血管丰富的松质骨内，例如椎体、骨骺和干骺端或关节滑膜而发病。多侵犯脊柱、髋、膝、腕关节。临床经过缓慢，局部可有肿、痛和功能障碍。还可有血红细胞沉降率增快等表现。骨关节结核的病理改变可分三型：①渗出性病变为主，以大量巨噬细胞或中性粒细胞浸润为主要表现；②增殖性病变为主，以多个结核结节形成为特征；③干酪样坏死为主，为大片组织干酪性坏死，常伴有不同程度的钙化。不同的病理表现，与临床症状和影像学表现有一定的关系。

【影像学表现】

（1）骨骺和干骺端结核：好发于长管状骨。病变早期，患骨可见骨质疏松表现。松质骨内结核病灶以增殖性病变为主，随着病灶的增大出现骨小梁的吸收，X线片可见松质骨中出现一局限性类圆形、边缘较清楚的骨质破坏区，邻近无明显或有轻度的骨质增生和骨膜增生。在骨质破坏区有时可见碎屑状死骨，密度不高，边缘模糊，称之为"骨砂"。干骺端病灶发展可穿破骺软骨板破坏骨骺，进而侵入关节形成关节结核。病灶可破坏骨皮质和骨膜，形成软组织肿块样的冷脓肿，甚至穿破软组织形成瘘管。若引起继发感染，则可出现较明显的骨质增生和骨膜增生。

（2）骨干结核：少见，可发生于短骨或长骨。短骨结核多见于5岁以下儿童的掌骨、跖骨、指（趾）骨，常为多发。初期改变为骨质疏松，继而在骨内形成囊性破坏，骨皮质变薄伴明显骨膜增生，骨干膨胀，故又有骨囊样结核和"骨气鼓"之称。

4. 脊椎结核　脊椎结核（tuberculous spondylitis）常见，占骨结核的25%～60%，以腰椎多见。病变易累及椎体和椎间盘，附件较少受累。患者常有病变段脊椎疼痛不适和无力，严重者可出现截瘫。

【影像学表现】

X线和CT：椎体结核往往开始于椎体前份骨板下的松质骨，病变可穿破骨板或沿着前纵韧带蔓延至相邻的椎间盘和椎体，引起相应椎间盘和松质骨的破坏。由于骨质破坏和脊柱承重的关系，椎体塌陷变扁或呈楔形。X线早期表现为椎间隙变窄，相邻椎体前份的上下缘骨密度减低和骨质破坏（图11-1-13a）。随着病变发展，椎体明显破坏呈楔形，可见"骨砂"样小死骨（图11-1-13b）；椎间隙变窄甚至消失和椎体互相嵌入融合。病变广泛者常波及多个椎体，出现脊柱后突成角变形。结核破坏骨质可产生大量干酪样物质流入脊柱周围软组织形成冷脓肿。腰椎结核形成腰大肌脓肿，表现为腰大肌增宽、轮廓不清或弧形隆起，甚至可流注至股骨小粗隆形成臀部脓肿。胸椎结核的脓肿表现为局限性边缘清楚的梭形软组织肿块。颈椎的冷脓肿使咽后壁软组织增厚并弧形前突，侧位上易于观察。冷脓肿内可有不规则形的钙化影。CT显示椎体及附件的骨质破坏、死骨和椎旁脓肿优于平片，并可显示椎体塌陷后突所致的椎管狭窄。结核性脓肿呈液性密度，对比剂增强后边缘环形强化。

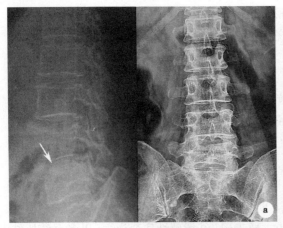
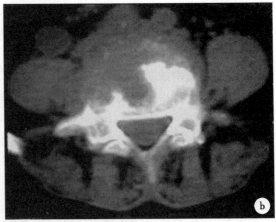
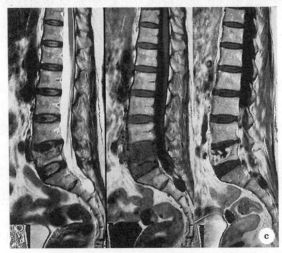

图 11-1-13 第 5 腰椎结核

a. X 线片示腰 5 椎体骨质疏松，腰 4/5 椎间隙变窄，腰 5 椎体上缘骨质模糊、破坏；b. CT 示椎体前份破坏灶内砂粒状死骨；c. MRI 示第 5 腰椎椎体上份 T_2WI 信号强度异常，增强扫描病灶边缘不规则环形强化

MRI：可早期发现椎体和椎间盘病变，脊椎结核的骨破坏区及其周围骨髓因反应性水肿表现为边缘模糊的 T_1WI 低信号和 T_2WI 高信号影。矢状和冠状图像有利于椎间盘的观察。如椎间盘受累可见椎体终板破坏、椎间隙变窄和 T_2WI 间盘信号增高，增强扫描可见椎间盘呈中央不强化边缘环形强化的表现（图 11-1-13c）。冷脓肿在 T_1WI 呈低信号、T_2WI 呈高信号，其内可见斑点状或索条状低信号影，代表脓肿内的纤维化或钙化，增强后脓肿壁强化。MRI 能清楚显示冷脓肿的流注情况以及对椎管硬膜囊、脊髓的压迫。

【诊断和鉴别诊断】

脊椎结核需与化脓性脊椎炎鉴别，后者骨质破坏和椎间盘变窄消失较迅速，可有骨硬化增生，临床症状明显。

（三）骨与软组织肿瘤和瘤样病变

骨和软组织的原发性肿瘤并不常见，统计显示人群中每年恶性骨和软组织肿瘤的发病率为 2/10 万。骨肿瘤可分为原发性和继发性，良性和恶性。在良性骨肿瘤中以骨软骨瘤多见，恶性骨肿瘤以转移瘤多见，而原发性恶性骨肿瘤，则以骨肉瘤最常见。

骨肿瘤的种类繁多，临床表现大多相仿或较为隐蔽，但常有其好发部位及好发年龄。例如神经母细胞瘤骨转移好发于 5 岁以前，骨肉瘤和尤因瘤好发于 10～20 岁青少年的管状骨，内生软骨瘤好发于 10～25 岁，骨巨细胞瘤好发于 20～40 岁长骨的骨端，骨髓瘤和转移性骨肿瘤常见于 50 岁以上患者等。

骨肿瘤的正确诊断有赖于临床、影像、病理三方面紧密结合和综合分析。对骨肿瘤影像诊断的要求是：①判断骨骼病变是否为肿瘤；②如属肿瘤，则需评估是良性或恶性，属原发性还是转移性；③明确肿瘤的侵犯范围，单发或多发；④推断肿瘤的组织类型。在观察图像时，应注意发病部位、病变数目、骨质改变、骨膜增生和周围软组织变化等。因为这些方面的差别对诊断均有帮助。

病变部位：不同的骨肿瘤有其一定的好发部位。①骨骺：软骨母细胞瘤、透明细胞软骨肉瘤；②干骺端：骨肉瘤、骨旁骨肉瘤、软骨肉瘤、纤维肉瘤、巨细胞瘤（骨端）、单纯性骨囊肿；③干骺端移行部：软骨黏液性纤维瘤、非骨化性纤维瘤、骨母细胞瘤；④骨干：骨牙釉质瘤、尤因肉瘤、恶性纤维组织细胞瘤、骨髓瘤、原发性骨恶性淋巴瘤。

病变数目：原发性骨肿瘤多单发，转移性骨肿瘤和骨髓瘤常多发。

骨质改变：①骨质破坏：良性骨肿瘤多引起膨胀性、压迫性骨质破坏，界限清晰、锐利，破坏区邻近的骨皮质多完整；恶性骨肿瘤则为浸润性骨质破坏，少见膨胀，界限不清，边缘不整，骨皮质较早出现虫蚀状破坏和缺损，同时肿瘤易穿破骨皮质进入周围软组织形成肿块影；②骨质增生硬化：可见于两种情况，一是生长较慢的骨肿瘤可引起邻近骨质的成骨反应，见于良性或低度恶性的骨肿瘤；二是肿瘤组织自身的成骨，即肿瘤骨的生成，这种骨质增生可呈毛玻璃状、斑片状、放射针状或骨皮质硬化，常见于骨肉瘤。

骨膜增生：良性骨肿瘤很少引起骨膜增生，如出现，则骨膜新生骨表现均匀致密，常与骨皮质融合。恶性骨肿瘤常有广泛的不同形式的骨膜增生，而且骨膜新生骨还可被肿瘤破坏、掀起，仅于边缘区残留三角形的骨膜增生，即 Codman 三角，常提示肿瘤生长迅速。

周围软组织改变：良性骨肿瘤多见邻近软组织被肿瘤推移，其边界与软组织界限清楚。恶性骨肿瘤常侵入软组织并形成肿块影，与邻近软组织界限不清。

通过观察、分析，常能判断骨肿瘤是良性或恶性。表 11-1-1 是良性和恶性骨肿瘤的 X 线表现特点，可供鉴别诊断时参考。

表 11-1-1　良恶性骨肿瘤的鉴别诊断

	良性	恶性
生长情况	生长缓慢，不侵及邻近组织，但可引起压迫移位，无转移	生长迅速，易侵及邻近组织，有器官转移
局部骨变化	呈膨胀性骨质破坏，与正常骨界限清晰，边缘锐利，骨皮质变薄，膨胀，保持其连续性	呈浸润性骨破坏，与正常骨界限不清，边缘不整，累及骨皮质，造成不规则破坏与缺损，可有肿瘤骨
骨膜增生	一般无骨膜增生，病理骨折后可有少量骨膜增生，骨膜新生骨不被破坏	多出现不同形式的骨膜增生，并可被肿瘤侵犯破坏
周围软组织变化	多无肿胀或肿块影，如有肿块，其边缘清楚	侵入软组织形成肿块，与周围组织分界不清

　　临床上良性骨肿瘤较少引起疼痛,而恶性者疼痛常是首发症状,常是剧痛。良性骨肿瘤的肿块边界清楚,压痛不明显,而恶性者则边界不清,压痛明显。良性骨肿瘤患者健康状况良好,而恶性者,除非早期否则多有消瘦和恶病质,而且发展快,病程短。实验室检查:良性骨肿瘤血液、尿和骨髓检查均正常;而恶性者则常有变化,例如骨肉瘤血碱性磷酸酶增高,尤因肉瘤血白细胞可增高,转移瘤和骨髓瘤可发生继发性贫血及血钙增高,骨髓瘤患者血清蛋白 IgM 增高,尿中可查出 Bence-Jones 蛋白。

　　1. **骨软骨瘤**　骨软骨瘤(osteochondroma)又称为外生骨疣,是来自骨皮质、有软骨覆盖的骨性赘生物。分单发性和多发性两种,后者有遗传性并有恶性变倾向。多为发生于青少年的无痛性缓慢生长的骨性肿块,如压迫神经则可引起疼痛和神经症状。组织学上肿瘤是由骨质组成的宽或细长的基底和瘤体、厚约数毫米的透明软骨帽以及纤维组织包膜构成,其增大是通过软骨内成骨的方式进行。

　　【影像学表现】

　　X 线:骨软骨瘤的 X 线平片表现颇具特征性。①典型 X 线表现是位于长管状骨干骺端肌腱韧带附着处,与骨表面相连、远端背向关节的宽基底或蒂状骨性赘生物,其骨皮质和骨小梁均与骨干相延续;②骨软骨瘤的顶端骨质呈菜花状或圆形,表面覆盖有厚薄不一的软骨帽,薄者仅为一透亮线影,厚者透亮带内可有点状钙化影(图 11-1-14);③如成年人骨软骨瘤的软骨帽厚度超过 1cm,或钙化多而不规则,应注意恶性变的可能。

　　CT 和 MRI:表现与 X 线片类似,多用于检查中轴骨、结构复杂的部位,其中 MRI 显示软骨帽较佳。

　　2. **骨囊肿**　骨囊肿又称单纯性骨囊肿(simple bone cyst),是常见的单发性骨肿瘤样病变。好发于青少年,多发生于长骨干骺端,随着长骨纵向生长,骨囊肿被滞留在骨干。以股骨及肱骨上端较为多见。一般无症状,多因发生病理性骨折而被发现。大体所见为一骨内囊腔。囊内含棕色液体,外被一层纤维包膜,包膜周围为边缘整齐的薄层骨壁。

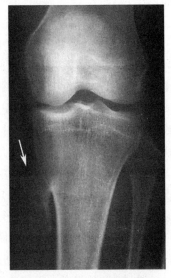

图 11-1-14　胫骨近端骨软骨瘤(↑)

　　【影像学表现】

　　X 线:①表现为沿长骨纵轴生长的骨内长椭圆形、边界清楚、轻度膨胀性骨透亮区,骨皮质对称性变薄;②部分可呈多囊状;③常伴病理性骨折,但骨折移位不明显,有时可见小骨折片落入囊内并随体位而变动,称为骨片陷落征(图 11-1-15)。

　　CT:①表现为圆形或椭圆形骨质缺损区,边界清楚,与正常骨小梁交界处无骨质增生硬化;②受累区骨皮质轻度膨胀变薄,周围软组织无改变;③囊肿内呈均匀的水样密度,若囊内有出血则 CT 值可较高;④增强扫描囊内无强化。

　　MRI:①显示位于骨干、干骺端骨内长椭圆形边界光滑的 T_1WI 低信号、T_2WI 明显高信号的病灶;②若病理骨折合并囊内出血则可见液 - 液平面。

　　【诊断和鉴别诊断】

　　骨囊肿应与骨巨细胞瘤鉴别,前者好发于青少年,一般无临床症状,位于干骺端沿骨干长轴生长的骨皮质对称性变薄的骨透亮区是骨囊肿的特点。

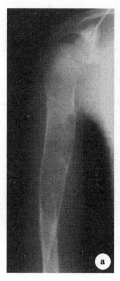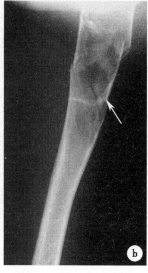

图 11-1-15　骨囊肿

a. 显示肱骨中上段囊状膨胀性透亮区，内部密度均匀，边界清楚，皮质变薄，周围软组织无改变；b. 骨囊肿伴病理性骨折，骨折移位不明显，部分小骨折片落入囊内，呈"骨片陷落征"（↑）

3. 骨巨细胞瘤　骨巨细胞瘤（giant cell tumor of bone）是来源尚未清楚的生长活跃、有复发倾向的原发性骨肿瘤。好发年龄 20～40 岁，女性稍多见。骨巨细胞瘤好发于长管状骨骨骺闭合后的骨端，50%～65% 的骨巨细胞瘤位于膝关节周围骨骼。局部疼痛、肿胀和运动受限是常见的症状，较大肿瘤可有局部皮温升高和静脉曲张。病理上，肿瘤主要由单核基质细胞与多核巨细胞构成，富含血管，易发生出血和囊变。骨巨细胞瘤的良、恶性常需结合临床、影像和病理进行综合评价。

【影像学表现】

X 线：①侵犯长骨骨端、病变直达骨性关节面下的偏心性、膨胀性、溶骨性骨质破坏，边缘无硬化，骨皮质膨胀变薄形成完整或不完整的骨包壳；②破坏区内可有纤细的骨嵴而成"皂泡"状改变（图 11-1-16），少数破坏区呈单一的骨质破坏；③生长活跃的骨巨细胞瘤可穿破骨包壳蔓延至软组织内形成肿块；④肿瘤内无钙化或骨化影；⑤肿瘤一般不穿破关节软骨，但偶可发生，甚至越过关节侵犯邻近骨骼。

CT：①平扫可清楚显示骨破坏区的骨包壳基本完整，内缘多呈波浪状并有骨嵴突起，一般无骨性间隔，平片上所见的"皂泡"状改变实为骨包壳内面骨嵴的投影；②骨破坏区内为软组织密度影，无钙化和骨化影，如肿瘤出现坏死液化则可见更低密度区；③囊变区内偶尔可见液 - 液平面，通常下部液体较上部液体密度高，并随体位而改变；④生长活跃的骨巨细胞瘤和恶性巨细胞瘤的骨包壳往往不完整，并可见骨包壳外的软组织肿块影；⑤增强扫描肿瘤组织有较明显的强化而坏死囊变区无强化。

MRI：肿瘤呈 T_1WI 低或中等信号，T_2WI 多为高信号，坏死囊变区呈高信号。若肿瘤内有含铁血黄素沉积区则在 T_1WI 和 T_2WI 均为低信号。

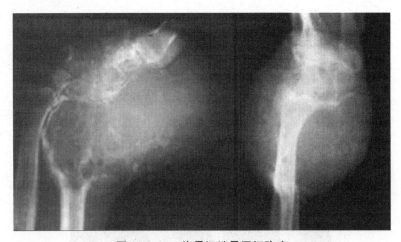

图 11-1-16 桡骨远端骨巨细胞瘤
X 线照片显示桡骨远端明显膨胀性、偏心性和溶骨性骨质破坏区,内可见皂泡状骨嵴

【诊断和鉴别诊断】

骨巨细胞瘤需与骨囊肿等鉴别,生长活跃的骨巨细胞瘤需与骨肉瘤鉴别。骨巨细胞瘤以相对较高的发病年龄,骨端的发病部位和偏心性膨胀性骨破坏为特征。

4. 骨肉瘤 骨肉瘤(osteosarcoma)起源于骨间叶组织,以瘤细胞直接形成肿瘤性骨样组织和肿瘤骨为特征,是最常见的原发性恶性骨肿瘤。病理上,肿瘤的外观表现不一,切面瘤组织为灰红色,黄白色处提示为瘤骨形成,半透明区为软骨成分,暗红色为出血区,构成肉眼上多彩状特点。镜下可见明显间变的瘤细胞、肿瘤性骨样组织及肿瘤骨形成,有时亦可见有数量不等的瘤软骨。

骨肉瘤多见于青年,发病高峰年龄 11~20 岁,75% 发生于膝关节周围的股骨下端和胫骨上端。临床表现是局部进行性疼痛、肿胀和功能障碍,皮温较高并有浅静脉怒张。病变进展迅速,可早期发生远处转移,预后较差。实验室检查血碱性磷酸酶常增高。

【影像学表现】

骨肉瘤的影像学征象主要有溶骨性骨质破坏、肿瘤骨形成、骨膜增生和软组织肿块。X 线检查可清楚显示上述改变;CT 由于密度分辨力高于 X 线平片,能更好地显示早期的细微骨质增生硬化、皮质破坏及骨膜增生,对于软组织肿块的显示也优于 X 线平片;MRI 则能敏感地显示病灶髓腔内及软组织侵犯范围及骨骺、关节软骨的侵犯,依据 MRI 的诊断和分期准确性要高于 CT 和 X 线。

(1)骨质破坏:呈虫蚀状、筛孔状、大片状破坏(图 11-1-17a),内可残留正常未被侵蚀破坏的骨小梁。破坏区边缘模糊,与周围正常骨质的移行带宽。肿瘤沿哈弗斯管蔓延侵及皮质表现为皮质"松化",皮质内出现筛孔状、条纹状低密度影,进一步皮质可被突破,表现为皮质的不规则缺损,变薄,边缘不整。骨皮质破坏时容易引起病理骨折,骨折之后,局部表现大量瘤骨或瘤软骨生长,无正常骨痂生长。

(2)瘤骨及瘤软骨:瘤骨表现为髓腔内云絮状、斑块状、象牙骨质样(图 11-1-17b)、针状致密影,内无成熟骨小梁结构,瘤骨是骨肉瘤特征性 X 线表现。瘤软骨表现为小点状、小环状、无定形状、爆米花状致密影。

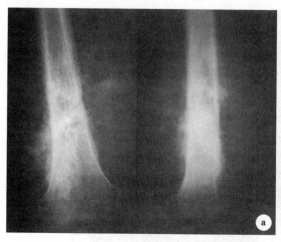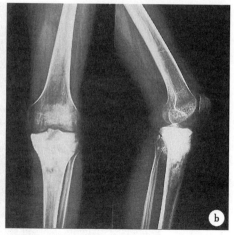

图 11-1-17　骨肉瘤

a. 溶骨型骨肉瘤，见虫蚀状骨质破坏和日光状瘤骨；b. 成骨型骨肉瘤，胫骨近端可见象牙质样瘤骨

（3）骨膜增生：肿瘤沿哈弗斯管系统或破坏皮质侵及骨膜下时刺激邻近骨膜产生反应性新生骨，骨膜新生骨可表现为线状、层状、不规则状骨膜增生，随着肿块在骨膜下的生长，新生成的骨膜又可被肿瘤侵蚀破坏，形成 Codman 三角。骨膜被肿块掀起时，自骨外膜供应骨皮质的小血管因受到牵拉呈垂直于骨皮质的分布，垂直走行的小血管周围可见到较多的新生骨形成，新生骨呈放射状与骨表面垂直，X 线片表现为日光放射状致密影。

（4）软组织肿块：肿瘤在突破皮质处侵及周围软组织，形成软组织肿块，呈半圆形或不规则状，边界不清或清楚，周围肌束推压移位，肿块内可出现瘤骨或瘤软骨。

（5）骨骺及邻近关节受累：骨骺和关节一般不受侵犯，当肿瘤较大时，骨骺及关节受侵犯也不少见。骨骺受累表现为先期钙化带中断、消失，骺板增宽。侵及关节面时表现为关节面模糊、中断，软骨下骨质破坏，关节间隙增宽，甚至出现瘤骨或瘤软骨。

（6）远处转移：2% 的骨肉瘤发生沿骨干的跳跃性转移，MRI 能很好地显示跳跃病灶，而 X 线片难以显示。骨肉瘤在诊断成立之后，应进行胸部 X 线检查和核素全身骨扫描，骨肉瘤容易血行转移到肺部，肺转移瘤内可有瘤骨形成。转移至纵隔淋巴结表现为纵隔增宽，MRI、CT 较 X 线平片更易显示纵隔内或主动脉周围的淋巴结转移。

（7）骨肉瘤的分型与侵犯部位：骨肉瘤以普通型骨肉瘤为最常见，其次为骨旁骨肉瘤。①普通型骨肉瘤：好发于长骨的干骺端，半数以上为骨母细胞型，主要表现为骨质增生硬化，瘤骨形成；约 1/4 为软骨母细胞型，主要表现为瘤软骨生成；其余的为成纤维细胞型，主要表现为溶骨性破坏；X 线片根据肿瘤的密度高低分为成骨型、溶骨型和混合型。②骨旁型骨肉瘤：占骨肉瘤的 5%，骨旁型骨肉瘤起源于骨膜或邻近的结缔组织，肿瘤成分多样，纤维、软骨、骨性成分均存在；预后较普通型骨肉瘤好，大部分肿瘤发生于股骨远侧干骺端的后方，也可发生于股骨近端、肱骨、胫骨近端、面骨、颅骨外板；X 线和 CT 表现为与皮质相连的致密骨化性肿物，环绕患骨生长甚至包绕整个骨，瘤体基底部以外与皮质之间有 1～3mm 的透亮线，CT 显示更为清晰；肿瘤可在软组织内形成较大的肿块，肿块的外周有明显的钙化或骨化，针状骨膜增生少见；MRI 可显示 X 线上密度较低的骨旁型骨肉瘤的肿块边缘，并能更好地显示骨髓腔（图 11-1-18）。

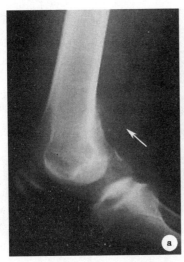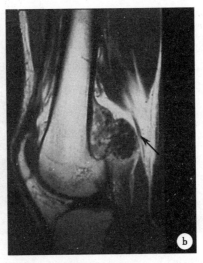

图 11-1-18　骨旁型骨肉瘤

a. X 线照片显示股骨远端后方少量高密度的骨化影；b. MRI T₁WI 可见宽
基底紧贴骨皮质的信号不均匀肿块，骨皮质和髓腔尚正常，邻近血管推移

【诊断和鉴别诊断】

　　骨肉瘤具有明确的好发年龄和侵犯部位，影像学表现亦具有特征性。表现典型的骨肉瘤，X 线平片即可确诊，MRI 主要用于判断骨髓和软组织的侵犯范围，比如显示骨髓内的跳跃性病灶。骨肉瘤需与化脓性骨髓炎鉴别。前者一般无急性发病，病变相对比较局限，没有向全骨广泛蔓延的倾向。骨质破坏与瘤骨是骨肉瘤的影像学特点，可穿破骨皮质侵犯软组织，形成软组织肿块。

　　5. 骨转移瘤　　骨转移瘤（bone metastasis）的发生率高于原发性骨肿瘤，恶性肿瘤无论是癌或肉瘤都可转移到骨骼，以癌发生骨转移多见，占 80%～90%。其中以肺癌、乳腺癌、前列腺癌、甲状腺癌和肾癌的转移多见，儿童的转移瘤多来自神经母细胞瘤。骨转移瘤常为多发性，单发性少见。经血道转移是最常见的转移途径，以富含红骨髓的部位例如脊椎、骨盆、股骨、颅骨、肱骨近端、肋骨多见。发生在肘关节、膝关节以远的骨转移瘤少见，占 2%～4%，指（趾）骨的转移瘤多来自肺癌。直接蔓延和经淋巴转移至骨较少见。临床上除了原发瘤的症状及体征外，骨转移瘤可引起局部疼痛，易并发病理性骨折，发生在脊椎者可引起神经压迫症状。

【影像学表现】

　　X 线：骨转移瘤按 X 线的密度改变分溶骨型、成骨型和混合型。①溶骨型转移瘤：表现为松质骨中多发或单发小的虫蚀状溶骨性骨质破坏，破坏可融合扩大，也可穿破骨皮质向骨外蔓延，侵犯软组织甚至关节；很少引起皮质膨胀和骨膜增生；发生在脊椎则见椎体广泛性破坏，因承重而压缩变扁，椎弓根多受侵蚀破坏，但椎间隙保持完整。②成骨型转移瘤：并不少见，其原发肿瘤在女性是乳腺癌最多见，男性是前列腺癌排第一位，其他例如肺癌、鼻咽癌、甲状腺癌、肾癌等也可发生成骨性转移；X 线表现为松质骨内高密度影，呈斑片状或结节状，密度均匀一致，骨皮质多完整，多发生在腰椎与骨盆（图 11-1-19），常多发，境界不清，椎体无压缩变扁。③混合型转移瘤：同时有溶骨型和成骨型的改变。

　　CT 和 MRI：显示骨转移瘤远较 X 线平片敏感。尤其是 MRI 能发现骨髓腔浸润尚未引起

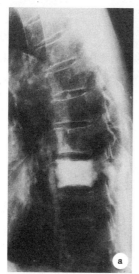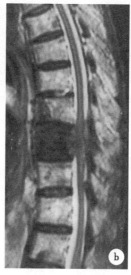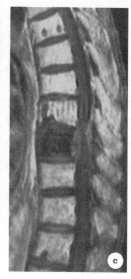

图 11-1-19　第 9 胸椎成骨型骨转移瘤

a. X 线片示椎体骨密度明显均匀增高；b 和 c. MRI T₁WI 及 T₂WI 可见椎体均
为低信号，硬膜外可见软组织肿块

明显骨质破坏的骨转移瘤，能明确转移瘤的数目、大小、分布和邻近组织是否受累，骨外局部软组织肿块的范围、大小以及与邻近脏器的关系。

【诊断和鉴别诊断】

转移性骨肿瘤以高龄发病、多发、侵犯长骨时少见骨膜增生及软组织肿块形成，较少侵犯膝关节与肘关节以远的骨骼等特点，可与原发性骨肿瘤鉴别。此外，溶骨型转移瘤需与多发性骨髓瘤鉴别，后者实验室检查常有特征性表现。成骨型转移瘤需与骨髓纤维化和骨淋巴瘤鉴别。

6. 软组织肿瘤

（1）脂肪瘤：脂肪瘤是最常见的间胚叶肿瘤，可发生在任何年龄，30～50 岁为高发年龄。肿瘤生长缓慢，瘤体可多年无明显增大，患者多以触及体表肿块来就诊，可无明显自觉症状和肢体功能障碍。脂肪瘤可发生在任何部位，但以上肢、大腿和腰背部最为常见。脂肪瘤可分为单发和多发两种，瘤体大小不一，最大者可达 10kg 以上，肿瘤表面覆有薄的纤维包膜，标本切面酷似成熟的脂肪组织。

【影像学表现】

X 线：较大的脂肪瘤在 X 线平片表现为低密度肿块影，边界清楚，这是由于脂肪组织比周围肌肉组织更易被 X 线穿透所致。

CT：具有较高的密度分辨力，能发现小的 X 线不能显示的脂肪瘤，CT 值为脂肪性密度。

MRI：具有特征性的 MRI 信号改变，T₁WI 和 T₂WI 均显示为类似皮下脂肪的高信号，肿瘤可呈圆形、分叶状和不规则形，但边界清楚，信号均匀。应用抑脂技术，高信号的肿块转变为低信号，具有特征性。

【诊断和鉴别诊断】

典型的脂肪瘤 X 线片和 CT 检查均可诊断，MRI 的诊断更具特异性，并可发现早期恶性变的征象。

(2)血管瘤：软组织血管瘤分为肌肉内血管瘤和蔓状血管瘤。前者是位于横纹肌内呈弥漫性生长的血管瘤。发病年龄以 20～30 岁最为多见，最常见于四肢，其次是躯干和面部。病史多在一年以上，临床症状和体征无特殊，主诉多为无痛性软组织肿块。大小以 3～5cm 居多，大者可达 10cm 以上，肿瘤一般无明显边界。蔓状血管瘤多见于四肢，外观常由口径较大、壁厚、扭曲的血管构成较特殊的蔓状或蚯蚓状突起，其内血管可为动脉或静脉，管壁厚薄不均，可有动静脉瘘形成。根据临床体征此病诊断不难，影像学检查主要目的在于了解血管受累的程度、范围、有无动静脉瘘形成和邻近骨质受累情况。

【影像学表现】

X 线：①平片对诊断帮助不大，除非血管瘤伴有钙化，X 线平片显示圆点状高密度的静脉石，此时应考虑血管瘤；② DSA 是诊断的可靠方法，可显示肿瘤性血管团和血池，如有动静脉畸形可见动静脉同时显影。

MRI：可见 T_1WI 和 T_2WI 肌肉内出现混杂信号影，仔细观察可辨别部分为扩张迂曲的流空性低信号及其血栓形成和陈旧出血之高信号，肿瘤和周围肌肉组织无分界，Gd-DTPA 增强扫描呈不规则形强化。

【诊断和鉴别诊断】

血管瘤的影像学表现典型，一般诊断不难。MRI 是明确血管瘤范围和异常血管状况的首选影像学技术。

(3)脂肪肉瘤：是比较常见的软组织恶性肿瘤，好发年龄 40～60 岁，男女发病率大致相等，多发生在深部软组织，可起源于肌筋膜或深部血管丰富的部位，四肢尤其大腿和后腹膜是两个常见的好发部位。脂肪肉瘤的组织学特点不同，其生物学行为亦不同，肿瘤转移的发生率和肿瘤的分化程度密切相关。分化好的，恶性程度低，可以局部复发，但不倾向远处转移；分化差的，恶性程度高，肿瘤复发率和远处转移率均较高。病理上肿瘤多呈结节分叶状，切面一般可呈脂肪瘤样、黏液瘤样或鱼肉样。

【影像学表现】

X 线：分化良好型脂肪肉瘤由于含有较多脂肪成分，X 线片表现类似于良性脂肪瘤样的透亮影，其他类型的脂肪肉瘤可仅表现为软组织肿块影。

CT：分化良好型脂肪肉瘤呈低密度肿块，CT 值约为 −70Hu，增强扫描可无强化或仅轻度强化。其他低分化的脂肪肉瘤可呈等密度或稍低密度，肿瘤内可出现出血和坏死灶，表现为稍高密度和低密度区。

MRI：分化良好型脂肪肉瘤含较多的脂肪成分，在 T_1WI 和 T_2WI 可见条索状、片状高信号区，其信号强度类似皮下脂肪信号，间以不均匀的中等信号区。黏液型脂肪肉瘤大多缺乏明显的脂肪信号，在 T_1WI 呈较均匀的等信号。其他类型的脂肪肉瘤，其信号表现和其他恶性软组织肉瘤不易区分。

【诊断和鉴别诊断】

分化良好型脂肪肉瘤在 X 线平片表现为比周围软组织密度低的肿块影，CT 扫描肿块 CT 值为负值，肿块内密度不均匀；MRI 扫描肿块有典型的脂肪信号，信号不均匀，边界不甚清楚，脂肪抑制序列肿瘤脂肪部分信号减低。低分化的脂肪肉瘤，无论平片、CT 和 MRI 均很难和其他软组织肉瘤区分。

（四）全身性疾病的骨改变

骨骼如同人体的其他器官组织，具有正常的新陈代谢，即骨质形成（成骨）和吸收（破骨）以及钙磷代谢有规律地进行着。正常的新陈代谢需要适当的营养和正常内分泌腺功能的调节。营养不足、维生素缺乏和内分泌腺功能障碍均可引起全身性骨改变，主要是骨质疏松、骨质软化和骨质硬化。在不同的发育生长时期产生不同的影像学表现。X线检查在诊断、随诊与疗效的观察中占有重要地位。但是为了作出正确诊断，必须结合临床表现，特别是实验室生化方面的检查。

1. 维生素D缺乏症

（1）佝偻病（rickets）：是婴幼儿维生素D不足引起的全身性骨病。维生素D的主要作用是调整钙磷代谢，维持钙、磷在体内的正常比例。维生素D缺乏常见原因是食物中摄入量不足，或缺少日光照射致使皮下胆固醇不能转变为维生素D，少见的原因有肝胆和小肠的功能障碍引起的维生素D吸收不良，以及肾功能不全或抗维生素D佝偻病。由于钙磷代谢障碍，使骨生长中的骨样组织缺乏钙盐沉积。骨质改变主要在软骨内成骨活跃的骨骺和干骺端，由于骨样组织钙化不足而发生骨化异常、骨质软化和骨骼变形。病理可见钙化不全的骨样组织大量堆积于骨骺和干骺端软骨处，使之向四周膨大。再加上骨质脱钙和原有的骨结构被吸收而表现为骨小梁稀少、粗糙，骨皮质变薄等。

【影像学表现】

典型X线表现：①生长活跃的腕、肩和膝部的长管状骨干骺端的骺板透亮线增宽；②干骺端增宽、凹陷呈杯口状变形；③临时钙化带模糊、不规则变薄，其边缘因骨样组织不规则钙化而呈毛刷状稍高密度影（图11-1-20）；④承重的长骨常弯曲变形，在下肢发生膝内翻（O形腿）或膝外翻（X形腿）；⑤肋骨前端由于软骨增生而膨大，形成串珠肋。

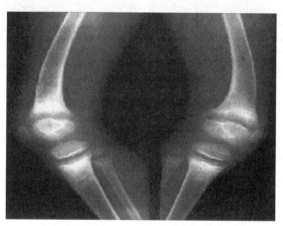

图11-1-20 佝偻病
膝关节平片显示干骺端增宽呈"杯口状"扩大，钙化带为毛刷状

佝偻病愈合的X线表现先是临时钙化带的重新出现，干骺端与骨骺的距离恢复正常。

（2）骨质软化症：成人维生素D缺乏引起骨质软化症。

【影像学表现】

X线表现为骨的密度减低和程度不等的骨骼弯曲或变形，如三叶状骨盆等。在股骨干和耻、坐骨支可出现对称性的假性骨折线，为边缘清楚的细长低密度线影，与骨皮质直角相交，部分或完全贯通骨干。

【诊断和鉴别诊断】

佝偻病应与可引起普遍性骨密度减低的其他全身性疾病鉴别,发病年龄以及干骺端的改变有利于鉴别。骨质软化症亦需与其他原因造成的骨密度减低病变鉴别。

2. 甲状旁腺功能亢进　甲状旁腺功能亢进(hyperparathyroidism)是甲状旁腺素分泌过多引起的全身性骨病。甲状旁腺是调节钙磷代谢的内分泌腺体,主要是维持血清钙的正常浓度。甲状旁腺素通过下列途径起作用:①抑制肾小管对磷的重吸收;②促进破骨细胞活动增加;③促进肠黏膜对钙和磷的吸收。

本病可为甲状旁腺腺瘤或增生、各种原因的低钙刺激甲状旁腺过度分泌引起。病理主要改变是骨质吸收,甚至骨质消失而由纤维结缔组织取代,形成纤维囊性骨炎,因其内有出血,故又称为棕色瘤。临床多见于女性,以四肢无力、骨痛不能行走和自发性病理骨折为特点。部分患者以泌尿系结石就诊而发现本病。生化检查发现血钙、尿钙增高、血磷下降、碱性磷酸酶增高等。

【影像学表现】

X线:①全身普遍性骨质疏松软化,明显的骨密度减低,骨皮质变薄,骨小梁变细、模糊;②骨膜下骨皮质吸收,多见于指骨的桡侧边缘、牙槽骨的硬骨板和锁骨外端等;表现为骨皮质边缘密度减低呈花边状毛糙不齐,指骨末端常有明显的骨质吸收(图11-1-21a)。③局限性骨质破坏,松质骨或骨皮质内呈多囊状或单囊状骨透亮区(图11-1-21b),可有轻度膨胀,为纤维囊性骨炎或棕色瘤改变;④泌尿系结石或其他的异位钙化。

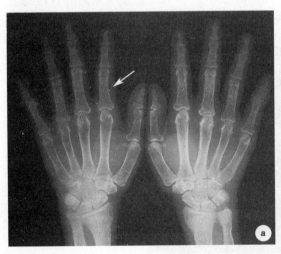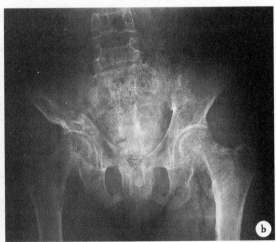

图 11-1-21　甲状旁腺功能亢进的骨改变
a. 普遍性明显骨质疏松,指骨桡侧骨质吸收;b. 骨盆"三叶"状变形,双侧闭孔上下支骨质多发密度减低区

CT 和 MRI:可检出甲状旁腺腺瘤和增生。

【诊断和鉴别诊断】

本病需与其他病因的骨质疏松和骨质软化症鉴别。骨膜下骨质吸收是甲状旁腺功能亢进的主要特征之一,常需结合临床资料进行鉴别。X线平片可检出本病的骨质改变及泌尿系结石等,CT 和 MRI 可发现甲状旁腺病灶,有利于临床治疗。

第二节 关 节

一、检 查 技 术

（一）X 线检查

1. X 线平片　详见本章第一节。

2. 关节造影　关节造影（arthrography）是在 X 线引导下经皮穿刺关节腔注入对比剂，形成人工对比观察关节腔内结构，包括关节软骨盘、滑膜、关节囊和关节内韧带。关节造影多同时使用有机碘对比剂和气体行双重对比造影。

（二）超声检查

详见本章第一节。

（三）CT 检查

详见本章第一节。

（四）MRI 检查

详见本章第一节。

二、正常影像学表现

关节（joints）为两骨或多骨的连接部分。人体的关节根据其活动程度和组织学结构分为三种类型：①不动关节（synarthroses），即纤维性关节（fibrous articulations），骨与骨之间由纤维结缔组织连结，相互之间不能活动，例如颅缝和由骨间膜连接的胫腓骨远端关节等；②微动关节（amphiarthroses），即软骨性关节（cartilaginous articulations），骨与骨之间由软骨性结构连接，相互间可有轻微活动；按组织学结构又分为纤维软骨板连接关节和软骨连接关节，前者如耻骨联合和椎间盘等，后者如儿童期的蝶骨和枕骨间的软骨连接。③活动关节（diarthroses），即滑膜性关节（synovial articulations），骨与骨之间为纤维性关节囊连接并由邻近的韧带和肌腱加固，能做大范围活动，例如四肢关节。现以活动关节为例介绍关节的影像学解剖。

四肢活动关节的影像学解剖表现包括骨端、关节软骨、滑膜、关节囊、关节腔和关节间隙，少数活动关节还有关节间软骨板（盘）（图 11-2-1）。

（一）关节骨端

关节有两个或两个以上的骨端。每个骨端的骨性关节面上覆盖的关节软骨为透明软骨，表面光滑，具有较强弹性，在功能范围内滑动自如，并能承受和传递重力，减少关节活动引起的摩擦，对骨性关节面的骨质有保护作用。关节软骨的厚度不一，一般来说，大关节、承重多、骨性关节面对合欠佳和青少年的关节软骨较厚，反之较薄，关节的失用也可导致关节软骨变薄。一般认为关节软骨不能再生，一旦破坏或退行性变致使关节软骨缺损，被纤维组织修复后关节面变得不光滑，运动时产生障碍和疼痛。

（二）关节囊、韧带和关节盘

关节间的软骨盘（板）是指位于活动幅度大的关节腔内的半月板和纤维软骨盘，其外周与

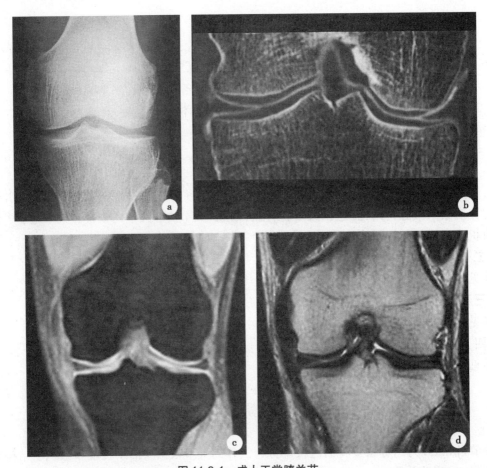

图 11-2-1　成人正常膝关节

a. X 线片显示骨骼结构；b. MSCT 冠状面重组图像；c. 压脂 T_2WI 和 d. T_1WI 显示关节内的半月板、关节软骨和交叉韧带

关节囊相连，例如膝关节的半月板和腕关节的三角软骨盘。关节间软骨盘的功能主要是增大承重面、缓冲外力的打击、加强构成关节的骨端适应程度，使关节活动更灵活，以及加强关节面的对合保持关节的稳定性。关节内软骨盘为纤维软骨构成，在 X 线和 CT 呈软组织密度而不易显示，在 MRI 由于含质子密度低而表现为较低的信号强度。肌腱、关节囊以及韧带等结构在 X 线和 CT 多不能分辨，但由于含水量较透明软骨少，在 MRI 具有短 T_2 值，表现为 T_1WI 和 T_2WI 均为低信号强度结构。

韧带的正常影像学表现见本章第一节。

（三）关节间隙

关节腔是两骨端之间的腔隙，在骨软组织结构正常和承重情况下，关节腔是潜在的腔隙。关节囊内层的滑膜细胞分泌少量的关节滑液，可润滑和保护关节软骨，同时也为关节软骨提供营养。

X 线片上，由于关节软骨、关节囊都是软组织密度而不能区分，故将构成关节的骨端骨性关节面之间的软组织密度透亮间隙称为关节间隙（joint space）。因此，X 线所见的关节间隙包括了关节软骨及其间潜在的关节腔和少量滑液。两个相对骨端的骨性关节面光滑整齐，相距匀称,间隙清晰,宽度均匀。关节间隙的宽度因部位和年龄而异。新生儿的关节间隙由于骨端有很厚的骺软骨,骨化中心尚未出现或很小,而显得很宽,随着年龄增长骨骺逐渐增大,关节间隙逐渐变窄。待骨骼发育完成后,则为成年人的正常宽度。

MRI 可以很好地显示关节内的各种解剖结构。关节软骨为透明软骨,含较多的水分,可产生中至高信号,T_1WI 可显示厚 1～6mm 关节软骨呈光滑连续的线影覆盖于关节骨端的表面。FS-SPGR、FS-T_1WI(SE)等脂肪抑制序列对关节软骨的成像优于常规 SE 序列,这时关节软骨表现为位于低信号的关节液和骨端骨性关节面之间的均匀中等信号带。关节腔内少量的关节滑液在 T_2WI 表现为高信号影,可衬托出关节腔的轮廓。

三、基本病变影像学表现

(一)关节肿胀

1. 概念　是指由于关节积液(joint effusion)或关节周围软组织肿胀(juxta-articular swelling)引起的关节旁软组织增厚、密度增高。临床工作中两者常难以区分,统称为关节肿胀(swelling of joint)。

2. 病因　常见于炎症、创伤、肿瘤和出血性疾病等。

3. 影像学表现　X 线检查两者均显示为关节旁软组织增厚和密度增高,关节积液明显时可见关节间隙稍增宽。MRI T_2WI 图像清楚显示关节腔内高信号的积液和囊外软组织肿胀的偏高信号影,结合 T_1WI 的信号改变,可区分出血或炎症积液。

(二)关节脱位

1. 概念　关节脱位(dislocation of joint)是指组成关节的骨端关节面失去正常的对合关系,发生错位和分离。活动关节的脱位按关节的对合程度分为完全性脱位和半脱位(subluxation),微动关节的脱位称为分离(diastasis)。

2. 病因　关节脱位大部分是由外伤造成,但也可以是先天性或病理性引起,仔细观察脱位关节周围的骨质和软组织改变有利于病因诊断。

3. 影像学表现　X 线平片可显示关节骨端失去对合关系及移位情况,CT 和 MRI 可清晰显示关节结构和关节囊改变,MSCT 三维重组图像有利于显示关节骨端移位的方向和立体空间关系。

(三)关节破坏

1. 概念　关节破坏是指关节软骨和关节骨端骨质破坏,是病理组织侵蚀取代了关节软骨及其下方的骨性关节面。

2. 病因　感染、炎症、肿瘤和痛风等。

3. 影像学表现　关节软骨的破坏在 X 线片表现为关节间隙变窄,或关节软骨慢性破坏而继续承重的情况下,关节间隙变窄同时出现骨性关节面骨质硬化增生;MRI 能直接显示关节软骨变薄,边缘毛糙不光滑或局限性缺损,严重者关节软骨大部分破坏中断、消失。关节软骨下骨质破坏在 X 线片可见骨性关节面的密度变淡甚至消失,关节面模糊毛糙,松质骨内也可出现骨质破坏,根据破坏出现的部位、形态和病程的长短可作出相应的诊断;MRI 显示骨性关节面的低信号线状影中断并被异常软组织信号取代,可清楚显示骨质破坏范围,以及与关节软骨的关系。

（四）关节强直

1. 概念　关节破坏后修复过程中由于愈合引起的关节活动功能丧失称为关节强直（anky-losis），可分为纤维性强直与骨性强直两种。纤维性强直是关节破坏的结果，由于纤维组织的固定致使关节活动消失。骨性强直是关节明显破坏后，相邻的骨性关节面通过骨质连接，关节活动消失。

2. 病因　骨性强直常见于化脓性关节炎、强直性脊柱炎，纤维性强直常见于关节结核及类风湿关节炎。

3. 影像学表现　纤维性强直 X 线片仍可见到狭窄关节间隙的透亮线影，骨性关节面边界清楚，关节面可以光滑或不规则。MRI 显示相邻的骨性关节面间的不规则破坏的关节软骨仍存在，呈高、低不均的混杂信号，骨性关节面可有破坏，但关节腔隙存在。骨性强直 X 线片显示关节间隙全部或部分消失，骨小梁贯通关节间隙和两侧骨性关节面相连。MRI 可见关节软骨已全部或大部分破坏消失，骨小梁和其间的骨髓组织连接关节两端，关节腔消失。

（五）关节退行性变

1. 概念　关节退行性变（degeneration of joint）是指关节软骨变性坏死，逐渐被纤维组织取代，引起不同程度的关节间隙狭窄。随着病变进展，可累及软骨下的骨质，导致骨性关节面出现骨质增生硬化，关节面凹凸不平，并于关节边缘形成骨赘，骨端变形增大，关节囊肥厚、韧带骨化。

2. 病因　多见于老年人，以承受体重的脊柱、髋、膝关节为明显，是老年人生理性组织退行性变的表现；也可以由慢性创伤和长期关节负担过度引起，例如见于运动员和搬运工人；还常继发于其他关节病变导致的关节软骨和骨质的破坏，例如关节骨端骨折的骨折线波及关节面而使关节软骨受损和化脓性关节炎。

3. 影像学表现　早期主要表现为骨性关节面模糊、中断和部分消失。中晚期表现为关节间隙狭窄，骨性关节面增厚、不光滑，关节面下骨质增生致密并可出现囊变区，关节面边缘骨赘形成，但一般不发生明显的骨质破坏亦无骨质疏松。MRI 能早期发现关节软骨变薄、缺损，骨性关节面下囊变、滑膜增生和关节囊肥厚等。

四、疾病诊断

（一）关节外伤

1. 关节脱位　关节外伤性脱位大都发生于活动范围大、关节囊较宽松和结构不稳定的关节。在四肢以肩、肘、髋和踝关节常见，而膝关节少见，外伤多引起关节囊内外的韧带撕裂损伤。由于活动关节都有坚韧的关节囊连接和周围的肌腱韧带环绕，多数外伤性关节脱位常伴有关节囊和周围肌腱韧带的撕裂和组成关节骨端的骨折。临床表现外伤后关节局部肿痛、关节畸形和活动功能障碍。

【影像学表现】

（1）关节脱位的基本 X 线征象：①组成关节的骨端发生移位，移位的方向与暴力的作用方向，以及关节本身的解剖结构有关；②关节面对合不良，表现为关节间隙不等宽或完全失去对合关系；③关节附近的骨折，主要是撕脱性骨折。

（2）肩关节脱位：分为半脱位和全脱位。①肩关节半脱位表现为肱骨头关节面与肩胛盂关节面之间的关节间隙不等宽;②肩关节完全性脱位,根据肱骨头脱向肩胛骨的前后分为前脱位和后脱位两种,以前脱位为常见,约占 95%;③肩关节前脱位时,肱骨头向内下移位,位于肩胛盂的下方,称为盂下脱位;也可向内上移位,位于喙突下方或锁骨下方,分别称之为喙突下或锁骨下脱位;肩关节前脱位常并发肱骨大结节外后份撕脱骨折(Hill-Sachs fracture)或肱骨颈骨折(图 11-2-2),以及肩胛盂下方的骨折(Bankart fracture);CT 检查有利于显示这些骨折;④肱骨头后脱位少见,只有侧位才能发现肱骨头在肩胛盂的后方,正位易漏诊。

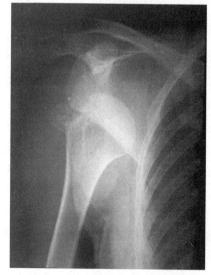

图 11-2-2　右肩关节脱位并肱骨大结节骨折

(3)肘关节脱位:较常见,多因肘关节过伸引起,常为后脱位。尺骨与桡骨端同时向肱骨远端后方脱位,尺骨鹰嘴半月切迹脱离肱骨滑车。少数可为侧方脱位,尺、桡骨向外侧移位。肘关节脱位常并发骨折。青少年肘关节脱位常合并肱骨内上髁骨骺的骺离骨折和骨骺骨折;成年人肘关节脱位常有尺骨喙突或桡骨头的骨折。关节囊及韧带损伤严重,还可并发血管及神经损伤。

【诊断和鉴别诊断】

成年人大关节脱位,特别是完全性脱位,征象明确,临床不难诊断,但仍需 X 线检查以了解脱位的情况和有无并发骨折,这对复位治疗较重要。成年人小关节脱位和儿童骨骺未完全骨化的关节脱位,特别是不完全脱位,X 线征象不明确,诊断较难,常需加照健侧进行比较才能确诊。对诊断困难者,CT 和 MRI 检查常有助于对这类脱位的确诊。值得注意的是,一些部位的创伤骨折常常合并邻近关节的脱位,例如尺骨中上 1/3 段骨折并桡尺上关节脱位的孟氏骨折(Monteggia fracture)。故应熟悉创伤的类型,X 线片需包括邻近的关节。

2. 关节囊、韧带、关节软骨和关节盘损伤

【影像学表现】

(1)关节软骨损伤:关节骨端的骨折常引起关节软骨的损伤或断裂。X 线平片和 CT 不能直接显示关节软骨的骨折,但如发现骨折线波及骨性关节面甚至骨性关节面因此而错位时,应考虑合并有关节软骨骨折。MRI 可以直接显示断裂的关节软骨,表现为中等信号的关节软骨有较高信号区,甚至关节软骨和骨性关节面呈阶梯状,受损的软骨下的骨髓腔内可见局部的水肿和出血。如有软骨撕脱,须通过 CT 关节造影或 MRI 方可发现。

(2)关节软骨板(盘)损伤:人体关节内具有软骨板(盘)的有膝关节、腕关节、胸锁关节和颞颌关节等。关节软骨板的损伤可导致其变性或撕裂。临床除关节疼痛外,还伴有反复的关节积液、关节弹响和关节绞锁现象。关节软骨板在 X 线平片和 CT 平扫均不能显示。X 线关节造影和 CT 关节造影后三维重组在高密度对比剂的充填下可见关节软骨板撕裂的细线状裂隙。关节软骨板撕裂在 MRI T$_2$WI 表现为:①细线状的异常信号影从软骨板内向表面延伸并与关节腔相通,甚至贯通关节软骨板的全层;②关节软骨板的轮廓变形。关节软骨板变性MRI 主要表现为低信号的软骨板内信号强度增高但不与关节面相通。关节软骨板损伤以 MRI 显示较好。关节软骨板损伤以膝关节半月板最多见,叙述如下。

　　膝关节半月板撕裂：常规 X 线平片和 CT 平扫无助于半月板撕裂的诊断，MRI 是半月板损伤主要的无创性检查方法，它是目前诊断半月板撕裂敏感性和特异性最高的影像检查方法，与关节镜检查有很好的相关性。

　　半月板是由纤维软骨构成，它在 T_1WI、PdWI 和 T_2WI 均表现为均匀低信号的边缘光滑的三角形影。半月板损伤表现为：①低信号的半月板内出现相对的高信号影；②根据形态可将半月板的损伤分为三级：一级为半月板内的点状或小结节状高信号灶，不伸延至半月板的上下关节面，此征象可能代表早期变性，也可能是正常所见，临床上多无症状；二级为半月板内出现水平走行的线状高信号影，常伸延到半月板与关节囊的附着处，但不伸延到半月板的关节面，它代表半月板的退行性改变；三级为线样或形态复杂的高信号影伸延到半月板的关节面，表示半月板撕裂（图 11-2-3）。

　　（3）关节囊和韧带创伤：见本章第一节的肌腱和韧带创伤。

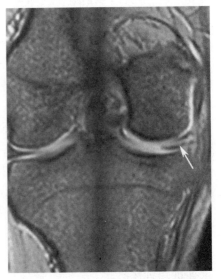

图 11-2-3　膝关节内侧半月板撕裂
T_2WI 可见线状高信号与关节腔相通

　　（二）关节感染

　　1. 化脓性关节炎　化脓性关节炎（septic arthritis）是较为严重的急性关节病，感染来源有：①金黄色葡萄球菌经血液到滑膜而发病；②化脓性骨髓炎继发侵犯关节；③外伤后或邻近软组织的感染蔓延而来。多见于承重的大关节，例如髋和膝关节，常单发。患者急性发病，局部关节有红肿热痛及功能障碍，并可有寒战、发热及血白细胞增多等。病理见关节滑膜明显充血及水肿，关节腔内有多量渗出液，内含较多的纤维素及中性粒细胞。

　　【影像学表现】

　　急性期：① X 线表现为关节肿胀和关节间隙增宽；化脓性病变极易破坏关节囊、韧带而很快引起关节的半脱位或脱位，以婴儿和儿童的髋关节最常见；关节组成骨骼由于充血也出现骨质疏松改变。② CT 可见肿胀增厚的关节囊和关节周围软组织层次模糊，骨性关节面毛糙、虫蚀样骨质破坏。③ MRI 见关节周围软组织肿胀，肌间隙模糊，T_1WI 呈中低信号、T_2WI 呈略高信号；关节腔内滑膜增厚和积液，T_2WI 呈高信号改变；邻近骨髓水肿出现 T_2WI 信号增高。

　　进展期：随病程发展，骨性关节面破坏并以关节承重部分为主，关节间隙变窄甚至消失（图 11-2-4）。

　　晚期：经过治疗愈合后产生关节强直，多为骨性强直。青少年可出现骺板破坏，以后发展为骺早闭和骨骼发育停止。

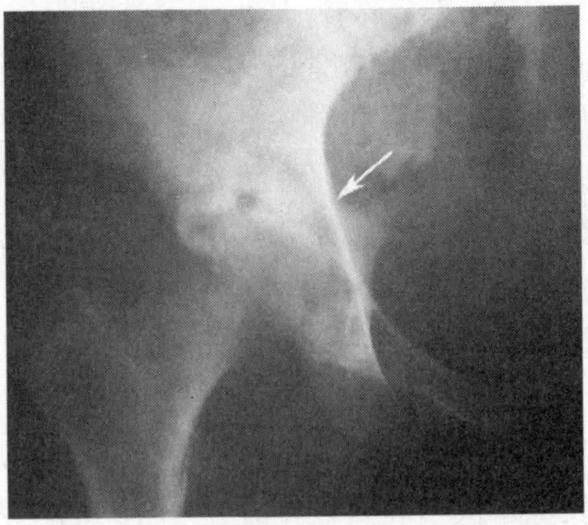

图 11-2-4　右髋关节化脓性关节炎
局部骨质疏松，关节面不规则破坏伴增生硬化

　　【诊断和鉴别诊断】

　　本病应与关节结核鉴别。滑膜型关节结核多为慢性发展；骨质破坏见于关节面边缘，以

后才累及承重部分；关节软骨破坏较晚，以致关节间隙变窄出现较晚，程度较轻；关节囊肿胀、密度增高，而邻近的骨骼与肌肉多有明显疏松和萎缩。与急性化脓性关节炎明显不同。

2. 关节结核　关节结核常单关节发病，侵犯大关节为主，可来源于滑膜结核或骨结核，膝关节以滑膜结核为主，髋关节结核多继发于干骺端结核。

【影像学表现】

X线片以关节周围骨质疏松、关节边缘或非承重面的骨质破坏和关节间隙逐渐变窄为特点，随着病程发展和修复，多发生关节的纤维强直，严重者可出现关节脱位和半脱位。青少年患者由于局部组织充血导致骨骺发育加快和出现骺早闭，或骨骺破坏修复而出现患骨缩短畸形。

影像学上关节结核分为滑膜型和骨型。

（1）滑膜型关节结核：病变首先出现在关节滑膜，影像学表现为关节周围软组织肿胀和关节积液、关节周围骨质疏松而破坏不明显；一般要经过较长时间的发展，由于滑膜的结核肉芽组织侵犯关节软骨和骨性关节面才出现关节边缘的少量骨质侵蚀和关节间隙变窄。患肢骨骼和软组织萎缩明显（图11-2-5）。

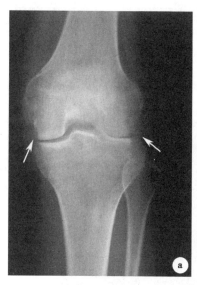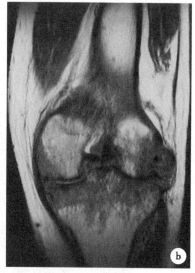

图11-2-5　左膝关节滑膜型结核
a. X线片示骨质疏松，关节间隙变窄，关节边缘骨质破坏（↑）；b. MRI示两骨端信号异常，关节面毛糙

（2）骨型结核：是骨骺和干骺端结核破坏侵犯而来。关节骨结构破坏明显可见小的死骨形成，伴有关节周围软组织肿胀、关节间隙逐渐变窄和骨性关节面的不规则破坏（图11-1-13）。

（三）慢性骨关节病

慢性骨关节病是指发病缓慢、病程长、可累及全身多关节的疾病。

1. 骨性关节炎　骨性关节炎（osteoarthritis，OA）也称退行性骨关节病（degenerative osteoarthropathy），是关节软骨退行性变引起的慢性骨关节病。病因与关节的炎症、创伤或劳损有关；此外，可能与基因、年龄、性别、职业、营养代谢、骨质疏松和肥胖等因素有关。目前认为，病变是软骨下骨质异常，即过度负重产生的软骨下骨小梁微小骨折和修复，使之减低对震荡的吸收作用，导致软骨的应力增加，软骨变薄、碎裂和表面不光滑，关节面骨皮质暴露出现骨皮质硬化和边缘骨赘增生。临床多见于 40 岁以上的中老年人，局部疼痛、变形，运动受限，间有关节肿胀。

【影像学表现】

（1）滑膜（活动）关节退行性骨关节病：好发于四肢大关节和椎间关节，影像学表现为关节承重面的关节间隙变窄，骨性关节面硬化变形和关节面下小囊肿形成；关节面非承重部位骨赘形成。组成关节的骨骼没有骨质疏松。

（2）软骨（微动）关节退行性骨关节病：常见于椎间盘。影像学表现为椎间隙变窄和出现"真空"现象，是由于椎间盘髓核脱水、胶原丢失，出现裂隙所致；由于承重改变致相邻的椎体面骨质增生硬化，椎体缘骨赘形成。可有软骨结节（Schmorl nodes）形成，表现为椎体终板的结节状、半圆形凹陷。骨赘向后可突入椎管使椎管狭窄，脊髓神经受压。

【诊断和鉴别诊断】

本病诊断不难，X 线检查一般可确诊，椎管和脊髓神经的改变以 MRI 显示为佳。

2.类风湿关节炎　类风湿关节炎（rheumatoid arthritis）是以对称性侵犯四肢滑膜关节为主、波及滑囊和腱鞘的慢性自身免疫性疾病。病理可见滑膜炎症性改变、滑膜血管翳形成、关节软骨破坏以及组成关节的骨骼出现骨质破坏和骨质疏松。好发于中年妇女，受累关节疼痛、活动受限、关节变形和软组织梭形肿胀。实验室检查血沉降率增高和血清类风湿因子阳性。

【影像学表现】

X 线平片是主要的影像学检查方法。可见：①关节周围软组织梭形肿胀；②关节间隙变窄；骨性关节面模糊可伴小囊变区，手足小关节边缘骨质侵蚀特别是近侧指间关节和掌腕关节最为常见；③关节邻近骨端骨质疏松；④晚期可见关节半脱位或脱位，骨端破坏后形成骨性融合；指间、掌指间关节半脱位明显，且常造成手指向尺侧偏斜的"天鹅颈"样畸形（图 11-2-6）；半脱位也可发生于寰枢椎；⑤肌腱韧带附着处表浅骨质吸收是类风湿炎症所致。

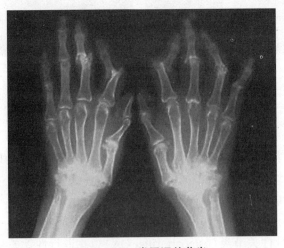

图 11-2-6　类风湿关节炎
X 线片示双侧腕、掌、指关节明显骨质疏松，关节间隙
不规则变窄，关节边缘骨质破坏，部分关节合并半脱位

【诊断和鉴别诊断】

本病需与其他的全身多发性、对称性慢性关节炎鉴别。影像学表现虽有一些特点，但须结合临床和实验室检查作出诊断。

3. 强直性脊柱炎 是一种全身性慢性进行性炎症性疾病，主要侵犯骶髂关节，脊柱小关节、肋椎关节、脊柱旁韧带组织，最后发生脊柱强直。病变亦可累及外周关节。本病以男性为多，好发年龄为 15～30 岁。强直性脊柱炎病理改变为滑膜增生，淋巴样和浆细胞聚集，产生血管翳。病变首先累及骶髂关节，然后是腰椎、胸椎乃至整个脊柱。少数患者病变仅累及颈椎而不累及胸腰椎。椎间盘前分的环状纤维软骨外层发生钙化，偶可累及前纵韧带的深层。晚期骨化的韧带与椎间盘的纤维环交织在一起，脊柱呈竹节状。

【影像学表现】

（1）骶髂关节改变：多呈双侧对称性。以骶髂关节的下 2/3 处开始，早期关节边缘模糊，主要在关节的髂骨侧，骶骨侧改变较轻。随着病程进展，关节面呈锯齿状或串珠状破坏，周围骨质硬化，关节间隙逐渐变窄乃至消失，骶髂关节发生骨性强直（图 11-2-7a、b）。

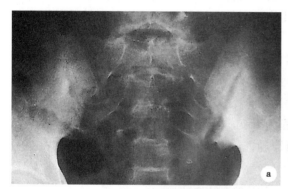
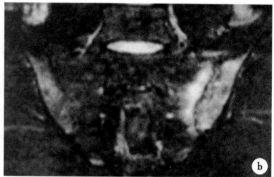
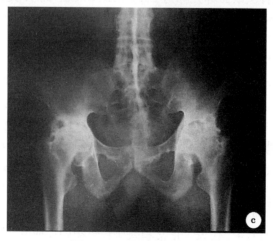

图 11-2-7 强直性脊柱炎

a. X 线片示双侧骶髂关节间隙不规则变窄，关节边缘骨质破坏和硬化增生；b. 同一病例 MRI 示关节两侧骨质信号异常，关节面毛糙，压脂 T_2WI 信号强度增高；c. X 线片示竹节椎改变和双侧髋关节破坏，关节面硬化增生，间隙变窄

（2）脊椎改变：①方椎：椎体上下终板的前部边缘处发生骨炎，骨质破坏和硬化，致椎体"变方"；②竹节椎：病变晚期出现广泛的椎旁软组织钙化（韧带、肌腱骨化）和椎体间骨桥形成，脊椎呈竹节状强直（图 11-2-7c）；③轨道征：在前后位片，两侧椎间小关节的关节囊和关节周围韧带钙化，呈两条平行的纵行致密影，棘上韧带钙化则为循棘突间的单条正中致密带；④后凸畸形：晚期表现，在胸腰交界处最显著，其次为胸椎下段；⑤胸腰椎应力骨折：表现为经椎体或经椎间盘的横贯性骨折。

（3）髋关节改变：最常侵犯的外周关节，多双侧受累，一般认为发病年龄小者更易累及髋关节。X 线表现为髋关节间隙变窄，关节面有骨质破坏，股骨头向外移位，关节面外缘特别在股骨头与颈交界处有骨赘形成，最终可发生骨性强直，关节局部骨质无普遍性脱钙征象。

（4）附丽病：是指肌腱、关节囊、韧带及骨附着处的骨化，常见于坐骨结节、髂骨嵴、坐骨耻骨支、股骨大小粗隆、跟骨结节等处。X 线表现为具有骨密度的细条或索条状影，自骨面伸向附近的韧带、肌腱，宛如浓厚的胡须，以病变晚期更为明显，并有局部骨质侵蚀。

【诊断和鉴别诊断】

本病根据双侧骶髂关节改变、临床表现及实验室检查 HLA-B27 阳性可作出明确诊断，MRI 对早期骶髂关节炎症水肿敏感，可发现早期病变。病情随访和中晚期病变行 X 线检查即可。鉴别诊断主要与骶髂关节致密性骨炎，以及其他类型的血清阴性关节病和脊柱关节退变相鉴别。

4. 股骨头缺血性坏死　目前已知多种因素能够引起股骨头的坏死，例如股骨颈骨折后、酗酒、大量激素治疗后等。最终结果都是股骨头血液供应障碍而引起骨髓细胞和成骨细胞的坏死。较早认为主要因为与股骨头的血液供应动脉部分减少有关，包括外骺动脉、内骺动脉、下干骺动脉等。在股骨头不同发育时期受外伤等作用下，股骨头的血液供应减少，股骨头缺血坏死。而最近十年的临床和动物实验研究表明，髓内静脉的回流障碍，骨髓髓内压增高也是股骨头缺血坏死的重要原因。

发生在青少年的股骨头缺血坏死称为 Legg-Perthes-Calve 病，又称扁平髋，是最常见的骨软骨病，如治疗不当或不及时可影响骨的发育，造成髋关节的畸形。

【影像学表现】

（1）骨坏死期和骨坏死的修复早期：X 线片可无异常改变；而 MRI 在骨坏死期已出现 T_1WI、T_2WI 低信号，此为骨髓细胞的坏死、细胞碎片占据了骨髓腔，同时炎症细胞浸润及少量纤维增生，均导致信号强度减低，与正常长骨端骨髓腔内高信号的脂肪组织形成鲜明的对比，Gd-DTPA 增强扫描显示骨坏死区无强化而周围血供正常的骨髓腔强化（图 11-2-8）。

（2）骨坏死的修复期：缺血坏死部分的骨小梁吸收，关节面的结构薄弱，容易发生软骨下骨折，在承重的作用下受压变扁或碎裂。关节间隙可因股骨头的变扁而增宽，其后关节间隙可不规则变窄。股骨头的皮质下出现新月状透亮影（"新月征"）和裂隙样透亮线（"裂隙征"）。股骨头皮质断裂形成"台阶征"，且断开的皮质可以成角。MRI 出现"双线征"，T_1WI 高信号的股骨头内出现一线样低信号带，代表了正常和缺血骨组织的反应性界面。在 T_2WI 于第一条低信号的线样改变内缘出现第二条高信号线，代表了富血流的肉芽组织，是一特异性征象。CT 在此时可显示碎裂的骨之间有骨吸收区及不规则的骨质硬化、边缘性缺损及关节面下的囊样变，囊变区内 CT 值 38～89Hu 不等，囊周可见高密度致密环，关节面毛糙。修复期 X 线片出现局部的骨质囊变、碎裂和局部变形、骨密度增高。

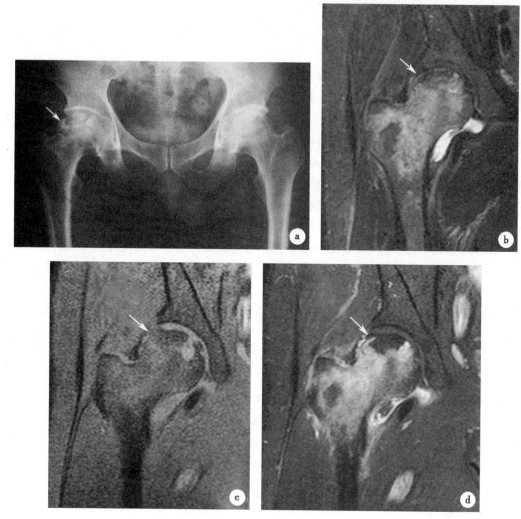

图 11-2-8　右股骨头缺血坏死
a. X 线片示右侧股骨头稍变扁,其内可见斑片状骨硬化区及囊状透亮区;b. T$_2$WI 脂肪抑制序列为不规则的片状高信号区;c. T$_1$WI 为低信号区;d. 增强扫描后病灶无强化

（3）骨坏死修复晚期：以骨骼变形为主，出现关节间隙狭窄及髋臼退行性改变。可伴有关节半脱位。

【诊断和鉴别诊断】

MRI 是早期诊断股骨头缺血坏死最敏感和最特异的影像检查方法之一。缺血时，最易受到损伤的是造血细胞，脂肪细胞对缺血性损伤抵抗力最大，介于两者之间的是骨细胞，可在缺血发生后数天才出现固缩、碎裂等坏死改变。MRI 可在股骨头塌陷及修复反应以前反映出骨髓细胞的变化。Gd-DTPA 增强扫描不但可评价血流灌注情况，还可区分坏死与存活组织，对高危人群的早期诊断和随访有临床价值。

（陈建宇　梁碧玲）

学习小结

  X 线平片是骨关节疾病影像诊断的主要方法和基础,MRI 逐渐成为最重要的补充检查,MSCT 及其后处理技术在四肢关节、脊柱创伤和肿瘤的影像诊断中也发挥着重要作用。

  骨骼基本病变影像学表现包括:①骨质疏松;②骨质软化;③骨质破坏;④骨质增生硬化;⑤骨膜增生;⑥骨内与软组织钙化;⑦骨质坏死;⑧骨矿物质沉积;⑨骨骼变形;⑩软组织异常。骨骼软组织病变诊断介绍了四肢骨折、脊柱创伤、椎间盘突出、急慢性化脓性骨髓炎、长骨结核和脊柱结核的诊断及鉴别诊断要点,强调急性化脓性骨髓炎的急性发病过程、早期软组织肿胀、干骺端骨质破坏出现在起病后的 7～14 天、骨膜新生骨和骨膜下脓肿形成等征象;慢性骨髓炎大块皮质死骨和明显的骨质增生和骨干变形等影像特征。

  在骨肿瘤与软组织肿瘤,重点介绍了良恶性骨肿瘤的鉴别诊断及几种常见的骨肿瘤,包括:良性的骨软骨瘤、骨囊肿和骨巨细胞瘤;恶性的重点介绍了骨肉瘤,同时对骨转移瘤也进行了详细描述。骨巨细胞瘤的囊状膨胀性破坏、皂泡征、无硬化边及发病部位位于骨骺闭合后的骨端是诊断的基本依据,而骨肉瘤基本影像学征象是骨质破坏、肿瘤骨形成、软组织肿块和 Codman 三角。

  关节基本病变包括:①关节积液和关节肿胀;②关节脱位;③关节软骨和骨质破坏;④关节强直;⑤关节退行性变。关节疾病影像学诊断介绍了关节脱位、关节肌腱、韧带和软骨损伤,强调 MRI 在关节损伤影像学检查的重要价值。重点介绍了化脓性关节炎、结核性关节炎、骨性关节炎、类风湿关节炎、强直性脊柱炎和股骨头缺血坏死等常见关节病的影像学表现及诊断和鉴别诊断要点。

复习题

1. 简述良、恶性骨肿瘤的鉴别要点。
2. 简述骨巨细胞瘤的影像学表现。
3. 阐述骨肉瘤的分型及影像学表现。
4. 简述类风湿关节炎的 X 线表现。
5. 简述急性化脓性骨髓炎的影像学表现。
6. 简述脊柱结核的影像学表现。

第二篇 介入放射学

介入放射学（interventional radiology）是以医学影像学技术为基础，在影像设备的引导下，利用经皮穿刺和导管技术等，对疾病进行非手术治疗或取得病理学、细菌学、生理生化学、细胞学材料以对疾病进行诊断的学科。1953年，Seldinger创立了经皮血管穿刺插管技术，它是现代介入放射学诊疗技术的基础。随着新器材、新技术的出现，介入放射学仍处于不断快速发展之中。

介入放射学不同于外科手术，它不是直视下直接手术治疗局部病变，而是通过影像设备的监视，将导丝、导管及其他器材送至病变或接近病变的部位来完成治疗。用于影像监视的设备主要包括X线电视透视、超声、CT、MRI。各种监视设备各有优缺点，以数字化X线监视设备应用最为广泛。介入放射学的器材种类繁多，随着新技术的创新和医疗器械工业的发展，不断有新的器材被开发并用于临床。最基本、应用最广的器材包括穿刺针、导管、导丝、导管鞘、支架等。根据治疗的需求还有很多特殊器材，例如用于取异物或结石的网篮，用于防止血栓脱落造成肺栓塞的下腔静脉滤器，用于肿瘤穿刺治疗的激光、微波、冷冻等器材。

介入放射学技术按照介入诊疗途径的不同，分为血管介入技术和非血管介入技术。

血管介入技术是指在血管内进行的诊断和治疗操作。它是以经导管栓塞术（transcatheter embolization，TAE）、经导管动脉内灌注术（transcatheter intra-arterial infusion，TAI）和经皮腔内血管成形术（percutaneous transluminal angioplasty，PTA）三大技术为基础，对血管狭窄、血管破裂出血、血管畸形、动静脉瘘、动脉瘤和动脉夹层等血管疾病进行有效治疗，对实体良、恶性肿瘤进行术前栓塞或姑息治疗，对心脏瓣膜、先天性心脏病等心脏疾病进行治疗，其治疗效果可与外科相媲美，并大大降低了手术的风险和侵袭性，在某些疾病已成为首选治疗方法。

非血管介入技术是指在血管外进行的诊断和治疗操作。非血管介入技术以管腔成形术和经皮穿刺等技术为基础，对各种原因造成的管腔狭窄进行扩张成形，对囊肿、脓肿、血肿、积液和梗阻性黄疸、肾盂积水等穿刺引流，通过局部穿刺取得组织学、病理学标本或注入药物及施加理化因素治疗肿瘤或疼痛等。

介入技术以其微创性、可重复性、取材准确、疗效高、见效快、并发症发生率低，简便易行等特点，已成为现代临床医学中的第三大诊疗体系。其具有在医学影像导向下集影像诊断与微创治疗为一体的鲜明学科特点，而得到学术界和患者的广泛认可。

第十二章

血管介入技术

学习目标 ▐▌

1. 掌握血管介入的基本器械和技术,包括经导管血管栓塞术、经皮腔内血管成形术和经导管药物灌注治疗等。

2. 熟悉子宫肌瘤、颅内动脉瘤、颅内动静脉畸形、心脏瓣膜狭窄、先天性心脏病及冠状动脉疾病的介入治疗。

3. 了解血管介入技术在血管性疾病和实体良、恶性肿瘤治疗方面的适应证和优缺点。

血管介入技术是指利用穿刺针、导管、导丝等器械经血管途径进行的诊断和治疗操作。通常首先经血管造影来明确病变的性质、部位、范围和程度,再根据适应证,经导管行栓塞术、血管成形术或经动脉内药物灌注等治疗。

第一节　血管介入的基本器械和技术

一、基本器械

(一)穿刺针

一般可分为后壁穿刺针和前壁穿刺针。后壁针由锐利的针芯和套管构成。套管的作用是构成通过导丝通道。针芯的作用为防止穿刺时套管被皮肤、皮下脂肪等组织堵塞(图 12-1-1)。

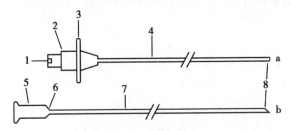

图 12-1-1　血管穿刺针

a. 套管,b. 针芯。1.针座上的缺凹;2.针座;3.基板;4.针管;
5.针座;6.针座上的凸起;7.针干;8.针头

前壁穿刺针没有针芯，可直接穿过血管前壁进入血管腔，而不必穿透血管后壁，减少了血管损伤。

（二）导丝

导丝是通过穿刺针的套管利用导丝交换法送入导管，或经导管利用导丝导向性能，将导管选择性和（或）超选择性插入目的部位的器械。根据物理特性不同可分为超滑导丝、超硬导丝、超长交换导丝。

（三）导管

导管为薄壁的空心管，是介入放射学的主要器材。通过导管可注射对比剂用于诊断，也可注射药物做灌注治疗，或注入栓塞材料做栓塞治疗。导管头端有不同的形状，根据它在血管内不同的力学特点，可将导管选择性和（或）超选择性插入不同器官的血管内（图 12-1-2）。另有一些导管具有特殊用途，例如球囊扩张、释放支架或滤器等（图 12-1-3）。

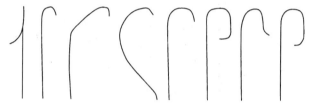

图 12-1-2　血管造影不同导管的示意图

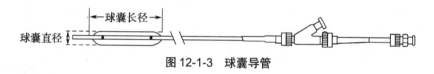

图 12-1-3　球囊导管

（四）导管鞘

为了避免导管反复出入血管损伤血管壁，而使用的一种器械。它由带防反流阀的外鞘和能够通过导丝的中空内芯组成。内芯较硬，前端呈锥形，称扩张管，可以使导管鞘顺利沿导丝与外鞘共同进入血管。进入血管后拔出内芯后，外鞘的防反流阀在防止血液外溢的同时，还可以反复通过相应口径的导管，而血管壁不会受到损伤。导管鞘的内径用 F 表示，可以通过相应外径的导管。

二、基本技术

（一）血管穿刺法

用于经皮穿刺送入导管的动脉有股动脉、颈动脉、腋动脉、肱动脉、桡动脉和腘动脉等。在摸到动脉搏动后，用带针芯的穿刺针以 45° 左右斜刺入动脉内，穿透血管前后壁。退出针芯后缓慢向外退套管，直至血液从针尾喷出。插入导丝，退出套管，沿导丝放入导管鞘，退出导丝，通过导管鞘建立外界进入血管的通道（图 12-1-4）。该法由 Seldinger 首先应用于临床，因此称为 Seldinger 法。现常用改良 Seldinger 法，用不带针芯的前壁针直接经皮穿刺，当穿刺针穿过血管前壁即可见到血液从血管针尾喷出，再引入导丝导管即可。这一方法的优点是避免穿透血管后壁，一次穿刺成功率高，并发症少。

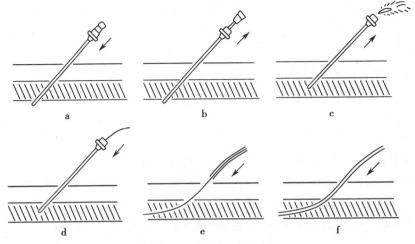

图 12-1-4　Seldinger 穿刺法

a. 穿刺血管前后壁；b. 退出针芯；c. 退针至见血喷出；d. 插入导丝；e. 退针、引入导管（导管鞘）；f. 退出导丝造影

（二）靶血管插管

根据靶血管的不同，选择头端弯成某种形状的导管，在导丝的指引下，使导管进入某一特定血管。一般将导管插至主动脉的第一级分支称为选择性插管；如果插至二级分支以上的血管则称为超选择性插管。导管在主动脉内寻找靶血管开口时，需上下左右前后移动，一旦导管头进入血管分支，就会停顿。如果继续推移导管，导管头可进一步进入血管分支，也可能由于血管较细，或者导管移动方向与血管开口方向不一致，使导管头一跳而过。此时需耐心地再回至原处，在导管头要跳离前，注入少量对比剂，即可发现分支，调整导管方向进入靶血管。通过导管注射对比剂使脏器显影，根据造影表现可作出进一步诊断，并为进一步治疗创造条件。

第二节　经导管血管栓塞术

经导管血管栓塞术简称栓塞术，指经导管向靶血管内注入栓塞材料使之闭塞，从而达到治疗目的的技术。栓塞术是介入放射学的重要基本技术之一，因其微创性、有效性和可重复性，使其成为临床对出血、血管畸形、肿瘤及消除病器官功能等疾病的可靠治疗方法。

一、介　入　机　制

通过导管注入栓塞材料造成局部血管栓塞和血流中断，阻塞血管使之远端压力下降或直接从血管内封堵破裂的血管以止血；阻塞或破坏异常血管床和通道使血流动力学恢复正常；阻塞靶血管使肿瘤或靶器官造成缺血坏死；填塞异常突出的血管腔（动脉瘤），以防其破裂出血。

二、栓 塞 器 材

（一）栓塞材料

栓塞材料是经导管送入用以堵塞靶血管、中断血流的物质。理想的栓塞材料应具备以下要求：无毒，无抗原性，有良好的生物相容性，能迅速闭塞血管，易经导管注入。栓塞材料的种类较多，用于不同部位、不同性质病变的栓塞治疗需要。按栓塞血管部位分为外围性（末梢栓塞物）和中央性（近端栓塞物）；按血管闭塞时间的长短分为短期（48 小时以内）、中期（48 小时至 1 个月）和长期（1 个月以上）；按物理性状分为固体和液体；按能否被机体吸收分为可吸收和不可吸收。目前临床常用的有以下几种栓塞材料。

1. 自体血凝块　栓塞血管时间一般为 24～48 小时，多用于控制小动脉出血，例如胃肠道、肾脏少量出血，而又不至于引起被栓塞靶器官的不可逆性坏死。

2. 明胶海绵　是目前临床应用较为广泛的一种栓塞物，可按需裁剪成条状及颗粒状，经导管注入，除可阻塞口径较大的动脉外，亦可阻塞较小的动脉。注入血管后，除机械性阻塞，还可继发性血栓形成，使靶血管栓塞。栓塞血管时间一般为 2～4 周，多用于栓塞肿瘤、血管性疾病和控制出血。

3. 碘化油　为含碘油剂，它可阻塞直径 20～50μm 以上的肿瘤血管，属于外围性栓塞物，能较完全和长时间地阻塞肿瘤血供。此外，碘化油和抗癌剂可混合成乳剂，既可闭塞血管，又能缓慢释放化疗药物，广泛用于肝癌的栓塞治疗，也用于肝脏海绵状血管瘤和子宫肌瘤的栓塞治疗。

4. 弹簧圈　有不锈钢弹簧圈、铂金微弹簧圈、电解脱弹簧圈、机械解脱弹簧圈及水解脱弹簧圈五种，它主要闭塞大口径或主干血管，属于永久性、中央性栓塞材料。一般用于动脉瘤、动静脉血管畸形的永久性闭塞治疗。

5. 其他　临床一些特殊用途的栓塞材料还有液态高分子聚合物异丁基 -2- 氰丙烯酸酯、正丁基 -2- 氰丙烯酸酯，属组织黏合剂，注入血管遇阴离子成分物质，如血液等，很快聚合固化，可长期闭塞血管，主要用于颅内动静脉血管畸形的栓塞。聚乙烯醇是一种海绵样物质，可压缩到 1/15～1/10 体积，遇水很快膨胀，属永久性栓塞物，主要用于肿瘤、硬膜动静脉瘘、脊髓动静脉瘘的栓塞治疗。可脱性球囊，将其送入颅内动脉瘤内或海绵窦动静脉瘘后，注入对比剂使球囊膨胀，然后将导管与之分离，可阻塞较大口径的血管。不同材料制成的载药微囊或微球，内含化疗药或放射性物质，既能阻塞肿瘤实质内小血管，又能缓慢释放化疗药或局部放射，主要用于肿瘤的栓塞。

（二）栓塞材料运送导管

将栓塞物送入靶血管内所用的导管有以下三种：

1. 血管造影导管　通过导管可送入或注入自体血凝块、明胶海绵、碘化油和弹簧圈等对靶血管进行栓塞。

2. 双腔阻塞球囊导管　导管前端有可膨胀的球囊用来阻断靶血管血流，以防止在栓塞物注入时流至正常血管内造成误栓。

3. 微导管　是指外径在 1mm（3F）以下的导管。采用同轴导管和其他多种导管技术。操作时，先将血管造影导管选择性插入靶器官动脉后，再将微导管经血管造影导管进一步超选择性插入病变血管内。经同轴导管可注入超液态碘化油、组织黏合剂、微弹簧圈以及微球、微囊等栓塞物。微导管的应用使栓塞治疗的精确性和安全性有很大程度的提高。

三、操作技术

栓塞前通过血管造影进一步明确病变的诊断，包括病变的部位和性质，了解血管解剖位置和变异情况，明确靶血管的血流动力学改变，包括血流速度、侧支循环，动静脉显影的时间和顺序，以及病变的显影程度和对比剂排空时间等。在诊断性血管造影后，根据病变的确切部位、性质和血管解剖特点，选择适当的导管，使导管接近病变部位。根据治疗目的和靶血管的直径选择不同性质的栓塞物，在电视透视监视下缓慢注入栓塞物，直至血流速度变慢或被阻断。栓塞过程中要绝对避免栓塞物反流至正常血管内，以免造成严重并发症。栓塞结束后造影复查，观察栓塞效果。

目前注入的栓塞物均不可再取出，一旦误栓可能导致严重后果，因此必须严格掌握栓塞的适应证、选择合适的栓塞物并进行准确的技术操作。

四、临床应用

（一）控制出血
栓塞治疗可控制体内多种原因引起的出血。

1. 外伤性出血　栓塞血管和程度以及栓塞物的选用需根据出血器官血供特点、模式、出血部位和程度而定，通过栓塞治疗可达到根治或为手术创造条件的目的。肝、肾、脾外伤性破裂出血，可根据出血部位栓塞相应的动脉；骨盆骨折所致的盆腔大出血，可进行髂内动脉栓塞。对需进行手术止血但患者处于失血性休克者，可用球囊导管暂时阻断靶器官血流，控制出血，为手术治疗赢得时机。

2. 肿瘤出血　身体各部位的肿瘤出血均可行栓塞治疗，疗效肯定，但易复发。肝癌破裂出血，可行肝动脉栓塞，肺癌伴咯血可行支气管动脉栓塞，盆腔肿瘤可行髂内动脉栓塞等。

3. 溃疡出血　胃和十二指肠溃疡出血，可依据出血部位，对胃和十二指肠的供血动脉行栓塞治疗。

4. 胃食管静脉曲张出血　采用经颈静脉穿刺肝内门体静脉分流术和胃冠状静脉栓塞术来控制出血，疗效肯定，优于外科分流术和胃底静脉结扎术。

5. 医源性出血　常见的医源性出血为活检术术后、手术时因误伤血管或术后因感染引起的动脉炎或动脉瘤破裂出血，可进行相应血管的栓塞。

（二）治疗血管性疾病
包括动静脉血管畸形、动静脉瘘和动脉瘤等。栓塞治疗的机制是封闭病理血管，使之与正常血液循环相分离。依据病变部位、血管口径大小、血流速度等因素，可分别选用不同的栓塞物。栓塞治疗尤其对中枢神经系统的血管性病变治疗价值更大，绝大多数的颅内动脉瘤和部分动静脉畸形均可获得很好的疗效。

（三）治疗肿瘤
栓塞的目的在于做好手术前准备、姑息治疗和相对根治性栓塞治疗。

1. 手术前栓塞 适用于富血管性肿瘤的术前准备,通常在手术前 2～5 天进行。通过术前栓塞可达到如下目的:①阻断肿瘤血供,减少术中出血;②造成缺血性梗死使肿瘤肿胀和水肿带形成,与邻近组织分界清楚,利于术中分离和彻底切除;③阻断血供后无静脉血回流,可减小手术时因挤压肿瘤而造成瘤细胞静脉内播散的几率。具体可应用于肝癌、肾癌、脑膜瘤、鼻咽纤维血管瘤和盆腔内肿瘤等,但不适用于少血管肿瘤。

2. 姑息治疗 对于不能手术切除的肿瘤可采用栓塞治疗,抑制肿瘤生长,改善患者生存质量和延长生存期。少数肿瘤栓塞后瘤体缩小,由不能手术而转变成能手术切除。肝癌化疗性栓塞的临床效果可与手术切除效果相媲美,且损伤小,治疗适应证广。栓塞治疗的程度和血管的选择十分重要,在达到最大程度的肿瘤坏死、缩小的同时,要最大限度地保护器官原有的功能和解剖形态,尽量减少器官因栓塞造成的受损程度(图 12-2-1)。

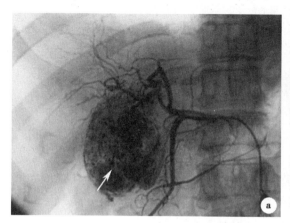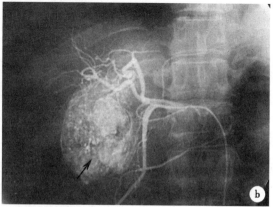

图 12-2-1 碘化油栓塞治疗肝癌
a. 造影显示肿瘤血管和染色(↑);b. 超液化碘油和化疗药在肿瘤组织内沉积(↑)

3. 相对根治性栓塞治疗 适于少数良性富血管肿瘤例如子宫肌瘤、鼻咽纤维血管瘤等。现以子宫肌瘤为例介绍经导管血管栓塞术在相对根治性栓塞治疗方面的应用。

子宫肌瘤是女性生殖系统中最常见的良性肿瘤,多发生于 35～40 岁。典型症状有月经过多和继发贫血。

(1)介入机制:子宫肌瘤的血供比正常子宫肌丰富,对血流产生了虹吸作用,大部分栓塞物被吸附到子宫肌瘤血管网中,肌瘤的血管床被栓塞,造成肿瘤内部缺血坏死,继而出现纤维化收缩,体积缩小。

(2)介入器材:常用的栓塞材料有聚乙烯醇(poli vinyl alcohol, PVA)、平阳霉素 + 超液化碘油、明胶海绵微粒、丝线等。

(3)操作技术:通过盆腔动脉造影确定子宫动脉后,分别超选择插管至两侧子宫动脉下降部与水平部连接处,缓慢注入栓塞物。栓塞停止标准是子宫动脉血流停滞或对比剂反流(图 12-2-2)。

(4)临床应用:适应证为引起明显症状的子宫肌瘤,例如月经量多、经期延长,直肠、膀胱压迫症,不孕或流产。禁忌证包括带蒂浆膜下肌瘤,无症状性肌瘤,凝血机制障碍,急性盆腔炎,月经期,严重心、肝、肾功能不全。

(5)应用效果:一般术后 3 个月肿瘤体积可缩小约 50%,症状缓解。栓塞治疗可保留子宫,并且对子宫正常生理功能及受孕几无影响。

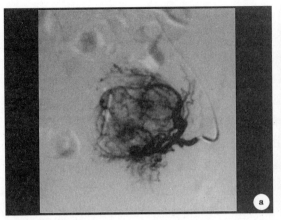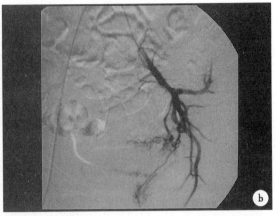

图 12-2-2　PVA 栓塞治疗子宫肌瘤

a. 超选择性左侧子宫动脉造影，子宫动脉明显增粗，可见增粗、迂曲、紊乱的肿瘤血管及染色；b. 子宫动脉栓塞后左侧髂内动脉造影，显示子宫动脉完全闭塞，肿瘤血管和染色消失

（6）并发症：并发症包括栓塞综合征、继发感染、误栓等。

（四）病变器官功能灭活

主要用于脾和肾，通过栓塞器官的终末动脉或毛细血管，使之出现不同程度梗死、机化，从而达到临床治疗目的。

1. 内科性脾切除　它可用于治疗不同原因引起的脾大、脾功能亢进；某些血液病例如地中海贫血、特发性血小板减少性紫癜。目前多使用部分性脾动脉栓塞技术，优点是既可保留部分脾功能，不影响机体的免疫功能，又增加了脾动脉栓塞术的安全性。

2. 内科性肾切除　通过栓塞肾动脉造成肾缺血梗死以消除肾分泌生物活性物质功能。它多用于治疗不宜行手术和血管成形术的肾动脉狭窄性高血压，恶性高血压的晚期肾衰竭患者，肾病所致严重蛋白尿，肾衰竭患者血液透析出现大量腹水以及不明原因的大量血尿。

五、栓塞治疗的反应和并发症

栓塞反应是指靶器官栓塞后，由于组织缺血坏死，在临床上可引起栓塞后综合征（post-embolization syndrome），它包括疼痛、发热、恶心、呕吐、反射性肠淤张或麻痹性肠梗阻等，对症处理可在 1 周左右逐渐减轻、消失。栓塞后靶器官缺血造成器官损伤，释放致痛物质或局部肿胀刺激包膜引起疼痛，栓塞程度越大，越接近毛细血管水平，疼痛越重。栓塞后坏死组织释放致热物质、坏死组织吸收可引起发热，一般坏死组织越多，体温越高，持续时间也越长。消化道反应多见于腹部脏器的栓塞治疗。

一般情况下，栓塞治疗的并发症发生率很低，出现与否与栓塞适应证的选择、器官血供特点和操作技术有关：①误栓正常血管，可造成器官的缺血、梗死；②血管损伤，术中操作技术不熟练、粗暴易损伤血管内膜，甚至引起血管闭塞；③器官功能受损，例如正常情况下左半结肠供血动脉间少有侧支吻合，栓塞某一分支后，有可能造成该段肠管的缺血坏死；④感染，栓塞后器官缺血抵抗力下降，或栓塞物被污染而易发生感染，例如脾栓塞后可出现脾脓肿，故除严格无菌操作外，术后抗感染治疗亦是一个重要环节。

第三节 经皮腔内血管成形术

经皮腔内血管成形术（PTA）是指经皮穿刺置入导丝、球囊导管、支架等器材，对狭窄或闭塞的血管进行扩张和再通的技术。PTA 始于 1964 年，首先由 Dotter 发明，但因当时器材所限，导致创伤大，疗效差，而未得到广泛应用。其后，发明了双腔球囊导管，使血管成形术有了质的飞跃，称之为球囊血管成形术（balloon angioplasty）。随着病例的增加，经验的积累，PTA 在疗效方面暴露出一个重大弊病，即术后再狭窄发生率较高。在此背景下，以球囊血管成形术为基础，又相继出现了几种新的血管成形技术，例如激光血管成形术（laser angioplasty）、粥样斑切除术（atherectomy）和血管内支架技术。经过多年的临床实践，一致认为血管支架优于其他技术而成为当今主要的血管成形技术。PTA 可用于治疗全身动脉、静脉、人造或移植血管的狭窄或闭塞。PTA 具有创伤小、可重复治疗、无绝对禁忌证等优点，已成为临床治疗血管狭窄闭塞性疾病的首选方法。

一、球囊血管成形术

（一）介入机制

血管内膜及中膜在球囊扩张后引起过度伸展、断裂，使管腔扩大，其后内膜及中膜发生纤维化，血管平滑肌细胞发生增生、迁移并分化，形成内皮细胞被覆内膜表面完成修复，若修复过度则产生再狭窄。

（二）介入器械

球囊导管：常用的球囊导管由导管和球囊两部分组成，并分成两个完全独立的腔道。一个腔道与普通造影导管一样，可通过导丝引导球囊导管或注射对比剂；另一个腔道位于导管外周，并与远端的球囊相通，通过此腔注射稀释的对比剂，使球囊膨胀。膨胀后的球囊成圆柱形，其长度和直径有多种规格。

（三）操作技术

插管采用 Seldinger 技术，先行血管造影，目的在于了解狭窄或闭塞的部位、长度，测量狭窄近、远侧端血管的直径、血压和压差；然后置换球囊导管于狭窄部位。球囊直径要与血管测量值相当，过小将影响疗效，过大则有可能在扩张时造成血管破裂；球囊长度应超过狭窄长度 1～2cm。在透视下注入稀释对比剂充盈球囊，加压至球囊"凹腰"消失，此过程可重复数次。扩张次数过多，会严重损伤血管壁，不必要求达到正常血管口径，若残余狭窄小于 30%，即可达到较好的临床效果。扩张完毕后，需造影复查，了解疗效。扩张前一天开始应用抗血小板聚集药物，例如阿司匹林等。术中需经导管注入 5000U 肝素，以防止操作过程中血栓形成。术后需服用阿司匹林或双嘧达莫等药物 3～6 个月左右，以防止再狭窄。

（四）临床应用

原则上，不同原因所致的血管狭窄或闭塞，均适合行球囊血管成形术治疗。球囊血管成形术的最佳适应证为大、中血管的局限短段狭窄或闭塞。如病变已成溃疡、有严重钙化或长段狭窄、闭塞，均属相对禁忌证。对小血管病变疗效也较差。

（五）应用效果

PTA 疗效取决于病变部位、病变性质和程度以及术者的经验。PTA 的临床治疗效果与外科手术相当，但 PTA 创伤小，并发症少，操作简单且可重复治疗，对 PTA 后发生的再狭窄具有同样的疗效。

（六）并发症

PTA 并发症的发生率为 0.75%～3.3%，一般为动脉痉挛、血管壁撕裂致夹层或穿孔、病变以远的血管栓塞、动脉粥样硬化斑块脱落、球囊破裂等。操作仔细、球囊不可过度扩张、术中注意抗凝则可减少或避免并发症发生。

二、血管内支架

由于球囊血管成形术术后再狭窄发生率较高，因此以球囊血管成形术为基础，出现了血管内支架技术。经过多年的临床实践，血管内支架已成为当今主要的血管成形技术，而球囊血管成形术退居于辅助地位。

（一）介入机制

以支架支撑狭窄或闭塞后再通的血管，保持血流通畅，恢复远端组织器官的供血和功能。

（二）介入器材

支架的材料和分类：血管内支架是由人体可植入材料制成，经编织或用激光融刻成网状圆筒形结构，用于支撑血管狭窄处，使之保持血流通畅。血管内支架理想的材料必须具备无毒、无害、抗凝、理化性质稳定、柔顺性好、足够的支撑力、不透 X 线、良好的防磁性能、生物相容性好等特性。目前用于制作支架的材料有金属钽、医用不锈钢、镍钛合金等。

按支架在血管内展开方式分为三类：①自扩式支架，支架释放后可自行扩张；为了充分发挥其支撑作用和防止移位，所选用的支架直径一般大于靶部位正常血管直径；②球囊扩张式支架，支架具有可塑性，套在球囊导管上，置入狭窄部位后，扩张球囊使支架被动扩张至一定直径；③热记忆式支架，由镍钛合金制成，具有形状记忆功能，到达一定的温度可自行张开到原来形状，支撑血管。按支架表面处理情况分为：①裸露型，支架表面仅作抛光处理，使其表面光滑，减少血栓形成；②涂层型，将具有抗血管再狭窄作用的药物直接或间接涂布于支架表面，释放后在植入的部位逐渐释放药物作用于血管局部，防止血栓所致的再狭窄；③覆膜型，在支架外表被覆可降解或不可降解的聚合物薄膜，例如聚四乙烯、聚酯、聚氨酯、尼龙、涤纶等，覆膜支架既保留了支架的理化性质，又具有覆膜所带来的特殊作用，可治疗动脉瘤、动静脉瘘，而覆膜带药支架可防止腔内血栓形成及内膜过度增生。

（三）操作技术

先行诊断性造影，将导管选择至病变部位，应用交换导丝、导引导管等将支架释放系统引导至病变处。若支架导管能通过狭窄段，可一次完成。若狭窄不能通过，可预先行球囊扩张（图 12-3-1）。

（四）临床应用

适用于治疗颈动脉、冠状动脉、腹主动脉、肾动脉、四肢动脉、腔静脉等血管狭窄和闭塞，也用于治疗腹主动脉瘤。相对禁忌证包括广泛性血管狭窄、大动脉炎活动期、凝血机制异常等。

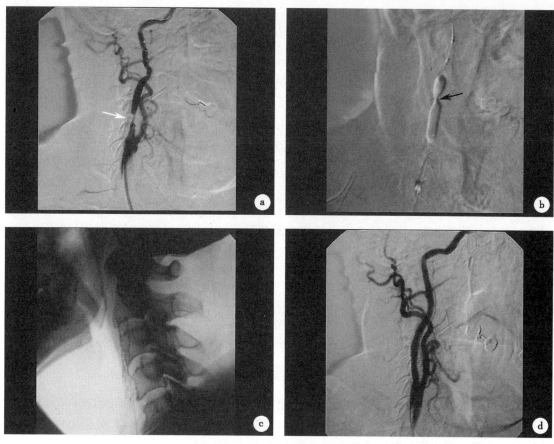

图 12-3-1　颈内动脉狭窄支架植入

a. 颈总动脉造影示颈内动脉起始部狭窄(↑)；b. 球囊扩张狭窄段，可见球囊凹陷(↑)；c. 支架植入；d. 术后造影复查，狭窄消失，血流通畅

（五）应用效果

技术成功率为 80%～95%。支架植入后血管的阻塞程度降低，血管重新开放，并发症低，其疗效超过了单纯球囊成形术。

（六）并发症

支架内血栓形成，支架置入过程中的肝素化可以减少支架血栓形成的机会；远端栓塞，多见于新鲜病变或因操作动作过大导致斑块脱落所致；血管破裂，可因操作失误、支架使用不当引起；支架内再狭窄，多由支架内新生内膜形成。

第四节　经导管药物灌注治疗

药物治疗效果除与病变对药物的敏感性直接相关外，药物在病变区的浓度和作用时间也起着重要的作用。药物经口服或皮下、肌肉、静脉注射，由于到达病变之前被血液稀释，相当数量的药物与血浆蛋白结合，有生物活性的游离药物减少，致药效降低。欲提高药效，可行经导管选择性动脉灌注药物,提高病变区(靶器官)的药物浓度和作用时间,同时减低了药物造成的全身不良反应。

一、出血性疾病的经导管药物灌注

经导管灌注药物治疗出血性疾病,主要用于消化道出血。由于消化道出血速度快,失血量大,常规内科治疗一般难以迅速有效止血。经导管注入缩血管药物后,则可获得满意的止血效果。

(一)介入机制

经导管注入缩血管药物后,可使局部血管强烈收缩以暂时性减少血流,并降低灌注压,同时也可使局部肠管收缩,达到减少出血部位血流和促进出血血管局部血栓形成的目的。

(二)介入器材

主要有导管、导丝、穿刺针等常用器械。

(三)操作技术

首先行腹腔动脉和肠系膜上、下动脉造影以寻找出血部位。超选择性插管至出血动脉,以0.2U/min的流量灌注血管加压素,20分钟后若出血未控制,剂量可加大至0.4U/min,连续20分钟,若仍未能止血,应选用其他方法。

(四)临床应用

血管收缩治疗适用于以下疾病引起的上、下消化道出血:①食管静脉曲张出血;②胃和十二指肠溃疡出血;③出血性胃炎;④食管贲门黏膜撕裂伤;⑤小肠和结肠大面积出血性炎症;⑥憩室出血等。禁忌证包括冠心病和肾功能不全。

(五)应用效果

止血的总有效率在80%以上,大多数出血在灌注1~2小时后可停止,少数需行持续性灌注。

(六)并发症

主要并发症为肠管缺血、严重者肠管坏死和穿孔,麻痹性肠梗阻,腹膜炎以及心肌梗死和心律失常。

二、化疗药物灌注治疗

肿瘤的化疗效果与肿瘤内药物浓度、药物和肿瘤接触时间呈正相关。普通静脉给药,肿瘤局部的药物浓度低,且有较重的全身毒副作用。选择性靶动脉灌注给药则能获得较好的效果。

(一)介入机制

行肿瘤主要供血动脉插管,并向血管内灌注高浓度的化疗药,增加肿瘤局部的药物浓度,延长肿瘤细胞同高浓度药物的接触时间,减轻药物的全身毒副作用。

(二)介入器材

包括导管、导丝、穿刺针、植入式药盒系统。

常用化疗药物包括两大类:①细胞周期非特异性药物,例如顺铂、阿霉素、丝裂霉素 C 等,其作用特点是呈剂量依赖性,疗效与剂量成正比,使用时应一次性大剂量给药;②细胞周期特异性药物,例如 5- 氟尿嘧啶、甲氨蝶呤、羟喜树碱等,其作用特点是给药时机依赖性,当药物达到一定剂量时,疗效不再增加。在临床应用时一般采用三联用药,即针对肿瘤细胞类型选用两种细胞周期非特异性药物和一种细胞周期特异性药物。

(三)操作技术

行超选择性肿瘤供血动脉插管,采用一次性冲击疗法,或保留导管持续灌注一周,或先用球囊导管阻塞肿瘤血供后,再缓慢注入化疗药,或植入式导管药盒系统灌注化疗。

(四)临床应用

动脉导管能抵达相应供血动脉的实体肿瘤均适合行化疗药物灌注治疗。目前,临床上常用的部位和病变有头颈部恶性肿瘤、原发性肺癌、肝癌及消化道恶性肿瘤、盆腔肿瘤及骨肿瘤等。可作为各种恶性肿瘤术前辅助化疗、术后复发的预防性化疗,或手术无法切除的肿瘤姑息性化疗。无绝对禁忌证,只要患者能够耐受。

(五)应用效果

动脉内灌注化疗药物治疗肿瘤,因其可以增加肿瘤局部的药物浓度,减少药物用量,减轻全身毒副作用,因此在恶性肿瘤的治疗中有良好的效果。随着介入技术的发展,动脉化疗灌注在治疗肿瘤方面将发挥更大的作用。

(六)并发症

灌注部位的局部药物反应重,全身反应较轻为其特点。除化疗药物引起的全身不良反应外;腹腔动脉及肠系膜动脉灌注可引起消化道反应;肝动脉灌注可引起肝脏损伤;局部药物灌注如进入到肋间动脉、肢体动脉局部会产生疼痛、炎症及坏死;支气管动脉可与脊髓动脉共干,动脉灌注后可能造成脊髓损伤,甚至截瘫。超选择插管可引起靶血管内膜水肿、撕裂、血管栓塞、狭窄等损伤。

三、动脉内溶栓治疗

动脉内血栓形成多继发于动脉粥样硬化,血管炎性疾病例如血管闭塞性脉管炎、结节性动脉炎等,以及血管的创伤例如介入血管插管术后、血管外科术后。血栓脱落可来源于静脉或心房。传统的治疗方法为内科全身抗凝和溶栓药物治疗,手术切除血栓或人工、自体血管搭桥术等。介入放射学提供了新的方法,将导管直接插入靶器官闭塞动脉的血栓内注入高浓度溶栓药,力求在短时间内使血栓溶解,血管复通,中断靶器官的缺血状态并使器官的梗死降低到最低程度。当溶栓治疗无效时,可借溶栓通道采用其他治疗方法,例如血栓抽吸术、血管内支架技术。

(一)介入机制

行靶器官闭塞动脉内插管,向血栓内注入高浓度溶栓药,使血栓在短时间内溶解,血管复通,中断靶器官的缺血状态,降低梗死范围。

(二)介入器材

目前可选用的溶栓药有尿激酶、链激酶和组织型纤溶酶原激活剂等。

(三)操作方法

将导管直接插入闭塞动脉的血栓内,灌注溶栓药。灌注溶栓药有两种方法:①小剂量慢速滴注法,经导管给予尿激酶 5000U/h,并观察血管开通情况,如溶栓有效,可继续滴注直至开通,如溶栓 24 小时无效,可停止动脉内灌注;②大剂量快速滴注法,经导管以 4000U/min 甚至 10 000U/min 速度注入 50～80 万 U 尿激酶,不断观察血栓溶解情况。近端血栓溶解后可将导管尖端向前推进,继续灌注,直至血栓全部溶解。在溶栓过程中应对患者的出血、凝血状态进行严密监测,一旦发现出血并发症,应立即停止治疗。

(四)临床应用

适应证包括血栓形成或栓子脱落引起的冠状动脉、脑动脉、肺动脉、腹主动脉、肾动脉、肠系膜上动脉和四肢动脉栓塞。禁忌证包括超过溶栓最佳时机,患肢坏疽,组织已发生不可逆坏死,改善供血后也不能保留患肢;已知有出血倾向者;消化性溃疡活动性出血期;近期实施过外科手术者;近期脑出血者和严重高血压。

(五)应用效果

血管开通率 70%～90%,症状好转率可达 100%。溶栓时机越早,疗效越好。脑动脉溶栓超过病后 6 小时,冠状动脉超过 9 小时,周围血管超过 3 个月,成功率明显降低。

(六)并发症

主要并发症为出血,发生率为 17%～38%。其次为再灌注损伤、血管痉挛和再闭塞。

第五节 头颈血管介入治疗

一、颅内动脉瘤

颅内动脉瘤(intracranial aneurysm)系颅内动脉壁的囊状膨出,是造成蛛网膜下腔出血的首位病因。

(一)介入机制

透视下将微导管插入动脉瘤腔内,再用微弹簧圈通过导管推送到动脉瘤腔内,达到闭塞动脉瘤的目的,而载瘤动脉仍保持通畅(图 12-5-1)。

(二)介入器材

应用微导管、微弹簧圈等。

(三)操作技术

目前采用的方法是弹簧圈栓塞术,是将微弹簧圈经微导管送至动脉瘤内,将动脉瘤闭塞。

(四)临床应用

适应证和禁忌证:除瘤体很小、瘤颈短而宽或颈狭窄的动脉瘤,其他类型动脉瘤均适合介入治疗。颅内动脉瘤血管内栓塞治疗的发展非常迅速,针对宽颈动脉瘤的栓塞在以往是禁忌证,但现在可利用血管内支架先将宽大的瘤颈部分割成许多小颈,再将微导管经内支架网眼植入动脉瘤腔进行栓塞,也可利用血管重塑形技术,将不可脱球囊置于宽大的瘤颈部位,再进行动脉瘤栓塞的同时暂时封闭瘤颈,待弹簧圈在瘤腔内完成自然盘曲后再开放瘤颈。

(五)应用效果

技术成功率为 56% 的患者可达到完全闭塞,39% 和 5% 的病例分别达到次全闭塞和不全闭塞。

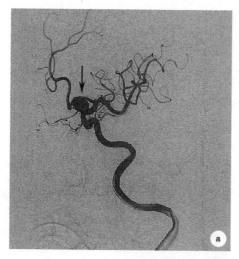
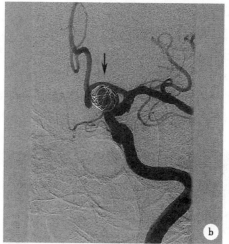
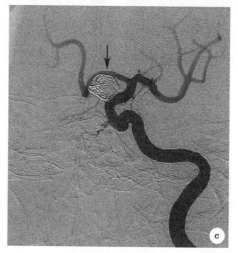

图 12-5-1　弹簧圈栓塞左侧颈内动脉瘤

a. 造影示左侧颈内动脉瘤（↑）；b. 微弹簧圈进行栓塞；c. 复查造影动脉瘤未见显影（↑示弹簧圈），栓塞成功

（六）并发症

颅内出血是主要并发症，可因治疗过程中动脉瘤自发破裂或与操作有关。术中反复操作，时间过长，可引起脑血管痉挛，血栓形成，弹簧圈移位等。

二、颅内动静脉畸形

颅内动静脉畸形（intracranial arteriovenous malformations，AVM）是一团发育异常的病变血管，其由一支或几支弯曲扩张的动脉供血并由异常扩张的静脉引流。

（一）介入机制

通过微导管把各种栓塞物导入到动静脉畸形的供血动脉或畸形血管团内，从而可消除病灶或缩小畸形血管团。

（二）介入材料

主要为微导管和不同类型栓塞物。

（三）操作技术

股动脉穿刺插管至颈内动脉或椎动脉内。微导管借血流导向或在微导丝帮助下超选择入 AVM 主要供血动脉，少量对比剂造影确认微导管顶端在 AVM 内的最佳位置后，在荧屏监视下用适当速度注射液体栓塞剂进行栓塞（图 12-5-2）。

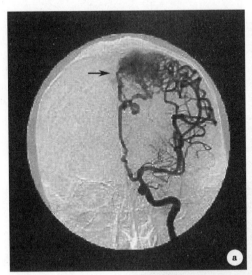
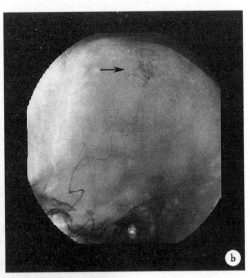
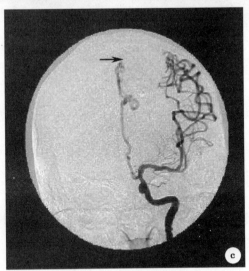

图 12-5-2　脑动静脉畸形

a. 造影见粗大的供血动脉，畸形血管团和早期显影扩张的引流静脉（↑）；b. 微导管超选择后用氰基丙烯酸正丁酯胶栓塞（↑）；c. 复查畸形血管团几乎全部消失（↑）

（四）临床应用

适于治疗重要功能区及比较小的、深部的动静脉畸形，例如位于脑干、内囊、基底节区者，也可用于较大的动静脉畸形术前治疗，有利于手术切除。微导管无法超选择性进入 AVM 的供血血管,或无法避免对正常血管进行栓塞均属治疗的禁忌证。

（五）应用效果

20%的病例可经血管内栓塞治疗痊愈,而相当一部分可通过介入治疗能减少血流、缩小AVM体积,有利于手术或放疗。

（六）并发症

并发症包括颅内出血、脑缺血和脑水肿、血栓形成、误栓等。

第六节　心脏和冠状动脉疾病介入治疗

一、心脏瓣膜狭窄球囊成形术

心脏瓣膜狭窄包括二尖瓣狭窄、主动脉瓣狭窄、肺动脉瓣狭窄、三尖瓣狭窄,可由风湿性、先天性以及老年钙化引起。常引起心力衰竭、心律失常、肺水肿、晕厥、心绞痛等并发症。

（一）介入机制

通过经皮穿刺股静脉,将球囊导管置于狭窄的心脏瓣膜处,利用球囊扩张使狭窄的瓣膜张开,达到治疗瓣膜狭窄的效果。

（二）介入器材

主要器材为球囊导管、导丝等。

（三）操作技术

采用 Seldinger 技术,经股动脉或股静脉插管造影。例如行二尖瓣狭窄成形术,测量左心房、室压力,计算瓣口面积,送入球囊导管,在 X 线电视监视下,加压充盈球囊扩张狭窄的二尖瓣口;扩张结束后测定左心房、室压力,计算出瓣口面积,观察扩张效果。

（四）临床应用

适于治疗二尖瓣、肺动脉瓣、主动脉瓣狭窄或伴轻度关闭不全。禁忌证包括瓣膜明显增厚、钙化;合并重度关闭不全;房室有新鲜血栓;风湿活动期;不可控制的心律失常。

（五）应用效果

成功率在95%以上,瓣口面积增大,跨瓣压差降低。临床症状、体征明显改善。

（六）并发症

并发症有瓣膜关闭不全、房间隔缺损、心脏穿孔、心包填塞、肺循环或体循环栓塞、心律不齐,严重者可造成死亡。

二、先天性心脏病封堵术

先天性心脏病的发病率为 0.7%~0.8%,我国每年新出生的先天性心脏病患儿约 15 万,常见的有房间隔缺损、室间隔缺损、动脉导管未闭、法洛四联症等。

（一）介入机制

通过外周动脉或静脉插入导管至心脏及大血管,再沿导管送入特定的封堵器至缺损部位,以封堵缺损。

（二）介入器材

包括导管、导丝和各种封堵器。

（三）操作技术

Seldinger 法行股静脉穿刺，先经右心导管造影检查（动脉导管未闭还应行股动脉穿刺），测量缺损大小，将导丝跨过缺损送入对侧远端，沿导丝送入封堵器，放于缺损处。术后复查超声心动图，验证封堵是否完全，二尖瓣及三尖瓣是否受影响，肺动脉和冠状窦口是否受到影响。

（四）临床应用

适应证为房间隔缺损、室间隔缺损、动脉导管未闭。禁忌证则为同时存在需要外科手术治疗的心脏畸形，缺损解剖位置或大小不适合放置封堵器等。

（五）应用效果

封堵术的成功率在 95% 以上。

（六）并发症

并发症包括封堵器脱落引起栓塞、心律失常、心脏穿孔、心包填塞、残余分流、急性肺水肿、气栓和血栓。

三、冠状动脉疾病的介入治疗

冠状动脉疾病的介入治疗主要是指对冠状动脉性心脏病的介入治疗。冠状动脉粥样硬化性心脏病（coronary heart disease，CHD）指由于冠状动脉粥样硬化和（或）动力性障碍（舒缩功能异常）、循环功能或器质性改变例如血管狭窄、阻塞和（或）痉挛，引起冠状动脉血流和心肌需求之间的不平衡而导致的心肌缺血性损害的一种心脏病，简称冠心病。

（一）介入机制

目前所有的冠状动脉介入治疗是通过两种机制达到疏通病变血管的目的：

1. 血管重塑　使病变移位、伸展或粘贴等。主要方法有经皮冠状动脉血管腔内成形术（percutaneous transluminal coronary angioplasty，PTCA），即狭义上的冠状动脉球囊扩张术和冠状动脉内支架植入术。

2. 去除斑块　即斑块消融，将病变切除、磨碎或气化等。主要有冠状动脉内斑块旋磨术、定向斑块旋切术、经皮冠状动脉内旋切吸引术、经皮冠状动脉内流体溶血栓吸引术、激光冠状动脉成形术、经皮超声冠状动脉血管成形术等技术。目前这些技术仅用于某些特殊病变的介入治疗，且多作为球囊扩张术和支架植入术的辅助手段。

（二）介入器材

球囊导管、导丝、各种支架等。

（三）操作技术

经股动脉或桡动脉穿刺，置入导管鞘，送入引导导管行冠状动脉造影，确定病变部位后，选取合适的球囊导管及引导导丝，沿引导导管送入冠状动脉口，导丝首先送入并通过狭窄段，推送球囊导管至狭窄区，测量狭窄前后压力差，使球囊体部位于病变中心或最狭窄处以稀释的对比剂加压充盈球囊，压力 2~10 个大气压，首次充盈 20~30 秒，压力和时间可依次递增，一般球囊持续扩张时间为 60 秒左右，反复扩张 2~5 次。如需支架植入，直接沿导丝送入球囊扩张式支架，使支架跨狭窄段后，加压释放支架（图 12-6-1）。

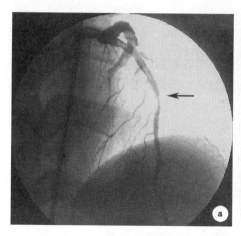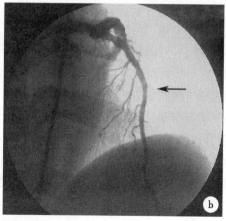

图 12-6-1 冠状动脉狭窄支架植入

a. 动脉造影示前降支中部狭窄(↑); b. 支架植入术后造影复查,狭窄消失,血流通畅(↑)

（四）临床应用

适应证包括：各种类型的不稳定心绞痛患者、急性心肌梗死患者及介入治疗后或冠状动脉搭桥后心绞痛复发,管腔再狭窄患者。

（五）应用效果

冠状动脉介入治疗的操作成功率已经达到 95% 以上,各种并发症的发生率在 5% 以下。药物涂层支架使支架内再狭窄的发生率下降了至少 20%。

（六）并发症

并发症包括冠状动脉急性闭塞、冠状动脉夹层、冠状动脉痉挛、血栓形成、再狭窄、心律失常、急性左心衰竭等。

第七节　静脉血管介入技术

一、腔静脉滤器植入术

肺动脉栓塞多数是由上、下肢及盆腔的深部静脉血栓脱落造成的,是常见的致死原因之一。因此预防脱落血栓进入肺动脉尤为重要。

（一）介入机制

上、下腔静脉滤器是为预防腔静脉系统栓子脱落引起肺动脉栓塞而设计的一种装置。滤器置入后,不影响正常血流,但能阻止较大的血栓通过,防止血栓回流至右心继而引起肺栓塞。

（二）介入器材

主要为上、下腔静脉滤器和输送系统。

（三）操作技术

先行上、下腔静脉造影,了解腔静脉形态、管径有无解剖变异。上腔静脉最理想的滤器锚定位置应该是双侧头臂静脉汇合处的上腔静脉起点,通过胸椎定位,一般在胸椎 4～5 或胸椎 5～6 水平,释放滤器应缓慢,尽量避免堵塞奇静脉。下腔静脉应确定双肾静脉开口的位置,做好标记,滤器一般置于肾静脉开口水平以下。

(四)临床应用

适应证包括已经或曾经反复发生肺栓塞;上、下肢深静脉血栓形成,又有使用肝素的禁忌证;上、下肢深静脉血栓各种取栓治疗前。禁忌证有下腔静脉、双侧股静脉和右侧颈内静脉闭塞;严重凝血功能障碍;严重心肝肾功能不全。

(五)应用效果

下腔静脉通畅率为90%左右,肺动脉栓塞复发率低于10%。

(六)并发症

主要并发症有上、下腔静脉闭塞或穿孔,滤器移位或误栓。

二、巴德-吉亚利综合征介入治疗

巴德-吉亚利综合征(Budd-Chiari Syndrome, BCS)是由于肝静脉和(或)下腔静脉血流受阻导致门静脉及下腔静脉高压的临床综合征。以男性患者多见,男女之比约为2:1。发病年龄视发病原因而异,原发性则发病较早,多见于20~40岁。病因尚不清楚,一般认为是肝段下腔静脉或肝静脉的先天发育异常所致,也可由肿瘤压迫、静脉炎、血栓或瘤栓等引起。BCS传统的治疗方法为外科手术,手术创伤大、操作复杂、再狭窄率高,难以施行再次治疗。目前介入治疗已几乎完全取代了外科手术治疗。

(一)介入机制

通过下腔静脉及肝静脉造影人工疏通肝静脉和(或)下腔静脉的受阻血流以降低门脉及下腔静脉高压。

(二)介入器材

一般造影器材、破膜穿刺针、扩张球囊导管、网孔较大的自扩式Z型支架。

(三)操作技术

1. 诊断性血管造影　包括:①下腔静脉造影:经股静脉或颈静脉穿刺将猪尾巴导管送至腰2~3椎体附近造影,并于右心房、腰1和腰3椎体平面分别测压;若下腔静脉完全闭塞,为了了解闭塞段的长度及形态,需行双向下腔静脉造影;上入路为穿刺贵要静脉、锁骨下静脉或颈内静脉,经上腔静脉、右心房达下腔静脉阻塞近端,测压后同时造影。②肝静脉造影:经颈静脉穿刺将导管送至肝静脉口造影,也可经股静脉入路用单钩或Cobra导管找寻至肝静脉口造影及测压,根据情况可超选择至肝内静脉。对于肝静脉口重度狭窄或闭锁者,上下入路均不能了解肝静脉情况时,需经皮经肝穿刺肝静脉分支造影。

2. 下腔静脉膜性或节段性狭窄　自股静脉引入超硬导丝,使其越过狭窄段并送至上腔静脉,沿导丝将球囊置于狭窄段,球囊长度应稍长于狭窄段。以稀释对比剂充盈球囊,持续30~60秒,反复2~3次。见球囊的狭窄切迹由深变浅,进而消失,说明狭窄段已扩张。经PTA治疗不能获得满意效果者,标记球囊切迹部位,作为置入支架的中点,将Z型支架推送器沿导丝送至狭窄段,准确定位后缓慢释放。支架直径应大于下腔静脉直径的10%~20%;下腔静脉支架的近端应位于右心房开口连线的下方,多节Z型支架连接部不能置于病变中心部。

3. 下腔静脉膜性闭锁或节段性闭塞　需行破膜术,将导管送至隔膜中心点,双向X线透视监视下,用房间隔穿刺针缓慢小心穿刺,穿破膜后更换超硬导丝跨越狭窄段,再用球囊扩张。如伴有腔内血栓形成时,应先将溶栓导管或多侧孔直导管置于静脉血栓中,注入尿激酶,一般用量20万～50万U溶栓后即可行PTA或(和)血管支架植入术。

4. 肝静脉狭窄或闭塞　经颈静脉途径或经皮经肝穿刺经导丝通过狭窄或闭塞段,对于坚硬的膜性或节段性闭塞者也可用TIPSS穿刺针将病变段穿通,造影和双向透视明确无血管腔外穿通后,送入导丝通过静脉阻塞段,判断位置正确后引入导管造影进一步明确位置,确定无误后再引入超硬导丝,拔出导管,引入球囊导管扩张,扩张后拔除球囊导管,引入造影导管,测量并记录阻塞远心段的静脉压下降的情况。造影见阻塞段开通和侧支循环减少后可拔管。PTA疗效不佳者可在肝静脉内植入血管支架,支架近心端要伸入下腔静脉内约5mm,否则肝静脉口部的阻塞隔膜不能完全被撑开,易再狭窄、闭塞。

5. 术后处理　术后卧床休息48小时,给予抗凝治疗,密切观察肝、肾、肺情况,防止血栓发生;支架植入者两周内避免大幅度的活动和重体力劳动;静滴肝素3天,口服抗凝剂一年或更长时间,防止血栓形成。

(四)临床应用

适应证:①肝段下腔静脉膜性或节段性狭窄或闭塞,伴或不伴血栓形成;②伴肝静脉阻塞的下腔静脉膜性或节段性阻塞,肝静脉支架成形术的最佳适应证是肝静脉入口处膜性或小于3cm的短段阻塞;③下腔静脉癌性、外压性狭窄或闭塞。禁忌证:无绝对禁忌证,腔内有新鲜血栓者应先行溶栓治疗,下腔静脉长段完全性闭塞者疗效差。

(五)应用效果

支架治疗的技术成功率在95%以上,绝大多数门静脉高压症状缓解;一年开通率为90%,两年开通率为88%,再狭窄率为12%～20%。临床症状(如腹水和下肢水肿等)多在1周内缓解,2个月内明显改善,术后半年达峰值,接近正常水平,之后基本稳定。介入治疗作为一种安全、有效的非手术方法已广泛用于治疗各种类型的BCS,且为首选方法。

(六)并发症

主要并发症有肺梗死、支架位置不当或脱失、再狭窄、心包填塞或后纵隔及血管破裂大出血、支架断裂穿破下腔静脉、支架内急性血栓形成、肝静脉内血栓形成或闭塞、心律失常。

三、经颈静脉肝内门腔静脉分流术

经颈静脉肝内门腔静脉分流术(transjugular intrahepatic portosystemic shunt, TIPS),是用于治疗肝硬化门静脉高压症的一项成熟的介入治疗技术。

(一)介入机制

经颈静脉入路,在肝内建立一个肝静脉与门静脉之间的人工分流通道,使部分门静脉血流直接分流入下腔静脉,从而使门静脉压力降低,控制和预防食管胃底静脉曲张破裂出血,促进腹水吸收。

(二)介入器材

主要有导管、导丝、球囊导管及门静脉穿刺器械和支架。

(三)操作技术

颈内静脉穿刺后,经导管行选择性肝静脉造影,将门静脉穿刺装置送入肝静脉,根据已确定的门静脉穿刺点(门静脉左干或右干),调整穿刺方向和位置进行穿刺,建立分流通道。成功后用球囊导管扩张分流通道,并将装有支架的输送器送入分流通道,准确放置支架。

（四）临床应用

适应证包括:肝硬化门静脉高压引起的慢性、复发性(食管、胃)静脉曲张性出血;顽固性腹水;外科门腔分流术后通道闭塞者。禁忌证有:并发感染,特别是胆系感染;凝血功能异常并难以纠正者。肝癌及门静脉血栓或癌栓导致的门静脉狭窄,是相对禁忌证。

（五）应用效果

手术成功率在 95% 以上,近期疗效肯定,急诊出血控制率在 88%～100%。分流道再狭窄、闭塞以及肝性脑病等影响 TIPS 的中远期疗效。

（六）并发症

并发症包括:分流道狭窄或闭塞,6 个月后狭窄约为 20%,一年后 50% 左右;腹腔内出血,胆血症,多因反复穿刺或穿刺部位不佳引起;肝性脑病发生率 3%～10%,大多症状较轻,治疗后 2～3 周内恢复;感染,例如胆系感染或肺炎等。

（杨瑞民　刘儒鹏）

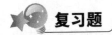

学习小结

本章介绍了经导管栓塞术、经导管动脉内灌注术和经皮腔内血管成形术三大基本的血管介入技术,并简单阐述了血管介入技术在部分血管性疾病和心脏疾病以及对实体良、恶性肿瘤进行术前栓塞或姑息治疗等方面的应用。

复习题

1. 何为介入放射学?
2. 简述 Seldinger 穿刺法。
3. 简述经导管栓塞术的临床应用。
4. 简述经皮腔内血管成形术及血管内支架术的主要临床应用。
5. 简述经动脉内溶栓治疗的适应证。
6. 简述经颈静脉肝内门腔静脉分流术的适应证及禁忌证。

第十三章

非血管介入技术

学习目标

1. 掌握非血管介入的基本器械和技术,包括穿刺活检术、穿刺插管术和穿刺道扩张术。

2. 熟悉经皮穿刺引流术、管腔成形术、结石的介入治疗及椎间盘的介入治疗,包括:经皮经肝胆道引流术、经皮尿路引流术、经皮肝囊肿和肝脓肿抽吸引流术、食管和胃肠道成形术、气管和支气管成形术、胆道成形术、胆道及上尿路结石介入治疗等。

3. 了解肿瘤的消融治疗。

非血管介入技术是在医学影像设备的引导下,用穿刺针、导丝、引流管及内涵管、支架等器材,对心血管系统以外的组织、器官进行诊断和治疗的操作。

第一节 非血管介入的基本器械和技术

一、基 本 器 械

(一)穿刺针

由套针与针芯两部分组成,结构与血管穿刺针相似。常用的有 Chiba 针,外形细而长,多用于对管腔例如胆道、肾盂等脏器的穿刺。有的穿刺针外套一引流管,穿刺时引流管与穿刺针一起穿刺,到位后推进引流管,退出穿刺针,多用于穿刺脓腔或积液腔(图 13-1-1)。

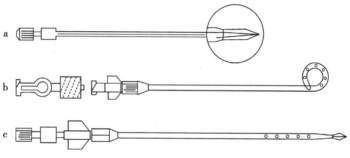

图 13-1-1 引流穿刺针

a. 穿刺针;b. 猪尾状引流管;c. 套合后用于穿刺状态

（二）活检针

活检针类型很多，可大致分为三种：①抽吸针，多为细针，对组织损伤小，主要用于获取细胞学和细菌学材料，包括千叶针（Chiba）和 Turner 针等（图 13-1-2）；②切割针，口径较粗，针尖有不同形状，活检时取材较多，可供组织学检查，例如 Westcott 切割针；③环钻针，呈锯齿状，便于穿过较硬的骨及软骨组织，取得标本，主要用于骨组织活检，例如 Otto 旋切针。近年来出现的自动或弹射式活检枪，也属于切割针范畴，其使用简便、快速，可减少患者的不适，因此目前临床应用广泛。

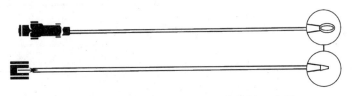

图 13-1-2　活检穿刺针（千叶针）套管针示意图

（三）引流管

引流管根据引流的部位与内容及方式不同，所用管的形状也不同。胆道外引流管为一直管，管端有螺旋状排列的侧孔。内 - 外引流管为"7"形管，折弯的远端放在十二指肠内，近端在胆总管内。肾盂引流常用猪尾状引流管。

（四）导丝

凡能用于血管的导丝都可以用于非血管性操作，另外还有两种主要用于非血管操作的导丝。

二、基 本 技 术

虽然非血管介入的操作各不相同，但也有某些技术相互共用，掌握它有利于扩展操作范围。

（一）穿刺活检术

1. 负压穿刺抽吸术　常用在细胞活检，穿刺针到达病灶后，一边用注射器抽吸一边推进穿刺针，反复提插并抽吸 2～3 次，减轻负压后，拔出穿刺针。减轻负压的目的是防止抽吸内容物在针退出后吸入注射器，造成取材困难。来回抽吸的距离不能超出应抽吸的范围。

2. 切割法　是组织学检查的常用方法。先将外套管与穿刺针套合，不让针的凹槽外露，穿入人体直达病灶表面后，稳住套管，仅将穿刺针插入病灶，病灶组织突入凹槽内，稳住穿刺针，推入套管，套管在推入时沿凹槽将组织切下并套在套管内，迅速一起退出穿刺针与套管（图 13-1-3）。

（二）穿刺插管术

1. Seldinger 法　主要用于血管穿刺，此法也可用于非血管性技术。穿刺针进针到达预定深度时，拔出针芯，经套管抽吸，如有引流液，证明套管进入引流区，沿套针腔引入导丝，退出套针，在导丝引导下插入引流管。

2. 套管法　最简单的套管法为将引流管套在穿刺针外，直接穿向脓腔，入腔后退出针芯，证实到位，将引流管推入至引流管侧孔全部位于脓腔，然后退出套针（图 13-1-4）。另一种方

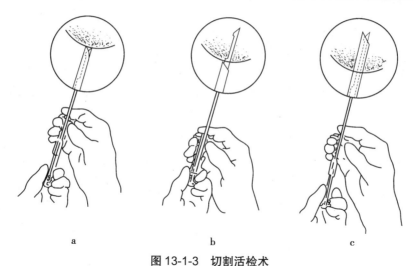

图 13-1-3　切割活检术

a. 穿刺针达病灶边缘；b. 推进切割针针芯；c. 推进切割针针套，取得组织

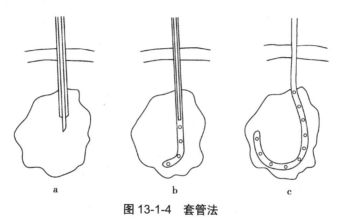

图 13-1-4　套管法

a. 穿刺到位；b. 引流管顺套针送入；c. 保留引流管

法为穿刺针直接刺入，到位后退出针芯，由套针腔直接插入引流管，调整导管侧孔位置，退出套针。

（三）穿刺道扩张

用 Seldinger 法穿刺引入导丝，退出套针，沿导丝由细到粗分别插入多根扩张管扩张引流道，最后一根扩张管的外径与引流管外径相同或略小。完成扩张后，沿导丝插入引流管。另一种扩张法以导管为轴心，一管套在另一管上扩张，或用不同粗细的管逐根扩张。

第二节　经皮穿刺引流术

人体管道、体腔或器官组织内的病理性积液、血肿、脓肿或胆汁、尿液等体液积聚达到一定量时，对病变器官组织的形态、功能产生影响，而出现各种临床症状。经皮穿刺引流术因其侵袭小、见效快，在全身各部位的脓肿、囊肿、血肿、积液的治疗中得到广泛应用。

一、经皮经肝胆道引流术

由于各种原因造成胆道不同部位的阻塞，使小胆管与毛细胆管内压力增高，管腔扩张、破裂，胆汁溢出至小静脉，进入血液循环，造成肝细胞功能降低和血中胆红素升高，从而产生各种临床症状。临床上良性和恶性病变所致的梗阻性黄疸均可行经皮经肝胆道引流术。

（一）介入机制

通过经皮穿刺留置引流管，将梗阻段以上淤积的胆汁，通过引流管引流至体外或沿引流管流向远端至十二指肠，从而降低胆道压力，消除黄疸。

（二）介入器材

1．外引流管　为一直的塑料管，管端有螺旋状排列的侧孔。

2．内-外引流管　为"7"形管，折弯的远端放在十二指肠内，近端在总胆管内，管壁有侧孔。胆汁既可通过引流管使近端淤积的胆汁流至梗阻以下的胆道作内引流，又可经引流管直接引出体外作外引流。

3．内引流管　常用的胆道内涵管大多是由高分子材料制成的管形支架。

（三）操作技术

1．外引流　经皮经肝穿刺胆管，注射对比剂使胆管显影，选择最佳途径，在导丝的引导下，将有多个侧孔的引流管置入扩张的胆管内，引流管头端放在梗阻的上方，即可将胆汁引流至体外。

2．内-外引流　经皮经肝穿刺后，注射对比剂使胆管显影，观察胆管狭窄的部位和狭窄的程度，根据狭窄部位选择适合的引流管。在导丝的引导下，直接将引流管头端通过狭窄段置于狭窄远端的胆管内或十二指肠内，淤积的胆汁即可经引流管的侧孔流入梗阻下方胆管，进入十二指肠内作内引流，胆汁也可从引流管的尾端引出体外作外引流（图13-2-1）。

3．内引流　在内-外引流的基础上，沿导丝插入不同类型的扩张器，对置入途径进行扩张，以便置入胆道内涵管。将一段合成材料制成的内涵管置于狭窄段的胆管内，以便胆汁经内涵管流入梗阻远侧胆管，进入十二指肠内。

（四）临床应用

经皮经肝胆道引流多用于：①无法手术切除的原发或转移性恶性肿瘤所致的黄疸；②良性狭窄，尤其是胆肠吻合处的狭窄；③胆道梗阻所致的败血症；④黄疸手术前的胆道减压。胆道外引流或内-外引流术后1～2周，全身情况改善，导丝能够通过狭窄的胆道者，可进一步行胆道内引流术。

（五）应用效果

经皮经肝胆道外引流术操作技术比较简单，近期效果满意，并发症少，但长期引流易发生胆管炎和引流管阻塞。

内-外引流的优点在于不需要携带胆汁水封瓶，也不需要矫正体液平衡，但因引流管留置于皮肤表面，给患者带来生活上的不便。

内引流接近生理状态，消除黄疸的效果确切，而且体外无引流管，可进一步避免发生感染和提高生存质量，被认为是一种理想的引流术式，目前多采用支架代替塑料内涵管引流。

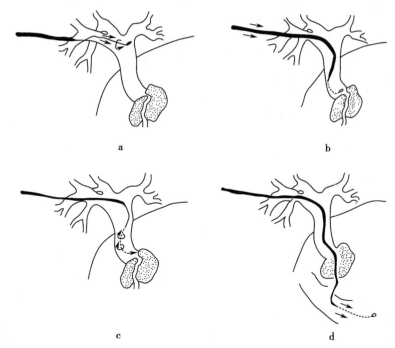

图 13-2-1　经皮经肝胆道内引流操作示意图
a. 穿刺后送入导丝；b. 将导管沿导丝送至狭窄段前方；c. 操作导管、导丝，
寻找狭窄段入口；d. 沿导丝将引流管送过狭窄段

（六）并发症

并发症包括：①胆汁腹腔内漏；②穿刺引起的血气胸、菌血症、败血症、胆道感染；③胆道出血；④导管、内涵管脱落、堵塞；⑤内引流还可引起急性胰腺炎，内涵管尖端抵触十二指肠可引起溃疡等。

二、经皮尿路引流术

自肾至尿道口的任何部位都可能发生梗阻，引起肾积水、肾功能损害甚至尿毒症。梗阻的治疗是解除梗阻原因和引流梗阻的尿液。一般认为，1 周以内的完全性梗阻解除梗阻后，肾功能可完全恢复，完全梗阻 1 周以上就会有不可逆转的肾损害，仅能恢复至 70%，8 周以上者肾功能几乎完全丧失。尿路梗阻引流主要采用经皮肾盂穿刺造瘘术。

（一）介入机制

使用细针经皮穿肾进入肾盂，将引流管留置于肾盂内，通过引流尿液缓解积水，改善肾功能。

（二）介入器材

主要用到穿刺针、猪尾状引流管等。

（三）操作技术

在超声或 CT 引导下选择最佳穿刺点，使用细针经皮穿肾，进入肾盂，先行造影观察尿路形态、狭窄或梗阻部位及其程度，然后沿穿刺针送进导丝，退出穿刺针，沿导丝送入扩张管逐步扩张穿刺道，置入引流管于肾盂内。

（四）临床应用

适应证包括尿路梗阻所致的肾盂肾盏和上段输尿管扩张；输尿管瘘者做上段尿分流；扩张狭窄的输尿管或灌注药物。禁忌证为出血性或凝血功能障碍疾病，活动性肾结核等。

（五）应用效果

经皮肾盂穿刺引流术的成功率为98%，死亡率0.2%，较外科手术死亡率6%～12%为低。

（六）并发症

发生率为4%～5%，常见的并发症有：疼痛、出血、感染、尿瘘、肾周脓肿、尿囊肿、引流管阻塞等。

三、经皮肝囊肿和肝脓肿抽吸引流术

肝囊肿和肝脓肿均可在影像导向下，经皮穿刺病灶后，直接或在导丝引导下放置引流管进行引流、抽吸。抽吸液可行细胞学、细菌生化等检查，以进一步明确病变性质。还可以经引流管灌注酒精等硬化剂、抗生素等进行治疗。而穿刺置管引流的操作简单、安全、成功率高且并发症少，已成为首选技术。

（一）介入机制

经皮穿刺病灶后，放置引流管，引流液体，并用抗生素盐水冲洗囊腔或脓腔，且可对抽吸液行细菌学检查，选择敏感的抗生素作为全身用药。

（二）器材

穿刺针选择有外鞘引流导管针，穿刺针和引流管同时插入囊腔或脓腔。引流管多选择壁薄，内腔宽的引流管。

（三）操作技术

对于肝囊肿，根据超声或CT扫描确定穿刺点、穿刺角度及深度。采用直接穿刺法，穿刺时令患者屏住呼吸，将抽吸针通过皮肤插入囊肿内，再做超声或CT扫描确认，将针尾固定，拔出针芯，见囊液外溢后，接橡皮管抽吸，并计算抽吸总量。缓慢注入无水酒精，无水酒精用量一般为抽出囊液的25%为宜，注射量超过50ml时，应酌情减量，硬化剂在囊内保留10～15分钟抽出，在保留期间可轻轻翻动患者向两侧倾斜，使酒精与囊肿壁充分接触。再注入少量酒精（视原囊腔大小决定注入量，一般为3～10ml）保留，再作一次超声或CT扫描，观察囊腔塌陷情况。拔针后嘱患者仰卧位、左右侧卧各5分钟，之后观察4小时。对于肝脓肿，经超声或CT确定病灶的位置，选择最佳的引流途径后，采用套管法穿刺，留置引流管，每天用含抗生素的等渗盐水反复冲洗脓腔，直至洗出液不再混浊。当无脓汁排出，且症状和血象明显改善，可关闭引流管2～3天，无发热或疼痛症状出现，影像学检查显示脓腔缩小消失，可以拔管。

（四）临床应用

肝囊肿的适应证有：①囊肿直径大于3cm，需缓解症状或预防破裂者；②囊肿直径小于3cm，引起临床症状者；③囊肿合并感染或出血。单发囊肿是最佳适应证。

对于脓肿主要适用在已有液化区的脓肿，对于伴有腹水、腹腔脓肿或有脓肿穿孔者应考虑手术治疗。

（五）应用效果

肝囊肿采用超声及CT导引下囊肿穿刺抽吸与硬化治疗，由于定位准确，囊液抽吸较完全,有效率近100%,治愈率在70%~95%,一般经3~12个月囊肿即逐渐消失。

肝脓肿的穿刺成功率在80%~95%,随着肝脓肿穿刺术在临床上的应用,肝脓肿患者的预后显著改善,病死率已由原来的70%下降到近年的0~15%左右。

第三节 管腔狭窄扩张成形术

消化道、胆道、气道、尿路以及输卵管等组织器官由于肿瘤、炎症、外伤或手术后发生的狭窄,可用球囊扩张术和(或)放置支架的方法治疗。

一、胃肠道狭窄扩张成形术

胃肠道狭窄或梗阻是胃肠道疾病的常见并发症,根据疾病的性质分为良性和恶性狭窄两类。胃肠道狭窄治疗方法目前主要有手术治疗、介入治疗。介入治疗是近年发展起来的微创治疗技术,现已在某些狭窄的治疗上基本取代外科手术,成为首选方法。目前介入治疗根据使用的材料和方法不同又分球囊导管成形术、支架成形术。球囊导管成形术用于胃肠道良性狭窄治疗,临床已多被接受,只是远期疗效不够理想;永久性金属内支架成形术用于胃肠道恶性狭窄或梗阻的治疗,也成为临床姑息治疗的常用技术。

(一)介入机制

球囊导管通过呈放射状的扩张力使狭窄段横向扩张,可使瘢痕组织撕开,由于球囊扩张没有纵向力,所以可减少黏膜破裂的发生。配合使用支架可防止扩张后的弹性回缩及肿瘤快速生长再次发生狭窄堵塞等。

(二)介入器材

1. 球囊导管 胃肠道成形用的球囊导管是由血管球囊导管演变而来。由于胃肠道内径较大,故用于胃肠道的球囊导管直径均较大。

2. 支架 胃肠道支架应用较多的有:① Wallstent 支架:由不锈钢合金丝构成,网眼管状结构;② Ultraflex 或 Strecker 支架:由镍钛合金丝编织成管状或特制形状,支架体部多带膜,两端多呈喇叭口状,镍钛合金具有温度记忆特性,根据设定的温度可自膨至设定的直径;③ Gianturco 支架:由不锈钢丝编成多角 Z 型圆柱状。单个支架完全膨胀可以根据设定达到规定直径,单节支架长 2cm,多个支架相连可使支架长度增长。现在使用的支架多为带膜支架(图 13-3-1)。

(三)操作技术

1. 球囊扩张术 透视下将导管、导丝送入胃肠道,观察对比剂流向,找到通道,操纵导丝使之通过狭窄段。导丝通过狭窄后,沿导丝将选好的球囊导管送入,使球囊中部置于狭窄段,充胀球囊扩张狭窄病变。根据狭窄情况,可进行3~8次扩张。结束治疗后,退出导管和导丝。

2. 支架置入术 操作导丝过程同球囊扩张术,并将支架推送器沿导丝送至狭窄段,将支架对准狭窄段后,释放支架。

(四)临床应用

由于胃肠道具有蠕动功能,留置支架常易造成严重并发症,所以胃肠道狭窄,除晚期恶性狭窄可使用加膜支架进行治疗外,均以球囊扩张术为主要治疗方法。

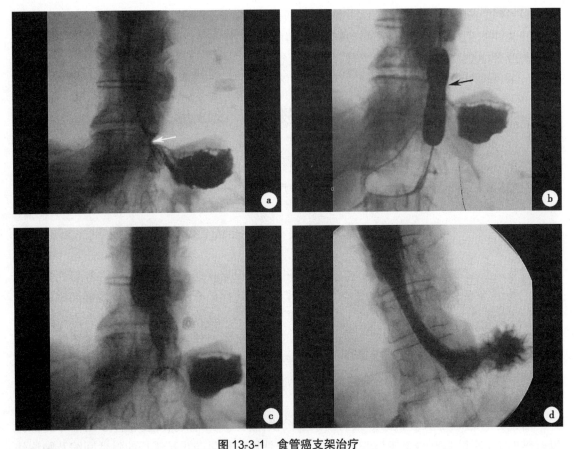

图 13-3-1　食管癌支架治疗
a. 食道钡剂造影,下段管腔狭窄(↑);b. 球囊扩张狭窄段(↑);c. 置入支架;d. 狭窄大部分解除,钡剂通过顺利

　　球囊扩张成形术禁忌证包括:①近期的食管烧伤和胃肠道吻合术后食管严重的静脉曲张等良性病变;②食管气管瘘、食管纵隔瘘;③严重出凝血障碍;④严重心肺功能衰竭。支架置入术禁忌证包括:①严重恶病质;②严重心、肺功能衰竭;③不可控制的出血性体质。

　　(五)应用效果

　　球囊扩张术对于食管酸性物质灼伤后狭窄、食管蹼以及其他先天性狭窄、上胃肠道吻合口狭窄均有良好疗效,有效率约 90%。对于恶性狭窄的支架治疗,支架虽暂时解除梗阻缓解症状,但恶性肿瘤发展仍将影响患者总体生活质量,使生存时间非常有限。

　　(六)并发症

　　常见并发症有出血、穿孔、感染、支架移位或滑脱、胃内容物反流、食物嵌顿、肠梗阻、再狭窄。

二、气管和支气管狭窄扩张成形术

　　造成气管狭窄的原因主要有肿瘤、炎症、结核、外伤、手术及放疗后。对于不能手术的病例,可行支架置入术对狭窄进行治疗。对于肿瘤性狭窄应辅以放射治疗或其他治疗,才能保证开通时间更长。

（一）介入机制

支架的置入，可在狭窄部位起到扩张和支撑作用，并且最大限度地保留了气道排泄分泌物的功能。

（二）介入器材

主要有喉镜、气管镜、气管插管器械、导丝、导管及辅助设备。支架可选用自扩式 Z 型支架或网状支架，长度应超过狭窄两端各 10mm 以上，直径应是气管的 1.2 倍。

（三）操作技术

气管支架的放置方法同胃肠道支架，但由于气道的特殊情况，要求技术娴熟、放置速度快、位置准确，才能保证支架留置的顺利（图 13-3-2）。多采用全麻，也可选用咽部表面麻醉。

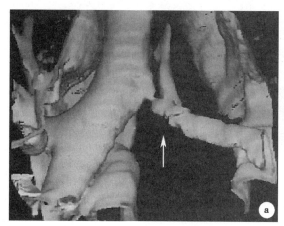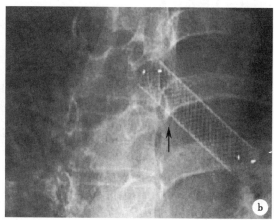

图 13-3-2　左主支气管狭窄支架治疗

a. CT 三维重组图像显示左主支气管狭窄（↑）；b. 支架置入后狭窄解除（↑）

（四）临床应用

所有导致气管狭窄或软化的良、恶性疾病失去手术机会时，均适用支架治疗。气管黏膜严重炎症被认为是相对的禁忌证，支架置入后可促使肉芽生长，不利于炎症的控制。婴幼儿的气管狭窄应首选其他治疗方法，因为婴幼儿气管狭窄多由良性疾病引起，且随着婴幼儿的长大气管会渐渐变长、变大，支架不可能永远相适应。

（五）应用效果

绝大多数患者在支架置入后，呼吸困难、喘鸣可立即得到改善，但恶性肿瘤如不辅以其他抗肿瘤治疗，将在 3～6 个月内出现再次狭窄。

（六）并发症

并发症有：①支架置入位置靠近声门可引起喉头水肿；②支架移位，带膜支架的发生率高于不带膜的支架，支架移位再次引起呼吸道阻塞，应拔除；③机体对支架发生排斥反应，肿瘤可通过不带膜支架的"网眼"长入引起再狭窄，从带膜的支架两端长入引起再狭窄；④分泌物潴留及痰痂阻塞。

三、胆道狭窄扩张成形术

胆管狭窄梗阻的原因主要为结石、肿瘤、手术后、放疗后以及先天性狭窄等，过去以手术治疗为主,现多用经皮肝穿胆管引流术(percutaneous transhepatic cholangial drainage,PTCD)和支架治疗。

(一)介入机制

通过经皮穿刺放置内、外引流管或行球囊扩张辅以支架置入术从而疏通胆道,降低胆道压力,消除黄疸。

(二)介入器材

21G 套管穿刺针、超滑导丝、超硬导丝、Cobra 造影导管;引流管有多侧孔内外引流管;12～14F 胆道塑料内涵管及球囊导管(直径 8～10mm);支架(直径肝外胆管需 10～12mm,肝管为 8～10mm,肝内胆管为 6～8mm)等。

(三)操作技术

1. 穿刺点定位 胆总管和右肝管阻塞宜采用右腋中线,一般在腋中线 8～9 肋间肋骨上缘,剑突下入路适用于左肝管的阻塞和右侧入路不能完成操作者,一般选择在剑突下 2～3cm,偏左侧 2～3cm。

2. 穿刺和造影 用 Chiba 针快速向 11～12 胸椎方向进针至脊柱旁 2cm,拔出针芯,边退针边注射对比剂,直至胆管显影;然后引入导丝、导管造影。

3. 内涵管置入术 内涵管跨越狭窄端,远端放在十二指肠,多用于良性胆管狭窄治疗;一般支撑 6 个月左右通过内镜在十二指肠内拔除。

4. 内支架置入术(图 13-3-3) 一般在 PTC 术后即刻或 PTCD 术后 1～2 周进行。先行球囊扩张,然后送入支架,确认支架超越狭窄两端 1.0cm 以上释放,胆管与支架直径之比为1:1～1.1。

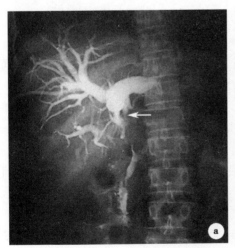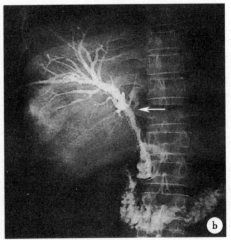

图 13-3-3 胆道内支架置入
a. 胆管造影显示胆管狭窄(↑);b. 支架置入术后狭窄解除(↑)

(四)临床应用

1. 适应证 ①胆管恶性狭窄闭塞:肿瘤侵犯、压迫或转移淋巴结压迫引起的狭窄阻塞;②胆管良性狭窄:术后胆管狭窄,胆肠吻合口狭窄,胆管炎、胰腺炎引起的胆管狭窄;③外科手术前作暂时引流减压以改善全身情况,为手术做准备;④胆石症和术后残留结石,可以行

PTCD 并为经皮 T 管或内镜取石术等作准备；⑤球囊扩张术无效或难以成功时，可考虑采用支架置入。

2. 禁忌证　没有绝对禁忌证，只有以下相对禁忌证：①明显出血倾向，凝血酶原时间低于 70% 以下，经治疗后仍不能纠正；②呼吸困难，不能很好屏气配合检查；③大量腹水，因腹水潴留致肝脏与腹壁分离；④肝功能衰竭；⑤穿刺路径有占位性病变及广泛胆道狭窄。

3. 术后处理　卧床 24 小时，观察血压和脉搏，应用抗生素、止血药，引流管每日用 20ml 等渗氯化钠注射液加庆大霉素 16 万单位冲洗 1～2 次，每隔 3～6 个月需更换导管，患者术后黄疸消退、肝功能恢复正常时，即进行针对肿瘤的后续治疗，以保证治疗效果。

（五）应用效果

减黄作用十分明显，有效率可达 95% 以上。

（六）并发症

主要有逆行感染、腹腔出血、胆道出血、胆汁性腹膜炎、引流管堵塞和脱位、再狭窄及闭塞、支架移位等。

第四节　结石的介入治疗

胆道和泌尿系统结石是临床常见病、多发病。手术治疗结石侵袭性大、并发症多、易复发。介入放射学的方法治疗结石不需手术，疗效可靠，并发症少，目前已被临床广泛应用。

一、介入机制

通过人体正常通道或手术留置的通道，或经皮穿刺造口，利用介入取石器械在影像监视引导下取出结石。

二、介入器材

根据结石所在部位不同，应用的取石器械种类也不同。常用的是取石篮，基本结构由三部分构成：取石篮、外导管及控制装置（图 13-4-1）。介入用的取石钳头端由不锈钢丝构成呈三爪或八爪，尾端有一手柄，张开后可钳住结石。

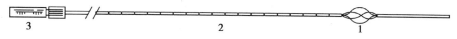

图 13-4-1　取石篮
1. 取石篮；2. 外导管；3. 控制装置

三、操作技术

依据结石的部位、大小、数目的不同，应选择不同的操作方法。

（一）胆道结石的 T 形管瘘道取石法

先行 T 形管造影，明确结石的部位、数量、大小和形状，在荧屏监视下，经 T 形管插入导丝，并越过结石，拔出 T 形管。沿导丝插入取石篮导管，使导管远端越过结石。拔出导丝，沿导管腔送入取石网篮至结石水平，张开网篮，轻轻旋转，使呈张开状态的网篮套住结石，收紧网篮。固定取石篮柄，前推取石篮导管，将导管与取石篮连同结石一起拖出，重新放置 T 形管进行引流。

（二）尿路结石的经皮肾镜上尿路取石术

先在透视或超声下确定穿刺位点和方向。穿刺针进入肾盏后，有尿液溢出。将导丝经穿刺针送入肾盏、肾盂、输尿管。用扩张器沿导丝逐级扩张至所需要的管径。扩张后，将工作鞘置入肾盏，通过工作鞘可送入各种取石器械。插入肾镜，通过肾镜操作取石钳、取石篮，取出结石。

四、临 床 应 用

关于胆道结石，有 T 形管窦道的总胆管结石、肝内Ⅰ级胆管结石、胆囊结石均可用此法。胆管内嵌顿性结石、急性感染或胆管内有出血、肝内Ⅱ级以上胆管结石、T 形管窦道过度弯曲或过长等情况不适于采用此技术。经皮肾镜上尿路取石术适用于肾脏与近段输尿管结石，体外震波碎石后残留结石，伴有肾盂漏斗部和肾盂输尿管交界处狭窄的结石。对于有感染与出血体质者，应先将感染控制，出血体质经输新鲜血等纠正后方可实施。

五、应 用 效 果

T 形管瘘道取石法成功率可达 95%，创伤小、价格低、恢复期短。避免了胆道结石术后因残余结石而需再次手术。

肾结石的取出成功率为 96%～98%，患者恢复快，并发症低，患者在 2～5 天即可恢复正常，对肾功能影响小。

六、并 发 症

经 T 形管瘘道取石的并发症为 4%～5%。少数患者出现头痛、恶心、呕吐和一过性发热等；胆道内膜及窦道表面可受损，有少量出血，一般不需处理，如出血量较多可将止血药经 T 形管做内灌注。

经皮肾镜上尿路取石术可发生：①回收结石失败，通常因通道太小、通道与结石不在一条直线上或缺乏适当的器械造成；②结石残留，发生率 3%～35%；③气胸，多因 12 肋以上的穿刺引起，很少需要治疗。

第五节　椎间盘突出的介入治疗

椎间盘突出是常见病，传统的治疗方法为保守治疗和手术治疗。保守治疗效果不佳，而手术治疗虽有效,但创伤大,破坏了脊柱的稳定结构,并发症相对较高,部分患者可复发。介入治疗的损伤小,恢复快。目前椎间盘突出介入放射学治疗的方法主要有经皮椎间盘切除术和经皮椎间盘溶解术。

一、介　入　机　制

经皮椎间盘切除术并非直接摘除压迫脊髓神经根的髓核组织,而是去除椎间盘中央未突出的部分髓核组织,致突出的外层纤维组织和后纵韧带随之回缩还纳,从而达到治疗目的(图13-5-1)。

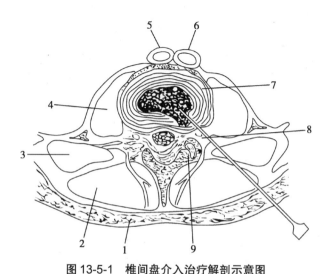

图 13-5-1　椎间盘介入治疗解剖示意图

1. 筋膜;2. 骶脊肌;3. 腰方肌;4. 腰大肌;5. 下腔静脉;6. 主动脉;
7. 纤维环;8. 脊神经前支;9. 关节突

经皮椎间盘溶解术是利用穿刺的方式向突出的椎间盘内注入生化制剂,使组织溶解。目前主要应用的新型溶解剂是胶原酶。

二、介　入　器　材

（一）穿刺定位引导器械

定位针与各级扩张套管,用于扩张穿刺针道。环锯的作用是钻通椎间盘的纤维环,使切割器进入髓核处。

（二）切除器械

主要由内外切割器组成。可分为手动式、往复式和螺旋式三种类型,以螺旋式应用最多。

（三）动力装置及负压吸引装置

一般电动负压吸引器即可。

（四）溶解剂

常用的溶解剂为新型溶解剂——胶原酶。

三、操作技术

（一）经皮椎间盘切除术

依据 CT 或直接透视选定穿刺点，将定位针自皮肤切口经侧后方肌群缓慢插入病变椎间隙中央，退出针芯，沿穿刺针逐级交换插入扩张套管，最后置入的工作套管顶住纤维环外缘，退出定位针。经套管插入环锯至纤维环，切开纤维环后进入椎间盘内，将套管跟进椎间盘内。退出环锯，经套管插入切割器，连接冲洗、吸收装置。操作切割器从不同深度和不同方向进行反复切割、抽吸髓核组织，直至无组织吸出。

（二）经皮椎间盘溶解术

穿刺和进针方法与椎间盘切除术相同，进针方向和深度依注射部位不同而不同。如属纤维环膨出型或纤维环未破裂的突出型，宜将胶原酶注入椎间盘内；纤维环破裂或后纵韧带破裂型，宜将胶原酶注射在椎间盘外。

四、临床应用

椎间盘介入治疗者需符合以下条件：①临床症状较重，包括持续性腰腿痛、跛行、感觉异常、直腿抬高试验阳性等，经过 6～8 周保守治疗效果不佳；②经 CT、MRI 检查确诊为椎间盘突出并且无椎管狭窄、韧带肥厚、隐窝狭窄等病变；③椎间盘突出包绕于纤维环内而未游离，病史小于 5 年，年龄不宜超过 50 岁。

椎间盘介入治疗的禁忌证有：①椎间隙明显狭窄，提示为退行性椎间盘膨出者或椎间盘已有钙化；②椎间盘突出和合并椎管狭窄、隐窝狭窄、骨质增生或游离骨块等病变；③纤维环破裂，髓核组织已脱入椎管内；④椎间盘外科手术治疗后无效或复发；⑤椎体滑脱以及严重心、肺、肾功能不全。

五、应用效果

经皮椎间盘切除术的总有效率为 86%，近一半患者症状完全消失，但影像学评价只有少数病例表现为突出的髓核组织消失或改善。一般来说，患者年龄轻，病史短，突出程度轻则影像学回纳的可能性大。部分患者术后症状有反复现象，主要与术后椎间盘穿刺部位水肿，椎间盘减压后神经根受牵拉等因素有关。一般认为经皮椎间盘切除术的疗效应在术后 3 个月左右作出评价。

胶原酶注射的疗效具有缓慢发生，逐渐增加，保持稳定的特点。注射后两周内症状的改善不能认为是胶原酶的作用，而是由于高渗的胶原酶溶液对受压的神经根脱水消肿，而致症状缓解。注射后两周起至两个月是疗效显现期，有效率约为 65%，2～6 个月是疗效增加期，有效率上升至 80%，其后趋向稳定。

第六节　肿瘤消融治疗

肿瘤消融(tumor ablation)是指直接用化学或热能治疗特定的局灶性肿瘤,以达到根除或基本上破坏肿瘤的目的。对于介入学而言,肿瘤消融是指在影像设备的引导下,经皮穿刺至肿瘤组织,利用物理(例如射频、微波、氩氦刀、超声聚焦刀)或化学(例如无水酒精、冰醋酸、阿霉素、顺铂、羟喜树碱等)的方法直接使肿瘤坏死,达到原位灭活肿瘤的方法。此外还有放射粒子植入术,用放射粒子尤其是 I^{125} 粒子植入可以治疗不能手术切除的胰腺癌、肺癌等实体瘤。

一、介　入　机　制

(一)射频消融

是在影像导引下将射频电极置入靶组织,电极针周围组织内正负离子在射频场中产生高速振动和摩擦产热,引起细胞凝固性坏死。

(二)微波治疗

是利用微波的热效应,在极短的时间内使电极周围的极性分子及离子在高频电场中振动产热,使肿瘤组织凝固性坏死。

(三)高强度聚焦超声

是一种非侵入性的肿瘤治疗技术。利用超声波的聚焦性和穿透性将体外超声波聚焦于靶区,使局部产生瞬间高温,通过热和空化等效应造成靶组织的凝固性坏死。沿肿瘤的三维结构进行运动性扫描,直至完全覆盖,从而治疗不同形状和大小的肿瘤。

(四)氩氦刀冷冻消融

通过细胞内冰化、冷冻 - 解冻循环作用时造成细胞外液渗透性损伤、小血管阻塞和血栓形成,导致细胞凝固性坏死。

(五)无水酒精注射疗法

通过无水酒精的脱水作用和毒性作用,使肿瘤凝固性坏死。

(六)醋酸注射疗法

利用浓醋酸的腐蚀作用,导致蛋白脱水、脂质和胶原溶解,使其所浸润区域发生坏死。

(七) I^{125} 粒子植入

是利用 I^{125} 发出的半衰期较长的 γ 射线和 X 射线对肿瘤区进行连续低剂量照射。

二、介　入　器　材

氩氦刀冷冻系统、射频消融治疗机、微波凝固治疗仪等消融仪器及穿刺注射针。

三、操　作　技　术

在影像设备的引导下,根据穿刺路径要求,患者取仰卧位、侧卧或俯卧位,明确进针点及方向,测量进针距离。经皮穿刺至靶区,到达额定深度后,再次通过影像设备明确穿刺针位置,利用物理或化学的方法直接作用于肿瘤,使之坏死(图13-6-1)。术中应检测血压、脉搏、呼吸等生命体征。

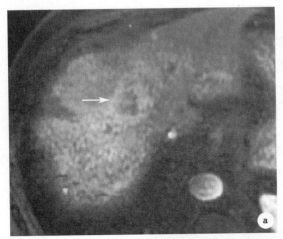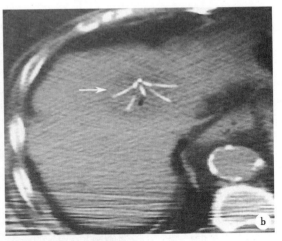

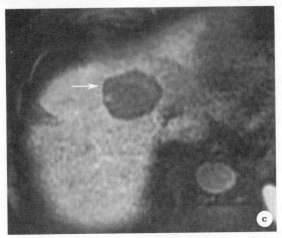

图 13-6-1 肝癌射频消融术
a. MRI 示肝左内叶肝癌(↑); b. CT 引导下行射频消融术(↑); c. 复查 MRI 病灶液化、坏死(↑)

四、临 床 应 用

主要用于实质性脏器的肿瘤治疗,例如原发性及转移性肝癌、肺癌、肾癌、乳腺癌、子宫癌、前列腺癌、脑瘤等。适用范围:①不愿手术者,或年老体弱多病、主要脏器功能损害不宜手术者;②肿瘤直径小于3cm,最大不超过5cm,数目少于3个;③凝血机制无明显异常者。

五、应 用 效 果

消融治疗被认为是治愈性治疗手段,操作容易,适合早期肝癌治疗。尽管有许多肿瘤介入治疗技术,包括经血管和非血管介入治疗,但多年来的临床治疗实践表明各种介入治疗技术都有其优点和缺点,还没有发现任何单一的介入治疗技术能达到最为满意的治疗效果。因此,对于大多数恶性实体瘤的治疗,应该采用综合性介入治疗方法,例如非血管介入治疗和经血管 TACE 的联合;放射粒子植入与无水酒精注射疗法联合;放射外照射和粒子植入内照射联合、放射外照射与介入治疗技术联合,外科手术与介入治疗技术结合等综合性方案已被证明优于任何一种单一治疗技术。

六、并　发　症

不同部位肿瘤消融术后并发症不尽相同,大致包括出血、感染、皮肤烧伤、发热、疼痛等。

（杨瑞民　刘儒鹏）

 学习小结

　　本章介绍了非血管介入的穿刺活检术、穿刺插管术及穿刺道扩张术等基本技术。简要介绍了经皮穿刺引流术和管腔狭窄扩张成形术在部分常见疾病中的应用。包括经皮经肝胆道引流术、经皮尿路引流术、经皮肝囊肿和肝脓肿抽吸引流术、食管和胃肠道成形术、气管和支气管成形术、胆道成形术、胆道及上尿路结石介入治疗椎间盘突出的介入治疗和肿瘤消融治疗等。

复习题

1. 简述非血管介入技术。
2. 简述经皮穿刺引流术的应用范围及常见引流术。
3. 简述经皮经肝胆道引流术的主要临床应用。
4. 常见非血管管腔狭窄成形术有哪些?
5. 简述肿瘤消融方法。

参考文献

1. 吴恩惠，冯敢生. 医学影像学. 第6版. 北京：人民卫生出版社，2008.

2. 白人驹. 医学影像诊断学. 第3版. 北京：人民卫生出版社，2010.

3. 白人驹. 内分泌疾病影像学诊断. 北京：人民卫生出版社，2003.

4. 郭启勇. 介入放射学. 第2版. 北京：人民卫生出版社，2005.

5. 郭启勇. 实用放射学. 第3版. 北京：人民卫生出版社，2007.

6. 陈炽贤，高元桂. 中华影像医学总论卷. 北京：人民卫生出版社，2002.

7. 张云亭，于兹喜. 医学影像检查技术学. 第3版. 北京：人民卫生出版社，2010.

8. 周康荣，陈祖望. 体部磁共振成像. 上海：上海医科大学出版社，2000.

9. 邓又斌. 中华影像医学超声诊断学卷. 第2版. 北京：人民卫生出版社，2011.

10. 王新房. 超声心动图学. 第4版. 北京：人民卫生出版社，2009.

11. 徐跃. 医学影像设备学. 第3版. 北京：人民卫生出版社，2010.

12. 何望春. 比较影像学. 北京：人民卫生出版社，2002.

13. 冯晓源. 影像诊断手册：神经系统分册. 上海：上海科技教育出版社，2004.

14. 沈天真，陈星荣. 神经影像学. 上海：上海科学技术出版社，2004.

15. 王振常，兰宝森. 中华影像医学：头颈部卷. 北京：人民卫生出版社，2011.

16. 鲜军舫，王振常，罗德红，等. 头颈部影像诊断必读. 北京：人民军医出版社，2007.

17. 郭佑民，陈起航. 纵隔影像诊断学. 北京：人民军医出版社，2008.

18. W. Richard Webb, Nestor L. Muller, David P. Naidich. 高分辨率肺部CT. 第3版. 潘纪戍，译. 北京：人民军医出版社，2007.

19. Gurney S. 影像专家鉴别诊断：胸部分册. 刘士远，董伟华，译. 北京：人民军医出版社，2012

20. 李坤成. 中华影像医学：心血管系统卷. 北京：人民卫生出版社，2007.

21. 杨瑞民. 介入医学. 郑州：河南科学技术出版社，2007.

22. 周康荣. 腹部CT诊断学. 上海：复旦大学出版社，2011.

23. 章士正. 小肠影像诊断学. 北京：人民军医出版社，2006.

24. 李健丁. 胃肠间质瘤的影像诊断. 北京：人民卫生出版社，2009.

25. 郑可国，许达生，李子平. 肝细胞癌临床CT诊断. 广州：广东世界图书出版公司，2003.

26. 吕明德，杨建勇. 腹部外科影像诊断与介入治疗学. 北京：人民卫生出版社，2003.

27. 王纯正. 超声诊断学. 第2版. 北京：人民卫生出版社，2009.

28. American College of Radiology. In: ACR Breast Imaging Reporting and Data System, Breast Imaging Atlas. Reston, VA. American College of Radiology, 2003.

29. 鲍润贤. 中华影像医学：乳腺卷. 第2版. 北京：人民卫生出版社，2010.

30. 刘佩芳. 乳腺影像诊断必读. 北京：人民军医出版社, 2007.

31. 梁碧玲. 骨与关节影像诊断学. 北京：人民卫生出版社, 2006.

32. 李麟荪. 介入放射学. 北京：科学出版社, 2004.

33. 徐克. 管腔内支架治疗学. 北京：科学出版社, 2004.

中英文名词对照

CT 仿真内镜	CT virtual endoscopy，CTVE
CT 灌注	CT perfusion
CT 尿路造影	CT urography，CTU
CT 平扫	plain CT scan
CT 血管造影	CT angiography，CTA
CT 增强扫描	contrast enhancement CT
Graves 眼病	Graves ophthalmopathy
MRI 动态增强扫描	dynamic contrast-enhanced MRI，DCE-MRI
M 型	motion mode
T_1 加权像	T_1 weighted imaging，T_1WI
T_2 加权像	T_2 weighted imaging，T_2WI
X 线计算机体层成像	X-ray computed tomography，CT
X 线摄影	radiography
γ- 闪烁显像	γ-scintigraphy

B

巴德 - 吉亚利综合征	Budd-Chiari Syndrome，BCS
靶扫描	target scan
半脱位	subluxation
包裹性积液	encapsulated effusion
鼻窦癌	paranasal sinuses carcinoma
鼻窦黏膜下囊肿	submucous cyst of paranasal sinus
鼻窦黏液囊肿	mucocele of paranasal sinus
鼻窦炎	sinusitis
鼻骨骨折	fracture of nasal bone
鼻咽癌	nasopharyngeal carcinoma
鼻咽纤维血管瘤	nasopharyngeal angiofibroma
表观扩散系数	apparent diffusion coefficient，ADC
表面遮盖显示	shaded surface display，SSD
不动关节	synarthroses

C

彩色多普勒血流显像	color Doppler flow imaging，CDFI

侧位	lateral
肠梗阻	intestinal obstruction
肠结核	intestinal tuberculosis
肠套叠	intestinal intussusception
肠系膜血管栓塞	mesenteric vein embolism
肠系膜血管血栓形成	mesenteric vein thrombosis
超声	ultrasound
超声成像	ultrasonography，USG
超声心动图	echocardiography
超顺磁性氧化铁	superparamagnetic iron oxide，SPIO
弛豫过程	relaxation process
弛豫时间	relaxation time
充盈缺损	filling defect
重复肾	duplication of kidney
重复时间	repetition time，TR
窗技术	window technique
窗宽	window width
窗位	window level
磁共振	magnetic resonance，MR
磁共振波谱	magnetic resonance spectroscopy，MRS
磁共振波谱成像	magnetic resonance spectroscopic imaging，MRSI
磁共振成像	magnetic resonance imaging，MRI
磁共振胆胰管成像	magnetic resonance cholangiopancreatography，MRCP
磁共振电影	magnetic resonance cine，MRC
磁共振脊髓成像	magnetic resonance myelography，MRM
磁共振内耳迷路成像	magnetic resonance labyrinthography
磁共振尿路成像	magnetic resonance urography，MRU
磁共振水成像	magnetic resonance hydrography，MRH
磁共振血管成像	magnetic resonance angiography，MRA
磁矩图像	magnitude image
磁敏感加权成像	susceptibility weighted imaging，SWI
磁源成像	magnetic source imaging，MSI
次级肺小叶	secondary pulmonary lobule
错构瘤	hamartoma

D

大叶性肺炎	lobar pneumonia
单纯性骨囊肿	simple bone cyst
单纯性小肠梗阻	simple small intestinal obstruction
单光子发射体层显像	single photon emission computed tomography，SPECT
胆管癌	cholangiocarcinoma
胆碱	choline，Cho

胆囊癌	carcinoma of gallbladder
胆囊炎	cholecystitis
胆石症	cholelithiasis
导管原位癌	ductal carcinoma in situ，DCIS
低剂量 CT	low-dose CT，LDCT
电荷耦合器	charge coupled device，CCD
电影浏览	cine viewing
动脉 DSA	intra-arterial DSA，IADSA
动脉瘤	aneurysm
动脉粥样硬化	atherosclerotic disease，AD
短 TI 反转恢复	short TI inversion recovery，STIR
对比剂	contrast medium
对比增强 MRA	contrast enhanced MRA，CEMRA
多层螺旋 CT	multislice spiral CT，MSCT
多发小结节及粟粒病变	multinodular and military disease
多发性硬化	multiple sclerosis，MS
多囊性肾病变	polycystic kidney disease
多平面重组	multiplanar reformation，MPR
多普勒效应	Doppler effect
多形性胶质母细胞瘤	glioblastoma multiforme

E

二尖瓣关闭不全	mitral insufficiency，MI
二尖瓣狭窄	mitral stenosis，MS
二乙三胺五乙酸钆	gadolinium diethyl triamine-pentoacetic acid，Gd-DTPA

F

发射型体层显像	emission computed tomography，ECT
法洛四联症	tetralogy of fallot，TOF
反相	out-phase
反相位	opposed phase，OP
反转恢复	inversion recovery，IR
反转时间	inversion time，TI
房间隔缺损	atrial septal defect，ASD
放大摄影	magnification radiography
放射学信息系统	radiology information system，RIS
放射诊断学	diagnostic radiology
肺挫伤	contusion of lung
肺底积液	subpulmonary effusion
肺动脉栓塞	pulmonary embolism，PE
肺段	pulmonary segment
肺结核	pulmonary tuberculosis

肺门	hila
肺脓肿	pulmonary abscess
肺上沟瘤	Pancoast 瘤
肺撕裂伤和肺血肿	laceration and hematoma of lung
肺纹理	lung markings
肺炎	pneumonia
肺野	lung fields
肺叶	pulmonary lobe
肺源性心脏病	pulmonary heart disease，PHD
分割功能	cutting function
分离	diastasis
分子影像学	molecular imaging
风湿性心脏病	rheumatic heart disease，RHD
福克曼管	Volkmann tube
复杂性囊肿	complicated cyst
腹膜后纤维化	retroperitoneal fibrosis，RPF
腹膜后肿瘤	tumor of retroperitoneal space
腹腔积液	peritoneal fluid collection
腹主动脉造影	abdominal aortography

G

钆塞酸二钠	gadolinium ethoxybenzyl diethylenetriamine pentaacetic acid，Gd-EOB-DTPA
钙化	calcification
干骺端	metaphysis
肝海绵状血管瘤	cavernous hemangioma of liver
肝囊肿	liver cyst
肝脓肿	abscess of liver
肝细胞癌	hepatocellular carcinoma
肝炎性假瘤	inflammatory pseudotumor of the liver
肝硬化	cirrhosis of liver
肝转移瘤	secondary tumors of liver
高分辨力 CT	high resolution CT，HRCT
睾丸肿瘤	testicular tumor
各向异性分数	fractional anisotropy，FA
功能性磁共振成像	functional magnetic resonance imaging，fMRI
肱骨大结节外后份撕脱骨折	Hill-Sachs fracture
宫颈癌	cervical carcinoma
佝偻病	rickets
孤立性肺小结节	solitary pulmonary nodules，SPN
骨挫伤	bone bruise
骨干	diaphysis

骨骼变形	bone deformity
骨骺	epiphysis
骨化中心	ossification centers
骨结核	tuberculosis of bone
骨巨细胞瘤	giant cell tumor of bone
骨龄	bone age
骨膜	periosteum
骨膜增生	periosteal proliferation
骨内膜	endosteum
骨皮质	cortex
骨肉瘤	osteosarcoma
骨软骨瘤	osteochondroma
骨髓	bone marrow
骨小梁	trabeculae of bone
骨性关节炎	osteoarthritis，OA
骨样组织	osteoid tissue
骨折	fracture
骨质坏死	bone necrosis
骨质破坏	bone destruction
骨质软化	osteomalacia
骨质疏松	osteoporosis
骨质增生硬化	hyperostosis and osteosclerosis
骨转移瘤	bone metastasis
关节	joints
关节积液	joint effusion
关节间隙	joint space
关节强直	ankylosis
关节软骨	articular cartilage
关节退行性变	degeneration of joint
关节脱位	dislocation of joint
关节造影	arthrography
关节肿胀	swelling of joint
关节周围软组织肿胀	juxta-articular swelling
观察野	field of view，FOV
冠状动脉粥样硬化性心脏病	coronary heart disease，CHD
灌注加权成像	perfusion weighted imaging，PWI
光亮肝	bright liver
轨道征	tramline sign
过敏性肺炎	allergic pneumonia

H

| 哈弗斯系统 | Haversian system |

黑洞	black hole
亨氏单位	Hounsfield unit, Hu
横膈	diaphragm
横向弛豫时间	transverse relaxation time
喉癌	laryngeal carcinoma
骺板	epiphyseal plate
骺软骨	epiphyseal cartilage
骺线	epiphyseal line
滑膜性关节	synovial articulations
化脓性骨髓炎	pyogenic osteomyelitis
化脓性关节炎	septic arthritis
化学位移	chemical shift
回波时间	echo time, TE
活动关节	diarthroses

J

肌肉萎缩	muscular atrophy
肌酸	creatine, Cr
激光血管成形术	laser angioplasty
急腹症	acute abdomen
急性鼻窦炎	acute sinusitis
急性胆囊炎	acute cholecystitis
急性粟粒型肺结核	acute military pulmonary tuberculosis
急性胰腺炎	acute pancreatitis
急性硬膜下血肿	subdural hematoma, SDH
脊髓损伤	spinal cord injury
脊椎	vertebra
脊椎结核	tuberculous spondylitis
计算机 X 线成像	computer radiography, CR
继发性肺结核	secondary pulmonary tuberculosis
甲状旁腺功能亢进	hyperparathyroidism
甲状旁腺腺瘤	parathyroid adenoma
甲状腺癌	thyroid carcinoma
甲状腺腺瘤	thyroid adenoma
甲状腺相关性眼病	thyroid-associated ophthalmopathy
间变型星形细胞瘤	anaplastic astrocytoma
间接数字 X 线成像	indirect digital radiography, IDR
间质性肺炎	interstitial pneumonia
肩胛盂下方的骨折	Bankart fracture
浆液性囊腺瘤	serous cystadenoma
绞窄性小肠梗阻	strangulated small intestinal obstruction
结肠梗阻	colon obstruction

结核性胸膜炎	tuberculous pleuritis
结节	nodule
结直肠癌	colorectal carcinoma
介入放射学	interventional radiology
进动	procession
进展期胃癌	advanced gastric carcinoma
经导管动脉内灌注术	transcatheter intra-arterial infusion，TAI
经导管栓塞术	transcatheter embolization，TAE
经颈静脉肝内门腔静脉分流术	transjugular intrahepatic portosystemic shunt，TIPS
经皮肝穿胆道造影	percutaneous transhepatic cholangiography，PTC
经皮肝穿胆管引流术	percutaneous transhepatic cholangial drainage，PTCD
经皮冠状动脉血管腔内成形术	percutaneous transluminal coronary angioplasty，PTCA
经皮腔内血管成形术	percutaneous transluminal angioplasty，PTA
静脉 DSA	intravenous DSA，IVDSA
静脉肾盂造影	intravenous pyelography，IVP
酒窝征	dimpling sign
枸橼酸盐	citrate，Cit
局部压迫	spot compression
局限性胸腔积液	localized pleural effusion
聚乙烯醇	poli vinyl alcohol，PVA

K

龛影	niche
克罗恩病	Crohn disease
空洞	cavity
空间分辨力	spatial resolution
空气支气管征	air bronchogram
空腔	intrapulmonary air containing space
库欣综合征	Cushing syndrome
快速自旋回波	turbo SE，TSE；fast SE，FSE
眶内炎性假瘤	orbital pseudotumor
扩散加权成像	diffusion weighted imaging，DWI
扩散张量成像	diffusion tensor imaging，DTI
扩散张量纤维束成像	diffusion tensor tractography，DTT

L

类风湿关节炎	rheumatoid arthritis
连续波多普勒	continuous wave Doppler，CWD
淋巴瘤	lymphoma
流空	flow void
流入增强	flow-related enhancement
漏斗征	funnel sign

颅内动静脉畸形	intracranial arteriovenous malformations，AVM
颅内动脉瘤	intracranial aneurysm
吕弗留综合征	Löffler syndrome
卵巢浆液性囊腺癌	serous cystadenocarcinoma of ovarium
卵巢浆液性囊腺瘤	serous cystadenoma of ovarium
卵巢囊性畸胎瘤	cystic teratoma of ovarium
卵巢黏液性囊腺癌	mucinous cystadenocarcinoma of ovarium
卵巢黏液性囊腺瘤	mucinous cystadenoma of ovarium
伦琴	W.C.Röntgen
螺距	pitch
螺旋 CT	spiral CT，SCT

M

麻痹性肠梗阻	paralytic intestinal obstruction
马赛克灌注	mosaic perfusion
马蹄肾	horse-shoe kidney
脉冲波多普勒	pulsed wave Doppler，PWD
慢性鼻窦炎	chronic sinusitis
慢性胆囊炎	chronic cholecystitis
慢性胰腺炎	chronic pancreatitis
蒙片	mask
孟氏骨折	Monteggia fracture
密度分辨力	density resolution
密质骨	compact bone
膜内成骨	intramembranous bone formation
磨玻璃密度	ground-glass opacity，GGO
墨菲征	Murphy sign

N

内翻性乳头状瘤	inverting papilloma
内镜逆行性胆胰管造影	endoscopic retrograde cholangio-pancreatography，ERCP
内外斜位	mediolateral oblique，MLO
囊腺癌	cystadenocarcinoma
脑出血	cerebral hemorrhage
脑挫裂伤	contusion and laceration of brain
脑动静脉畸形	arteriovenous malformation，AVM
脑梗死	cerebral infarction
脑膜瘤	meningioma
脑囊虫病	cerebral cysticercosis
脑脓肿	brain abscess
脑血管造影	cerebral angiography
逆行性尿路造影	retrograde urography

黏液性囊腺瘤	mucous cystadenoma
尿香草基扁桃酸	vanillylmandelic acid，VMA
颞骨骨折	temporal bone fracture
脓囊肿	pyocele

P

排泄性尿路造影	excretory urography
膀胱癌	bladder carcinoma
膀胱非上皮性肿瘤	nonepithelial neoplasm
膀胱结石	bladder calculus
膀胱肿瘤	tumor of urinary bladder
脾梗死	splenic infarction
脾脓肿	splenic abscess
脾肿瘤	splenic tumor
频率选择性脂肪抑制	frequency selective fat suppression
平板探测器	flat panel detector，FPD
平面回波成像	echo planar imaging，EPI

Q

气管和支气管裂伤	laceration of trachea and bronchus
气胸	pneumothorax
憩室	diverticulum
前列腺癌	prostate cancer
前列腺增生	prostatic hyperplasia
青枝骨折	greenstick fracture
球囊血管成形术	balloon angioplasty
曲面重组	curved planar reformation，CPR

R

容积 CT 扫描	volume CT scanning
容积再现技术	volume rendering technique，VRT
乳腺 X 线检查	mammography
乳腺导管造影	galactography
乳腺小梁	breast trabeculae
乳腺影像报告和数据系统	breast imaging reporting and data system，BI-RADS
软 X 线摄影	soft ray radiography
软骨内成骨	endochondral bone formation
软骨性关节	cartilaginous articulations
软组织钙化或骨化	soft tissue calcification or ossification
软组织肿块	soft tissue mass
软组织肿胀	soft tissue swelling

S

三维超声	three-dimensional ultrasonography
射频	radiofrequency，RF
射频脉冲	radiofrequency pulse
神经胶质瘤	glioma
神经鞘瘤	neurinoma
肾癌	renal carcinoma
肾单纯性囊肿	simple cyst of kidney
肾和输尿管结石	renal and ureteral stone
肾结核	renal tuberculosis
肾缺如	renal agenesis
肾上腺皮质癌	adrenocortical carcinoma
肾上腺嗜铬细胞瘤	adrenal pheochromocytoma
肾上腺腺瘤	adrenal adenoma
肾上腺意外瘤	adrenal incidentaloma
肾上腺增生	adrenal hyperplasia
肾上腺转移瘤	adrenal metastasis
肾细胞癌	renal cell carcinoma，RCC
肾腺癌	renal adenocarcinoma
肾血管平滑肌脂肪瘤	renal angioleiomyolipoma
肾盂癌	renal pelvic carcinoma
施万细胞瘤	Schwannoma
时间飞跃	time of flight，TOF
时间减影法	temporal subtraction method，TSM
食管癌	esophageal carcinoma
食管静脉曲张	esophageal varices
视网膜母细胞瘤	retinoblastoma，RB
室管膜瘤	ependymoma
梳样征	comb sign
输尿管结核	ureteral tuberculosis
数字X线成像	digital radiography，DR
数字减影血管造影	digital substraction angiography，DSA
数字矩阵	digital matrix
衰减	attenuation
栓塞后综合征	post-embolization syndrome
死骨	sequestrum
松质骨	cancellous or spongy bone
缩窄性心包炎	constrictive pericarditis，CPC

T

探测器	detector
特发性眶内炎症	idiopathic orbital inflammation

梯度回波	gradient echo，GRE
体层摄影	tomography
体素	voxel
跳跃病灶	skip lesion
同相位	in phase，IP
头尾位	craniocaudal，CC
透明法成像	raysum
透视	fluoroscopy
图像存储和传输系统	picture archiving and communicating system，PACS
退行性骨关节病	degenerative osteoarthropathy

W

外内斜位	lateromedial oblique，LMO
外上 - 内下斜位	superolateral-to-inferomedial oblique，SIO
微动关节	amphiarthroses
胃癌	gastric carcinoma
胃肠道穿孔	gastro-intestinal perforation
胃肠道间质瘤	gastrointestinal stromal tumor，GIST
胃和十二指肠溃疡	gastric ulcer and duodenal ulcer

X

夏贝纤维	sharpy fibers
夏科三征	Charcot's triad
纤维腺瘤	fibroadenoma
纤维性关节	fibrous articulations
相位对比	phase contrast，PC
相位图像	phase image
像素	pixel
小叶性肺炎	lobular pneumonia
胁腹线	flank stripe
心包积液	pericardial effusion，PE
心包炎	pericarditis
心肌标记	myocardial tagging
心肌病	cardiomyopathy
信息放射学	informatics in radiology，info-RAD
星形细胞瘤	astrocytoma
胸部透视	chest fluoroscopy
胸膜肿块	pleural mass
胸膜肿瘤	pleural tumor
胸内淋巴结结核	tuberculosis of intrathoracic lymph node
胸片	chest film
选择性肾动脉造影	selective renal arteriography